医学影像学与临床应用

YIXUE YINGXIANGXUE YU LINCHUANG YINGYONG

主编 张忠胜 刘金平 杨 霞 孙铁峰 郭文文 刘建超 孙昊洋

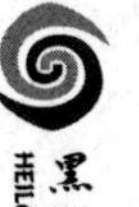

黑龙江科学技术出版社
HEILONGJIANG SCIENCE AND TECHNOLOGY PRESS

图书在版编目(CIP)数据

医学影像学与临床应用 / 张忠胜等主编. -- 哈尔滨：黑龙江科学技术出版社，2023.2

ISBN 978-7-5719-1777-7

Ⅰ. ①医… Ⅱ. ①张… Ⅲ. ①医学摄影 Ⅳ. ①R445

中国国家版本馆CIP数据核字（2023）第031416号

医学影像学与临床应用

YIXUE YINGXIANGXUE YU LINCHUANG YINGYONG

主　　编　张忠胜　刘金平　杨　霞　孙铁峰　郭文文　刘建超　孙昊洋
责任编辑　陈兆红
封面设计　宗　宁
出　　版　黑龙江科学技术出版社
　　　　　地址：哈尔滨市南岗区公安街70-2号　邮编：150007
　　　　　电话：（0451）53642106　传真：（0451）53642143
　　　　　网址：www.lkcbs.cn
发　　行　全国新华书店
印　　刷　黑龙江龙江传媒有限责任公司
开　　本　787 mm×1092 mm　1/16
印　　张　27.5
字　　数　698千字
版　　次　2023年2月第1版
印　　次　2023年2月第1次印刷
书　　号　ISBN 978-7-5719-1777-7
定　　价　238.00元

编委会

主　编

张忠胜　刘金平　杨　霞　孙铁峰

郭文文　刘建超　孙昊洋

副主编

初　明　张爱平　周金玲　王小龙

范家韶　李西翔

编　委（按姓氏笔画排序）

王小龙（河北省儿童医院）

刘金平（滕州市龙泉社区卫生服务中心）

刘建超（昌乐县人民医院）

孙昊洋（山东中医药大学附属医院）

孙铁峰（寿光市人民医院）

李西翔（枣庄市精神卫生中心）

杨　霞（青岛市黄岛区中医医院）

初　明（山东省烟台市牟平区莒格庄镇卫生院）

张忠胜（山东省济宁市第二人民医院）

张爱平（济宁肿瘤医院）

范家韶（平阴县中医医院）

周金玲（宜城市人民医院）

郭文文（潍坊市坊子区人民医院）

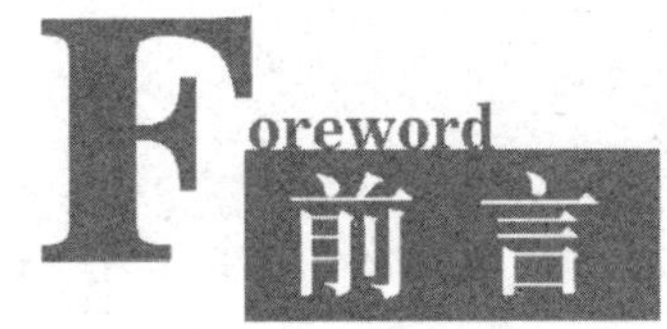

伴随着医学影像技术突飞猛进的发展，医学影像诊断手段越来越先进，这大大提高了疾病的诊断率，使影像技术在医师诊断病情中发挥着越来越重要的作用。同时，也彻底改变了医学影像学在临床医学中的地位，使之由辅助检查手段变为临床最主要的检查方法。CT、MRI、DSA、超声、彩色多普勒、红外线成像等各项新技术，均已应用于临床。这些诊断方法在敏感性、特异性、准确性及经济实用性方面各有其优缺点，因而迄今尚不能用一种方法取代其他方法。故应根据不同疾病的特点作出选择，各种方法相互配合，取长补短，才能更好地为临床诊断服务。有鉴于此，我们特组织相关专家编写了《医学影像学与临床应用》一书，以帮助影像工作者迅速、准确地对临床常见疾病作出影像诊断。

本书共分为17章，分上下两篇进行论述。上篇为基础篇，详细阐述了X线成像技术、CT成像技术、核医学成像技术、磁共振检查技术及超声诊断基础；下篇为诊断篇，详细阐述了各种常见疾病的X线诊断、CT诊断、MRI诊断及超声诊断。本书删繁就简，图表结合，内容深入浅出，便于理解和记忆，可作为从事影像学专业及相关专业的临床医师的参考用书。

在编写过程中，编者们借鉴了国内外近年来的影像学文献，尽可能地为读者呈现此领域的知识精华。然而，由于本书的编写时间与篇幅有限，加上编者的理论水平和实践经验有限，且现代医学影像学的发展日新月异，本书内容难免存在不足之处，希望读者们不吝赐教，使本书日臻完善。

《医学影像学与临床应用》编委会

2022年11月

·基 础 篇·

·诊 断 篇·

基础篇

第一章　X线成像技术

第一节　X 线成像的基本原理

一、X 线影像信息的传递

(一)摄影的基本概念

1.摄影

将光或其他能量携带的被照体的信息状态二维形式加以记录,并可表现为可见光学影像的技术。

2.影像

反映被照体信息的不同灰度(或光学密度)及色彩的二维分布形式。

3.信息信号

由载体表现出来的单位信息量。

4.成像过程

光或能量→信号→检测→图像形成。

5.成像系统

将载体表现出来的信息信号加以配置,就形成了表现信息的影像,此配置称为成像系统,即从成像能源到图像形成的设备配置。

(二)X 线影像信息的形成与传递

1.X 线影像信息的形成

由 X 线管焦点辐射出的 X 线穿过被照体时,受到被检体各组织的吸收和散射而衰减,使透过后 X 线强度的分布呈现差异;到达屏-片系统(或影像增强管的输入屏),转换成可见光强度的分布差异,并传递给胶片,形成银颗粒的空间分布,再经显影处理成为二维光学密度分布,形成光密度 X 线照片影像。

2.X 线影像信息的传递

如果把被照体作为信息源、X 线作为信息载体，那么，X 线诊断的过程就是一个信息传递与转换的过程。下面以增感屏-胶片体系作为接收介质，说明这一过程的五个阶段。

第一阶段：X 线对三维空间的被照体进行照射，形成载有被照体信息成分的强度不均匀分布。此阶段信息形成的质与量，取决于被照体因素（原子序数、密度、厚度）和射线因素（线质、线量、散射线）等。

第二阶段：将不均匀的 X 线强度分布，通过增感屏转换为二维的荧光强度分布，再传递给胶片形成银颗粒的分布（潜影形成）；经显影加工处理成为二维光学密度的分布。此阶段的信息传递转换功能取决于荧光体特性、胶片特性及显影加工条件。此阶段是把不可见的 X 线信息影像转换成可见密度影像的中心环节。

第三阶段：借助观片灯，将密度分布转换成可见光的空间分布，然后投影到人的视网膜。此阶段信息的质量取决于观片灯的亮度、色温、视读观察环境及视力。

第四阶段：通过视网膜上明暗相间的图案，形成视觉的影像。

第五阶段：最后通过识别、判断作出评价或诊断。此阶段的信息传递取决于医师的资历、知识、经验、记忆和鉴别能力。

二、X 线照片影像的形成

X 线透过被照体时，由于被照体对 X 线的吸收、散射而减弱。含有人体密度信息的射线作用于屏-片系统，经加工处理后形成了密度不等的 X 线照片。

X 线照片影像的五大要素：密度、对比度、锐利度、颗粒度及失真度，前四项为构成照片影像的物理因素，后者为构成照片影像的几何因素。

（一）光学密度

1.透光率

透光率指照片上某处的透光程度。在数值上等于透过光线强度与入射光线强度之比，用 T 表示：T＝透过光线强度/入射光线强度＝I/I_0。

T 值的定义域为(0,1)，透光率表示的是照片透过光线占入射光线的百分数，T 值大小与照片黑化的程度呈相反关系。

2.阻光率

阻光率指照片阻挡光线能力的大小。在数值上等于透光率的倒数，用 O 表示：$O=1/T=I_0/I$。O 的定义域为$(1,\infty)$。

3.光学密度

照片阻光率的对数值称作照片的光学密度值，用 D 表示：$D=\lg O=\lg(I_0/I)$。光学密度也称黑化度。密度值是一个对数值，无量纲。

（二）影响 X 线照片密度值的因素

1.照射量

在正确曝光下，照射量与密度成正比，但在曝光过度或不足时，相对应的密度变化小于照射量变化。这说明影像密度的大小不仅取决于照射量因素，还取决于 X 线胶片对其照射量的反应特性。

2.管电压

管电压增加使 X 线硬度增强，使 X 线穿透物体到达胶片的量增多，即照片的密度值增加。由于作用于 X 线胶片的感光效应与管电压的 n 次方成正比，所以当胶片对其响应处于线性关系时，密度的变化则与管电压的 n 次方成正比例。管电压的变化为 40～150 kV 时，n 的变化从 4 降到 2。

3.摄影距离

X 线强度的扩散遵循平方反比定律，所以作用在 X 线胶片上的感光效应与摄影距离(FFD)的平方成反比。

4.增感屏

胶片系统在 X 线摄影时，增感屏与胶片组合使用，其相对感度提高，影像密度增大。

5.被照体厚度、密度

照片密度随被照体厚度、密度的增高而降低。肺脏不能单以厚度来决定其吸收程度，吸气程度不同，对照片密度的影响也不同。肺的吸气位与呼气位摄影要获得同一密度的影像，X 线量差 30%～40%。

6.照片冲洗因素

X 线照片影像密度的变化，除上述因素之外，与照片的显影加工条件有密切关系，如显影液特性、显影温度、显影时间、自动洗片机的显影液、定影液的补充量等。

(三)照片影像的适当密度

符合诊断要求的照片密度应适当，一般在 0.20～2.00。

三、X 线对比度

(一)概念

1.X 线对比度的定义

X 线照射物体时，如果透过物体两部分的 X 线强度不同，就产生了 X 线对比度 K_X，也称射线对比度。

$$K_X = \frac{I}{I'} = \frac{I_0 e^{-\mu d}}{I_0 e^{-\mu' d'}} = e^{\mu' d' - \mu d}$$

式中：I_0 为入射线量，I、I' 为不同部位的透过 X 线强度，μ、μ' 为物体不同部位的吸收系数，d、d' 为物体不同部位的厚度。

2.X 线对比度按指数规律变化

从表达式看 K_X 只与 $d'(\mu'-\mu)$ 有关系，但实际上围在 $\mu' d'$ 周围的 μd 滤过板的作用，使 X 线质变硬；另外，μd 产生散射线，使对比度受到损失。

3.影响 X 线对比度的因素

影响 X 线对比度的因素有 X 线吸收系数 μ、物体厚度 d、人体组织的原子序数 Z、人体组织的密度 ρ、X 线波长 λ。

4.人体对 X 线的吸收

人体对 X 线的吸收按照骨、肌肉、脂肪、空气的顺序依次变小，所以在这些组织之间产生 X 线对比度。而在消化系统、泌尿系统、生殖系统、血管等器官内不产生 X 线对比度，无法摄出 X 线影像，但可以在这些器官内注入原子序数不同或者密度不同的物质(对比剂)，即可形成X线对比度。

(二)X 线对比度指数

在 $K_X = e^{d'(\mu'-\mu)}$ 表达式中的指数($\mu'-\mu$)，即吸收系数之差是形成 X 线对比度的原因，把($\mu'-\mu$)称为对比度指数。

对比度指数特点：管电压上升，对比度指数下降，软组织之间的对比度指数亦变小。软组织的对比度指数在管电压为 40 kV 时仅是 0.07，30 kV 时上升到 0.14。若管电压下降，指数上升很快。肺组织的对比度指数在管电压上升时下降很快，但在 60～80 kV，对比度指数几乎不变。

(三)X 线对比度观察法

1.透视法

通过荧光板，将波长为(0.1×10^{-8})～(0.6×10^{-8})cm 的 X 线转换成波长为(5×10^{-5})～(6×10^{-5})cm 的可见影像。

2.摄影法

胶片接受 X 线照射形成潜影，通过显影处理而成为可见影像的方法。但胶片感光膜对 X 线的吸收很少，99%的 X 线穿过胶片，因而需将 X 线通过荧光物质制成的增感屏转变为荧光，使胶片感光(医用 X 线摄影几乎都用这个方法)。

四、X 线照片的光学对比度

(一)概念

1.定义

X 线照片上相邻组织影像的密度差称为光学对比度。照片对比度依存于被照体不同组织吸收所产生的 X 线对比度及胶片对 X 线对比度的放大结果。

X 线胶片由双面药膜构成，所以观察到的对比度是一面药膜对比度的 2 倍。

2.照片上光学对比度(K)与 X 线对比度(K_X)的关系

光学对比度是依存于被照体产生 X 线对比度 K_X 的。利用胶片特性曲线可以得出：$K = D_2 - D_1 = \gamma \lg I_2/I_1 = \gamma \lg K_X = \gamma(\mu_1 d_1 - \mu_2 d_2)\lg e$，式中，$\gamma$ 表示 X 线胶片特性曲线的斜率，μ_1、μ_2、d_1、d_2 分别表示被照体两部分的线性吸收系数和厚度。

(二)影响照片对比度的因素

主要为胶片 γ 值、X 线质和线量及被照体本身的因素。

1.胶片因素

胶片的反差系数(γ 值)直接影响着照片对比度，因 γ 值决定着对 X 线对比度的放大能力，故称其为胶片对比度。应用 γ 值不同的胶片摄影时，所得的照片影像对比度是不同的，用 γ 值大的胶片比用 γ 值小的胶片获得的照片对比度大。

此外，使用屏-片系统摄影，与无屏摄影相比，增感屏可提高照片对比度。同样，冲洗胶片的技术条件也直接影响着照片对比度。

2.射线因素

(1)X 线质的影响：照片对比度的形成，实质上是被照体对 X 线的吸收差异，而物质的吸收能力与波长(受管电压影响)的立方成正比。在高千伏摄影时，骨、肌肉、脂肪等组织间 X 线的吸收差异减小，所获得的照片对比度降低；在低千伏摄影时，不同组织间 X 线的吸收差异大，所获得的照片对比度高。

(2)X 线量(mAs)的影响:一般认为 mAs 对 X 线照片的对比度没有直接影响,但随着线量的增加,照片密度增高时,照片上低密度部分影像的对比度有明显好转。反之,密度过高,把线量适当减少,也可使对比度增高。

(3)灰雾对照片对比度的影响:由 X 线管放射出的原发射线,照射到人体及其他物体时,会产生许多方向不同的散射线,在照片上增加了无意义的密度,使照片的整体发生灰雾,造成对比度下降。

灰雾产生的原因:胶片本底灰雾;焦点外 X 线和被检体产生的散射线;显影处理。

3.被照体本身的因素

(1)原子序数:在诊断放射学中,被照体对 X 线的吸收主要是光电吸收。特别是使用低千伏时,光电吸收随物质原子序数的增加而增加。人体骨骼由含高原子序数的钙、磷等元素组成,所以骨骼比肌肉、脂肪能吸收更多的 X 线,它们之间也就能有更高的对比度。

(2)密度:组织密度越大,X 线吸收越多。人体除骨骼外,其他组织密度大致相同。肺就其构成组织的密度来讲与其他脏器相似,但活体肺是个充气组织,空气对 X 线几乎没有吸收,因此肺具有很好的对比度。

(3)厚度:在被照体密度、原子序数相同时,照片对比度为厚度所支配,如胸部的前、后肋骨阴影与肺部组织形成的对比度不一样,原因是后肋骨厚于前肋骨。另外,当组织出现气腔时相当于厚度减小。

(初　明)

第二节　X 线成像的检查方法

X 线成像的检查方法可分为普通检查、特殊检查和造影检查三类。普通检查包括透视和 X 线摄影,是 X 线检查中最早应用和最基本的方法。后来,在普通检查方法的基础上又创造了多种特殊摄影和各种造影检查方法,特别是近些年来更为突出,从而为人体各部位的结构和器官显影开辟了新的途径。

一、普通检查

(一)荧光透视

荧光透视简称透视,是一种简便而常用的检查方法。透视时,需将检查的部位置于 X 线管和荧光屏之间。除观察形态外还可观察器官的活动,如呼吸运动,心脏和大血管的搏动,胃肠道的蠕动和排空等。

一般透视在荧光屏上所显示阴影的亮度不够强,较轻微和细致的结构或改变不易显示,较厚和较密实的部位则因基本不易透过而显影不清,所以透视最适用于胸部以观察肺、心脏和大血管。在骨骼系统一般限于观察四肢骨骼的明显病变如骨折、脱位等;对颅骨、脊柱、骨盆等均不适用。对腹部病变,除观察膈下积气和胃肠道梗阻,积气、积液及致密的异物外,一般不做透视,但在进行胃肠钡餐检查和钡剂灌肠时就必须用透视。

透视的优点在于比较经济方便,而且当时即可得出初步结果,还可以直接观察器官的运动功能。其主要缺点为不能显示轻微改变和观察较厚的部位，而且不能留有永久的记录以供随时观察或复查时比较。

一般透视工作在暗室中进行，故在工作开始前应充分做好眼的暗适应，否则轻微改变会被遗漏。暗适应需时 11 分钟左右。使用影像增强装置，荧光屏亮度大大提高，透视可不在暗室中进行。

在检查前，应简单告诉被检查者透视的步骤和目的，并尽量脱去有扣子或较厚的衣服，除去一切外物(如饰物、膏药、敷料等)，以免产生混淆阴影引起误诊。

(二)摄影

摄影也是一种常用的主要检查方法。摄影时，需将受检部分置于 X 线管与胶片之间，并贴近胶片，固定不动。胸部和腹部摄片时需停止呼吸，否则会导致影像模糊。摄片时，也须将外物(如饰物和敷料等)除去，以免造成混淆的阴影。

摄影可用于人体任何部位。常用的投照位置为正位，其次为侧位；在不少部位如四肢和脊柱等，需要同时摄正、侧位，其他的投照位置包括斜位、切线位和轴位等。摄影的优点在于能使人体厚、薄的各部结构较清晰地显示于 X 线片上，并可用作永久记录，以便随时研究或在复查时对照、比较，以观察病情的演变。缺点是检查的区域受限于胶片大小，不能观察运动功能而且费用较高。

在实际工作中，透视和摄影是相互辅助而应用的，一方的优点即是另一方的缺点，因此，常常两者并用，取长补短，以使诊断更为全面正确。

二、特殊摄影检查

(一)体层摄影

普通 X 线照片是 X 线投照路径上所有影像重叠在一起的总和投影。感兴趣层面上的影像因与其前、后影像重叠，而不能清晰显示。体层摄影则可通过特殊的装置和操作获得某一选定层面上组织结构的影像，而不属于该选定层面的结构则在投影过程中被模糊掉。体层摄影常用于明确平片难以显示、重叠较多和处于较深部位的病变，多用于了解病变内部结构有无破坏、空洞或钙化，边缘是否锐利，以及病变的确切部位和范围，显示气管、支气管腔有无狭窄、堵塞或扩张；配合造影检查以观察选定层面的结构与病变。

(二)荧光缩影

荧光缩影是将被检查部位的阴影显示于荧光屏上，再以照相机将屏上的影像摄成缩小的照片。在荧光屏上产生明亮的影像需要毫安较大的 X 线机(100～500 mA)。缩影片大小可为 35 mm、70 mm和100 mm。在 35 mm 和 70 mm 的小片上不易看到细节，须用适当的放大设备来观察。在缩影片上发现问题，还需摄大片详细研究。荧光缩影最常用于大量的肺部集体检查，这种方法可以代替常规透视检查，包括医院和诊疗机构中的胸部透视。它不仅比透视的效率高，使被检查者和工作人员所受的射线量远为减少，并且还可留作记录。

(三)放大摄影

放大摄影是根据投影学原理，将检查部位和 X 线片之间的距离增加，使投照的影像扩大，但较模糊失真。应用小的 X 线管焦点(0.3 mm)，可以减少 X 线束的扩散作用，使扩大的阴影比较清晰。摄片时，X 线管同胶片的距离为 100～150 cm，检查部位同胶片间距依所需要的放大率而定。放大率可以列公式计算：

放大率＝靶片距/靶物距

这种放大摄影可用于显示细致结构，从而观察有无早期和细微的改变。

（四）记波摄影

常规 X 线摄片只能记录器官某一瞬间的状态，而不能显示其活动情况。记波摄影的目的是使器官的活动如心脏大血管的搏动、膈的升降、胃的蠕动等在片上成为波形而加以观察。记波摄影的特殊装置是一个由许多横行宽铅条所组成的格栅，每个铅条宽12 mm，中间隔有0.4 mm的裂隙（木条）。将此格栅置于身体和胶片之间，摄片时胶片在格栅后等速均匀向下移动 11 mm 距离，这时格栅前的器官活动如心脏大血管的搏动，在每裂隙间都呈现为锯齿状波记录在 X 线片上。这种方法称为阶段性记波摄影，常用于心脏大血管的检查。对胃肠蠕动、膈运动也可应用。

另一种记波方式是胶片固定而格栅移动，称为连续性记波摄影。它所记录的波形为不同时期不同点综合而成。因此，不能用以观察同一点在不同时期的改变。

（五）高千伏摄影

高千伏摄影是用高于 120 kV 的管电压进行摄影，常为 120～150 kV。需用高电压小焦点 X 线管，特殊的滤线器和计时装置。由于 X 线穿透力强，能穿过被照射的所有组织，可在致密影像中显示出隐蔽的病变。

（六）软 X 线摄影

软 X 线摄影是用钼靶、铜靶或铬靶 X 线管，用低的管电压以产生软 X 线进行摄影。由于波长长，软组织的影像分辨率高，多用于女性乳腺摄影，显影效果好。

（七）硒静电 X 线摄影

硒静电 X 线摄影又称干板摄影，是利用半导体硒的光电导特性进行摄影；用充电的特制硒板代替胶片，然后进行摄影；用特制的显影粉显影，再转印在纸上，加温固定，即于纸上出现与 X 线片上影像相似的影像。在观察软组织方面具有优势，例如乳腺。由于手续繁，不稳定，受辐射线量大且效果不如胶片，而未被推广使用。

（八）立体 X 线摄影

立体 X 线摄影是应用两眼同时视物而产生立体感的原理来摄一对照片，再通过立体镜进行观察。应用较少。

三、造影检查

普通 X 线检查是依靠人体自身的天然对比，而造影检查则是将对比剂引入器官内或其周围，人为地使之产生密度差别而显影的方法。造影检查显著地扩大了 X 线检查的范围。

对比剂可分两类：①易被 X 线透过的气体，常称为阴性对比剂；②不易被 X 线透过的钡剂和碘剂，常称为阳性对比剂。对比剂引入人体的途径与方法有直接引入和生理积聚两种。

（一）直接引入

除胃肠钡餐造影可以口服外，大多需要借助工具，如导管、穿刺针等，将对比剂引入管道或空腔脏器中。例如，经气管内导管将碘剂注入支气管内，以行支气管造影；经尿道内导尿管将碘水剂注入膀胱中以行膀胱造影；经肛管将钡剂注入结肠中，以行钡剂灌肠；经心室内导管注入碘水剂以行心血管造影；穿刺血管或向血管内插入导管注入碘水剂以行血管造影；穿刺脑室，注入对比剂以行脑室造影；行腰穿，向脊柱蛛网膜下腔中注入对比剂以行脊髓造影等。

(二)生理积聚

生理积聚是对比剂在体内的生理吸收与排泄，也就是将碘剂通过口腔或经血管注入体内后，使其选择性地从一个器官排泄，暂时存于其实质或其通道内而显影。经静脉肾实质或肾盂造影、口服胆囊造影和静脉胆管造影是常用的利用生理积聚的造影方法。

四、X线检查方法的选择和综合应用

X线检查方法繁多，如何选择和综合应用以达到诊断目的十分重要。检查方法选择的原则应以临床要求和检查部位为依据，一般是先简单、后复杂，但也有灵活性，根据具体情况综合应用。透视是最简单的方法，如胸部检查可首先采用。又如肠梗阻，往往需要透视与摄片结合采用。在厚度大的部位，如颅骨、脊椎等，应该摄片。特殊摄影应在其他检查方法的基础上做进一步研究时应用，如胸部体层摄影。

某些疾病仅做普通检查(透视或摄片)即可作出诊断，如长骨骨折；另一些疾病则需采用特殊检查或造影检查才能达到诊断目的，如检查胆囊需做胆囊造影。有时需特殊检查与造影检查相结合，如胆囊造影时并用体层摄影。在选择检查方法和综合应用时，必须从实际出发，既要解决诊断问题，又要减少患者负担，诊断一经确定，就无须再做多种检查。

(初　明)

第二章　CT成像技术

第一节　CT 成像的基本原理

一、CT 成像基本原理

计算机断层扫描(CT)是根据人体对 X 线吸收率不同,使用计算机重建方法得到人体二维横断面图像。CT 是计算机和 X 线相结合的一项影像诊断技术,主要特点是密度分辨率高,能准确测量各组织的 X 线吸收衰减值,通过计算进行定量分析。

CT 成像的基本过程:X 线→人体→采集数据→重建图像→显示图像。CT 球管产生的X 线经准直器校准后,穿过具有密度差异的被检体组织,部分能量被吸收,衰减后带有组织的信息由探测器接收,通过数据采集系统进行模数转换,数据转换后由计算机重建成横断面图像,最后由显示器显示图像(图 2-1)。

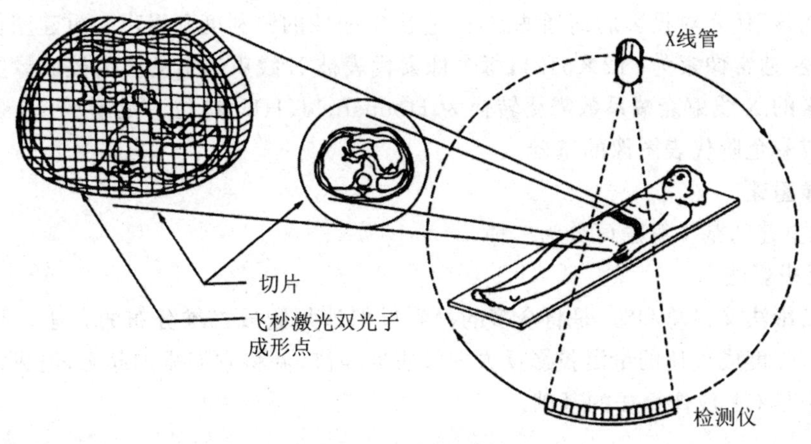

图 2-1　CT 成像原理

因此,CT 成像是以 X 线为能源,以 X 线的吸收衰减特性为成像依据,以数据重建为成像方式，以组织的密度差为CT成像的基础，以数据采集和图像重建为重要环节的X线成像技术。

（一）数据采集

单层CT图像数据采集的基本原理如图2-2所示，CT球管与探测器成对称排列，每排探测器由500～1 000个探测器单元组成。当X射线以扇形束的形式穿过患者横断面时被检体衰减，每个探测器单元会接收透过该层面的X射线并测量其衰减后的强度。单个探测器单元在每个角度每条射线上探测到的X射线信号强度可通过衰减定律方程进行计算：

$$I = I_o \cdot e^{-\mu d}$$

式中，I_o代表X线在空气或未进入物体前的初始强度，I为衰减后X线强度，d为物体厚度，μ为物体的线性衰减系数，e是自然对数的底。

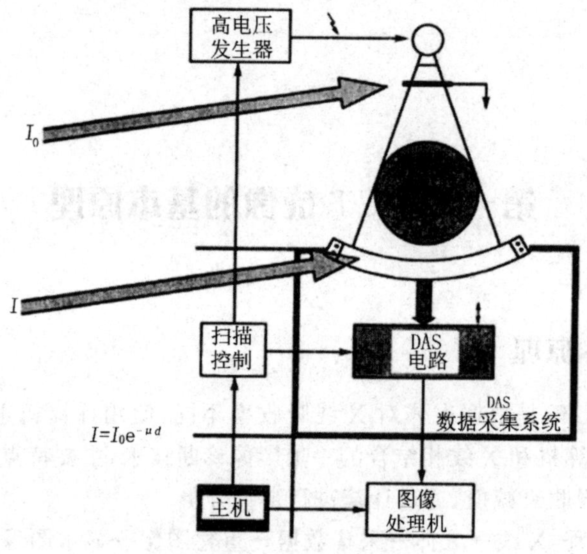

图2-2　CT数据采集

单层CT图像重建多采用滤波反投影法，利用平行线束几何学原理进行断层图像重建，要求在图像重建前要把所获的扇形线束投影数据转换为平行线束投影数据。在滤波反投影法的应用中，“重建函数核”代表对投影的高通滤波法，它决定图像的锐利度和噪声。重建图像用像素的数字矩阵来代表（通常像素为512×512），每个像素代表被X线束透射的体内欲成像层面的衰减系数。每个像素的X线束衰减系数需要转换为Hounsfield（HU）单位。范围从－1 024到3 071，作为以灰阶或彩色阶代表图像的基础。

（二）图像重建

CT图像重建的基本算法可分为三种。

1.直接反投影法

直接反投影法又称总和法，是将众多的投影近似地复制成二维分布的方法。其基本原理是把与各向投影强度成正比的量沿投影反方向投影回矩阵，并将它们累加起来，组成该物体的层面图像。该方法是CT成像算法的基础。

2.迭代法

迭代法又称近似法，是将近似重建所得图像的投影同实测的层面进行比较，再将比较得到的差值反投影到图像上，每次反投影之后可得到一幅新的近似图像。通过对所有投影方向都进行

上述处理，一次迭代便可完成；再将上一次迭代的结果作为下一次迭代的初始值，继续进行迭代。迭代重建技术有三种方法：联立迭代重建法（SIRT）、代数重建法（ART）和迭代最小二乘法（ILST）。该方法图像较为真实准确，但耗时较多，现已不采用。

3.解析法

解析法是目前CT图像重建技术中应用最广泛的一种方法，它利用傅里叶转换投影定理。主要有三种方法：二维傅里叶转换重建法、空间滤波反投影法和褶积反投影法。其中褶积反投影法目前应用最多，其无须进行傅里叶转换，速度快，转换简单，图像质量好。解析法的特点是速度快，精度高。

普通CT每个探测器单元的宽度、焦点的大小、每转的投影数决定图像的空间分辨率，患者长轴的扇形束厚度则决定图像层厚及长轴的空间分辨率。普通CT只支持一排探测器单元，球管每旋转一圈只扫描一层，扫描时探测器获得的是平面投影数据，而每一层的投影数据是一个完整的闭合环。

二、单层螺旋CT成像原理

螺旋CT扫描是在球管-探测器系统连续旋转的基础上，患者随检查床一起纵向连续运动，CT球管连续产生X线，探测器同步采集数据的一种CT检查方法。螺旋CT采用滑环技术，去除了CT球管与机架相连的电缆，球管-探测器系统可连续旋转，使扫描速度加快。由于螺旋CT扫描时检查床连续单向运动，球管焦点围绕患者旋转的运行轨迹类似一个螺旋管形（图2-3），故称为螺旋扫描。扫描时，螺旋CT探测器采集到的不是某一层面的数据，而是一个部位或一个器官的容积数据，故又称为容积扫描。

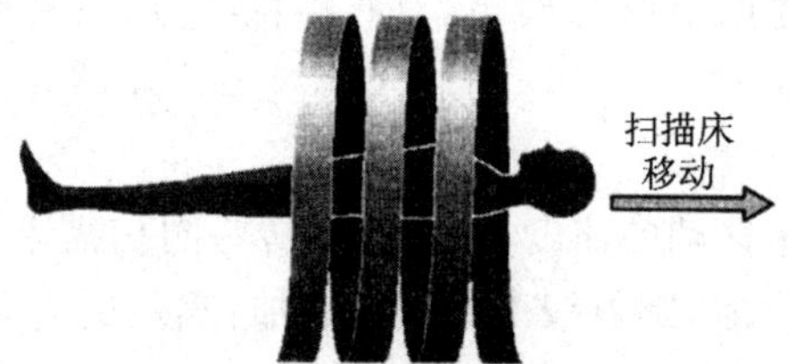

图2-3　螺旋扫描

滑环技术和检查床连续运动技术的应用是单层螺旋CT在硬件上的重要改进，使用热容量大于3 M的CT球管，可满足进行较大范围的容积扫描。

用滑环代替电缆传递信号的方法，称为滑环技术。螺旋CT扫描机架内有多组平行排列的滑环和电刷，CT球管通过电刷和滑环接触实现导电。X线球管的滑环部分根据传递电压的不同，分为高压滑环和低压滑环。前者传递高压发生器输出的电压为几万伏，高压发生器安置在扫描机架外；后者为几百伏，高压发生器安置在扫描机架内。高压滑环上的高压经铜环和碳刷摩擦传递进入转动部分时，易发生高压放电，产生高压噪声，影响数据系统采集，进而影响图像质量。低压滑环的X线发生器需与X线球管一起旋转，增加了旋转部分重量。因而要求X线发生器体积小、重量轻。现在的螺旋CT普遍采用低压滑环技术。螺旋CT的高压发生器体积小，可安装在机架内，并可产生80～140 kV的高压。

单层螺旋CT与非螺旋CT相比有以下优点：①扫描速度快，检查时间短，对比剂利用率高；②一次屏气可完成一个部位检查，克服了呼吸运动伪影，避免了小病灶的遗漏；③利用原始数据，可进行多次不同重建算法或不同层间距的图像重建，提高了二维和三维图像的质量。螺旋CT扫描无明确层厚概念，扇形线束增宽，使有效扫描层厚增大。

(一)基本原理

CT图像重建的理论基础是二维图像反投影重建原理，该原理要求被重建的一幅二维图像平面上的任意点，必须采用360°的全部扫描数据。螺旋扫描是在检查床移动过程中进行的。数据采集系统获得的信息为非平面数据。由于只有平面数据才能重建无伪影的二维图像，为了消除伪影，螺旋CT常采用线性内插的数据预处理方法把螺旋扫描的非平面数据合成平面数据，再采用非螺旋扫描的图像重建方法重建一幅螺旋扫描的平面图像。线性内插(LI)是指螺旋扫描数据段上的任意一点可采用相邻两点的扫描数据进行插补。数据内插的方式有360°线性内插和180°线性内插两种。360°线性内插法采用360°扫描数据向外的两点，通过内插形成一个平面数据，优点是图像噪声较小，缺点是实际重建层厚比标称层厚大30%～40%，导致层厚响应曲线(SSP)增宽，图像质量下降。180°线性内插法则采用靠近重建平面的两点扫描数据，通过内插形成新的平面数据。180°线性内插与360°线性内插的最大区别是前者采用第二个螺旋扫描数据，并使第二个螺旋扫描数据偏移180°，从而能够更靠近被重建的数据平面。180°线性内插法重建改善了层厚响应曲线，图像分辨率较高，但噪声增加。

(二)成像参数

由于螺旋CT与普通CT的扫描方式不同，产生了一些新的成像参数，如扫描层厚与射线束宽度、床速、螺距、重建间隔与重建层厚等。

1.扫描层厚与射线束宽度

扫描层厚是CT扫描时被准直器校准的层面厚度，或球管旋转一周探测器测得Z轴区域的射线束宽度。单层螺旋CT使用扇形X线束，只有一排探测器，其射线束宽度决定扫描的厚度，扫描层厚与准直器宽度一致。

2.床速

床速是CT扫描时扫描床移动的速度，即球管旋转一圈扫描床移动的距离，与射线束的宽度有关。若扫描床移动的速度增加，则射线束宽度不增加，螺距也增大，图像质量下降。

3.螺距

螺距是扫描旋转架旋转一周，检查床移动的距离与层厚或准直宽度的比值。公式如下：

$$\text{Pitch}=\text{TF}/\text{W}$$

式中，TF是扫描旋转架旋转一周检查床移动的距离，单位是mm；W是层厚或准直宽度，单位是mm；螺距是一个无量纲。

单层螺旋CT的准直器宽度与层厚一致，其螺距定义为球管旋转一周扫描床移动的距离与准直器宽度的比值。若单层螺旋CT的螺距等于零时，扫描方式为非螺旋扫描。通过被检体的X射线在各投影角相同，可获得真实的横断面图像数据；螺距等于0.5时，球管旋转2周扫描一层面，类似于重叠扫描；螺距等于1时，数据采集系统(DAS)可获取球管旋转一周的扫描数据；螺距等于2时，DAS只获取球管旋转半周的扫描数据。扫描剂量恒定不变时，采用大螺距扫描，探测器接收的X线量较少，可供成像的数据相应减少，图像质量下降。采用小螺距扫描，探测器接收的X射线量较多，成像数据增加，图像质量得到改善。常规螺旋扫描的螺距用1，即床速与层厚相等；如病灶较小，螺距可小于1；病灶较大，螺距可大于1。

三、多层螺旋 CT 成像原理

普通 CT 和单层螺旋 CT 的球管-探测器系统围绕人体旋转一圈只获得一幅人体断面图像，而多层螺旋 CT 的球管-探测器系统围绕人体旋转一周，能同时获得多幅横断面原始图像(图 2-4)，故称为多层螺旋 CT(MSCT)。由于多层螺旋 CT 探测器在 Z 轴上的数目由单层 CT 的一排增加到几十排至几百排，故又称为多排 CT(MDCT)。多层螺旋 CT 是指 2 层及以上的螺旋 CT 扫描机，目前临床普及机型为16 层，16 层以上的有 64 层、256 层、320 层等。

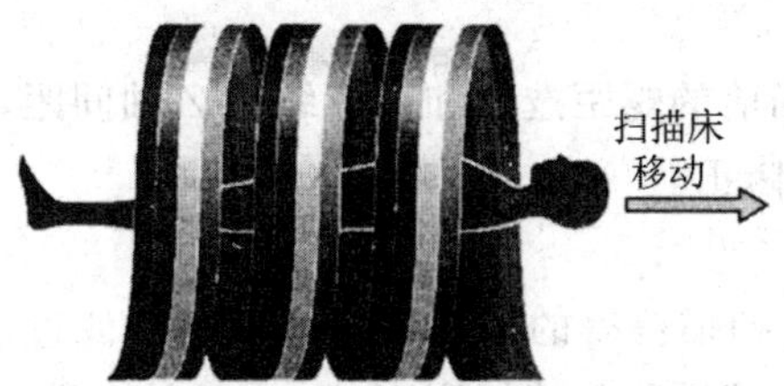

图 2-4 多层螺旋扫描

多层螺旋 CT 使用锥形线束扫描，采用阵列探测器和数据采集系统(DAS)获取成像数据。锥形线束和阵列探测器的应用，增宽了每次扫描的线束覆盖范围，实现了多排探测器并行采集多排图像的功能，降低了采集层厚，增加了采集速度，为复杂的影像重组奠定了基础。多层螺旋 CT 的优势是薄层(高分辨)、快速、大范围扫描。

(一)数据采集

多层螺旋 CT 与单层螺旋 CT 相比，X 线束由扇形改为锥形，线束宽度在 Z 轴方向从 1 cm 增加到几厘米。探测器在 Z 轴方向从单层 CT 的一排增加到几排至几百排。探测器排列有两种类型，一种是 Z 轴方向上所有探测器的宽度一致，即探测器宽度均等分配的等宽型(对称型)；另一种是探测器宽度不均等分配的非等宽型(非对称型)。探测器的绝对宽度决定多层螺旋 CT 容积覆盖范围，探测器单元的大小决定图像的层厚。探测器单元越小，获得的图像分辨率越高。16 层以上 CT 的采集单元可达 0.625 mm，实现了“各向同性”的数据采集。各向同性是指 Z 轴分辨率与 X、Y 轴的分辨率一致或相近，体素为一正方体，任意重建平面(冠、矢状位)的图像质量保持高度一致。

多层螺旋 CT 主要是采用多排探测器和多个数据采集系统，探测器排数大于图像层数。如 4 层螺旋 CT 探测器排数最少为 8 排，最多可达 32 排。DAS 的数目决定采集获得的图像数目，探测器的组合通过电子开关得以实现，目前 DAS 系统有 4 组、16 组、64 组、256 组和 320 组，选择合适的层厚可获得与 DAS 对应的图像数。

Siemens 64 层 CT 采用的 Z-Sharp 技术又称 Z 轴双倍采样技术，球管周围的偏转线圈无极调控偏转电子束，灵活改变 X 线焦点大小和在 Z 轴方向上的位置；每一个焦点投影可读出 2×32 层图像数据；每两个 32 层投影融合得到一个在 Z 轴采样距离 0.3 mm 的 64 层投影；每 150°旋转应用自适应多平面重建(AMPR)方法可重建64 层图像。Z-Sharp 技术的特点在于 Z 轴飞焦点使到达每一个探测器单元的 X 线投影数加倍，两次相互重叠的投影导致 Z 轴方向上的重叠采样，即 Z 轴双倍采样。GE 使用的共轭采集技术是根据系统设置最佳螺距，在插值求解某重建标准层面上不同投影角位置的数据时，自动根据当前的扫描数据结果，动态采集所需的插值数据点。

(二)图像重建

多层螺旋 CT 的重建原理是用多列探测器的数据来重建一个标准层面的图像。若在 Z 轴某位置重建图像,则把与此重建位置同一投影角的 Z 轴上相邻两个探测器阵列的数据用于插值,并以此作为重建标准层面的投影数据,最后用二维反投影重建算法(2DBP)进行图像重建。

多层螺旋 CT 使用锥形线束扫描,在图像重建前,需要对扫描长轴方向的梯形边缘射线进行必要的修正。多层螺旋 CT 图像重建预处理是线性内插的扩展应用,4 层以下的 CT 大部分采用不考虑锥形线束边缘的图像预处理。常用的图像重建预处理方法有以下几种。

1.优化采样扫描

优化采样扫描是通过扫描前的螺距选择和调节缩小 Z 轴间距,使直接成像数据与补充数据分开,故又称为扫描交迭采样修正。

2.Z 轴滤过长轴内插法

Z 轴滤过长轴内插法是在扫描获得的数据段内选定一个滤过段,并对该段内所有扫描数据作加权平均化处理。滤过段的范围称为滤波宽度(Fw),滤波参数、宽度和形状可影响图像质量。

3.扇形束重建

扇形束重建是将锥形束射线平行分割模拟成扇形束后,再使用扇形束算法进行图像重建的方法。16 层以上 CT 则都已将锥形线束边缘的射线一起计算,各生产厂家采用不同的图像重建预处理方法。常用的方法有以下几种。

(1)自适应多平面重建(AMPR)法:是将螺旋扫描数据中两倍的斜面图像数据分割成几部分,采用各自适配螺旋的轨迹和 240°螺旋扫描数据,并辅以适当的数据内插进行图像重建。

(2)加权超平面重建法:是将三维的扫描数据分成二维的系列,采用凸起的超平面做区域重建的方法。

(3)Feldkamp 重建法:是沿扫描测量的射线,把所有测量的射线反投影到一个三维容积,并以此计算锥形束扫描射线的方法。

(4)心脏图像重建方法:多层螺旋 CT 心脏图像重建方法主要有单扇区重建法(CHR)和多扇区重建法(MSR)。单扇区重建法(CHR)是用回顾性心电门控获得螺旋扫描原始数据,利用半重建技术进行影像重建。多扇区重建法(MSR)是利用心电门控的同期信息,从不同的心动周期和不同列的检查器采集同一期相,但不同角度半重建所需的原始数据来进行影像重建。单扇区与多扇区重建的主要区别是单扇区重建的时间分辨率仅由 X 线管的旋转速度决定,而多扇区重建的时间分辨率不仅受 X 线管的旋转速度的影响,同时也受心率的影响。

四、电子束 CT 成像原理

电子束 CT(EBCT)由大功率的电子枪产生电子束,电子束通过电磁偏转打击固定于机架上的靶环产生 X 射线,实现 CT 扫描。由于没有机械运动,电子束 CT 一次曝光扫描的时间可以达到 50 毫秒。

EBCT 从 1982 年开始应用于冠状动脉疾病的诊断成像。现在仍在使用的 EBCT 有两排探测器和四排钨靶阳极,对受检者的不同检查部位进行 8 层图像数据的扫描采集。在采用“容积模式”进行扫描时,可以在 300～400 毫秒的成像周期内只需曝光 50～100 毫秒就可以获得 8 幅图像。在进行钙化积分、冠状动脉 CT 成像或者心功能评价时,EBCT 采用“电影模式”或“流动模式”进行扫描成像,这两种扫描模式分别采用单排探测器(C-150/C-300)和双排探测器的采集方式。电影模式的曝光时间是50毫秒，以每秒17次的扫描频率对同一解剖结构进行扫描；流动模式是在扫描时，根据心跳周期时相对同一解剖结构曝光50～100毫秒进行扫描采集。由于EBCT的扫描模式是非螺旋的，因此，要在受检者一次屏住呼吸的情况下完成整个心脏的扫描，扫描层厚受到了限制。当采用单层数据采集模式(C-150/C-300)时，图像厚度是3 mm，采用双层数据采集模式时，成像厚度是1.5 mm。进行钙化积分时，EBCT的纵轴分辨率是足够的，但要实现冠状动脉的三维可视化显示则纵轴分辨率还不够。

EBCT扫描过程由电子束及四个钨靶环的协同作用完成，避免传统CT的X线球管、探测器(扫描机架)，甚至扫描床的机械运动。电子束CT的成像原理与常规CT的主要区别在于X线产生的方式不同。由于电子束CT采用电子束扫描技术代替X线球管的机械运动，消除了X线球管高速旋转运动产生的离心力，使扫描速度大为提高，将扫描速度缩短为50毫秒或更短(17～34幅/秒)，成像速度是普通CT的40倍、螺旋CT的20倍(需500毫秒)，从而减少了呼吸和运动伪影，有利于运动脏器的检查。

当然，目前高档的多层螺旋CT扫描机的扫描速度和扫描范围取得了很大进步，在某些方面甚至超过了电子束CT的成像水平，促使电子束CT扫描机需要在扫描速度、图像信噪比和空间分辨率等方面进一步提高。

五、双源CT成像原理

双源CT(DSCT)采用双球管和双探测器系统，扫描速度为0.33秒，时间分辨率达到83毫秒，使心脏CT成像不受心率约束；两个球管的管电压设置不同时，可做功能性CT检查。

(一)球管与探测器系统

双源CT配置了两个球管和与之对应的探测器，这两套数据获取系统(球管-探测器系统)放置在旋转机架内，互呈90°排列(图2-5)。CT球管采用电子束X线管，单个球管的功率为80 kW，扫描速度0.33秒，最大扫描范围200 cm，各向同性的空间分辨率≤0.4 mm，使用高分辨率扫描时可达到0.24 mm。

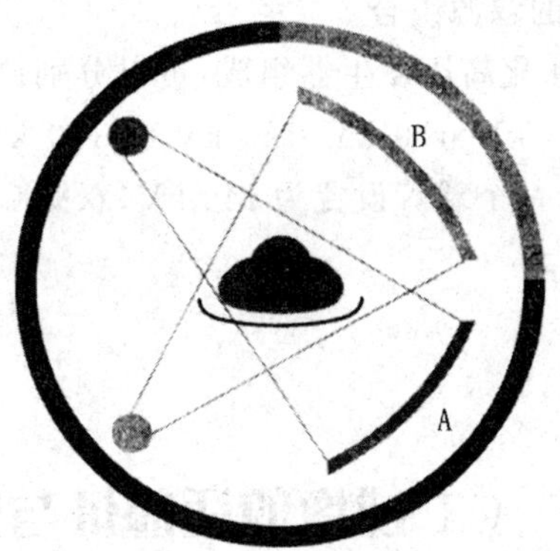

图2-5　双源CT示意图

两套探测器系统中，一套探测器系统(A)覆盖整个扫描野(直径50 cm FOV)，另一套探测器系统(B)主要用于覆盖扫描中心视野(直径26 cm FOV)。每组探测器各有40排，中间部分准直为32排宽度0.6 mm；两边各有4排探测器，准直是8排宽度1.2 mm。在机架等中心处，两组探测器的Z轴覆盖范围都是28.8 mm。通过对采集信号数据的正确组合，两组探测器都可以实现

32×0.6 mm 或 24×1.2 mm 的扫描。

(二)数据采集

通过 Z 轴飞焦点技术,32 排 0.6 mm 准直宽度的探测器能同时读取 64 层的投影数据,采样数据的空间间隔是等中心的 0.3 mm。通过使用 Z-Sharp 技术,双源 CT 机架旋转一周。每组探测器都能获取相互重叠的 64 层 0.6 mm 的图像数据。

双源 CT 扫描系统内,两组呈 90°排列的互相独立的数据获取系统(球管-探测器系统),只需同时旋转 90°,就可以获得平行于射线投影平面的整个 180°图像数据,这 180°的图像数据由两个 1/4 的扫描扇区数据组成。由于机架只需旋转 1/4 的扫描扇区,扫描时间只有机架旋转时间的 1/4,即获得半圈扫描数据的时间分辨率只有机架旋转时间的 1/4;而机架的旋转时间是0.33 秒,那么数据采集的时间分辨率就是 83 毫秒,和受检者的心率无关,在一次心跳周期内就可以完成单扇区数据的采集。

(三)图像重建

双源 CT 的基本扫描重建模式是单扇区重建,这是双源 CT 和单源 CT 最主要的区别。双源 CT 也可采用双扇区重建方法来进一步提高时间分辨率,在采用双扇区重建的方法时,每组探测器采集的 1/4 扫描扇区数据来自相邻连续的两个心跳周期,在每个心跳周期内采集的扇区数据都小于 1/4 扫描扇区数据,这和传统单源多层 CT 的双扇区重建方法相似。双源 CT 在使用双扇区重建方法时,时间分辨率是心率的函数,随着心率的变化而变化,机架旋转时间为 0.33 秒时,在某些特定心率条件下,时间分辨率可以达到 42 毫秒。由于心率的小变化都会引起时间分辨率的大变化,在双扇区重建的条件下,时间分辨率的平均值是 60 毫秒。在考虑进行高级的心功能的评估时,可以考虑使用双扇区重建扫描方式,比如在评价异常的心肌运动或者是计算射血分数的峰值时。在进行冠状动脉的检查或者进行心脏功能大体评估时,单扇区重建扫描模式就已能够在临床任何心率条件下提供足够的时间分辨率。

双源 CT 在进行常规 CT 检查时,可以只运行一套 X 线系统,方法与普通 64 层 CT 相同。特殊临床检查,如心脏扫描、心电门控血管成像,全身大范围全速扫描,以及双能量减影成像等,则需使用两套射线/探测器系统的双源组合。

两套 X 线系统由球管和一体化高压发生器组成,可以分别调节相应的 kV 和 mAs。由于每个球管的 kV 都可独立设置为 80 kV、100 kV、120 kV 和 140 kV,当两个球管的管电压不一致时,如一个球管设置为 80 kV,另一个球管设置为 140 kV,双源 CT 就可以实现双能量扫描,从而获得双能量的扫描数据。

(张忠胜)

第二节　CT 成像的适应证与禁忌证

一、适应证

CT 图像由于密度分辨率高、组织结构无重叠,有利于病变的定位、定性诊断,在临床上应用十分广泛。可用于全身各脏器的检查,对疾病的诊断、治疗方案的确定、疗效观察和预后评价等

具有重要的参考价值。

(一)颅脑

CT对颅内肿瘤、脑出血、脑梗死、颅脑外伤、颅内感染及寄生虫病、脑先天性畸形、脑萎缩、脑积水和脱髓鞘疾病等具有较大的诊断价值。多层螺旋CT的脑血管三维重组可以获得精细清晰的血管三维图像,对于脑血管畸形的诊断有较大诊断价值。

(二)头颈部

对眼眶和眼球良恶性肿瘤、眼肌病变、乳突及内耳病变、鼻窦及鼻腔的炎症、息肉及肿瘤,鼻咽部肿瘤尤其是鼻咽癌、喉部肿瘤、甲状腺肿瘤及颈部肿块等均有较好的显示能力;多平面重组、容积重组等后处理技术可以从任意角度、全方位反映病变密度、形态、大小、位置及相邻组织器官的改变,对外伤、肿瘤等病变的显示可靠、清晰、逼真,可以更有效地指导手术。

(三)胸部

CT对肺肿瘤性病变、炎性病变、间质性病变、先天性病变等均可较好地显示。对支气管扩张诊断清晰准确。对支气管肺癌,可以进行早期诊断,显示病灶内部结构,观察肺门和纵隔淋巴结转移;对纵隔肿瘤的准确定位具有不可取代的价值。可显示心包疾病、主动脉瘤、大血管壁和心瓣膜的钙化。冠状动脉CT血管造影可以清晰显示冠状动脉的走行、狭窄,对临床评价冠心病和进行冠脉介入治疗的筛查有重要的价值。

(四)腹部和盆腔

对于肝、胆、脾、胰、肾、肾上腺、输尿管、前列腺、膀胱、睾丸、子宫及附件,腹腔及腹膜后病变的诊断具有一定优势。对于明确占位性病变的部位、大小及与邻近组织结构的关系、淋巴结有无转移等亦有重要的作用。对于炎症性和外伤性病变能较好显示。对于胃肠道病变,CT能较好显示肠套叠等,亦可较好地显示肿瘤向胃肠腔外侵犯的情况,以及向邻近和远处转移的情况。但目前显示胃肠道腔内病变仍以胃肠道钡剂检查为首选。

(五)脊柱和骨关节

对椎管狭窄,椎间盘膨出、突出,脊椎小关节退变等脊柱退行性病变,脊柱外伤、脊柱结核、脊椎肿瘤等具有较大的诊断价值。对脊髓及半月板的显示不如MRI敏感。对骨关节病变,CT可显示骨肿瘤的内部结构和肿瘤对软组织的侵犯范围,补充X线片的不足。

二、禁忌证

妊娠妇女不宜进行CT检查。急性出血病变不宜进行增强或CT造影检查。CT检查时应注意防护生殖腺和眼睛。

(张忠胜)

第三节 CT成像的检查流程

一、CT检查前准备

为使CT检查取得较好的效果,扫描前的准备工作必不可少。检查前的主要准备有以下几个方面。

(一)了解病情

扫描前应详细询问病史,了解患者携带的有关影像学资料和实验室检查,以供扫描时定位及诊断时参考。

(二)解释说明

对患者耐心做好扫描说明解释工作,以消除其顾虑和紧张情绪。

(三)胃肠道准备

进行腹部、盆腔、腰骶部检查者,扫描前一周,不进行胃肠道钡剂造影,不服含金属的药物,如铋剂等。扫描前两日少吃多渣食物。腹部检查前 4 小时禁饮食,扫描前口服对比剂,使胃肠道充盈。盆腔检查前晚口服甘露醇等泻剂清洁肠道,若行清洁灌肠更佳。扫描前 2 小时口服对比剂充盈肠道(图 2-6)。

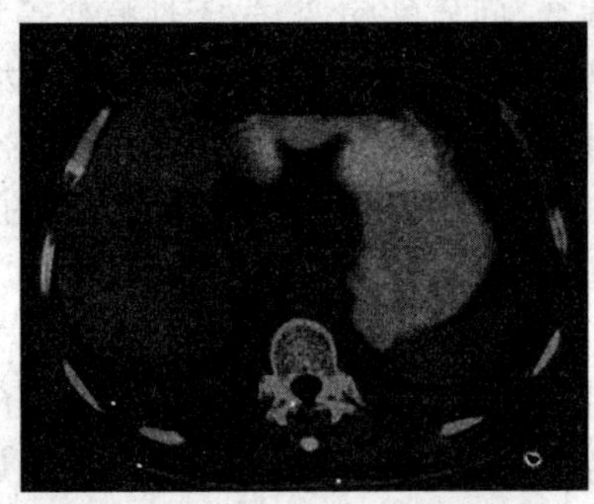

图 2-6 CT 扫描胃肠道内对比剂

(四)制动

根据不同检查部位的需要,确保检查部位的固定,是避免漏扫及减少运动伪影的有效措施。另外,胸腹部检查前应做好呼吸训练,使患者能根据语音提示配合平静呼吸或吸气、屏气;腹部检查前可口服或肌内注射山莨菪碱注射液 20 mg 以减少胃肠道蠕动;喉部扫描时嘱患者不要做吞咽动作;眼部扫描时嘱患者两眼球向前凝视或闭眼不动;儿童或不合作的患者可口服 10%水合氯醛 0.5 mL/kg(不超过10 mL)以制动。

(五)除去金属物品

摆位时去除扫描范围内患者穿戴及携带的金属物品,如钥匙、手机、发卡、耳环、项链、金属拉链、义齿、带金属扣的皮带、硬币、带金属的纽扣等,以防伪影产生。

(六)增强扫描及造影检查准备

行增强扫描及血管造影检查的患者检查前 4 小时禁食、水,以防发生变态反应时发生呕吐或呛咳将胃内容物误吸入肺;检查前应询问有无过敏史,并做碘过敏试验,试验阴性者请患者或家属在碘对比剂检查说明书上签名。少数低渗型非离子型对比剂变态反应发生率极低,不需做过敏试验,但应在增强或造影过程中严密监控,以防意外。

(七)注意监护

危重患者检查时,需请临床科室的医护人员陪同并监护。

(八)防尘

患者更衣、换鞋或穿着鞋套进入扫描室,以防灰尘带入机房,进入机器内部。

(九)注意患者家属防护

患者家属非特殊情况下不要滞留在扫描室内，以避免辐射线损伤。

二、CT 检查步骤

(一)对患者的接待与登记

仔细审查 CT 检查申请单是否填写完整，检查部位是否明确和符合要求，并根据病情的轻、重、缓、急和本部门的工作流程合理安排患者的检查时间。给患者做好解释和说明工作以便做好配合，通知患者做好检查前准备。由专门人员进行检查项目的登记和归档。

(二)输入患者的一般资料与扫描相关信息

将患者的姓名、性别、出生年月、CT 号等资料输入 CT 机。有放射科信息系统(RIS)和图像存储与传输系统(PACS)的医院，输入患者资料由工作列表完成。选择扫描方向和患者的体位；如果是增强扫描，要注明 C+，其他特殊扫描方式，必要时也注明。

(三)患者体位的处置

根据检查的要求确定是仰卧还是俯卧，头先进还是足先进；根据检查的需要采用适当的辅助装置，固定检查部位；按不同检查部位调整检查床至合适位置，开启定位指示灯，将患者送入扫描孔内。

(四)扫描前定位

定位就是确定扫描的范围，通常先进行定位像扫描，即球管与探测器位置不变，曝光过程中，检查床载患者匀速移动，扫描图像类似高千伏摄影平片。在该定位像上制订扫描计划，确定扫描范围、层厚、层距等。定位较明确的部位(如颅脑)，也可利用定位指示灯直接从患者的体表上定出扫描的起始位置，该方法节省时间，缺点是定位不如通过定位像定位准确。

(五)扫描

选择扫描条件，设计扫描程序，按下曝光按钮。在整个扫描过程中，要密切观察每次扫描的图像，必要时调整扫描的范围或作补充扫描，如肺内发现小病灶，最好加扫小病灶部位的高分辨力 CT。

(六)照相和存储

根据不同的机器情况，可自动照相或手工照相。自动拍摄是指在 CT 机上可预先设置，扫描完毕 CT 机会自动根据设置依次将所有扫描的图像拍摄完成。手工拍摄是扫描完成后，由人工手动照相。一般扫描完毕的 CT 图像都暂存于 CT 机的硬盘上，如需永久存储，可选择磁带、光盘等存储介质。

三、CT 检查注意事项

(1)CT 检查必须注意放射线的防护，要正确、合理地应用 CT 检查，避免不必要的曝光。对育龄妇女及婴幼儿更应严格掌握适应证，非特殊必要，孕妇禁忌 CT 检查。CT 机及机房本身结构需达到防护标准，以减少被检者、工作人员和与 CT 机房相邻地区人员的 X 线辐射剂量。重视个人防护，减少被检者、工作人员的受照剂量。

(2)应认真了解病史、其他检查结果及既往影像检查资料，借以指导本次检查，以免检查范围或扫描参数设置不当。

(3)增强扫描使用的碘对比剂量较大，注射速度快，有引起不良反应，甚至变态反应的可能，碘过敏试验阳性者禁忌增强扫描。过敏体质的患者可选用非离子型对比剂以减少不良反应，使用过程中要严密观察，一旦出现变态反应应及时处理、抢救，否则可能危及生命。为避免迟发型变态反应的发生，检查后应让患者留 CT 室观察 30 分钟后再离开。CT 室应常备必需的急救药品、器械，以备抢救之用。注意药品的有效期，定时添补更新。

(4)危重患者，过多搬动有生命危险者，临床应先控制病情，可待病情较为稳定后再做 CT 检查。对危重患者的搬动及检查应迅速、轻柔，检查以满足诊断需要为标准，不宜苛求标准延误抢救时间。

(张忠胜)

第四节 胸部 CT 扫描技术

一、适应证与相关准备

(一)适应证

(1)纵隔:CT 检查可以发现常规 X 线不易发现的纵隔肿瘤，并能准确地显示病变的性质、大小及范围。可发现有无淋巴结的肿大，显示病变与周围结构的关系。

(2)肺脏:可以发现肺、支气管和肺门等部位的各种疾病，如肺内的良恶性肿瘤、结核、炎症和间质性、弥漫性病变等。对肺门的增大，可以区分是血管性结构还是淋巴结肿大。

(3)胸膜和胸壁:能准确定位胸膜腔积液和胸膜增厚的范围与程度，鉴别包裹性气胸与胸膜下肺大疱，了解胸壁疾病的侵犯范围及肋骨和胸膜的关系。

(4)外伤:了解外伤后有无气胸、胸腔积液及肋骨骨折等情况。

(5)食管病变。

(二)相关准备

(1)认真审阅申请单，了解患者检查的目的和要求，详细阅读临床资料及其他影像学资料。

(2)检查前向患者简述扫描的全过程，取得患者的配合。

(3)去除检查部位的金属饰物和异物，如发卡、纽扣、钥匙、膏药等，防止产生伪影。

(4)对不合作的患者，包括婴幼儿、躁动不安和意识丧失的患者要给予镇静剂，必要时给予麻醉。

(5)向患者说明呼吸方法，做好呼吸训练。

(6)对于耳聋和不会屏气的患者，在病情许可的情况下，可训练陪伴帮助患者屏气。方法是当听到“屏住气”的口令时，一手捏住患者鼻子，一手捂住患者口部，暂时强制患者停止呼吸，等曝光完毕后，听到“出气”的口令后立即松手。

(7)如果呼吸困难不能屏气或婴幼儿，也可在扫描中加大 mA，缩短时间，以减轻运动伪影。

(8)增强扫描患者，预先建立好静脉通道。

二、扫描技术

(一)普通扫描

1.扫描体位

患者仰卧于扫描床上，头先进，两臂上举抱头，身体置于床面正中。

2.扫描范围与定位像

扫描范围从肺尖开始，一直扫描到肺底。定位像为胸部前后正位像，既可作为定位扫描用，又能给诊断提供参考。

3.扫描参数

管电压≥120 kV，管电流采用智能 mAs 技术，准直器宽度 0.5～1.2 mm，重建间隔为准直器宽度的 50%，FOV 根据患者体型大小设定，应包括整个胸廓，矩阵≥512×512，pitch 为 1.0～1.2；体部软组织算法和肺组织算法重建横断面、冠状面。肺窗：窗宽 1 400～1 800 HU，窗位 600～800 HU；纵隔窗：窗宽 200～350 HU，窗位 30～50 HU。

(二)增强扫描

对于怀疑胸部占位病变患者，应进行增强扫描。静脉团注对比剂 60～70 mL，流速 2.0～2.5 mL/s，延迟扫描时间 20～25 秒；对病变性质不明确者，可在 50～60 秒加扫静脉期。扫描范围和扫描参数同平扫。

三、影像处理

根据临床和诊断需要，做不同方位的图像重建。胸部图像的显示和摄影常规采用双窗技术，即肺窗和纵隔窗。对于外伤患者，应观察和摄影骨窗。对肺部的片状影，块状影及结节病灶，可由肺窗向纵隔窗慢慢调节，选择最佳的中间窗观察和摄影。对于怀疑支气管扩张的患者，还应进行高分辨力算法的薄层重建，以更好显示病变。摄影时按人体的解剖顺序从上向下，多幅组合。对于一些小的病灶可采用放大摄影，或进行冠状面、矢状面重建，以便于进行定位描述。另外，还应摄影有无定位线的定位像各一幅。

(张忠胜)

第五节　腹部 CT 扫描技术

一、适应证与相关准备

(一)适应证

1.肝脏和胆囊

肝肿瘤、肝囊肿、肝脓肿、脂肪肝、肝硬化、胆管扩张、胆囊炎和胆结石等。

2.脾脏

CT 能确定脾脏的大小、形态、内部结构和先天变异等，并能区分良、恶性肿瘤、炎症及外伤引起的出血等。

3.胰腺

CT 能确定急性胰腺炎的类型；慢性胰腺炎可显示微小的钙化、结石；能确定有无肿瘤，肿瘤的来源、部位和范围；了解外伤后胰腺有否出血等。

4.肾和肾上腺

确定肾脏有无良恶性肿瘤及其大小、范围，有无淋巴结转移等；确定有无肾脏的炎症、脓肿及结石的大小和位置；肾动脉 CT 血管造影可显示有无血管狭窄及其他肾血管病变；显示外伤后有无肾损伤及出血情况；确定肾上腺有无良、恶性肿瘤的存在，以及功能性疾病如肾上腺皮质功能减退等。

5.腹部及腹膜后腔

CT 可以明确有无良、恶性肿瘤的存在，如血管夹层动脉瘤、脂肪瘤和平滑肌肉瘤等；观察有无腹部肿瘤及腹膜后腔的淋巴结转移、炎症和血肿等。

(二)相关准备

(1)检查前应尽可能食用少渣饮食，特别不能服用含有金属的药品，或进行消化道钡剂造影。

(2)检查当日以空腹为宜。

(3)患者应携带其他影像学资料及其他临床相关检查资料。

(4)CT 增强患者应严格掌握适应证，做好碘过敏的救治工作。

(5)将对比剂(如 60%泛影葡胺或非离子型对比剂)加入温开水中，配制成 1%～2%的浓度给患者口服。检查肝脏、胰腺及脾脏时，扫描前 15 分钟口服该浓度对比剂 500 mL，使胃及十二指肠壶腹部充盈，形成良好对比。检查前再口服 300～500 mL，以便胃充盈，可有效克服部分容积效应，避免产生伪影，使扫描图像能更好地将胃及其他相邻脏器区别开来。若观察肾及肾上腺则要提前 20～30 分钟口服与上述相似浓度的对比剂。对于腹膜后腔检查则应提前 2 小时口服 1%～2%浓度的对比剂 800～1 000 mL，以便于充盈整个肠道系统。

(6)患者脱掉有金属扣子和挂钩的衣裤，取出口袋中的金属物品，解除腰带，去除腰围、腹带及外敷药物等。

(7)做好耐心细致的解释工作，使患者消除疑虑和恐惧，明白检查的程序和目的。训练患者的呼吸，并保持每次呼吸幅度一致。

二、检查技术

(一)普通扫描

1.扫描体位

患者仰卧于扫描床上，头先进，两臂上举抱头，身体置于床面正中。

2.定位像与扫描范围

定位像为腹部前后正位像。扫描基线在定位像上设定，肝脏和脾脏以膈顶为扫描基线，胆囊和胰腺以肝门为扫描基线，肾和肾上腺以肾上极为扫描基线，腹膜后腔以肝门为扫描基线。扫描范围：肝、脾从膈顶扫描至肝右下角；胆囊及胰腺从肝门直至胰腺扫描完整；肾从肾上极扫描到肾下极；肾上腺从起始扫描到肾脏中部；腹膜后腔从肝门扫描到髂前上棘。

3.扫描参数

管电压≥120 kV，管电流采用智能 mAs 技术，准直器宽度 0.6～1.5 mm，重建间隔为准直器宽度的 50%，FOV 根据患者体型大小设定，应包括整个腹部(包括腹壁脂肪)，矩阵≥512×512，

pitch 为 1.0～1.2；体部软组织算法重建横断面、冠状面。窗宽 150～200 HU，窗位 40～60 HU。

(二)增强扫描

腹部增强扫描的对比剂注射方法均采用静脉内团注法，对比剂用量 60～80 mL，流速 2～3 mL/s。

肝脏、脾脏增强通常采用三期扫描，动脉期延迟扫描时间 25～30 秒，门脉期延迟扫描时间 60～70 秒，实质期延迟扫描时间 85～90 秒。若怀疑肝血管瘤，则实质期的延迟扫描时间为 3～5 分钟或更长，直至病灶内对比剂充满为止；胰腺增强扫描通常采用“双期”，动脉期延迟扫描时间 35～40 秒，静脉期延迟扫描时间 65～70 秒；肾脏增强扫描通常扫描皮质期、髓质期和分泌期，皮质期延迟扫描时间 25～30 秒，髓质期延迟扫描时间 60～70 秒，分泌期延迟扫描时间 2～3 分钟。

三、影像处理

根据临床和诊断需要，做不同方位的图像重建。腹部扫描采用标准或软组织模式，用螺旋扫描。肝、脾扫描采用 8 mm 层厚，8 mm 间隔；胆道扫描采用 3 mm 层厚，3 mm 间隔；肾脏扫描采用 5～8 mm 层厚，5～8 mm 间隔；肾上腺采用 3 mm 层厚，3 mm 间隔；腹膜后腔扫描采用 8 mm 层厚，8 mm 间隔。腹部 CT 图像的显示一般用软组织窗，根据观察脏器和病变情况，适当调节窗宽和窗位。一般的，窗宽 150～200 HU，窗位 40～60 HU；肾上腺窗宽 200～300 HU，窗位 30～50 HU。按解剖顺序将平扫、增强、延迟扫描的图像依时间先后摄影，对肾上腺的图像应放大摄影。有些小病灶除须放大摄影外，还可行矢状位、冠状位重建。

（张忠胜）

第六节　四肢骨关节 CT 扫描技术

一、适应证与相关准备

(一)适应证

1.骨折

CT 扫描对骨折可以显示碎片及移位情况，同时还能显示出血、血肿、异物，以及相邻组织的有关情况，CT 的三维重建可以多方位显示骨折情况。

2.骨肿瘤

CT 平扫及增强可观察和显示肿瘤病变的部位、形态、大小、范围及血供等情况，有助于对肿瘤进行定性诊断。

3.其他骨病

如骨髓炎、骨结核、骨缺血性坏死等，CT 扫描可显示骨皮质和骨髓质的形态与密度的改变，同时可观察病变与周围组织的关系。

4.各种软组织疾病

CT 扫描可利用其密度分辨力高的优点来确定软组织病变的部位、大小、形态，以及与周围组织结构的关系。

5.半月板的损伤

如膝关节的CT扫描可显示半月板的形态、密度等,有助于对半月板损伤的诊断。

(二)相关准备

(1)去除相应关节部分的高密度异物。

(2)做好解释工作,取得配合。

二、检查技术

(一)普通扫描

1.扫描体位

双手及腕关节的扫描采用俯卧位,头先进,双臂上举平伸,双手间隔5 cm,手指并拢,手心向下,两中指末端连线与检查床中轴线垂直。对于急性外伤患者可采用仰卧位;双肩关节、胸锁关节及锁骨、肘关节及上肢长骨的扫描采用仰卧位,头先进,双上臂自然平伸置于身体两侧,双手手心向上,身体置于床面正中;双髋关节及股骨上段的扫描采用仰卧位,头先进,双足跟略分而足尖向内侧旋转并拢,双上臂抱头,身体躺平直;双膝关节、踝关节和下肢长骨的扫描采用仰卧位,足先进,双下肢伸直并拢,足尖向上,双足跟连线与检查床中轴线垂直,双上臂抱头;双足扫描时应仰卧,足先进,双下肢弯曲,双足平踏于检查床面,双足纵轴相互平行且均平行于检查床纵轴,双足间隔约5 cm,双足跟连线垂直于检查床中轴线。

2.扫描定位

四肢及其关节的扫描均需正位定位像,包含关节及相邻长骨。在定位像上设定扫描范围。关节的扫描还应包含相邻长骨的一部位,长骨的扫描也应包含相邻的关节。

3.扫描参数

采用螺旋扫描方式,探测器宽度选择0.6 mm,螺距0.8,球管旋转速度1秒,FOV根据定位相选择,一般选用25 cm。管电压100 kV,管电流100～200 mA。以上扫描都进行标准算法重建。如观察骨骼的细小结构及观察细小骨折,采用高分辨骨算法进行重建。

(二)增强扫描

骨关节及软组织的增强扫描,主要是了解肿瘤病变的血供情况及周围血管动脉瘤的位置和形态,还可以显示骨骼、肌肉内肿块与邻近动静脉血管的关系。增强扫描常规用静脉内团注法,对比剂总量为60～80 mL,流速2.0～2.5 mL/s,延时扫描时间为30～45秒。

三、影像处理

根据临床和诊断需要,做不同方位的图像重建或血管重建。对于常规骨关节进行标准算法重建,重建层厚1 mm,层间距0.8 mm,四肢血管重建层厚0.75 mm,层间距0.4～0.6 mm,标准算法重建。四肢骨关节的显示和摄影应包括骨窗和软组织窗,根据扫描部位的不同和病变的情况选择合适的窗宽、窗位。软组织窗宽200～400 HU,窗位40～50 HU;骨窗宽1 000～1 500 HU,窗位300～400 HU。

摄片包含常规横断层图像,层厚5 mm,层间距5 mm。需做MPR、VRT等重建。MPR重建以平行于四肢长轴的矢状位和冠状位重建,清楚显示病变位置与范围,VRT采用表面阴影重建。对于CTA检查进行MPR、MIP、CPR、VRT等二维和三维后处理,包含去骨与含骨图像。

(张忠胜)

第三章　核医学成像技术

第一节　常用放射性药物

一、放射性药物及主要种类

作为示踪剂应用于诊断和治疗的开放性放射性核素及其化合物和制剂称为放射性药物。核医学显像中的放射性药物用量非常小，不依靠普通药物所具有的药理作用，而是依靠所荷载的放射性核素起到诊断作用。

诊断用放射性药物有体内和体外使用两种类型。

显像用放射性药物供体内使用，包括离子类放射性药物（如 $Na^{99m}TcO_4$、$Na^{131}I$、$Na^{18}F$ 等）、放射性胶体和颗粒（如^{99m}Tc-硫胶体、^{99m}Tc-大颗粒聚合清蛋白等）、放射性标记化合物（如^{131}I-马尿酸、^{99m}Tc-DTPA、^{99m}Tc-HIDA、^{99m}Tc-MDP 等）。

供体外使用的主要是体外诊断试验所用的放射性试剂，包括体外放射分析法所需要的一些放射性试剂（如^{125}I-T_3、^{125}I-胰岛素等）。

治疗用放射性药物主要包括组织选择性治疗药物和放射性胶体，如治疗甲状腺功能亢进症的^{131}I、治疗慢性白血病或真性红细胞增多症的^{32}P 等。

二、放射性药物的主要特点

放射性药物的特点可从“放射性”和“药物”两方面来理解。

（一）放射性核素的特点

1.物理半衰期

半衰期在数十分钟至数天之间的放射性核素最适合显像使用。过长的半衰期一方面会增加患者内照射的时间，使其接受较大的辐射剂量；另一方面还会带来放射性废物处理上的困难及患者的活动所带来的环境污染问题。

对治疗用放射性药物而言，其在体内的有效半衰期必须足够长，使病灶能浓聚足够的放射性药物，而核素的半衰期直接影响放射性药物的有效半衰期。

2.射线的种类和能量

显像用γ射线的能量在100～400 keV最佳。能量太低时，射线易被机体所吸收，使探测效率降低；能量太高则探测器的准直效果不好，影响仪器的空间分辨率。显像放射性核素最好不发射或少发射β射线及内转换电子或俄歇电子等，以减少对患者的辐射剂量。发射纯γ射线的同质异能素（如^{99m}Tc）在核医学显像中有着最广泛的用途。

对治疗放射性药物，射线的种类和能量决定了射线在组织中电离密度和射程，射线射程短、电离密度高（如α粒子、β粒子和俄歇电子）的核素，杀伤病变细胞的能力强。

3.放射性比活度

放射性比活度简称比放，是单位质量或体积内的放射性活度。比放太低时，放射性药物的制备和使用都难以进行。

（二）药物的特点

放射性核素和它们的初始制备形态往往不能直接用于核医学治疗和显像，需要通过物理的、化学的或生物学的方法，将放射性核素的原子引入特定的化合物的分子结构中，制成放射性核素的标记化合物，才能应用。因此，对“放射性药物”，可以理解为主要是指应用于核医学中的各类放射性核素及其标记化合物。

核医学显像放射性药物在“药物”方面的特点如下。

1.显像和示踪性能

显像剂在引入体内之后，在靶组织（即被显像的组织）有特异性浓聚，靶组织的摄取是相邻的非靶组织的5倍以上。血液清除时间短，能尽快通过各种途径进入靶组织，并在靶组织有合适的停留时间。显像剂在靶组织的正常组织与病变部位之间的摄取率有较大的差异。

2.制备特性

常选择易于制备的药物。制备方法多是“一步法”标记，即预先将标记过程中所需的除放射性核素以外的物质通过简单混合或使其产生预反应而制成放射性药物的半成品药盒，标记时只需将放射性核素加入，即可一步标记成功。已有许多不同种类的半成品药盒作为商品供临床应用。

3.稳定性

放射性药物的稳定性包括化学稳定性、辐射稳定性、标记稳定性和体内稳定性。

化学稳定性指其具有确定的、较为稳定的化学结构，使其在制备放射性药物的过程中和药物贮存过程中不易发生分解、氧化、还原等化学变化，生成复杂的副产物而影响药物的使用性能和有效使用期。

辐射稳定性指药物对自身辐射作用的耐受能力。辐射自分解是影响显像药物辐射稳定性的一个重要因素。辐射直接作用于放射性药物，引起分子的还原或断键降解，产生放射化学杂质或化学杂质，称为初级分解；溶剂吸收了射线能量而产生具有很强的化学反应性的游离基，通过这些游离基再与药物分子作用而使其发生分解，称为次级分解，其对显像药物辐射稳定性影响更大。

标记稳定性指放射性核素的原子或基团与化合物结合的牢固程度。显像药物多是标记牢固，不易因时间、温度、介质等条件的影响而脱落的标志物。一般说来，通过化学键的结合比其他形式的结合稳定。而在化学键结合中，键能越大越稳定。

体内稳定性指药物引入机体后，不会因为介质条件的改变或生物活性物质（如酶等）的作用而发生分解、变性或标记核素的脱落。

4.比活度

要有适宜的比活度，若比活度太低，则要加大用药体积才能获得足够的放射活度，但无限增大用药体积是不允许的。比活度也不是越高越好，比活度过高时，在满足使用总放射活度尽可能低的前提下，则会导致使用药物的化学量太低，不足以引起药物特定的生理生化作用。

三、放射性药物的来源

首先要获得合适的放射性核素，然后通过各种途径制备适合核医学使用的放射性核素标记化合物。

（一）放射性核素的生产

核医学中所使用的放射性核素几乎都是人工放射性核素，生产方式主要有反应堆生产和加速器生产两种。而在核医学科室中常用的放射性核素发生器，可以认为是一种特殊的放射性核素运输、存储和提取装置。

1.核反应堆生产放射性核素

核反应堆是实现可控制的重核裂变链式反应的装置。铀（U）、钍（Th）和镤（Pa）等重核皆能发生裂变，只要裂变时的中子增殖系数 K＞1，即可实现裂变的链式反应。例如^{235}U 的核吸收一个中子后发生裂变，又放出两三个中子，除去消耗，至少还有一个中子能引起另一个^{235}U 核发生裂变，使裂变自行地进行下去。

有两种方式从反应堆中生产放射性核素，一是中子活化，二是分离提取。

链式反应使中子大量增殖，因而核反应堆是一个巨大的中子源。如果将适当的靶物质放入反应堆中，用中子照射，就能引起靶物质的活化，生产放射性核素。这种方式主要利用（n，γ）核反应，即靶物质原子核俘获一个中子，放出 γ 光子，生成一种新的放射性核素，如^{51}Cr、^{99}Mo等。也可由（n，γ）反应的产物经过一个半衰期较短的 β 衰变或轨道电子俘获而产生，如^{131}I、^{125}I 等。

利用反应堆生产的放射性核素皆具有过多的中子，核内的过多中子会通过 β^- 衰变转化为质子，因而反应堆生产的放射性核素多是 β^- 衰变核素。

除利用反应堆的中子照射外，还可以从核燃料的裂变产物中分离提取出所需放射性核素。例如，^{235}U 的慢中子裂变产物有三百种以上，质量数 72～162，原子序数 30（Zn）～65（Tb）。核医学显像常用的 43 号元素锝不存在天然同位素，制备这种元素的有效途径就是从裂变产物中提取，一吨天然铀在辐照 300 天，再冷却 100 天后，大约可以分离出 25 g 锝。裂变产物的化学分离和提纯过程比较复杂。

利用反应堆生产的放射性核素皆具有过多的中子，核内的过多中子会通过 β^- 衰变转化为质子，因而反应堆生产的放射性核素多是 β^- 衰变核素。

2.加速器生产放射性核素

加速器是一种加速带电粒子的设备，它不仅是研究原子核结构的重要设备，同时也广泛地应用于其他部门，在医学上，它被用于肿瘤的治疗和医用放射性核素的生产。

加速器有各种不同的类型，其结构和原理也不尽相同。目前在核医学中用来制备放射性核素的加速器主要是回旋加速器。一台回旋加速器由 4 个系统组成：①能够形成 1～2 T 磁场的常导磁体；②可将气压控制在 10^{-5} Pa 以下的真空系统；③可提供峰值电压为 40 kV 的高频系统

(约 40 MHz);④将氢原子离子化为自由质子及氘和 α 粒子的离子源。

回旋加速器使带电粒子沿着螺旋形轨道回旋加速,即带电粒子被加速电极加速,同时在磁场的作用下做圆周运动,使其运动轨道成为螺旋形。粒子不断获得能量而加速,最后轰击到终端的“靶”上,引起核反应,产生放射性核素。

加速器加速的粒子主要是质子、氘核及 α 粒子,因而生产的放射性核素缺乏中子,一般以正电子衰变或电子俘获的形式衰变,使核内质子转变为中子。

加速器生产的放射性核素半衰期都较短,正电子衰变或电子俘获中一般都发射 γ 射线,所以它们在核医学中有着广泛的用途。特别是像^{18}F、^{11}C、^{15}O 和^{13}N 这样的正电子衰变核素,它们的稳定同位素是机体的主要组成成分,因而用处很大。几种核医学中应用的加速器生产的放射性核素为:^{18}F,半衰期 110 分钟,β^+ 衰变;^{11}C,半衰期 20.3 分钟,β^+ 衰变;^{13}N,半衰期 10 分钟,β^+ 衰变;^{15}O,半衰期 123 秒,β^+ 衰变。

3.放射性核素发生器

放射性核素发生器是一种能定期地从半衰期较长的母核中分离出其衰变产生的半衰期较短的子核的装置。要注意的是,虽然被称为放射性核素发生器,严格说来它并不是一种放射性核素生产装置,而仅仅是一种提取装置。核医学中所使用的放射性核素半衰期皆较短,运输和使用困难。放射性核素发生器以长寿命核素作为运输和保存形式,以短寿命核素为使用形式,结构简单、运输方便,在核医学中的应用广泛。各种放射性核素发生器特别是^{99}Mo-^{99m}Tc 发生器已成为核医学必不可少的装置。

^{99}Mo-^{99m}Tc 发生器中的^{99}Mo 的半衰期为 66 小时,衰变后,87%成为亚稳态的^{99m}Tc,13%为基态的^{99}Tc;^{99m}Tc 的半衰期为 6 小时,发射 140 keV 的 γ 射线;^{99}Tc 的半衰期为 2.1×10^5 年,衰变转变为^{99}Ru。

^{99}Mo-^{99m}Tc 发生器按其母体核素^{99}Mo 的来源和装柱工艺的不同可分为裂变吸附色谱和凝胶色谱发生器两种。^{99m}Tc 放射性活度峰值发生在洗脱后 23 小时,因此洗脱后 24 小时再次洗脱得到的^{99m}Tc 的放射性活度大约是前次洗脱的 80%。部分洗脱也是可行的,洗脱后 4.5 小时^{99m}Tc的放射性活度可达峰值的 50%,洗脱后 8.5 小时则达 75%。

(二)放射性药物的制备

在获得合适的放射性核素后,要通过各种途径制备适合核医学使用的放射性核素标记化合物。放射性药物的制备,就是通过各种途径(化学的、物理的、生物的)产生适合核医学使用的放射性核素标记化合物。其原理和操作复杂而多样。标记所用的放射性核素多是微量、低浓度,例如活度为 3.7×10^7 Bq(1 mCi)的放射性核素^{99m}Tc,其质量仅有 0.19 ng。因而放射性药物的制备,要采用高产率、简便、快速的方法。在制备放射性核素标记化合物时,要对射线采取必要的安全有效的防护措施,如屏蔽、通风等。一般应在具有专门设备的放射化学实验室内进行。

制备放射性药物的方法有化学合成法、生物合成法、同位素交换及热原子反冲标记法等。

化学合成法是一种应用化学反应的方法将放射性核素的原子引入所需的化合物分子结构中去的标记方法。化学反应种类多、机制多样,常见的反应类型如分解、化合、置换、加成、氧化还原,以及络合、沉淀等都可用于放射性核素的标记。因此这种方法具有应用范围广、产品比活度高、纯度好、标记位置容易确定的优点,是一种最重要和最常用的标记方法。其中的一些方法适宜于制成供一步法标记的放射性药物半成品药盒,例如核医学常用的^{99m}Tc 这种放射性核素,就有多种一步法标记半成品药盒。

(张爱平)

第二节　颅脑疾病核医学成像

一、局部脑血流断层显像

(一)原理

静脉注射能通过血-脑屏障进入脑细胞的脂溶性显像剂，该显像剂进入脑实质后即转变成水溶性化合物，它不能再反向通过血-脑屏障，故可在脑内长时间滞留。显像剂进入脑细胞的量主要取决于局部脑血流量，且与之成正比，断层显像可显示脑组织局部血流量。局部脑血流量一般与局部脑细胞代谢和功能状况一致。

(二)适应证

(1)脑卒中的早期诊断(尤其是脑梗死48小时内诊断)及疗效观察。

(2)短暂性脑缺血发作(TIA)和可逆性缺血性脑疾病(PRIND)的早期诊断。

(3)局灶性癫痫(原发性与继发性)的定位诊断。

(4)痴呆病因的鉴别诊断。

(5)锥体外系疾病的定位诊断。

(6)脑血管畸形及其他脑内病变的定位诊断。

(7)判断脑肿瘤的血供，鉴别术后或放疗后复发和瘢痕。

(8)偏头痛的研究与诊断。

(9)精神和情感障碍性疾病的辅助诊断。

(三)显像剂

^{99m}Tc-HMPAO或^{99m}Tc-ECD，放化纯度分别大于80%和90%，活度均为740～1 110 MBq(20～30 mCi)。

(四)方法

1.患者准备

注射显像剂前30分钟，空腹口服过氯酸钾400 mg，封闭脑室内脉络丛及甲状腺。

2.给药方法

静脉注射显像剂前5分钟戴眼罩和耳塞，直至注药后5分钟方可取下。

3.影像采集

(1)仪器条件：SPECT，低能高分辨平行孔准直器或低能通用平行孔准直器。

(2)受检者取仰卧位，头置于头托内，OM线垂直于地面，探头尽量贴近头颅，以缩小探头旋转半径。

(3)采集条件：矩阵128×128，窗宽20%，矩形探头放大1.6，圆形探头放大1.0，探头旋转360°，1帧/5.6°×64或6.0°×60，每帧采集时间10～30秒[每帧计数以(40～80)×10^3为宜]。

4.影像处理

(1)先行水平面影像重建，再行冠状面和矢状面影像重建。

(2)前滤波多用Butterworth滤波函数，截止频率0.4，陡度因子12～20。

(3)反投影重建用 Ramp 滤波,层厚 6～8 mm。

(4)衰减校正多用 Sorenson 法或 Chang 法,系数 $\mu=0.12\ cm^{-1}$。

(5)冠状和矢状断面重建,适用横断层影像制作。

(6)若采集影像时 OM 线与地面不垂直,影像重建前要通过转动影像,使 OM 线平行于 X 轴。

二、脑血-脑屏障显像

(一)原理

正常脑组织由于存在着血-脑屏障,血液中放射性药物不能进入脑细胞,脑实质呈放射性空白区。脑部病变若致血-脑屏障功能损害,放射性药物乃可进入病变区而聚集为浓影。

(二)适应证

(1)脑肿瘤的诊断。

(2)脑梗死的诊断。

(3)硬膜下血肿的诊断。

(4)病毒性脑炎的辅助诊断。

(三)显像剂

$^{99m}TcO_4$ 或^{99m}Tc-DTPA,剂量 740 MBq(20 mCi)。

(四)方法

1.患者准备

注射显像剂前 30 分钟,空腹口服过氯酸钾 400 mg,封闭脑室内脉络丛及甲状腺。

2.给药方法

口服$^{99m}TcO_4$ 2 小时后或静脉注射^{99m}Tc-DTPA 30 分钟后显像。

3.影像采集

(1)仪器条件:γ 相机或 SPECT,低能通用准直器。断层显像方法同局部脑血流(rCBF)显像,仅需选择适当的滤波。

(2)体位:常规行前、后、侧位和顶位显像。

(3)采集条件:矩阵 128×128,能峰 140 keV,窗宽 20%,计数 500×10^3,侧位显像时病侧按健侧的相同时间采集,探头与病侧的距离亦可与健侧相同。

(4)影像显示:本底扣除 10%,断层处理同 rCBF。

(五)显像分析

1.正常影像

(1)前位:头颅影像左右两侧基本对称,头颅外周的放射性增高带由头皮、颅骨板、脑膜血窦及颞肌内的放射性构成,顶部中央为矢状窦影像,眶以下因骨松质、鼻窦和口腔内的放射性很高而明显显影。两侧大脑半球呈椭圆形放射性空白区。

(2)侧位:头顶与颅底之间的空白区为脑半球。

(3)后位:整体图形与前位相似。

(4)顶位:外围带构成对称的椭圆形空白区,从前到后由上矢状窦将它分为左右两半球。总之,脑实质呈放射性缺损改变,矢状窦、横窦、乙状窦、窦汇等处有放射性聚集。断层影像亦表现为脑内呈空白区,外周有放射性显影。

2.异常影像

脑内局部放射性增高是最常见的异常影像，因疾病不同而有多种异常浓聚改变。脑内弥漫性放射性增加可见于病毒性脑炎和多发性脑脓肿，有时其放射性高于头颅外周，而使周边带显示不清。

脑内局部放射性减低常见于脑内囊肿。至少在两个互相垂直的平面影像的相应部位出现放射性增高才能确定为异常。

（六）临床意义

1.脑肿瘤的检测

表现为局部异常浓聚影，因CT和MRI对脑肿瘤定性和定位更可靠，故本方法已较少使用。

2.脑梗死的诊断

起病2～8周内阳性率较高，无明显优势。

3.硬膜下血肿的诊断

典型表现是前位影像上患侧脑外缘呈边界较为分明的月牙形放射性聚集影，侧位像无明显异常。

4.病毒性脑炎

单纯疱疹脑炎多表现为双侧或单侧颞部局灶性放射性增加，额叶和顶叶也可出现异常。本法在发生神经症状或体征的第2天呈阳性，较CT早且阳性率较CT高。本法对艾滋病的脑损害亦较CT发现早。

三、放射性核素脑血管造影

（一）原理

静脉“弹丸”式注射$^{99m}TcO_4$后，立即用γ相机在头颈部以每1～3秒/帧的速度连续采集，即可显示显像剂在脑血管内充盈、灌注和流出的动态过程，从而了解脑血管的形态及血流动力学改变。

（二）适应证

（1）脑动静脉畸形的辅助诊断。

（2）烟雾病的辅助诊断。

（3）缺血性脑血管病的辅助诊断。

（4）脑死亡的诊断。

（三）显像剂

$^{99m}TcO_4^-$ 或^{99m}Tc-DTPA，活度370 MBq(10 mCi)，体积＜1 mL。

（四）方法

（1）患者无特殊准备。

（2）给药方法为“弹丸”式静脉注射。

（3）影像采集。①仪器条件：γ相机，低能高分辨平行孔准直器。②体位条件：受检者取仰卧位，不用枕头，头部放正后固定；如观察大脑后动脉，可行后位采集。③采集条件：矩阵64×64，能峰140 keV，窗宽20%，每1～3秒/帧动态采集，共采集40～60秒。

（五）影像分析

正常所见：脑血管造影可分为三个时相。①动脉相：自颈内动脉显像起，两侧大脑前、中动脉、颅底 Willis 环陆续显影，呈两侧对称的五叉影像，历时约 5 秒；②脑实质相（微血管相）：从五叉影像消失起，放射性在脑实质内呈弥漫性分布，历时约 2 秒；③静脉相：自上矢状窦显影起，脑实质放射性逐渐减少，至再循环又有所上升，历时约 7 秒。

（六）临床意义

1.脑动静脉畸形（AVM）

AVM 多为先天性畸形，常称为动静脉瘘（AVF），单发或多发。常以癫痫或颅内出血的症状就诊。显像中可见动脉相局限性异常过度灌注，静脉相放射性消退迅速，硬脑膜窦提前出现。

2.烟雾病（Moyamoya 病）

颈总动脉和颈内动脉显影良好，但放射性阻断在脑基底部，逐渐出现放射性向脑基底部轻度扩散，然后突然出现大脑前、中动脉影像，接着是正常的脑实质相和静脉相。

3.缺血性脑血管病

大脑中动脉病变的阳性率最高，前动脉次之。观察椎-基底动脉需行后位显像，阳性率较低。脑血管狭窄或阻塞主要表现为动脉相灌注减低或缺少。部分病例病变处在动脉相呈过度灌注，静脉相病变处放射性由于消退减慢而较正常处反而增高。本法简便、快速，但无 rCBF 显像准确可靠。

4.脑死亡

典型表现为在颈动脉显影的同时，大脑前动脉和中动脉不显影，硬膜窦不显影，仅有颈外动脉灌注至周边带显影。

四、脑池显影

（一）原理

将无刺激和不参与代谢的水溶性显像剂注入蛛网膜下腔，用 γ 相机跟踪显示显像剂随脑脊液循环的空间，即为蛛网膜下腔及各脑池的影像，根据各脑池影像出现的时间、形态、大小和消退的速度，可以了解脑脊液的循环路径和吸收过程是否正常。

（二）适应证

(1)交通性脑积水的诊断。

(2)脑脊液漏的诊断和定位。

(3)脑穿通畸形的辅助诊断。

(4)蛛网膜囊肿的辅助诊断。

(5)中脑和后颅凹肿瘤的辅助诊断。

（三）显像剂

^{99m}Tc-DTPA，活度 74～370 MBq(2～10 mCi)。

（四）方法

1.给药方法

严格无菌条件下常规行腰椎穿刺，用缓慢流出的脑脊液稀释显像剂至 2～3 mL，再注入蛛网膜下腔，注入后去枕仰卧。

2.影像采集

(1)仪器条件：γ 相机，低能通用平行孔准直器。

(2)体位：患者去枕仰卧，在注药后 1、3、6、24 小时分别行前、后及侧位头部显像，必要时加做

48 小时显像。

(3)采集条件：矩阵 64×64，能峰 140 keV，窗宽 20%。先采集前位影像，计数达 200×10^3 时，记录采集时间，其他各体位采集时间皆与前位像相同。

(五)影像分析

正常影像：3 小时侧位影像最清晰，脊髓蛛网膜下腔影像过枕大孔后向后方凸起为小脑延髓池(枕大池)影像，向上延伸经小脑凸面至小脑脑桥角显示四叠体池影像，再向前上方延伸为胼胝体周池影像。从脊髓蛛网膜下腔影像向前上方延伸依次为桥池、脚间池、交叉池影像。胼胝体周池以下，交叉池后上方和四叠体池前方之间为脑室所在部位，呈放射性稀疏缺损改变，或在 24 小时内有一过性较强的放射性聚集影。3 小时前位出现典型的向上的三叉影像，以底部最浓，是小脑凸面与四叠体池、桥池、脚间池和交叉池等基底池从后往前的重叠影像，中间向上的放射性聚集影为胼胝体周池和大脑半球间池影像，两侧对称向外的放射性突起为外侧池影像。胼胝体周池与外侧之间的空白区为侧脑室所在。后位与前位影像相似。24 小时前位和后位呈伞状影像，伞柄为残留的基底池影像，伞杆为矢状窦影像，伞蓬为大脑凸面蛛网膜下腔的影像。侧位可见大脑凸面蛛网膜颗粒部较淡的团块样影像，脑室不显影。

(六)临床意义

1.交通性脑积水的诊断

交通性脑积水的常见病因有两类：一类是蛛网膜下腔因出血、炎症或损伤而粘连，或受外压而使脑脊液引流不畅。这部分患者早期脑室扩大并不十分明显，颅压多为正常，故被称为正常颅压性脑积水。本病的典型表现为持续性脑室显影，大脑凸面延迟显影，它既有脑室反流性持续显影，又有引流延迟。少数患者只表现为其中一种，或仅表现为脑室反流性持续显影，或仅表现为引流延迟。这三类影像提供形态和功能两种信息，特异性较高，对诊断很有帮助，而 X 线、CT 和 MRI 只能显示轻度扩大的脑室，不能提供功能方面的信息。另一类病因不十分明确，但无蛛网膜下腔的粘连，可以只是脑室和蛛网膜下腔局部明显扩大，颅压多正常。X 线检查见脑膜和蛛网膜下腔明显扩大，脑沟增宽，能提供较可靠的诊断依据，多不需进行脑池核素显像。

2.脑脊液漏的诊断和定位

放射性核素脑池显像时观察鼻腔内有无放射性是迄今最有效的诊断和定位方法。方法为在注入显像剂 2 小时后，在每一鼻孔内上、中、下鼻道放置棉球，尽量向后放，上鼻道的棉球尽量向上靠近筛板。2～4 小时后取出棉球，用井型 γ 闪烁计数器测量 10 分钟。有人测得在进行脑池显像时，正常鼻黏膜分泌物中也有少量放射性出现，但其放射性浓度仅为血浆浓度的 1/3，这可以作为诊断有无脑脊液鼻漏的值。此方法灵敏、可靠，但对漏口定位的精度尚不理想。

3.其他

非脑池部位异常放射性浓聚，根据其部位和形态可帮助诊断某些疾病，如在脑实质部位，以脑穿通畸形可能性大；在脑膜部位且呈囊状者，以蛛网膜囊肿可能性大；在脑膜部位而呈片状者，为蛛网膜下腔局部阻塞。某脑池不显影、延迟显影或影像扩大和放射性滞留，提示被邻近部位的占位病变压迫。这对诊断中脑和后颅凹肿瘤很有意义。

(张爱平)

第三节　心血管疾病核医学成像

一、解剖与生理

(一)心脏的解剖

1.心脏结构

心脏位于胸腔内纵隔的前下部,约 2/3 位于身体正中线的左侧,1/3 在中线的右侧。心脏前面大部分由右心室和右心房构成,小部分为左心室和左心房,膈面主要为左心室,后面大部分为左心室,小部分为右心室,左侧面几乎全部由左心室构成。

心脏分为左心房、右心房、左心室、右心室四个心腔。心房与心室之间有房室口相通,两心房和两心室之间,分别有房间隔和室间隔分开,正常时互不相通。

心壁的主要组成部分为心肌,其外面覆有心外膜,里面为心内膜,心内膜与大血管的内膜相连,并构成心脏的瓣膜。心壁各部的厚度不等,左心室壁最厚,12～15 mm;右心室壁次之,5～8 mm;心房壁最薄,仅 2～3 mm。

2.心脏的血液供应

心脏的血液供应来自冠状动脉,冠状动脉分左、右两支,右冠状动脉起始于主动脉前窦,绕过右心缘至心脏膈面,绕行中分后降支和左心室后支,供应右心房、右心室大部,室间隔后 1/3 及左心室后上部血液,右冠状动脉阻塞时,常引起左心室下壁及右心室心肌梗死;左冠状动脉起始于主动脉左后窦,经左心耳与肺动脉根部之间向左行,随即分为前降支和左回旋支。前者供应左心室前壁,右心室前壁的一部分和室间隔前上 2/3 的血液,后者供应左心室外侧壁、左心室后壁的一部分和左心房的血液,前降支阻塞时,常引起左心室前壁和前间壁心肌梗死,左回旋支阻塞时,则引起左心室侧壁和后壁心肌梗死。心脏的血液供应主要在舒张期完成,因此心脏舒张功能正常与否和心肌供血关系更为密切。

3.心脏的传导系统

心脏的传导系统包括窦房结、房室结、房室束、左右束支和浦肯野纤维等,正常窦房结产生兴奋后,自右向左,自上向下传导,先激动两心房,并通过结间束迅速传导至房室结,激动在房室结内传导延缓,随后沿房室束、左右束支和浦肯野纤维迅速下传,几乎同时到达两心室的心内膜,再由心内膜传导至心外膜,使整个心室肌肉兴奋。心肌的电兴奋和机械收缩之间在时相上具有相关关系,相位分析即据此产生。

(二)心脏的生理

1.心室的泵功能

心脏有节律的收缩和舒张,类似于一个“动力泵”,推动着血液不断地循环流动。反映心室泵功能的参数是心排血量(CO),CO 的大小和每搏量(SV)及心率(HR)成正比,即 CO=SV×HR。其中 SV 的大小又与心肌收缩力和心室舒张末期容积(EDV)呈正相关。因此维持正常的心排血量,需要有良好的心肌收缩力和适度的舒张末期容积,在心功能受损的早期,常通过提高心肌收缩力(心肌肥大)和增加 EDV(心脏扩大)进行代偿。射血分数(EF)综合反映了心肌收缩力和

EDV 的改变(EF＝SV/EDV×100％),因此是反映心室泵功能的敏感指标。心室功能还与心脏舒张时间、心肌的顺应性、血液充盈速率和充盈容量有关。因此测定反映上述改变的心室舒张功能参数也是了解心室功能的另一重要方面。

2.心肌的自律性、传导性、兴奋性和收缩性

心脏传导系统的各部位具有自主兴奋的特性,以窦房结最强,房室结次之,房室束及以下的传导通路依次减弱。心肌产生的自主性兴奋可通过传导系统扩布于整个心肌,接受刺激后的心肌发生应激反应,产生机械性收缩。心肌以其自律性、传导性、兴奋性和收缩性保证了心脏的节律性收缩和舒张。

二、心肌灌注显像

(一)显像原理及适应证

正常心肌细胞对某些放射性核素或放射性标记化合物如^{201}Tl、^{99m}Tc-甲氧基异丁基异腈(^{99m}Tc-MIBI)等有选择性摄取能力,其摄取量和冠状动脉血流量及心肌细胞活性相关,冠状动脉狭窄或阻塞致心肌缺血、梗死,或心肌炎、心肌病致心肌细胞变性坏死时,病变区摄取量减少或不摄取。显像表现为放射性稀疏或缺损,据此可对冠心病和心肌损伤性疾病进行诊断并确定病变的部位和范围。其适应证如下。

(1)冠心病的诊断:①心肌缺血的诊断和鉴别诊断;②心肌梗死的诊断、鉴别和预后估价;③室壁瘤的诊断。

(2)冠心病手术或介入治疗前了解心肌细胞活性。

(3)评价冠心病的疗效。

(4)原发性心肌病的诊断。

(5)心肌炎的辅助诊断。

(6)肺心病和右心室梗死的辅助诊断。

(二)检查方法

1.显像剂

目前临床上常用的显像剂有^{201}Tl 和^{99m}Tc-MIBI 两种,心肌对^{201}Tl 的摄取可能是通过激活细胞膜上的 Na^+-K^+-ATP 酶,主动转运于细胞中,而^{99m}Tc-MIBI 的摄取可能是被动扩散的作用。

(1)^{201}Tl:^{201}Tl 的优点是注射后心肌摄取迅速,5 分钟左右即达高峰,被称为初期分布。其在心肌内的分布量和冠状动脉血流量呈正比,初期显像一般在注射后 5～10 分钟进行,反映冠状动脉供血情况。以后细胞膜内外的^{201}Tl 重新分布或称为再分布,一般在 3 小时达到平衡,此时显像为再分布显像。正常心肌摄取与清除^{201}Tl 迅速,故初期显像显影正常,再分布显像影像消失。缺血心肌摄取与消除均延缓,初期显像表现为稀疏、缺损,再分布显像显示“填充”。坏死心肌既无初期摄取又无再分布,故初期与再分布显像均不显影。根据^{201}Tl 的这一特性,一次注药进行运动－再分布显像,即可对缺血和梗死作出鉴别诊断。^{201}Tl的缺点是物理半衰期长(73 小时),不能大剂量应用,加之 γ 射线能量偏低,显像质量较差,另外^{201}Tl 为加速器生产,价格较高,不利于应用。

(2)^{99m}Tc-MIBI:^{99m}Tc-MIBI 是乙腈类显像剂中性能最好的一种,是一种脂溶性正一价的小分子化合物。静脉注射后通过被动扩散机制进入心肌细胞,再由主动转运机制浓聚于线粒体中。

目前已广泛应用于临床。其优点是心肌摄取量高，注射1小时后，心/肺和心/肝比值分别为2.5和0.5。^{99m}Tc的γ射线能量适中(140 keV)，物理半衰期短(6.02小时)，能够大剂量应用，显像质量较好，特别适合于断层显像。缺点是无再分布相，鉴别缺血和梗死时，需两次注药，分别做运动和静息显像。^{99m}Tc-MIBI主要经肝胆系排泄，可于注射后服用脂肪餐以加速排泄，以减少肝影对左心室下壁影像的干扰。

2.显像方法

(1)静息显像：患者于检查前24小时停服β受体阻滞剂及扩张冠状动脉的药物，检查当日空腹。在静息状态下静脉注射^{99m}Tc-MIBI 55～92.5 MBq(1.5～2.5 mCi)，10分钟后行心肌显像，或静脉注射^{99m}Tc-MIBI 555～740 MBq(15～20 mCi)，1小时后显像。由于狭窄冠状动脉具有一定储备能力，故静息显像对早期冠心病的检出率较低。

(2)介入试验。心肌灌注显像介入试验大致分为两类：一类是负荷显像，主要用于早期诊断冠心病，包括运动负荷显像与药物负荷显像，如踏车试验与双嘧达莫介入显像；另一类是介入显像，用于检测心肌梗死区的存活心肌，如硝酸甘油介入显像、再注射及再注射延迟显像。

运动负荷显像：运动负荷主要是通过体力活动增加心肌的耗氧量，以激发心血管系统的反应，用以评价冠状动脉血流的储备功能。正常冠状动脉运动负荷后明显扩张，血流量增加3～5倍，而狭窄的冠状动脉储备能力下降，运动后不能相应扩张，造成相对性心肌缺血。运动负荷显像的价值主要是提高早期冠心病的检出率。常用的运动方式有活动平板法和踏车法两种。以踏车法为例介绍其方法如下：运动前测量基础心率和血压，描记心电图并预置静脉通道。踏车时患者坐或半仰卧于踏车运动床上，按运动量分级方案逐级增加运动量，直到心率升至预期心率(190－年龄)，或出现心绞痛、血压下降、心电图ST段降低＞1 mm等，立即注入^{201}Tl或^{99m}Tc-MIBI显像剂(用量同静息显像)，并嘱患者继续运动30～60秒，运动过程中连续监测心电图。应用^{99m}Tc-MIBI时，于注射后1小时显像，如对照观察静息显像，需间隔24小时后再注射显像剂显像。应用^{201}Tl时，注射后5～10分钟做运动显像，延迟4小时后行再分布显像。

双嘧达莫介入显像：双嘧达莫是一种冠状动脉扩张药物，是间接地通过内源性腺苷起作用的。腺苷具有强有力的扩张小动脉作用，静脉注射大剂量双嘧达莫后正常冠状动脉明显扩张，血流增加4～5倍，由于狭窄的冠状动脉仅能轻微扩张或不扩张，故血流增加很少或不增加，使正常心肌与缺血心肌之间供血量差别增大，即所谓“窃血现象”。在此情况下注射显像剂，能提高早期冠心病的检出率，可用于代替运动试验或用于不能做运动负荷的患者。具体方法为：按0.56 mg/kg体质量的剂量计算出双嘧达莫的用量，用生理盐水稀释至20 mL，在4分钟内缓慢静脉注射完毕，3分钟后注射^{201}Tl或^{99m}Tc-MIBI，显像剂用量及显像时间同运动负荷显像。需要注意的是注射双嘧达莫后，一部分患者可出现心绞痛、血压下降等不良反应，静脉注射氨茶碱(用量0.125 g)或舌下含化硝酸甘油即可缓解。

硝酸甘油介入显像：硝酸甘油具有扩张冠状动脉的作用，且这种扩张作用对于狭窄冠状动脉较正常冠状动脉更显著。此外，硝酸甘油还有增加缺血心肌侧支循环及降低中心静脉压的作用。以上综合作用的结果使得缺血心肌血流量增加，心肌耗氧量减少。硝酸甘油介入显像的主要价值是用于缺血心肌(或称顿抑心肌、冬眠心肌)和坏死心肌的鉴别，有助于评价心肌细胞的活性。方法为常规显像呈不可逆缺损(运动、静息显像均为缺损)或只做静息显像呈缺损患者，24小时后舌下含化硝酸甘油0.5 mg，即刻静脉注射^{201}Tl或^{99m}Tc-MIBI，前者注射后5～10分钟显像，后者注射后1～2小时显像。显像剂用量和显像条件应与原运动－静息显像一致。原有的不可逆

缺损区出现一定放射性填充时，表明有存活的心肌。

^{201}T1 再注射显像及再注射延迟心肌显像：^{201}Tl 再注射显像也应用于评价心肌细胞的活性。如果常规^{201}Tl 运动－再分布显像呈不可逆缺损，则于延迟显像结束后，立即再注射^{201}Tl 37 MBq(1.0 mCi)，15 分钟后按同样条件再次进行静息显像，如原缺损区出现放射性填充，即为存活心肌。再注射延迟心肌显像是在运动显像和再分布显像后，再行 18～24 小时的延迟显像，如延迟相原缺损区有放射性填充，提示心肌存活。

3.显像方式

心肌显像方式分为平面显像、断层显像。

(1)平面显像：静脉注射显像剂后，以静态采集的方式获取三个体位的显像即前后位、左前斜45°和左侧位。平面显像尽管采用多体位观察，但仍无法避免某些心肌节段相互重叠而难以分辨。临床上目前已较少应用，而多采用 SPECT 断层显像。

(2)断层显像：静脉注射^{201}Tl 或^{99m}Tc-MIBI 555～740 MBq(15～20 mCi)，静脉注射 1 小时后显像。采用低能高分辨准直器，采集矩阵 64×64，zoom 1.0，能峰选用 140 keV，窗宽 20%。受检者取仰卧位，双臂抱头并固定。探头贴近胸壁，视野包括整个心脏。探头从 RAO 45°至 LPO 45°顺时针旋转 180°，每间隔 6°采集一帧图像，每帧采集时间 20～30 秒，总采集时间在20 分钟以内。运动及药物介入断层显像的条件和方式同上。采集结束后先进行均匀度校正，再用滤波反投影法进行图像重建。由于心脏的长短轴和人体躯干的长短轴方向不一致，故不能按人体长短轴的方向进行断层图像重建，而是用专门的计算机软件沿着心脏本身长短轴(心脏长轴为心尖到心基底部的连线，短轴为左心室间壁到侧壁的连线)的方向重建以下三个方向的断层图像。①短轴断面图像：垂直于心脏长轴，由心尖到心基底部的依次断层图像；②水平长轴断面图像：平行于心脏长轴由心脏膈面向上的依次断层图像；③垂直长轴断面图像：垂直于水平长轴断面，由左心室间壁到侧壁的依次断层图像(图 3-1)。各断层图像每一层面的厚度一般为6～9 mm。

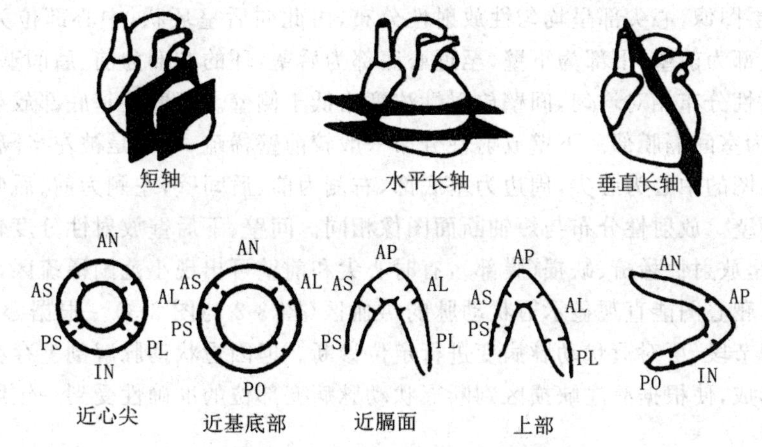

图 3-1 心肌灌注断层显像示意图

AN 示前壁，AL 示前侧壁，PL 示后侧壁，IN 示前间下壁，AS 示前间壁，PS 示后间壁，PO 示后壁，AP 示心尖

极坐标靶心图是经圆周剖面分析建立起来的一种定量分析图像，简称靶心图。在重建心肌短轴断层图像时，自心尖向心底部制成连续短轴切面，每一层面形成一个圆周剖面，按同心圆方式排列，圆心为左心室心尖部，从心尖到心底部的各层圆周剖面依次套在外周，形成左心室展开后的全貌平面图。以不同颜色或色阶显示各个室壁部位内的相对放射性百分比计数值，构成一

幅二维式彩色或不同色阶的靶心图，通过负荷与静息显像靶心图的比较，显示心肌血流灌注异常的部位、范围与程度，并可进行定量分析。也可对单次显像的靶心图上各部位的放射性计数与正常值比较，以标准差为度量，以不同色阶表示，凡低于正常值 2 个标准差的病变部位则用黑色表示，称为变黑图。

靶心图对确定病变部位和范围更为直观。静息、负荷和延迟显像，均可得到各自的原始靶心图、标准差靶心图和变黑靶心图。靶心图的优点：小范围的心肌病变在断层图上被分离显示，易漏诊，但在靶心图上则连成一片，容易识别且定位直观。缺点：由于靶心图自中心向外周放大的程度不同，近心尖部层面被缩小，近基底部层面被扩大，因此用于估测病变区大小时受到限制。各扇形区的洗脱率，可显示为洗脱率靶心图，其临床应用价值尚在研究中。

(三)图像分析

心肌断层图像分析主要从以下四个方面进行观察：①心肌内放射性分布情况；②心肌形态；③心腔大小；④右心室心肌显影情况。

1.正常图像

正常静息图像只显示左心室心肌影像，右心室心肌不显影，主要与右心室肌肉薄、血流灌注较少有关。而负荷状态下右心室心肌血流量增加，可轻度显影，在左心室右侧呈弧形淡影。

(1)垂直长轴断层图像：起于室间隔至后外侧壁，形状为弧形，显示左心室前壁、心尖、下壁和后壁。下后壁放射性分布因为膈肌衰减，往往较前壁稀疏，前壁由于乳腺、胸肌等组织的衰减影响，可见不同程度的放射性减低区。膈肌与下壁的重叠关系因人而异，不同人下壁、后壁放射性分布稀疏的程度可有差异。

(2)水平长轴断层图像：自前壁至膈面或相反方向水平断层，切面形状为弧形，显示前、后间壁与前、后侧壁和心尖，后间壁影像为间壁膜部，间壁放射性较侧壁略低。由于膜部的影响，使间壁影像常短于侧壁，约半数正常人心尖部出现放射性减低区，为该处心肌较薄所致。

(3)短轴断层图像：心尖部呈均匀性放射性分布，由此向后呈环状，中心部位为心腔，无放射性分布。环的上部为前壁，下部为下壁，至近心底部为后壁，环的左部为前、后间壁，右部为侧壁。正常心肌内放射性分布相对均匀，间壁放射性浓度略低于侧壁。间壁近基底部放射性分布稀疏，有时为缺损，此为室间隔膜部。下壁放射性分布一般较前壁稀疏，可能是被左半隔衰减所致。

(4)靶心图：图的中心为心尖，周边为基底部，右侧为前、后间壁，左侧为前、后侧壁，上部为前壁，下部为下、后壁。放射性分布与短轴断面图像相同。间壁、下后壁放射性分度较侧壁、前壁略低，间壁基底部呈放射性稀疏、缺损(膜部)，有时心尖和前壁可出现小范围稀疏区，变黑靶心图上不出现变黑区。靶心图能直观显示冠状动脉的供血区(图 3-2 与图 3-3)。根据心肌灌注稀疏或缺损区所在心肌节段，可对冠状动脉病变进行定位诊断。但因冠状动脉解剖上存在个体差异，加上侧支循环的形成，使根据灌注缺损区判断冠状动脉病变部位的准确性受到一定影响。

2.异常图像

(1)放射性分布异常：除正常可见的放射性分布稀疏区外，在两种断面连续两个以上层面出现放射性稀疏、缺损区，变黑靶心图上表现为变黑区，即为放射性分布异常，常见以下几种类型。

可逆性灌注缺损：运动负荷或双嘧达莫介入显像出现局限性稀疏或缺损区(以稀疏区为主)，延迟(或静息)显像该区显示放射性填充(再分布)，为心肌缺血改变。

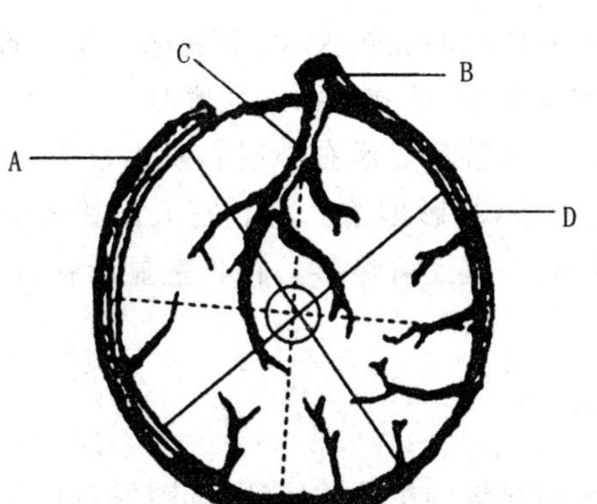

图 3-2　靶心图与冠状动脉供血的对应关系

A.右冠状动脉，B.左冠状动脉，C.左前降支，D.左回旋支

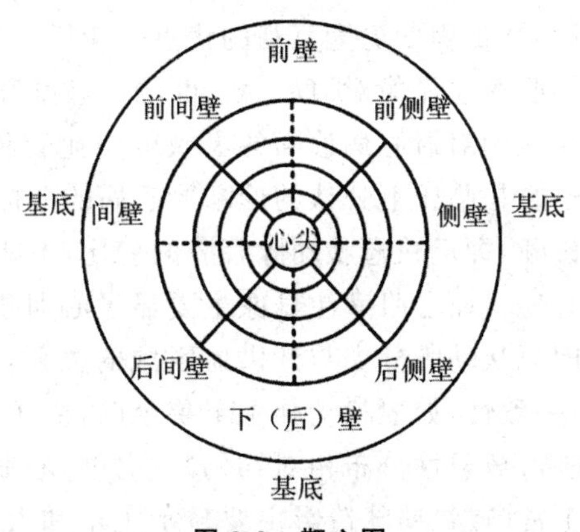

图 3-3　靶心图

不可逆性灌注缺损：运动负荷或双嘧达莫介入显像出现局限性稀疏或缺损区（以缺损区为主），延迟（或静息）显像无变化（无再分布），为心肌梗死、瘢痕或其他原因引起的心肌坏死。严重的心肌缺血也可有此表现。

可逆加不可逆性灌注缺损：运动负荷或双嘧达莫介入显像出现局限性稀疏或缺损区（以缺损区伴周围稀疏区多见），延迟（或静息）显像原稀疏、缺损区范围缩小（部分再分布），见于心肌梗死伴缺血或严重缺血。

反向再分布：反向再分布是指运动负荷或双嘧达莫介入显像正常，延迟（或静息）显像出现放射性稀疏、缺损区，或负荷及延迟（或静息）显像均有稀疏、缺损区，但以后者较明显或范围增大。有关反向再分布的机制目前尚不清楚，对反向再分布的临床意义尚无肯定结论。

弥漫性放射性分布不均匀（或称花斑状改变）：心肌内放射性分布弥漫性不均匀，呈点、片状稀疏、缺损，个别区域呈过度放射性浓集，见于心肌炎和扩张型心肌病等。另外，在分析断层心肌显像图时，靶心图是个比较客观的方法。正常情况下，负荷与静息心肌显像的靶心图上的色阶或灰度无明显差异，但当发生心肌缺血时，负荷靶心图上病变部位放射性明显降低，而静息靶心图上可见到该部位放射性增浓，将两次显像图像相减时，可清晰地见到填充部位、程度和范围。

（2）心肌形态异常：某些病变，如心肌梗死、室壁瘤等，可使一些心肌节段显影缺如，造成心肌形态不完整或失去正常形态。

(3)心腔大小异常:扩张性心肌病心腔扩大,心壁变薄。肥厚性心肌病或高血压病心腔相对缩小,心壁增厚,前者以间壁增厚为主,后者为弥漫性增厚。

(4)右心室心肌显影异常:正常静息显像右心室心肌不显影,运动后可轻度显影。肺心病合并肺动脉高压时,右心室心肌肥厚,显影增浓。左心室大面积心肌梗死或左心肌供血明显减少时、右心室心肌供血相对增多,右心室亦可显影。右心室显影在短轴断面图像上最易分辨,位于左心室右侧呈"C"字形。

(四)临床应用及评价

1.冠心病的诊断

对冠心病的诊断是心肌灌注显像的主要适应证,其图像表现如前所述,即心肌缺血为可逆性灌注缺损,心肌梗死为不可逆性灌注缺损。其对冠心病诊断的具体价值如下。

(1)灵敏度和特异性:以冠状动脉造影显示管腔狭窄>50%作为诊断冠心病的标准。负荷心肌显像对冠心病诊断的灵敏度达90%左右,特异性80%以上。靶心图的灵敏度高于断层图像,且具有确定病变的部位、范围和严重程度更为直观的优点。应用^{99m}Tc-MIBI和^{201}Tl对冠心病诊断的灵敏度和特异性相似。心肌灌注显像对冠心病诊断的灵敏度和冠状动脉受累的支数与冠状动脉狭窄程度有关。心肌灌注显像对冠心病诊断的灵敏度与血管狭窄的程度呈正比,即狭窄越严重检出率越高。冠状动脉造影是临床上公认的诊断冠心病的金标准。但必须明确的是冠状动脉造影主要是血管形态学的诊断,即反映冠状动脉管腔的变化,不能反映这种形态学异常引起的最终结果——心肌血流量的改变。而心肌灌注显像主要显示心肌供血和心肌细胞活性,因此二者相比,既有一定的可比性,即冠状动脉分支与其供血区域的关系,冠状动脉狭窄程度和心肌缺血的正相关性等,又有某些不一致性,如冠状动脉主干狭窄时,由于心肌各个节段缺血程度相近似,心肌灌注显像可显示为正常(放射性分布相对均匀)。另外,心肌内小动脉狭窄或阻塞时(即X综合征),冠状动脉造影可正常(冠状动脉造影主要显示主干和大分支的情况),而心肌灌注显像则显示出异常缺血区。心肌灌注显像与冠状动脉造影相比,还具有能评价心肌细胞活性、用于指导治疗、观察疗效及非创伤性等优点。当然,由于技术原因或如前所述的射线衰减因素等可使心肌灌注显像产生假阳性结果。

(2)急性心肌梗死的诊断、预后判断和疗效评价:急性心肌梗死大多表现为可逆加不可逆性灌注缺损,即中心部位梗死伴周围缺血。根据心肌影像上异常节段的分布,可以推断是哪支或哪几支冠状动脉分支受累,因而可判断冠状动脉病变的部位,这对估价预后有重要参考价值。

(3)室壁瘤的辅助诊断:室壁瘤处心肌多为瘢痕组织,故不摄取显像剂,心肌灌注显像表现为不可逆性灌注缺损,范围和大小与瘤体一致。心肌灌注显像对室壁瘤诊断的灵敏度较高,但缺乏特异性,故不是诊断室壁瘤的首选方法。可结合门控心血池显像综合评价,灌注缺损部位在门控心血池图像上表现为室壁的反向运动。

2.评价心肌细胞活性

评价冠心病心肌细胞的活性,对指导治疗和判断预后有重要意义。运动—再分布(或静息)显像呈可逆性灌注缺损者,是心肌细胞存活的指征,而不可逆性灌注缺损者多为无活性心肌。但有低估存活心肌的情况,即部分呈不可逆性灌注缺损的节段,仍有活性心肌细胞存在。一些研究表明^{201}Tl再注射显像和硝酸甘油介入显像能提高存活心肌的检出率。硝酸甘油介入^{99m}Tc-MIBI显像与静息显像相比较,如果静息显像显示的放射性缺损区在硝酸甘油介入后被填充或部分填充,则可视为存活心肌。

3.评价冠心病的疗效

应用心肌灌注显像评价冠状动脉搭桥术、经皮冠状动脉腔内成形术(PTCA)、溶栓治疗及其他治疗方法的疗效,是较为可靠且无创的方法。治疗后负荷心肌显像恢复正常,说明病变血管已再通。反之,则治疗失败。由于^{99m}Tc-MIBI没有再分布相,可于溶栓和PTCA前注入显像剂,待治疗后病情稳定时进行显像,仍可反映治疗前心肌血流和心肌细胞受损情况,数天后可再次注射^{99m}Tc-MIBI进行对照显像,以评价治疗效果。

4.原发性心肌病的诊断

扩张性心肌病为心肌细胞散在性退行性变,间质纤维化,因此心肌显像呈弥漫性分布不均匀,尤其以心尖、下后壁受累明显,有时甚至呈大面积稀疏、缺损。此外,伴有心腔扩大,心壁变薄等表现。肥厚性心肌病心肌显像显示间壁增厚,其厚度与后壁的比值大于3∶1,并伴有心室腔的缩小。心肌灌注显像对原发性心肌病的诊断不具特异性,如心肌梗死伴心功能不全的患者心肌显像也可表现为扩张性心肌病的图像特征。可结合门控心血池显像进行鉴别,扩张性心肌病在门控图像上表现为弥漫性室壁运动低下,而心肌梗死多为节段性室壁运动异常(低下或无运动)。

5.心肌炎的辅助诊断

心肌炎是临床上常见的心血管疾病之一,好发于青少年,为继发于病毒感染后发生的非特异性间质炎症和心肌细胞变性、坏死等病理改变。目前临床上没有好的方法对心肌炎作出确切诊断,常用的心肌酶学检查因受病程影响而灵敏度较低。心电图检查常见ST段改变和各种心律失常,但不具特异性。心肌灌注显像对心肌炎的诊断也仅具有辅助诊断价值。弥漫性心肌炎表现为心肌内放射性分布弥漫性不均匀,呈点片状轻度稀疏,称"花斑状"改变。局灶性心肌炎表现为病变局部呈放射性减低,需与冠心病心肌缺血相鉴别。心肌灌注显像诊断心肌炎的灵敏度为80%左右,但因不具特异性,所以应结合病史、发病年龄及其他实验室检查进行综合分析评价。

6.右心室心肌显像的临床意义

正常显像右心室心肌多不显影,当右心室心肌肥厚或左心室心肌严重损伤时,右心室心肌方可显影,且显影程度与右心室心肌肥厚的程度或左心室心肌损伤程度成正比。有报道采用右心室心肌计数/左心室心肌计数比值法测定肺心病右心室肥厚的程度,发现该比值和平均肺动脉压呈显著正相关,对肺心病肺动脉高压的诊断具有较高的特异性。另有报道,采用屏蔽左心室而单独显示右心室心肌的显像方法,对右心室心肌梗死的诊断有一定意义。

三、门控心血池显像

应用放射性核素技术测定心脏功能是心血管核医学的一项重要内容,对心血管疾病的诊断、疗效观察、预后判断和手术适应证的选择均有重要意义。与其他方法相比,核素技术测定心功能具有全面、准确、无创伤等优点。以下主要介绍门控心血池显像。

(一)显像原理及适应证

静脉注射放射性示踪剂,当它首次通过心脏或经过一段时间在血中混合均匀达到平衡后,测定心室中放射性强度变化即反映心室容量变化,快速连续测定心动周期中每一瞬间心室内的放射性计数,绘制成时间-放射性曲线,即相当于一条心室容积曲线,对此曲线进行分析,可得到反映心室收缩和舒张功能的参数。同时对SPECT显像的图像进行特定处理,还可得到反映心室收缩和舒张功能的图像。其适应证如下。

(1)冠心病的早期诊断,预后和疗效观察:①怀疑早期冠心病,心电图或其他检查正常者;②急性心肌梗死的心功能变化和预后判断;③陈旧性心肌梗死的心功能变化和劳动力鉴定;④右心室心肌梗死的辅助诊断;⑤室壁瘤的诊断;⑥冠状动脉搭桥术、PTCA 及药物治疗前后心功能的估价;⑦心肌活性的判断。

(2)原发性心肌病的诊断和鉴别诊断。

(3)瓣膜置换前后心功能估价。

(4)高危患者手术前心功能的估价。

(5)中老年人保健监测。

(6)室内传导异常疾病的诊断。

(7)慢性阻塞性肺疾病的右心功能估价。

(二)检查方法

1.静息显像

示踪剂一般采用^{99m}Tc-RBC 或^{99m}Tc-HSA。^{99m}Tc-RBC 的标记分为体内和体外两种,后者标记较复杂且费时,所以临床多采用体内标记法。具体方法为,先给患者静脉注射亚锡焦磷酸盐 20 mg(其中含亚锡离子 0.5～1 mg),30 分钟后再注射^{99m}Tc 淋洗液 555～740 MBq(15～20 mCi)。$^{99m}TcO_4$ 离子经与亚锡红细胞复合物作用,由高价还原为低价,进而与红细胞内亚铁血红素结合,形成^{99m}Tc-RBC,血液中的^{99m}Tc-RBC混合均匀达到平衡后(约在注射^{99m}Tc 淋洗液后 15 分钟)即可进行显像。患者取仰卧位,SPECT 探头于左前斜(LAO)30°～45°对位,观察左心室前壁时需加 RAO 30°对位,以门电路控制的方式进行显像,因此该检查方法又称为门控心血池平面显像。具体方法为以患者心电图的 R 波作为触发门电路的开门信号,控制 ECT 在一个心动周期内(R-R)等间隔快速连续显像,一般在一个 R-R 间期内采集16～32帧图像(多门显像法)。连续采集 300～500 个心动周期,将资料存入计算机内,经图像对应叠加,获得一个心动周期的系列图像。

2.运动显像

运动显像主要用于评价心肌的储备功能,具体方法是采用仰卧式踏车试验,功量计由 200 kg/(m・min)始,每2 分钟增加一次,每次增加 200 kg/(m・min),直到达到最大心率(190－年龄)或出现心绞痛发作,心电图 ST 段下降＞1 mm 等,立即采集图像,并嘱患者继续踏车至采集完毕(出现心绞痛或 ST 段下降 1 mm 时可终止运动进行显像)。运动时应注意体位保持不变动,以保证显像质量,显像方法同静息显像。

(三)数据和图像处理及结果分析

在原始采集的图像上,用光笔勾画出左、右心室舒张末期的 ROI 和本底 ROI,由计算机自动处理并显示左、右心室的时间-放射性曲线,由于心室内放射性计数与心室内血容量成正比,因此,该曲线实际上相当于一条心室容积曲线(图 3-4)。曲线分为下降段和上升段两部分。下降段为射血期,上升段为充盈期。充盈期又分为快速充盈期和房缩期两部分。曲线起始点的最大放射性计数(EDC),代表舒张末期容积(EDV),最低点计数(ESC)代表收缩末期容积(ESV)。对此曲线进行分析,可获得多项心功能参数。同时提取显像中的某一特定功能组分进行图像处理,还可得到反映心室功能的图像,即功能图。临床上常用的心功能参数及其计数方法和功能图的处理如下。

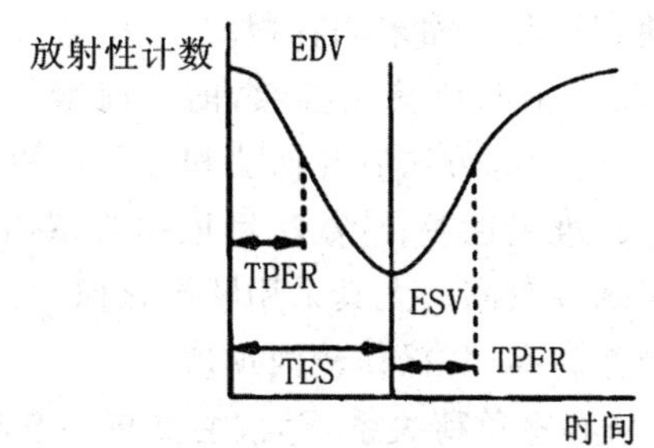

图 3-4 心室容积曲线

EDV 示舒张末期容积；ESV 示收缩末期容积；TPER 示峰射血时间；
TES 示收缩末期时间；TPFR 示峰充盈时间

1.反映整体心室功能的参数

(1)收缩功能参数：射血分数(EF)、峰射血率(PER)和峰射血时间(TPER)。

EF：EF 是最常用的反映心室收缩功能的参数，为每搏量占舒张末期容量的百分比，用计数法计算 EF 的公式如下：

$$EF=(EDC-ESC)/(EDC-BG)\times 100\%$$

其中 BG 为本底计数。

EF 正常值根据使用仪器不同，检查方法不同，可稍有差异。国际心脏病学会和世界卫生组织推荐的左心室 EF(LVEF)正常值为 62.3%±6.1%，正常下限为 50%。运动后升高大于 5%。右心室 EF(RVEF)正常值为 52.3%±6.2%，正常下限为 40%。

1/3EF：为前 1/3 射血期搏出血量占舒张末期容量的百分比。

$$1/3EF=(EDC-1/3ESC)/(EDC-BG)\times 100\%$$

式中 1/3ESC 为射血期前 1/3 时间点对应的计数。1/3EF 的正常值为 21%±5%，临床研究认为，1/3EF 对心室收缩功能损伤的反映较整体 EF 更灵敏。

PER：为心室射血期单位时间的最大射血量，通过对心室容积曲线进行 dv/dt 运算求出，其单位为 EDV/s。参考正常值为(3.7±0.8)EDV/s。

TPER：为心室开始收缩至高峰射血的时间，单位为毫秒。参考正常值为(186±49)毫秒。心室收缩功能受损时 EF、1/3EF、PER 降低，TPER 延长。

(2)舒张功能参数：峰充盈率(PFR)、峰充盈时间(TPFR)、快速充盈分数(RFF)和房缩分数。

PFR：为心室快速充盈期单位时间的最大充盈血量，计算方法同 PER，单位亦为EDV/s。参考正常值为(3.3±0.6)EDV/s。

TPFR：为心室开始充盈到达高峰充盈的时间，单位为毫秒，参考正常值为 160～240 毫秒。

RFF：为快速充盈期充盈血量占舒张期总充盈血量的百分比。RFF 的参考正常值大于 63%。

房缩分数(A)：为舒张期心房收缩射血量(ASF)占舒张期总充盈血量的百分比。ASF 反映心室被动充盈情况，当 RFF 降低时，ASF 代偿性增大，二者均与舒张期心肌的顺应性有关。ASF 的参考正常值为小于 34%。心室舒张功能受损时，PFR、RFF 降低，ASF 增大(代偿期)，TPFR 延长。

(3)心室容量参数:舒张末期容积和收缩末期容积。

舒张末期容积(EDV):为反映心室前负荷的参数,前负荷增加时,如充血性心力衰竭、瓣膜反流、冠心病等 EDV 增大。EDV 的计算方法有几何法和计数法两种。前者根据面积-长轴公式求得,因受心脏几何因素影响较大,准确性差;计数法系依据心室内计数与其容积成正比的原理求得,不受心脏几何形态影响,正确性较高。尤其采用断层显像,可减少心室相互重叠的影响,结果更为精确。缺点是需采取血样作为参照,操作较为烦琐。

收缩末期容积(ESV):ESV 与心室负荷关系不大,主要与心室收缩与舒张功能有关,其计算方法如下:

$$ESV = EDV - SV$$

为了计算简便,现多采用相对测量法计算 EDV 和 ESV。EDV 和 ESV 的参考正常值为 (88.53±31.6)mL/m^2 和(36.5±18.7)mL/m^2。

2.局部室壁运动分析

(1)定性分析,包括心动电影显示和室壁边图。

心动电影显示:在计算机屏幕上显示心脏收缩与舒张的动态影像,可直接观察室壁运动情况。正常人左心室收缩幅度大于右心室,左心室心尖及游离壁的收缩幅度大于间壁。须注意多体位观察,以全面显示室壁各节段运动情况,心动电影只能做定性观察而无法定量分析。

室壁勾边图:将心室收缩末期和舒张期的影像勾边叠加,两边缘之间的间隙即为室壁运动幅度,观察室壁各节段该间隙的大小,即可评价其室壁运动情况。

(2)定量分析包括轴缩短率和局部 EF。

轴缩短率:用计算机将心室舒张末期(ED)和收缩末期(ES)影像勾边叠加。自左心室几何中心向四周做射线,将左心室分成若干扇形区。用下式可计算每个扇形区的轴缩短率:

$$轴缩短率(\%) = (ED 轴长度 - ES 轴长度)/ED 轴长度 \times 100\%$$

正常人轴缩短率>20%。

局部 EF(REF):将左心室分成 3~8 区,根据各区的 EDC 和 ESC(减本底后)计算 REF。

$$REF = (REDC - RESC)/REDC \times 100\%$$

REF 反映心室局部的收缩功能,和轴缩短率一样,也是定量分析节段性室壁运动的参数。三分区法 REF 的参考正常值如下:侧壁(LAT),73%±13%;心尖下壁(INF-AP),72%±9%;间壁(SEPTAL),43%±7%。

室壁运动分为四种类型,即正常、运动低下、无运动及反向运动(图 3-5)。运动正常表现为 ED 和ES 边缘间隙较宽,轴缩短率和 REF 正常。运动低下表现为 ED 和 ES 边缘间隙变窄,轴缩短率和 REF 减低。无运动为病变部位 ED、ES 边缘重叠,轴缩短率为零。

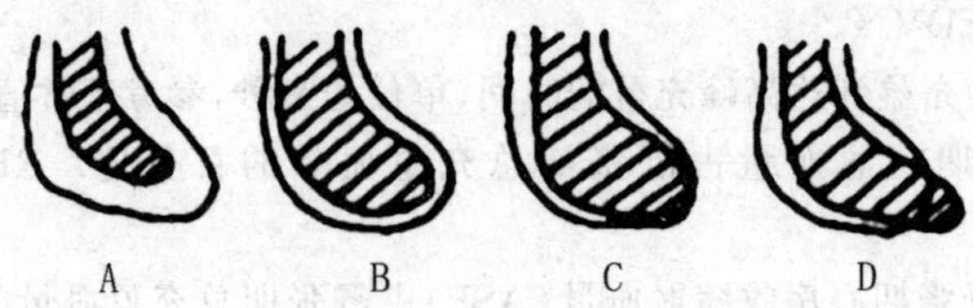

图 3-5 室壁运动类型

A.正常运动,B.运动减弱,C.无运动,D.反向运动

反向运动为病变部位 ES 边缘突出至 ED 边缘之外,轴缩短率为负值。室壁运动异常分为弥

漫性和局限性两种。前者多见于扩张性心肌病和心力衰竭时，后者主要见于冠心病。

3.功能图

应用计算机技术将某一心功能参数，经数据-图像转换后生成的图像即为功能图。如每搏量(SV)图是以像素为单位，用每一像素的 EDC-ESC，求出其 SV，然后用不同的灰度或色阶，表示不同大小的 SV。SV 大的像素用高灰度或色阶显示，反之显示为低灰度或色阶，以此构成的图像即为 SV 图。根据 SV 图上灰度或色阶的高低不同，可直观地显示心室局部的收缩功能。目前，临床上常用的功能图除 SV 图外，还有 REF 图、矛盾运动图等。它们均从不同方面显示了局部心肌的收缩功能。临床上也用于估价局部室壁运动，与轴缩短率、REF 等联合应用，可提高探测局部室壁运动异常的准确性。

4.相位分析

相位分析是 1979 年 Adam 等提出的一种分析方法，其原理是对心血池显像所包含的每一像素在心动周期中形成的时间-放射性曲线进行正弦或余弦拟合，获取振幅因子和相位因子，振幅因子与每搏计数相关，表达该像素处心肌收缩的幅度。相位分析是一种显示心肌局部收缩功能、收缩协调性和激动传导过程的方法，对冠心病和室内传导异常疾病的诊断有重要价值。

相位因子为该像素在心动周期中开始收缩的时间。用不同的灰度或颜色代表不同大小的振幅和相位因子，显示在原像素区，即构成振幅图和相位图，同时还可获得相位直方图及用相位电影的形式进行显示。

(1)振幅图：振幅图显示心肌各部位的收缩幅度。以不同的灰度和色阶显示，灰度和色阶高的区域表示收缩幅度大，反之收缩幅度小。正常振幅图左心室呈卵圆形，右心室为 L 形，左、右心房呈八字形位于两心室上方。正常左心室收缩幅度大于右心室，故灰度或色阶较右心室高。左心室心尖和游离壁收缩幅度最大，故灰度或色阶最高。局部室壁运动障碍处灰度或色阶减低。

(2)相位图：相位图显示心脏各部位的收缩时序。以不同的灰度或色阶显示，灰度或色阶高的区域代表开始收缩的时间晚，反之收缩发生早。正常相位图的形态与振幅图相似，由于正常左、右心室各部位的收缩基本同步，故两心室的灰度成色阶差别不大，以 16 种颜色显示的彩色相位图上，两心室的颜色相差不超过 3 个灰阶。由于心房与心室呈逆向运动，故房室间灰度或色阶相差较大。

(3)相位直方图：相位直方图为各像素区的相位频率分布图，其横坐标为相位角的度数(0°～360°)，纵坐标为一定范围相位角的像素个数。正常相位直方图上有心室和心房大血管两个峰，心室大血管峰高而窄，心房大血管峰低而宽，二者均呈正态分布并相距 180°。对相位直方图可进行定量分析，计算心室峰的相角程(即心室峰底宽 VW)、相位标准差(SDP)和偏态(SK)等，这些参数均反映心室收缩的同步性。亦可分别计算左、右心室的上述参数，反映每一心室收缩的同步性。参考正常值为左心室相角程(LVW)：44 ± 4.06；左心室相位标准差(LVSDF)：10.33 ± 1.88；左心室偏度(LVSK)：$0.06° \pm 0.18°$。

(4)相位电影：根据心肌收缩与心电兴奋的对应关系，对心肌依次收缩的部位，用光点作为标志，进行动态显示，直接观察心肌激动和传导的过程，即为相位电影。正常时，心肌兴奋始于右心房相当于窦房结处，继之向左、右心房扩布。向下传导至房室结时，由于兴奋在房室结内延缓，且房室结本身不具收缩性，故光点消失，经瞬间延搁后兴奋自房室结传出，光点再现，先出现于室间隔基底部右侧，然后沿着室间隔下行，迅速传导至左、右心室，最后消失于左心室或右心室基底部。本法对显示室内传导异常较为直观。

(张爱平)

第四节　骨关节疾病核医学成像

一、原理

（一）静态骨显像原理

骨骼组织主要是由无机盐羟基磷灰石晶体和有机质骨胶原、骨黏蛋白等构成。^{99m}Tc 或 ^{113m}In 标记的磷或磷酸盐化合物是通过化学吸附方式与晶体表面和有机质（骨胶原）结合而沉着在骨骼内，使骨组织聚集放射性而显像。骨骼各部位聚集放射性核素的多少与其血流灌注量和代谢活跃程度有关。当骨骼组织无机盐代谢更新旺盛，局部血流量增加，成骨细胞活跃和新骨形成时，可较正常骨骼聚集更多的趋骨性放射性药物，显像图上呈现异常放射性浓集区；当骨骼组织血液供应减少，或病变部位呈溶骨性变化时，骨显像剂聚集亦随之减少，可形成放射性稀疏区。

（二）三相骨显像原理

静脉注射显像剂后进行局部骨血流、血池和延迟三个时相的显像，可观察到病变部位动脉血流灌注、血床量和骨盐代谢等方面的情况，综合分析有助于提高一些骨骼疾病的诊断率和探讨其发病机制。

二、适应证

（1）恶性肿瘤怀疑骨转移：X 线摄片无异常发现或结果不能确定时，早期寻找转移病灶，肺癌、乳腺癌、前列腺癌等肿瘤患者手术前后定期全身骨显像检查。

（2）全身或局部骨痛，排除骨肿瘤。

（3）疑似某些代谢性骨病。

（4）观察移植骨的血供和存活情况。

（5）骨肿瘤患者放疗野的判定，放疗或化疗的评价。

（6）诊断骨缺血坏死，观察血供状况。

（7）诊断骨髓炎，特别是临床高度怀疑而 X 线阴性者。

（8）判断 X 线难以发现的骨折，如应力性骨折等。

（9）鉴别陈旧性或新近发生的压缩性椎体骨折。

（10）烧伤后骨坏死的诊断、治疗随访及预后判断。

三、显像剂

（一）^{47}Ca、^{85}Sr

早期用于骨显像，但由于其核物理特性的固有缺陷，现已被淘汰。

（二）^{99m}Tc-磷酸盐

现为临床上应用最广泛的显像剂。

（1）^{99m}Tc-亚甲基二磷酸盐（MDP），注射后 1 小时和 6 小时，骨骼沉积量分别为 55%、68%。6 小时尿累积排出量为未进入骨骼量的 60%～70%。

(2)^{99m}Tc-焦磷酸盐(PYP),注射后 1 小时和 6 小时进入骨骼沉积量分别为 40%、47%。未进入骨骼的部分有 50%从尿中排出。

MDP 的生物学特性明显好于 PYP,临床上应用最为常见。

四、方法

(1)患者无须做特殊准备。

(2)^{99m}Tc-磷酸盐标记。①准备:取 MDP(或 PYP)冻干品一支(MDP 5 mg,氯化亚锡 0.5 mg;PYP 10 mg,氯化亚锡 0.5 mg),注入$^{99m}TcO_4$淋洗液 2～8 mL(比放射性为 74～740 MBq/mL),充分摇匀,放置 5 分钟备用;标记药物无色透明,标记后 3 小时内均可使用。②^{99m}Tc-磷酸盐放化纯测定:纸层析,使用新华滤纸 1 号,展开剂为 85%甲醇;^{99m}Tc-MDP,$R_f=0$,$^{99m}TcO_4^-=1.0$。

(3)受检者口服过氯酸钾($KClO_4$)400 mg,20 分钟后,静脉注射^{99m}Tc-MDP 740～1 110 MBq(20～30 mCi)。鼓励受检者多饮水,多排尿,以加速非骨组织放射性清除,降低非骨组织本底。2～4 小时后进行显像,显像前排空小便,必要时进行导尿。显像时移去受检者身上的金属物品,如皮带扣、钥匙串等。

(4)三相骨显像。①血流、血池显像:矩阵 64×64,每 3 秒一帧连续采集 20 帧,再每分钟采集一帧连续采集 5 帧;②延迟显像:3 小时静态骨显像,必要时行 24 小时延迟显像。

五、仪器条件

(1)应用大视野 γ 相机做全身扫描时,做前位、后位全身显像,将探头尽量接近体表,对局部可疑病变行局部静态显像。

(2)低能高分辨或低能通用准直器。必要时局部静态显像采用针孔准直器。

(3)如无全身显像 γ 相机,可用一般 γ 相机进行分段显像,因患者排尿后膀胱内放射性减少,故依次先做骨盆前位及后位显像,然后做腰部、胸部、下肢,最后做头颅、下肢显像。显像时注意左、右、上、下肢对称部位采集时间应相同。

六、影像分析

(一)正常影像

(1)全身骨骼显影清晰,放射性分布均匀,左、右对称。

(2)血运丰富、代谢活跃的疏质骨,放射性浓聚较多,主要包括颅骨、胸骨、脊椎、骨盆等扁平骨;长骨骨骺端,肩关节、胸锁关节、骶髂关节等大关节处呈对称性放射性增浓。

(3)双肾中度显影,有时可见到肾盂肾盏少量放射性滞留。

(4)儿童及青少年骨显像特征:生发中心摄取增加;不同年龄段其摄取量存在很大差异;颅骨骨缝摄取增加;耻骨联合摄取增加。

(二)异常影像

骨显像异常变化,根据放射性聚集的多少分为放射性浓聚区(热区)和放射性稀疏区(冷区);根据放射性浓聚病灶的形态不同可表现为点状、圆形、条形、片状和团块状等;根据异常表现的数目可分为单发或多发。

1.骨异常放射性浓聚区(热区)

这是骨显像最常见的异常特征。凡是可产生骨质破坏和新骨形成的病变(如骨转移肿瘤、原发性骨肿瘤、骨折、骨髓炎和骨膜撕裂等)及骨质代谢紊乱性疾病(如畸形性骨炎)均可产生异常的放射性浓聚区。

2.骨异常放射性稀疏区(冷区)

凡是可产生骨骼组织血液供应减少或产生溶骨的病变(如骨囊肿、骨梗死、骨坏死早期、骨转移肿瘤、激素治疗后或放疗后)均可产生异常放射性稀疏区。

3.骨外异常放射性浓聚区

许多骨外病变可摄取骨显像剂,如不同程度钙化的心瓣膜、心包、包囊虫病、畸胎瘤,有羟基磷灰石形成的急性心肌梗死,泌尿系统某些结石,某些软组织恶性肿瘤或炎症等。肿瘤放疗后照射野软组织亦可浓聚,判断结果时应予以注意。

4.超级影像

肾不显影的骨骼影像称"超级影像",是显像剂聚集在骨组织明星增加的表现。对于恶性肿瘤患者,这种影像提示有广泛弥漫骨转移的可能。这种骨影像也是代谢性骨病的表现之一。

5.代谢性骨病骨影像的一般特征

(1)骨影普遍增浓。

(2)头盖骨和下颌骨尤为明显。

(3)肋软骨呈串珠状。

(4)领带样胸骨影。

(5)肾影不清。

(6)肺和胃等软组织异常钙化影像。

(7)24 小时全身^{99m}Tc-MDP 存留率明显增高。

(8)常伴有散在的假性骨折影像。

6.三相骨显像异常征象

(1)血流相异常。①局部放射性增高:骨骼部位或连同邻近的软组织内放射性异常增高示骨骼局部动脉灌注增强,常见于原发性恶性骨肿瘤和急性骨髓炎;②局部放射性减低:显示该局部动脉灌注减少,可见于股骨头缺血性坏死、骨梗死和一些良性骨病变。

(2)血池相异常。①局部放射性增高:可以由局部血管增生扩张造成,如骨骼恶性肿瘤和骨髓炎等;也可以由静脉回流障碍所致,如儿童特发性股骨头坏死等。②局部放射性减低:多与局部放射性增高同时存在,表现为局部放射性分布不匀,减低部位为坏死区。

(3)延迟显像同前。

七、临床意义

(一)转移性骨肿瘤

(1)易发生骨转移的肿瘤,如乳腺癌、肺癌、前列腺癌、鼻咽癌等肿瘤的术前诊断及术后随访观察。

(2)骨显像早期发现骨转移肿瘤较 X 线摄片敏感,一般认为要早半年以上显示病变,这是由于 X 线诊断骨肿瘤的基础是骨骼被肿瘤侵犯引起脱钙、致局部解剖密度差异方能被显示、核素骨显像除对转移肿瘤诊断具有高的灵敏度外,另一重要因素是能全身成像,反映不同病变部位情

况，而X线受摄片范围的影响，难免遗漏病变部位的检测。

(3)骨显像所显示的转移肿瘤部位与临床常见疼痛部位大多相一致，但很多患者早期可无骨痛的表现。如前列腺癌老年患者，大约40%骨显像阳性而无临床骨痛症状。

(4)骨转移肿瘤的转移部位以中轴骨占90%，其中脊椎骨39%，肋骨、胸骨和肩胛部28%，骨盆12%，颅骨10%。

(二)原发性恶性骨肿瘤

1.骨肉瘤

骨肉瘤多见于10～20岁年轻人，平均为14.6岁，男、女之比为2∶1。发病以膝关节上下的股骨(58.9%)、胫骨(21.4%)为多见。早期易发生肺转移，尸检发现25%患者有骨转移。骨显像在制定骨肉瘤治疗计划时，尤其是外科切除肿瘤时能提供有价值的信息。按照骨显像的范围行外科切除是有效和安全的。

骨显像表现特征：①血流血池相见局部血供增加；②延迟相见病变处放射性异常浓聚；③同侧近端骨摄取增加，可能与血流量增加、骨塑形改变有关；④部分肺转移灶也能浓聚骨显像剂；⑤远离病灶的骨骼呈放射性异常浓聚，提示骨肉瘤转移的可能性大。

2.尤因肉瘤

尤因肉瘤为一种原发骨恶性肿瘤，来源于骨髓的结缔组织。占骨恶性肿瘤的10%～15%。发病在20岁以前，多发于10～14岁。男女之比约为2∶1。发病最常见部位为骨盆(25%)，其次是肋骨、股骨、脊柱、胫骨、腓骨、肩胛骨等。

骨显像在确定尤因肉瘤的范围和早期诊断转移瘤上优于X线检查。

骨显像表现特征：不像骨肉瘤反应性充血严重，故延迟显像能准确确定病变的范围，有助于放疗计划的制订和外科手术切除范围的确定。尤因肉瘤易发生骨转移，骨显像进行随访观察是有价值的。

3.软骨肉瘤

软骨肉瘤多见于成年人，儿童罕见。好发部位以髂骨多见，其次是长骨，如股骨、胫骨或肱骨等上端。病变大多位于干骺端，靠近软骨板处。

骨显像特征：①血流血池相为局部血供增加；②延迟相见病变处摄取增加；③病变轮廓改变，肿瘤边界清楚。

4.骨膜肉瘤

骨膜肉瘤来源于骨膜或骨膜外结缔组织，多发于股骨远端、肢体骨、掌骨、趾骨等。骨显像可见局部骨或骨干外放射性浓聚区。

5.多发性骨髓瘤

发病年龄以40岁以上较多见。X线片骨骼有多发的穿凿样溶骨性缺损，X线片出现异常为40%。骨显像表现为局部放射性浓聚或缺损改变。

(三)骨良性肿瘤

良性骨肿瘤多见于儿童和青少年，好发部位以长骨为主。骨显像对骨良性肿瘤是一种辅助性诊断检查。良性骨肿瘤的血流显像中，病变部位不出现放射性增高或者出现放射性轻微增高。恶性骨肿瘤的血流显像则在病变部位见到放射性明显增高。

(四)骨和软组织炎症

1.骨髓炎

骨髓炎,特别是血源性骨髓炎多发生于儿童。早期诊断相当困难,因为临床症状和体征、实验室检查及X线片的征象常常是非特异性的、不肯定的,或者无异常发现。骨髓炎发生部位以股骨和胫骨及长骨干骺端多见。骨显像在临床症状出现后1～2天即可见到异常征象;而X线则要在7～10天发现异常。

骨显像特征表现:血流血池相显示病变部位摄取增高,延迟显像亦显示摄取增加。但在病程早期,三相骨显像的延迟骨显像可表现为“冷区”。随着病程发展,“冷区”可逐渐被放射性浓聚所取代。

2.蜂窝织炎

骨显像的特征表现为血流血池相非局限性中等度放射性增加,与骨髓炎不同之处在于延迟相放射性逐渐减弱或消失。

(五)骨外伤

骨显像在骨折后数小时内即可出现异常放射性浓聚,特别是对应力性骨折的诊断具有极高的价值,其骨显像特征表现为病损处出现梭形放射性异常浓聚。骨显像对陈旧性骨折亦有诊断价值。骨折后骨显像随访可以显示骨折愈合的程度。

(六)代谢性骨疾病

骨显像对代谢性骨疾病的敏感性较高,但其特异性较差。归纳其骨显像特征如下:①广泛的中轴骨放射性增加;②弥漫性长骨放射性增加;③干骺端和关节周围的放射性增加;④锁骨和下颌骨的放射性增加;⑤肋软骨连接处的串珠征;⑥胸骨领带征;⑦肾脏不显影或显影较差。不同的代谢性骨疾病具有自身的骨显像特征,有时较难鉴别。

1.骨质疏松

中老年骨质疏松早期骨显像无特征性表现;中晚期骨显像见弥漫性放射性减低,以脊柱、四肢骨较明显。

2.骨质软化征

骨质软化征是成年人骨基质有过量的类骨质累积而使骨软化的一种疾病,最常见的症状是骨痛、肌无力。骨显像特征为骨摄取示踪剂普遍增加,骨和软组织的放射性比值明显增高,尤以颅骨、下肢骨、下颌骨及关节周围最为明显。

3.甲状旁腺功能亢进症

原发性甲状旁腺功能亢进主要因甲状旁腺瘤腺体分泌过多所致,伴血清钙升高、血清磷降低、血清碱性磷酸酶及甲状旁腺素升高。其骨显像特征表现为弥漫性骨放射性增高,较少见到串珠征和领带征。而肾性骨营养不良伴继发性甲状旁腺功能亢进,双肾不显影或显影极差,呈超级影像征象。

4.畸形性骨炎(Paget病)

Paget病多发于40岁以上,男性多于女性。病理生理改变为骨吸收增加,新生的异常畸形骨生成。临床症状表现为骨痛。骨显像特征表现为病变骨呈边缘锐利的大片摄取增高,伴骨弯曲增粗。定期进行骨显像对Paget病的随访及治疗效果的判断是有价值的。

(七)缺血性坏死

缺血性坏死可发生于任何骨骼,但股骨头缺血性坏死最为常见。

1.股骨头缺血性坏死

骨显像特征为早期见患侧股骨头区摄取减少，逐渐呈现“炸面圈”样改变，即股骨头中心放射性减少而周边放射性增多。后期由于髋面磨损更加严重，放射性浓聚越明显，掩盖了股骨头坏死的放射性减少区，但行断层显像大多仍能见到“炸面圈”样征象，有助于诊断。

2.骨梗死

骨显像特征：①早期可见梗死区放射性摄取减低；②后期病变部位呈局限性放射性增高。

(八)关节疾病

1.类风湿关节炎

骨显像较X线摄片更能早期发现病变，其骨显像特征表现为受累关节放射性明显增强，以腕关节、掌指关节、指间关节、肘关节等呈弥漫性放射性增高征象最为常见。

2.骨关节炎或退行性关节病

骨显像特征表现为第一腕掌关节放射性明显增加，也可能见到远端指(趾)间关节的放射性增加，有时见到更多的关节受侵犯。

3.化脓性关节炎

化脓性关节炎多发生在儿童，常发生在皮肤或上呼吸道感染之后，局部红、肿、痛和全身症状是最常见的征象。

髋部的化脓性关节炎，骨显像显示股骨头摄取骨显像剂减低或缺如，这是由于关节囊压力增加引起缺血所致。

(九)移植骨监测

移植骨是否存活，不同植骨材料诱骨形成进行定量分析等，骨显像比X线片具有明显的优势。

骨显像对移植骨的判断，如血池相及静态相移植骨放射性高于或等于健侧表示存活良好；相反，若移植骨放射性缺损呈透明区，表示微循环障碍导致移植骨死亡。还可对植骨材料诱骨形成进行定量分析。

(张爱平)

第四章 磁共振检查技术

第一节 心脏与血管磁共振检查技术

一、心脏 MRI 检查技术

(一)检查前准备

(1)接诊时,核对患者一般资料,明确检查目的和要求。对目的和要求不清的申请单,应请临床医师务必写清,以免检查部位出错。

(2)患者是否属禁忌证的范围。并嘱患者认真阅读检查注意事项,按要求准备。

(3)进入检查室之前,应除去患者身上一切能除去的金属物品、磁性物质及电子器件,以免引起伪影及对物品的损坏。

(4)控制患者的心率在 90 次/分以内,心律不齐者应用药物保持其心律整齐。训练患者的呼吸,根据每个患者的情况,可采用深吸气末屏气或吸气→呼气→屏气后 MRI 开始扫描。

(5)按各厂家电极安放要求连接 VCG 或 ECG 电极。

(6)告诉患者所需检查的时间,扫描过程中不得随意运动,若有不适,可通过话筒和工作人员联系。

(7)婴幼儿、焦躁不安及幽闭恐惧症患者,应给适量的镇静剂或麻醉药物。一旦发生幽闭恐惧症立即停止检查,让患者脱离现场。

(8)急、危重患者必须做 MRI 检查时,应有临床医师陪同观察。心包疾病患者检查时应密切观察患者的情况,患者感觉不适时及时终止检查,采取相应救治措施。

(二)常见适应证与禁忌证

1.适应证

(1)先天性心脏病。

(2)心瓣膜病。

(3)冠状动脉性心脏病。

(4)心肌病。

(5)心包病。

(6)心脏肿瘤等。

2.禁忌证

(1)装有心电起搏器或带金属置入者。

(2)使用带金属的各种抢救用具而不能去除者。

(3)检查部位邻近体内有不能去除的金属置入物(产品说明适用于MRI检查的血管支架除外)。

(4)MRI对比剂有关的禁忌证。严重心、肝、肾衰竭禁用对比剂。

(5)早期妊娠(3个月内)的妇女应避免MRI扫描。

(6)幽闭症患者。

(三)线圈选择及患者体位设计

1.线圈

心脏专用相控阵线圈。

2.体位

患者仰卧位,头先进,将心脏置于线圈中心,双手置于身体两侧,人体长轴与床面长轴一致。移动床面位置,开定位灯,使十字定位灯的纵横交点对准线圈纵、横轴中点,即以线圈中心为采集中心,锁定位置,并送至磁场中心。

(四)扫描方位

先扫定位片,采用快速成像序列同时冠、矢、轴三方向定位图。用交互扫描的方式进行定位线的定位。横轴-两腔心-四腔心-短轴。

扫描完以上基本位置后,根据各疾病的不同需求,选择适当的体位进行结构或电影的成像;范围包括需显示的结构。

(五)推荐脉冲序列

(1)快速自旋回波。

(2)快速梯度回波。

(六)图像优化(序列参数应用技巧)

1.技术要点

在心脏MRI检查过程中,患者的配合显得尤为重要。检查前向患者耐心细致地讲解注意事项、训练屏气情况;解释检查过程和大概的扫描时间,让患者消除恐惧积极配合,以减少因紧张导致采集数据时心率发生大的变化,来减少心肌搏动不稳定所带来的伪影。同时,使用呼吸、心电门控要注意更新心率。

VPS(view per segment,每段采集层数)调整方法:心率95次/分→VPS10、心率85次/分→VPS 12、心率75次/分→VPS 14、心率65次/分→VPS 16、心率55次/分→VPS 18。

使用表面线圈优化技术来纠正图像的不均匀性,心肌灌注不使用PURE或SCIC任何信号均匀性纠正技术。

2.伪影问题

磁敏感伪影在3.0 T磁共振中显得较为突出,尤其在偏共振中心时出现比低场强更为明显的黑带伪影。心脏电影可以发现邻近膈肌或肺等结构的心肌存在大片的信号缺失。对于磁敏感效应引起的磁场不均匀可以采用容积匀场技术，使局部磁场相对均匀，从而减轻消除磁敏感伪影，获得较为理想的图像。

（七）对比剂应用

3.0 T 可以采用很少的对比剂剂量得到较 1.5 T 更好的灌注及延迟增强图像。

（八）摄片和图像后处理

心脏 MRI 检查包括心脏形态、心脏功能（射血分数）、心肌灌注及心肌活性等多项后处理分析。

二、颈部血管 MRI 检查技术

（一）检查前准备

（1）接诊时，核对患者一般资料，明确检查目的和要求。对目的和要求不清的申请单，应请临床医师务必写清，以免检查部位出错。

（2）患者是否属禁忌证的范围。并嘱患者认真阅读检查注意事项，按要求准备。

（3）进入检查室之前，应除去患者身上一切能除去的金属物品、磁性物质及电子器件，以免引起伪影及对物品的损坏。

（4）建立上肢静脉通道。

（5）告诉患者所需检查的时间，扫描过程中不得随意运动，尽可能避免吞咽动作；若有不适，可通过话筒和工作人员联系。

（6）婴幼儿、焦躁不安及幽闭恐惧症患者，应给适量的镇静剂或麻醉药物。一旦发生幽闭恐惧症立即停止检查，让患者脱离现场。

（7）急危重患者必须做 MRI 检查时，应有临床医师陪同观察。

（二）常见适应证与禁忌证

1.适应证

（1）血管壁的病变：动脉粥样硬化、动脉炎、动脉瘤等。

（2）血管腔的病变：斑块、栓子或肿瘤异常导致血管狭窄或闭塞；外源性病变包括肿瘤或非肿瘤病变压迫推移、侵犯血管而造成管腔狭窄或闭塞。

2.禁忌证

（1）装有心电起搏器或带金属置入者。

（2）使用带金属的各种抢救用具而不能去除者。

（3）检查部位邻近体内有不能去除的金属置入物（产品说明适用于 MRI 检查的血管支架除外）。

（4）MRI 对比剂有关的禁忌证。严重心、肝、肾衰竭禁用对比剂。

（5）早期妊娠（3 个月内）的妇女应避免 MRI 扫描。

（6）幽闭症患者。

（三）线圈选择及患者体位设计

1.线圈

可采用头颈联合阵列线圈或全脊柱阵列线圈（颈胸腰联合阵列线圈）的颈段。

2.体位

受检者仰卧，颈部位于颈线圈上，头先进，身体长轴与线圈（床）长轴一致，双臂置于身体两

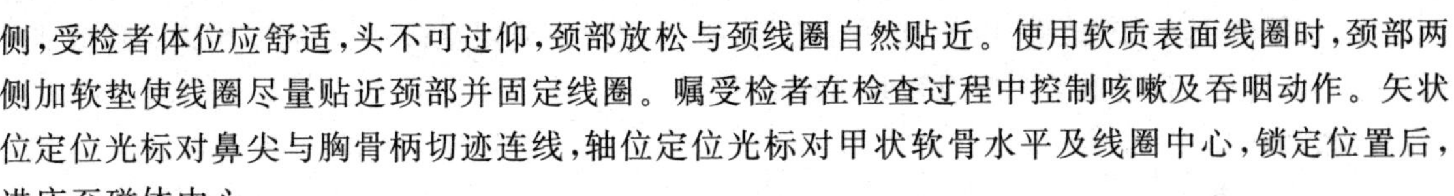

侧，受检者体位应舒适，头不可过仰，颈部放松与颈线圈自然贴近。使用软质表面线圈时，颈部两侧加软垫使线圈尽量贴近颈部并固定线圈。嘱受检者在检查过程中控制咳嗽及吞咽动作。矢状位定位光标对鼻尖与胸骨柄切迹连线，轴位定位光标对甲状软骨水平及线圈中心，锁定位置后，进床至磁体中心。

（四）扫描方位

（1）三维 TOF 采用横断面扫描。

（2）三维增强 MRA 利用冠状位采集。

（五）推荐脉冲序列

（1）3D TOF。

（2）CE-MRA 采用三维扰相梯度回波 T_1WI。

（六）图像优化（序列参数应用技巧）

3D TOF MRA 的血流饱和现象不容忽视，饱和现象主要受两个方面因素的影响：慢血流信号明显减弱、容积内血流远侧的信号也明显减弱。为了减少血流饱和，可采用以下对策。①缩小激发角度，但这将造成背景组织信号抑制不佳。②采用多个薄层块重叠采集把成像容积分成数个层块，每个层块厚度减薄，层块内的饱和效应就会减轻。③逆血流采集容积采集时先采集血流远端的信号，然后向血流的近端逐渐采集，可有效减少血流饱和。④FOV 上缘加预饱和带消除静脉流动伪影。

颈部 CE-MRA 分为对比剂透视触发技术、对比剂团注测试技术和造影剂跟踪自动触发技术。下面就临床常用的前两种技术扫描启动时间概述如下。

1.对比剂透视触发法

需采用 K 空间中心优先填充序列。扫描时实时监测透视窗口，观察对比剂到达情况，主动脉弓显影最亮时启动切换扫描序列，静脉期大约在对比剂注入后 40 秒左右扫描。

2.对比剂团注测试法

根据不同的 K 空间填充方法确定对比剂团注后 3D GRE 序列的启动时间。①K 空间循序对称填充：启动时间＝达峰时间－1/4 采集时间；②K 空间中心优先填充：启动时间＝达峰时间。

（七）对比剂应用

对于对比剂过敏患者采用颈部 3D TOF MRA。颈部 CE-MRA，使用双筒高压注射器，分别抽注对比剂和生理盐水，对比剂剂量 0.2 mmol/kg，注射速率 3.0 mL/s，15 mL 生理盐水等速率冲刷静脉通路，维持团注效应。

（八）摄片和图像后处理

最大信号强度投影（MIP）：原始数据减影后行 MIP 重建，重建图像以 9°间隔，沿垂直轴旋转 180°，得到 20 幅图像，血管显示为高信号。

三、胸、腹部大血管 MRI 检查技术

（一）检查前准备

同颈部血管。

（二）常见适应证与禁忌证

1.适应证

（1）血管壁的病变：动脉粥样硬化、动脉炎、动脉瘤及主动脉夹层等。

(2)血管腔的病变:斑块、栓子或肿瘤异常导致血管狭窄或闭塞;外源性病变包括肿瘤或非肿瘤病变压迫推移、侵犯血管而造成管腔狭窄或闭塞。

2.禁忌证

同颈部血管。

(三)线圈选择及患者体位设计

1.线圈

心脏线圈或体部相控阵线圈。

2.体位

受检者仰卧,足先进,身体长轴与线圈(床)长轴一致,双臂举过头顶置于三角海绵垫上,受检者体位应舒适。使用呼吸门控,训练患者屏气。将受检目标血管置于线圈中心,锁定位置后,进床至磁体中心。

(四)扫描方位

三维增强 MRA 利用冠状位采集。

(五)推荐脉冲序列

CE-MRA 采用三维扰相梯度回波 T_1WI。

(六)图像优化(序列参数应用技巧)

胸腹部 CE-MRA 的扫描技术与颈部血管类似,但胸腹部血管成像受呼吸运动的影响,需屏气下采集数据。下面就临床常用的对比剂透视触发技术和对比剂团注测试技术的扫描启动时间概述如下。

(1)对比剂透视触发法需采用 K 空间中心优先填充序列。扫描时实时监测透视窗口,观察对比剂到达情况,左心室显影最亮时启动切换扫描序列,嘱患者直接屏气,连续扫描 2 个时相。

(2)对比剂团注测试法根据不同的 K 空间填充方法确定对比剂团注后 3D GRE 序列的启动时间。①K空间循序对称填充:启动时间=达峰时间-1/4 采集时间;②K 空间中心优先填充:启动时间=达峰时间。

团注造影剂后,血液的 T_1 弛豫时间从 1 200 毫秒缩短至 100 毫秒以下,但其持续的时间比较短暂,因此扫描启动时机的把握显得尤为重要,除了正确计算启动时间外,还必须结合每位患者呼、吸气及屏气的节奏因素,综合考量,精准触发。

(七)对比剂应用

胸腹部 CE-MRA,使用双筒高压注射器,分别抽注对比剂和生理盐水。对比剂剂量 0.2 mmol/kg,注射速率 3.0 mL/s,15 mL 生理盐水等速率冲刷静脉通路,维持团注效应。

(八)摄片和图像后处理

最大信号强度投影(MIP):原始数据减影后行 MIP 重建,重建图像以 9°间隔,沿垂直轴旋转 180°,得到 20 幅图像,血管显示为高信号。

四、上、下肢血管 MRI 检查技术

(一)检查前准备

同胸、腹部血管。

(二)常见适应证与禁忌证

1.适应证

血管壁的病变:动脉粥样硬化、动脉炎、动脉瘤及夹层等。

血管腔的病变:斑块、栓子或肿瘤异常导致血管狭窄或闭塞;外源性病变包括肿瘤或非肿瘤病变压迫推移、侵犯血管而造成管腔狭窄或闭塞。

2.禁忌证

同胸、腹部血管。

(三)线圈选择及患者体位设计

1.线圈

上肢采用体部相控阵线圈;下肢采用 Body coil。

2.体位

受检者仰卧,足先进,身体长轴与线圈(床)长轴一致,双臂举过头顶置于三角海绵垫上(上肢血管造影患侧置于身旁,并与胸腹壁之间衬以海绵垫),受检者体位应尽量舒适。将受检血管置于线圈中心(下肢血管造影两侧一并采集),锁定位置后,进床至磁体中心。

(四)扫描方位

上肢血管三维增强 MRA 一般采用矢状位采集,而下肢血管则采用冠状位扫描。

(五)推荐脉冲序列

CE-MRA 采用三维扰相梯度回波 T_1WI。

(六)图像优化(序列参数应用技巧)

大范围 CE-MRA(多段 CE-MRA),随着对比剂在动脉血液循环中流动而不断跟进改变,采集视野从近心端的大动脉依次到远心端的四肢动脉血管,将多次采集的影像拼接联合而获得,从而全面评估动、静脉血管病变。

下面就临床常用的对比剂透视触发技术的扫描启动时间概述如下:对比剂透视触发法需采用 K 空间中心优先填充序列。扫描时实时监测透视窗口,观察对比剂到达情况,上肢动脉造影于主动脉弓显影最亮时启动切换扫描序列;下肢动脉造影于腹主动脉显像时启动切换扫描序列,自动进床连续扫描上、中、下3 段血管相。

(七)对比剂应用

上、下肢 CE-MRA,使用双筒高压注射器,分别抽注对比剂和生理盐水。对比剂剂量 0.2 mmol/kg,注射速率 3.0 mL/s,15 mL 生理盐水等速率冲刷静脉通路,维持团注效应。上、下肢磁共振静脉血管造影对比剂按 1∶(15～20)稀释浓度,从远端静脉注入,并于腕或踝部止血带压迫浅静脉,对比剂剂量120 mL/侧,注射速率 1.0～2.0 mL/s。

(八)摄片和图像后处理

最大信号强度投影(MIP):原始数据减影后行 MIP 重建,重建图像以 9°间隔,沿垂直轴旋转 180°,得到 20 幅图像,血管显示为高信号。

(郭文文)

第二节　胸部与乳腺磁共振检查技术

一、胸部 MR 成像技术

对于大多数的肺部检查，磁共振成像不是首选，空间分辨率不如 CT，对细小结构显示欠佳，特别对10 mm以下的结节难以显示，对钙化显示不敏感，检查时间长患者难合作，肺部检查首选 CT。

(一)检查前准备

(1)接诊时，核对患者一般资料，明确检查目的和要求。

(2)患者是否属禁忌证的范围。并嘱患者认真阅读检查注意事项，按要求准备，提供耳塞。

(3)进入检查室之前，应除去患者身上一切能除去的金属物品、义齿、磁性物质及电子器件，以免引起伪影及对物品的损坏。

(4)常规使用心电门控，训练受检者屏气或应用呼吸补偿技术。

(5)有焦躁不安及幽闭恐惧症患者，应给适量的镇静剂或麻醉药物。

(二)常见适应证与禁忌证

1.适应证

(1)肺部肿瘤，了解肿瘤的大小与肺叶、肺段、支气管的关系。

(2)肿瘤定位非常正确，能够显示肿块与血管、支气管的受压情况。

(3)纵隔与肺门肿块。

2.禁忌证

(1)装有心脏起搏器或带金属置入物者。

(2)急诊患者不适合检查。

(3)术后体内留有金属夹子者。检查部位邻近体内有不能去除的金属置入物。

(4)MRI 对比剂有关的禁忌证。严重心、肝、肾衰竭禁用对比剂。

(5)早期妊娠者(3 个月内)的妇女应避免 MRI 扫描。

(三)线圈及患者体位

1.线圈选择

体部相控阵表面线圈，后纵隔、脊柱旁病变可采用脊柱相控阵线圈。

2.体位设计

患者仰卧位，手臂放于两旁，训练患者有规律的呼吸并放置呼吸传感器在下胸部或上腹部。在给患者摆放表面线圈和扫描定位时，使纵向定位线穿过线圈和受检者的中线；水平定位线穿过线圈的十字中点。表面线圈上缘与喉结平齐。

采集中心对准胸骨中点。

(四)扫描方位

首先行冠、矢、轴三平面定位像扫描，在定位像上确定扫描基线、扫描方法和扫描范围。胸部常规扫描方位有横轴位、矢状位、冠状位，必要时加扫其他斜面的图像。

1.横轴位(T_2WI、T_1WI、GRE 屏气序列)

取冠状位定位像定位,相位编码方向为前后向(选择“无相位卷褶”技术)。

2.斜冠状位(T_2WI、T_1WI)

取正中矢状位做定位像,使扫描线与气管长轴平行。相位编码方向为左右向(选择“无相位卷褶”技术)。

3.矢状位(T_1WI)

取横轴位做定位像,相位编码方向为前后向。

(五)常用成像序列

1.脉冲序列

(1)T_2WI-TSE 是最基本的扫描序列,通常添加脂肪抑制及呼吸门控技术。

(2)T_1WI-GRE 三维容积内插快速 GRE 序列(西门子的 VIBE 序列,GE FAME、LAVA 序列及飞利浦的 THRIVE 序列)采集速度比二维扰相位 GRE 序列更快,扫描层面更薄,具有高空间分辨率,有利于小病灶的显示。

(3)HASTE(半傅立叶变换的单次激发超快速自旋回波序列),此序列扫描速度快,对受检者的体位运动和呼吸、心跳运动不敏感。该序列通常用于肺水肿、肺出血和肺炎的检查。

2.三维容积内插快速 GRE 序列

包括西门子的 VIBE 序列、GE FAME、LAVA 序列及飞利浦的 THRIVE 序列。采集速度比二维扰相位 GRE 序列更快,扫描层面更薄,具有高空间分辨率,有利于小病灶的显示。

3.HASTE(半傅立叶变换的单次激发超快速自旋回波序列)

此序列扫描速度快,对受检者的体位运动和呼吸、心跳运动不敏感。该序列通常用于肺水肿、肺出血和肺炎的检查。

(六)胸部常见病变的特殊检查要求

(1)与气管平行的斜冠状位相,能清楚显示气管分叉、隆突区病变。FSE T_2WI 加脂肪抑制技术,显示胸壁病变更佳。

(2)胸部病变往往多发,横断位扫描要包括整个胸部,以免漏掉病变。如果病变较小,可加做薄层扫描。

(3)T_1WI 像呈高信号的病变要在同样情况下加做 T_1WI 加脂肪抑制技术。T_2WI 常规要加脂肪抑制技术。

(4)由于胸部的呼吸运动伪影干扰,使用呼吸门控时,还要取得患者的配合,嘱患者做平静有规律的呼吸尤为重要。

(5)胸内甲状腺肿为由颈部连至前纵隔的病变,矢状位图像有利于显示其与颈部甲状腺相连。

二、乳腺 MR 成像技术

(一)检查前准备

(1)最佳检查时间由于正常乳腺组织增强在月经周期的分泌期最为显著,因而对乳腺核磁检查尽量安排在月经周期的 7～14 天进行。

(2)接诊时,核对患者一般资料,明确检查目的和要求。对目的和要求不清的申请单,应请临床医师务必写清,以免检查部位出错。

(3)并嘱患者认真阅读检查注意事项,按要求准备,提供耳塞。

(4)进入检查室之前,应除去患者身上一切能除去的金属物品、义齿等磁性物质及电子器件,以免引起伪影及对物品的损坏。

(5)告诉患者扫描过程中不得随意运动,平静呼吸,若有不适,可通过话筒和工作人员联系。

(6)对有焦躁不安及幽闭恐惧症患者,应给适量的镇静剂或麻醉药物。一旦发生幽闭恐惧症立即停止检查,让患者脱离现场。

(二)常见适应证与禁忌证

1.适应证

(1)乳腺占位病变的定性:X线摄影或超声影像检查不能确定性质时,可考虑磁共振检查。

(2)乳腺癌的分期:对浸润性乳腺癌的高敏感性,有助于显示和评价肿瘤对胸肌筋膜、胸大肌及肋间肌的浸润等。对外科手术有指导意义,特别在保留乳房治疗时建议行乳腺增强的核磁检查。

(3)辅助化疗疗效的评估:在化疗前、化疗中及化疗后进行磁共振检查有助于对化疗反应性的评估。

(4)保乳术后复发的监测:保留乳房手术(包括组织成形术)后,鉴别肿瘤复发和术后瘢痕。

(5)乳房成形术后随访:假体置入术后乳腺X线摄影评估困难者,MRI检查有助于乳腺癌的诊断和置入假体完整性的评价。

2.禁忌证

(1)妊娠期妇女。

(2)体内装置有起搏器、外科金属夹子等铁磁性物质及其他不得接近强磁场者。

(3)患有幽闭恐惧症者。

(4)具有对任何钆螯合物过敏史的患者。

(三)线圈及患者体位

1.线圈选择

乳腺专用表面线圈。

2.体位设计

患者俯卧于乳腺线圈上,双侧乳房悬于线圈凹槽内,使乳房处于自然下垂状态,乳头置于线圈中心,并将额头置于专用枕上。

采集中心对准线圈中心(双乳头连线)。

(四)扫描方位

双侧乳腺检查以横轴位为主,矢状位为辅。乳腺病变检查做平扫加动态增强扫描。

1.横轴位[T_2WI加脂肪抑制、T_1WI、3D SPGR(VABRANT)、DWI]

在矢状位定位像上定位,定位线包括双侧乳腺上下缘及两侧胸壁。横轴位相位编码方向在左右向,以防心脏搏动伪影对图像的影响。定位中心在胸壁前缘。

2.矢状位(T_2WI加脂肪抑制、3D SPGR)

取冠状位或横轴位定位,两侧乳腺分别定位,相位编码方向上下向。

3.矢状位(3D SPGR)

以横断位乳头层面做定位像,定位线包括整个乳腺及侧胸壁。相位编码方向上下向,增强扫描不受心脏搏动影响。

(五)推荐脉冲序列及扫描参数

乳腺平扫及动态增强扫描参数(1.5T)。

(1)T_2WI 加脂肪抑制。

(2)T_1WI。

(3)DWI。

(4)动态增强序列。

(六)乳腺扫描的特殊检查要求

(1)乳腺扫描不使用呼吸门控,因为患者俯卧位呼吸幅度小。

(2)乳腺内富含脂肪平扫 T_2WI 及 T_1 增强扫描一定要加脂肪抑制技术。

(3)乳腺病变定性诊断主要依赖于动态增强扫描。①乳腺动态增强扫描:常使用 3D 模式,尽量使图像各向同性便于多平面重组观察病灶,如果不具备 3D 序列也可用 2D。先做增强前平扫,然后注射对比剂延迟 18～20 秒后连续扫描,共扫描 6～7 次。扫描后做时间-信号强度曲线后处理。②时间-信号强度曲线:反映强化前后病灶信号强度的变化,分三型。Ⅰ型为增长型:信号强度迅速上升达到峰值后便呈平缓上升状态,多为良性病灶表现;Ⅱ型为平台型:强化初期迅速上升,在强化中后期呈平台状,为可疑病灶(可良性也可恶性);Ⅲ型下降型:信号强度在中后期呈下降趋势,多为恶性病灶。

(4)DWI 序列($b=1\ 000\ mm^2/s$)为乳腺疾病的诊断及鉴别诊断提供参考,恶性病变在 DWI 表现为明显高信号,其 ADC 值标准以 $1.3\ s/mm^2$ 为界,低于此值多为恶性,高于此值多为良性,且恶性肿瘤 ADC 值明显小于良性病变和正常组织。这与恶性肿瘤细胞密度高水分子活动受限明显有关。

(5)乳腺病变扫描结果分析相关指标:病灶的形态、DWI 信号、ADC 值及动态增强扫描时间-信号强度曲线的类型等有关。

(周金玲)

第三节　腹部磁共振检查技术

一、肝脏 MR 成像技术

(一)检查前准备

1.受检者的准备

除需与颅脑、脊柱等部位检查相同的准备外,肝脏 MRI 检查要求受检者空腹。一般情况下,肝脏 MRI 检查无须服用消化道对比剂。

2.受检者的呼吸训练与监控

与颅脑、脊柱等部位的检查相比,肝脏的 MRI 检查需要受检者更多的配合。在检查前及摆放受检者体位的过程中,应注意与受检者交流,让受检者了解检查的全过程,这样不但可以缓解被检查者的紧张心理,还可使其更好地配合检查。

呼吸运动是影响肝脏 MRI 图像质量的重要因素之一,呼吸运动的有效控制和监控可以有效地提高肝脏 MRI 图像的质量，而后者主要依赖于呼吸的训练和监控。受检者的训练主要是呼吸和屏气训练。无论是呼吸触发技术或者呼吸补偿技术，都要求受检者进行均匀且较缓慢的呼吸。一般来讲肝脏 MRI 检查采用的是呼气门控，采集信号的触发位点在呼气相的中后期，停止位点为下一次吸气相的起始点，即利用两次呼吸相之间的相对静止期进行信号的采集。

(二)常见适应证与禁忌证

磁共振的多参数成像的特点在肝脏病变的鉴别诊断中具有重要价值。有时不需对比剂即可鉴别肝脏病变。MRCP 对胰、胆管病变的显示具有独特的优势。

除 MRI 通常禁忌证外，无特殊禁忌证。

(三)线圈选择及患者体位设计

1.线圈选择

线圈通常选择表面线圈，如专用的腹部线圈或者心脏扫描线圈。原则上被检查部位或组织要尽量贴近线圈，可根据具体情况灵活选择线圈，如小儿腹部扫描可选择头线圈等。

2.体位设计

肝脏的 MRI 检查一般采用仰卧位，双手臂置于身体两侧或上举至头颈部两侧，人体长轴与床面长轴重合。肝脏 MRI 扫描主要的扫描方位是横断面，双手臂置于身体两侧不会影响横断面的扫描。而当采用冠状面动态扫描时，为避免卷褶伪影才有必要把双手上举置于头颈部两侧。双手臂置于身体两侧时注意使用衬垫隔开受检者手臂与身体，不使其直接接触，以免产生灼伤，尤其是在 3.0 T 及以上场强的磁体中更要注意。

一般来说，肝脏 MRI 扫描定位线中心置于剑突下缘。

(四)扫描方位

肝脏 MRI 检查以横轴位为主，辅以冠状位。必要时可加矢状位或斜位的扫描。一般情况下，腹部横轴位的相位编码方向一般选择前后方向，并尽可能采用矩形 FOV。冠状面的相位编码方向一般选择左右方向。

1.横断位

以冠状位做定位参考像，在冠状位定位像上使横轴位定位线垂直于人体长轴。横轴位扫描范围应包括整个肝脏。T_1WI 像与 T_2WI 像层面要保持一致。

2.冠状位

以横轴位及矢状位做定位参考像。扫描范围根据肝脏前后径及病变大小而定。

(五)推荐脉冲序列

平扫横轴位 T_2WI/FS、T_2WI、T_1WI、冠状位 T_2WI/FS，增强后常规进行横轴位动态增强 T_1WI、冠状位 T_1WI。

区别肿瘤及血管瘤：多回波序列、DWI(弥散加权成像)b 值 400～600。

(六)肝脏常见病变的特殊检查要求

(1)肝脏血管瘤是常见的肝脏良性肿瘤，临床多无症状，且并发症极低，大多不需要手术切除，影像学检查的目的就是确诊。肝脏血管瘤在常规平扫图像上的表现与囊肿难以区分，无增强扫描时鉴别囊肿和血管瘤可加扫 FLAIR 或短 TR SE 多回波序列，FLAIR 上囊肿呈现低信号，血管瘤仍呈现高信号，而多回波序列中血管瘤信号为高信号，囊肿在第一回波中信号低于后续的回波。或者可使用 Balance-SSFP(FIETA/GE、True FISP/西门子、B-FFE/飞利浦)序列，囊肿在 Balance-SSFP 图像上仍呈现与 T_2WI 上类似的很高信号，而血管瘤的信号与 T_2WI 相比会有所衰减。DWI 亦可方便鉴别二者，囊肿呈现低信号，而血管瘤呈现略高信号。

增强扫描鉴别血管瘤需要加扫延时扫描。增强的方式与 CT 上的碘对比剂相似，小血管瘤动脉期可即刻明显强化，大血管瘤动脉期多呈现周边结节状强化，随时间延迟逐渐向病变内强化，延迟扫描病变强化程度多等于或高于肝实质，大血管瘤可伴有动静脉瘘征象。

(2)肝硬化再生结节常规扫描难以与肿瘤病变相鉴别，动态增强序列是鉴别诊断的重要依据。

(3)肝细胞癌 HCC 动态增强序列是鉴别肝细胞癌 HCC 的重要依据。

(七)图像优化(序列参数应用技巧)

1.扫描时相的掌握

在循环状态正常的情况下，肝脏动脉期的时刻一般为注射对比剂后的 23～25 秒，扫描时原则上要把 K 空间中心数据的采集时刻置于开始注射对比剂后的 23～25 秒。对于二维扰相梯度回波 T_1WI 序列等没有采用 K 空间中心优先填充的三维扰相梯度回波 T_1WI 序列来说，如果整个序列的采集时间为 20 秒左右，则动脉期采集的起始点一般是在开始注射对比剂后 15～18 秒，若序列采集时间短，则应适当延长延迟时间，如序列采集时间为 15 秒，则延迟时间可以为 17～20 秒；对于采用中心填充或椭圆中心填充等K空间中心优先采集技术的三维扰相梯度回波 T_1WI 来说，动脉期的采集起始点一般为开始注射对比剂后 22～23 秒。对于反转恢复超快速梯度回波 T_1WI 序列来说，动脉期采集起始点一般在开始注射对比剂后 23～25 秒。对于任何序列，门静脉期的扫描时刻一般在注射对比剂开始后 50～60 秒，平衡期为 3～4 分钟，相比动脉期，静脉期和平衡期对时相的要求不是很严格，并可根据具体的需要进行延时扫描。

无论采用何种序列进行动态增强扫描，在计算动脉期起始时间都应该考虑到受检者执行屏气准备所需要的时间，这个时间应该根据受检者的实际情况灵活调整。如某患者动脉期开始时刻是在开始注射对比剂且该病例屏气准备时间需要 5 秒的话，则在开始注射对比剂后 10 秒即让患者开始屏气准备，此时正好到 15 秒，即开始启动采集；而如果患者屏气准备时间需要 10 秒的话，则应该在开始注射对比剂后 5 秒即让患者开始屏气准备。

对于循环异常的受检者，其各期时相的掌握应该根据具体情况而灵活调整，可采用测量循环时间等方法进行估算，也可采用智能触发或透视触发等技术启动扫描。

在有些新型的高场 MRI 设备上，三维容积内插快速扰相梯度回波序列采集整个肝脏的时间仅需要3～12 秒，可进行双动脉期扫描得到动脉早期和动脉晚期的图像，甚至可以进行多动脉期的扫描，这样对于时相的掌握的要求就有所降低。

2.T_1WI 序列

(1)SE 序列：在肝脏应用中，SE T_1WI 序列要求受检者均匀呼吸，并施加呼吸补偿技术(GE)或长程平均技术(LOTA 技术，西门子)。该序列的优点在于：①图像有较高的信噪比；②序列结构比较简单，信号变化比较容易解释；③无须屏气，有利于儿童或年老体弱者的检查。其缺点在于：①存在不同程度的呼吸运动伪影；②存在运动相关的部分容积效应，减低了图像的 T_1 对比；③采集时间较长，不能进行动态增强扫描。故 SE T_1WI 仅用于不能屏气但可以均匀呼吸的受检者。

(2)二维扰相 GRE 序列：是目前最常用的肝脏 T_1WI 序列之一，这类序列有 GE 公司的 FSPGR、西门子的 FLASH 和飞利浦的 T_1-FFE。该序列具有以下优点：①采集速度快，一次屏气可以完成单个部位的 T_1WI 的采集；②图像有足够的信噪比和良好的组织对比，T_1 对比总体上优于 SE T_1WI 序列;③既可用于平扫,又可用于动态增强扫描;④可以进行化学位移成像。该序列的缺点在于:屏气不佳者,图像有明显的运动伪影;层厚一般大于三维采集序列,且有层间距,不利于微小病灶的显示。该序列多用于能够良好屏气的受检者的常规 T_1WI 扫描。

(3)三维扰相 GRE 序列:另一个目前常用的肝脏 T_1WI 序列(高场机)。通常使用并行采集等快速采集技术并采用容积内插技术,这类序列有西门子公司的 VIBE、GE 公司的 FAME 和 LAVA 序列及飞利浦的 THRIVE 序列等。这类序列具有以下优点:①快速采集,如果同时采用多种快速采集技术,其采集速度超过二维扰相 GRE 序列;②与二维采集相比,图像层厚可更薄,有利于小病灶的显示;③容积内连续采集,有利于后处理重建;④用于增强扫描,可以同时得到肝实质和血管的图像。该序列的缺点在于:对硬件的要求较高,高场机效果较好,在 0.5 T 以下的低场机的采集速度不足以在一次屏气扫描完整个部位;图像的 T_1 对比不及二维扰相梯度回波序列。该序列在高场机主要用于动态增强扫描。

(4)二维反转恢复快速梯度回波序列:二维反转恢复快速梯度回波(IR-FGRE)序列属于超快速的 T_1WI,这类序列有 GE 的 FIRM 序列、西门子的 Turbo FLASH T_1WI 和飞利浦的 TFE T_1WI 等。其优点在于采集速度快,单层采集时间一般在 1 秒以下,因此即使受检者不屏气也没有明显的呼吸运动伪影。该序列的缺点在于:①图像的信噪比及组织对比较差;②由于图像是单层采集,类似于 CT,因此在动态增强扫描时,同一次屏气的不同层面可能不完全在同一时相。该序列一般仅用于不能屏气者的 T_1WI 或动态增强扫描,也可用于肝脏单层的灌注加权成像。

3.T_2WI 序列

(1)呼吸触发中短回波链 FSE(TSE)T_2Wl 序列:是目前应用最广泛的肝脏 T_2WI 序列,ETL 常为 7～16,采集时间一般为 3～6 分钟,由于 ETL 较短,其 T_2 对比与常规 SE 序列相近;而采用的呼吸触发技术明显减少了呼吸运动伪影。一般把该序列作为腹部 T_2WI 的首选序列。该序列的缺点在于呼吸不均匀的受检者仍有较为严重的运动伪影。

(2)长回波链屏气 FSE(TSE)T_2WI 序列:该序列 ETL 常在 20 以上,可在 20～30 秒获得 15～20 层图像。该序列的优点在于:①成像快速,可以进行屏气扫描;②可以进行权重较重 T_2WI,有利于实性病变与良性富水病变的鉴别。缺点在于 ETL 太长,图像的软组织 T_2 对比较差,不利于实性病变特别是小肿瘤的检出。该序列主要用于不能均匀呼吸但可较好屏气的受检者。

(3)半傅立叶单次激发快速 SE(SS-FSE 或 HASTE)T_2WI 序列。该序列的特点是:①信号采集速度快,单层成像时间不到 1 秒,即便不屏气也几乎没有运动伪影;②与单次激发 FSE(TSE)T_2WI 序列相比,可选用相对较短的有效 TE(60～80 毫秒),适合于肝脏 T_2WI 检查;③由于回波链很长,因此图像的软组织 T_2 对比比屏气的长回波链 FSE 还差。该序列仅用于不能屏气又不能均匀呼吸的受检者。在飞利浦的机型上,对 T_2WI 除了可以使用单次激发快速序列还可以添加门控技术,并使用复数个重复激励次数来进行平均以获得更好的图像质量。

(4)SE-EPIT_2WI 序列:SE-EPIT_2WI 可采用单次激发或多次激发技术,用于肝脏者多采用单次激发。单次激发 SE-EPI T_2WI 序列的优点在于:①成像速度快,单层图像采集时间不足 1 秒;②在所有的屏气 T_2WI 序列中,其 T_2 对比最好;③可以用于 DWI。缺点在于伪影较重,在不少受检者由于伪影存在,图像几乎不能用于诊断。该序列可用作前述 3 个 T_2WI 的补充序列。

(5)Balance-SSFP 序列:这类序列有 GE 的 FIESTA、西门子的 True FISP 及飞利浦的 Balance-FFE序列等。该序列的优点包括:①水样成分如血液、胆汁、胰液等与软组织之间的对比很好，水样成分呈现很高信号，而软组织为中等偏低信号；②由于勾边现象，脏器的轮廓显示清晰；③图像信噪比良好。缺点在于：T_1/T_2 对比，软组织对比很差，几乎在所有序列中对比最差，不利于肝脏实性病变的检出；容易产生磁敏感伪影。该序列在主要作为补充序列用于肝内外脉管结构的显示，切不可用该序列来替代常规的 T_2WI 序列。

(八)对比剂应用

增强扫描不但可以增加病变的检出率，对于病变的定性诊断也很有帮助。因此对于腹部病变特别是肿瘤或肿瘤样病变的 MRI 检查，应该常规进行动态增强扫描。

对比剂：0.1 mmol/kg，2 mL/s 速度静脉注射。

(九)摄片和图像后处理

通常摄取横轴位 T_2WI/FS 及 T_1WI，增强后主要摄取横轴位 T_1 加权脂肪抑制图像，并摄取病变部位冠状位 T_1 加权脂肪抑制图像。

必要时重建：薄层重建清晰显示病变及侵犯范围。

(十)肝细胞特异性对比剂-普美显的应用

普美显是一种 MRI 新型肝细胞特异性对比剂，其有效成分是钆塞酸二钠(Gd-EOB-DTPA)，于 2004 年在瑞典首先获得批准后应用于临床，并于 2011 年 7 月在中国正式上市。

普美显是在钆喷酸葡胺(Gd-DTPA)分子上添加脂溶性的乙氧基苯甲基(EOB)而形成，其不仅具有非特异性细胞外对比剂的性质，还具有肝细胞特异性对比剂的特性。普美显(Gd-EOB-DTPA)的钆浓度为每0.025 mmol/mL，是一种无色透明溶液，渗透压和黏滞度均较低。与非特异性细胞外对比剂钆喷酸葡胺(Gd-DTPA)比较，约 10%的普美显能短暂与血清蛋白结合，因此其在血浆中的 T1 弛豫率约为钆喷酸葡胺的 2 倍。

静脉注射后，普美显通过肝细胞膜上的有机阴离子转运多肽 1 从细胞外间隙转运至肝细胞内，然后经胆小管多特异性有机阴离子转运体或多重耐药相关蛋白 2 排泄至胆小管内。其原理与另一种肝细胞特异性 MRI 对比剂莫迪司(Gd-BOPTA)相似，莫迪司在人体仅 5%被肝细胞吸收，经胆汁排泄，而普美显约 50%进入肝细胞内，再经胆道排泄。功能正常的肝细胞持续摄取普美显，使肝实质的 T_1WI 信号强度升高，而没有肝细胞或肝细胞功能受损的病变区则不摄取对比剂呈相对低信号，这就使病灶与正常肝脏的对比度加大，使肝内微小病变显示得更清楚。此外，由于普美显具有高胆管排泄率，还可显示肝内外胆道系统的结构、通畅程度，以及功能情况，在胆管系统的应用具有显著优势。

1.正常肝脏普美显增强 MRI 成像特点

肝脏普美显增强 MRI 包括动态期(动脉期、门静脉期、延迟期)和肝细胞期，正常肝脏在动态期的强化特点与使用钆喷酸葡胺相似，其初始强化峰值在 60～70 秒，之后大约 50%的普美显经肾脏逐渐排泄。其余 50%的普美显被肝细胞摄取吸收，注射后 20 分钟扫描获得肝细胞期图像，表现为肝脏的均匀强化。动态期成像用于判断病灶血供，肝细胞期图像则有助于显示病灶，两者结合使检出肝脏病灶的敏感性和特异性均得到显著提高。

2.肝脏普美显增强的特点

(1)肝细胞癌(图 4-1)：肝细胞癌(HCC)简称为肝癌，好发于 30～60 岁，男性多见。早期通常无症状，中晚期出现肝区疼痛、消瘦乏力、黄疸和腹部包块。多数患者血甲胎蛋白显著升高。

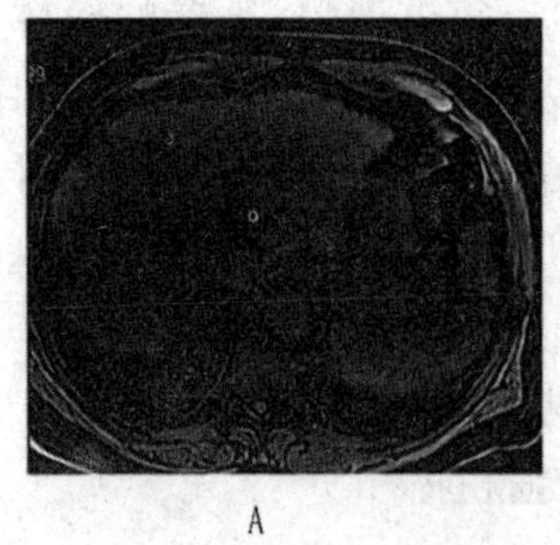
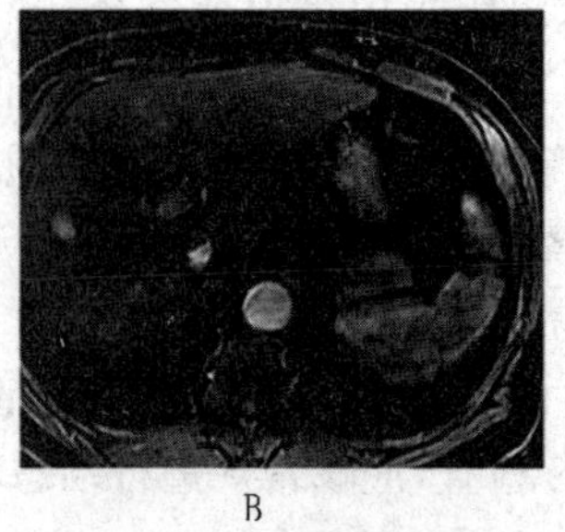
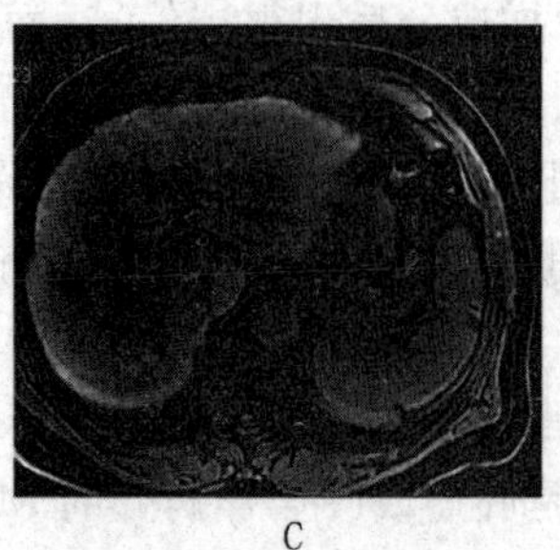

A　　　　B　　　　C

图 4-1　肝细胞癌

A.平扫横断位压脂 T_1WI,示肝右叶小结节呈相对等信号;B.静脉注入普美显后动脉期,示肝右叶小结节呈明显强化,信号均匀;C.静脉注入普美显后延迟 20 分钟,示肝右叶小结节呈明显低信号;此病灶经外科切除术后病理证实为肝细胞癌Ⅱ级

在注射钆对比剂后,绝大多数 HCC(80%～90%)病灶动脉期显著强化,而延迟期因对比剂流出而呈低信号。也有部分富血供病灶在延迟期无"流出"的低信号表现。少数 HCC(10%～20%)动脉期乏血供表现为低信号。通常表现不典型 HCC 为体积小、分化程度高的癌灶。

HCC 应用普美显进行增强扫描,其强化方式与钆喷酸葡胺基本一致,表现为"快进快出"。由于普美显使肝实质渐进性强化,病灶与肝脏的对比度加大,病灶看上去"流出"得更快一些。

在肝细胞期图像,由于 HCC 病灶不能摄取普美显而呈低信号,肿瘤边缘显示得更清晰,有利于小病灶的检出,提高了 HCC 诊断的敏感性和特异性。需要注意的是,2.5%～8.5%的高分化 HCC 在肝细胞期呈等信号或高信号,其机制尚不明确。

由于 HCC 的发病与肝硬化密切相关,从肝硬化发展至 HCC 经历再生结节(RN)、发育不良结节(DN)、早期 HCC 和中晚期 HCC 的病理演变过程。15%～25%的肝硬化含有 DN,结节内有异型肝细胞。组织学依据 DN 的分化程度,将之分为低级别和高级别两类,高级别 DN 被认为是癌前病变,最短 4 个月即发生恶变。在普美显增强的肝细胞期,RN 因保留肝细胞功能呈等信号,DN 若保留摄取对比剂功能而排泌受阻,则呈均匀或不均匀高信号,失去摄取对比剂能力的 DN 呈低信号。

(2)肝转移瘤:肝转移瘤临床常见,主要来自胃肠道、胰腺、乳腺和肺的原发恶性肿瘤。肝转移瘤通常多发,大小从数毫米到 10 cm 以上,病灶容易发生坏死、囊变和出血,可有钙化。除原发性肿瘤的症状外,患者还出现肝大、肝区疼痛、消瘦、黄疸和腹水肝脏症状。肝转移瘤 MRI 平扫通常表现为 T_1加权像稍低信号、T_2加权像稍高信号(富血供转移瘤的信号强度较高)。黑色素瘤转移表现特殊,T_1加权像高信号、T_2加权像低信号。增强扫描的表现与原发肿瘤血供有关,富血供转移瘤表现为一过性显著结节样强化,但肿瘤边缘环状强化、中央坏死区无强化的"牛眼征"表现更为常见;乏血供转移瘤则无强化或仅有延迟强化。普美显增强在肝细胞期,因转移瘤不含肝细胞,故不摄取对比剂呈低信号。已经证明普美显增强 MRI 对检出$<$1 cm 的肝转移瘤更敏感。

(3)肝血管瘤(图 4-2):血管瘤是最常见肝脏良性肿瘤,组织学上分为硬化性血管瘤、血管内皮细胞瘤、毛细血管瘤和海绵状血管瘤等类型,以海绵状血管瘤最多见。平常所谓肝血管瘤就是指海绵状血管瘤,可累及任何年龄人群,但多见于成年人(30～60 岁)女性。病灶血大小不一,多数在 3～5 cm。单发多见,多发者仅占 5%～15%。绝大部分肝血管瘤患者无临床症状,少数大病灶可压迫肝组织或邻近脏器,产生上腹部不适、胀痛等症状。

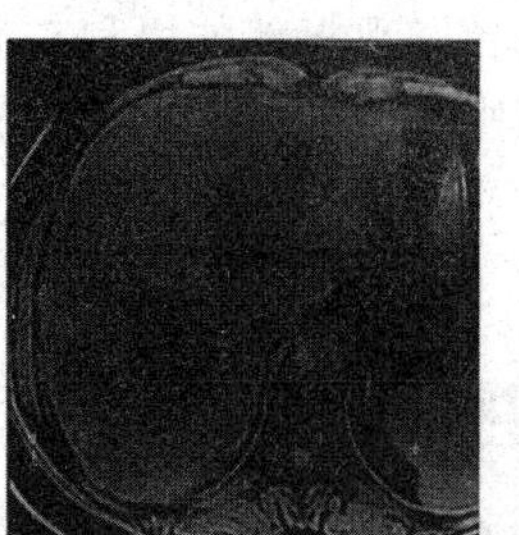
A

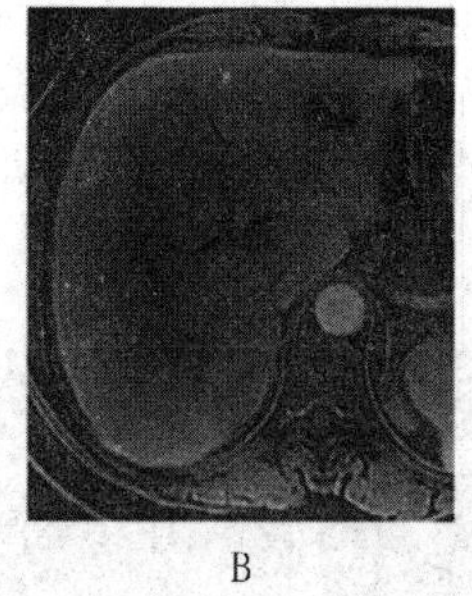
B

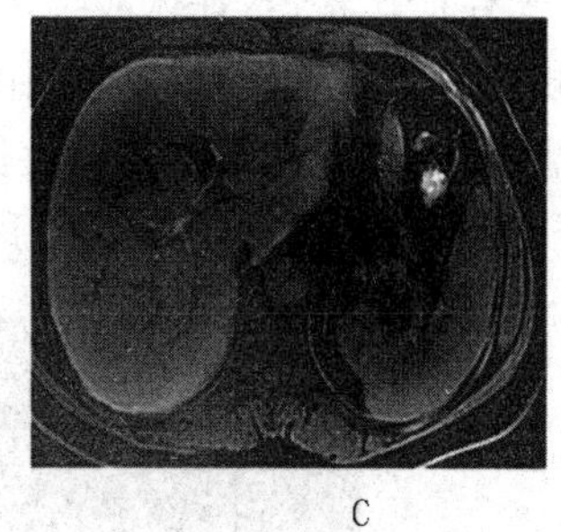
C

图 4-2　肝血管瘤

A.平扫横断位压脂 T_1WI,示肝左叶一类圆形病变呈低信号,边界清晰;B.静脉注入普美显后门静脉期,示肝左叶病变呈向心性强化;C.静脉注入普美显后延迟 20 分钟,示肝左叶病变呈明显低信号

肝海绵状血管瘤在 T_1 加权像呈略低信号,T_2 加权像呈高信号,在多回波序列,随回波时间延长,其信号强度逐渐增高呈"灯泡征"。钆喷酸葡胺增强动脉期病灶边缘呈结节状强化,门静脉期病灶强化范围扩大,延迟扫描强化区逐步向病灶中心推进,直至基本充填与肝实质信号相近。若病灶内有纤维化或血栓囊变成分,可见无强化的更低信号区,为肝血管瘤的特征性表现。使用普美显增强,其早期表现与钆喷酸葡胺类似,但在动态增强后期,因肝细胞摄取导致对比剂在血池的分布减少,病灶不能被完全充填。由于血管瘤内部异常扩张血窦不含正常肝细胞,在肝细胞期病灶为低信号。应该指出,动脉期快速充填小血管瘤的平扫和普美显增强表现均与富血供转移瘤接近,两者的鉴别诊断很困难。

(4)肝脏局灶性结节增生(图 4-3):肝局灶性结节增生(FNH)是一种肝脏少见良性占位性病变,常单发(约 20%多发)。病理上病灶由结构紊乱的正常肝细胞、Kupffer 细胞、血管和胆管等构成,但无正常肝小叶的条索状结构,其境界清晰,无包膜。好发于 30～60 岁的女性,病灶平均直径约为 5 cm,也可达 8 cm 以上。典型 FNH 在结节剖面中有特征性中央星型瘢痕,内含畸形血管结构(见于 50%的病例)。FNH 无出血倾向,亦未见恶变报道,患者通常无症状,多在影像学检查时偶然发现。

FNH 在平扫 T_1 加权像呈等信号,T_2 加权像稍高或等信号。中央瘢痕在 T_1 加权像呈低信号,T_2 加权像呈高信号,少数 FNH 中心瘢痕出现机化呈低信号,与纤维板层肝癌中心致密纤维和血管瘤瘢痕相似。不典型的 FNH 在 T_1 加权像上呈低信号,T_2 加权像上呈等信号,肿块内可无瘢痕出现,信号均匀,边界清楚,有时在肿瘤边缘可见流空的血管影。FNH 的 MRI 增强典型表现有一定特征性,中央见星芒状延迟增强的瘢痕组织,结节增强呈"快进慢出",较容易作出诊断。使用普美显进行增强,因 FNH 含功能正常的肝细胞,但胆管异常,并且不与周围胆管系统相连,因此肝细胞期病灶表现为等或高信号。van Kessel 等人总结了 26 例 FNH 在普美显增强 20 分钟延迟肝细胞期的表现,与周围肝实质相比,38%的病灶呈均匀等信号,15%为不均匀高信号,19%为不均匀等信号,23%为内部低信号伴周围环状高信号,仅 5%低信号。FNH 中心星状瘢痕含纤维结缔组织和畸形血管,在肝细胞期图像呈低信号。

(5)肝腺瘤:肝腺瘤亦称肝细胞腺瘤(HCA),是少见肝脏良性肿瘤。据报道长期服用避孕药者的发病率为 3/10 000～4/10 000,而不服用避孕药或服用避孕药史短于 2 年的妇女,发病率仅为 1/1 000 000。肝腺瘤的病理学特征是肝细胞良性增生,由扩张的血窦分隔,外围假包膜,瘤内常见脂肪成分、坏死或出血。患者的临床表现随肿瘤大小、部位及有无并发症而不同。5%～

10%的患者无任何症状，系查体或手术时偶然发现。约 1/3 患者发现腹部肿块和右上腹隐痛，伴恶心、食欲缺乏等。肿瘤发生破裂出血时，可出现突发右上腹剧痛。查体可发现腹肌紧张，局部压痛、反跳痛，重症患者可出现失血性休克。偶见黄疸、发热。HCA 不仅有破裂出血的倾向，还有恶变为肝细胞癌的潜能，通常需要手术切除。

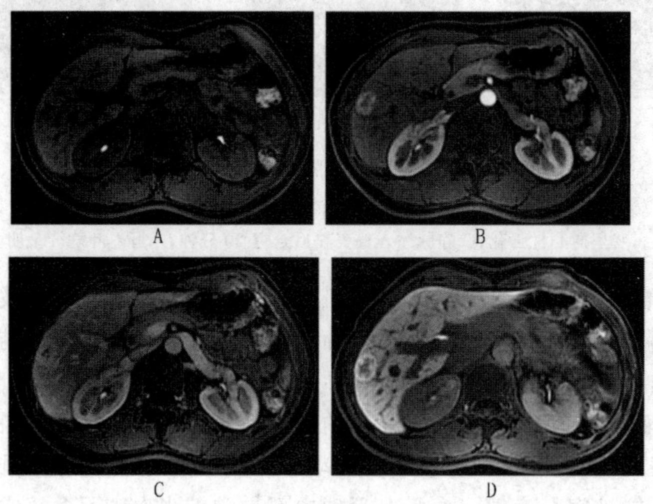

图 4-3　肝脏局灶性结节增生

A.平扫压脂 T_1WI，示肝右后叶包膜下片状等低混杂信号影，边界欠清；B.静脉注入普美显后动脉期，示肝右后叶病变呈明显、不均匀强化，中央见片状低信号区；C.静脉注入普美显后门静脉期，示肝右后叶病变持续强化，中央瘢痕区范围相对动脉期略缩小；D.静脉注入普美显后延迟 20 分钟，示肝右后叶病变呈中央低信号、边缘高信号。此病灶经外科切除术后病理证实为肝局灶性结节增生

MRI 平扫 T_1加权像肿瘤常呈等或稍低信号，T_2加权像以高信号为主，瘤内若有出血坏死则信号不均匀。动脉期呈显著强化或轻到中度强化，瘤内出血无强化；门脉期和延迟期强化程度下降或持续强化。假包膜在 T_1加权像为低信号，T_2加权像为高信号，呈持续显著强化或延迟强化。使用普美显肝腺瘤多在动脉期显著强化，增强后期“流出”现象；肝细胞期典型肝腺瘤呈低信号，这是与 FNH 鉴别的重要特征，但偶尔肝腺瘤可呈等甚至高信号，机制尚不明确。

二、胆囊、胆道 MR 成像技术

(一)检查前准备

1.受检者的准备

与肝脏 MRI 检查相比，胆囊、胆道 MRI 检查要求更为严格，受检者需空腹检查，禁食、禁水 6 小时以上，防止胃肠道液体太多，影响对胆道的显示和观察。

有需要者可服用胃肠道阴性对比剂来抑制胃肠道的液体信号。

2.受检者的呼吸训练与监控

与肝脏 MRI 检查一样，需要患者的良好配合，MRCP 一般需要进行屏气和呼吸触发两种扫描方式，检查前应对患者充分训练。

(二)常见适应证与禁忌证

胆囊与胆管内的胆汁属于静止的液体，表现为高信号，扩张的胆道系统与周围组织形成良好对比。虽然胆囊内结石无法在 MRI 上直接显影，但其周围所包绕的胆汁形成的对比能较好地显示其大小、位置及形态。MRCP 对胰胆管病变的显示具有独特的优势。

除 MRI 检查通常禁忌证外无特殊禁忌证。

(三)线圈选择及患者体位设计

1.线圈选择

线圈通常选择表面线圈如专用的腹部线圈或者心脏扫描线圈。

2.体位设计

体位同肝脏 MRI 扫描，患者仰卧位，定位线中心置于剑突下缘。

(四)扫描方位

胆囊 MRI 检查以横轴位为主，辅以冠状位。必要时可加沿管道走行方向的斜矢状位或斜冠位。

MRCP 通常进行冠状位扫描，必要时进行平行于左右胆管的斜冠位扫描。

1.横轴位

以冠状位做定位参考像，在冠状位定位像上使横轴位定位线垂直于人体长轴。横轴位一般常规扫描整个肝脏。T_1WI 像与 T_2WI 像层面要保持一致。

2.冠状位

以横轴位及矢状位做定位参考像。

(五)推荐脉冲序列

平扫横轴位 T_2WI/FS、T_2WI、T_1WI 冠状位 T_2WI/FS，增强后常规进行横轴位动态增强 T_1WI、冠状位 T_1WI。

MRCP：2 D 或 3 D，在梗阻部位进行薄层横轴位 T_2WI/FS。

(六)胆囊、胆道常见病变的特殊检查要求

除常规扫描序列外可以加做 MRCP。MRCP 对胰胆管病变的显示具有独特的优势，结合常规 MRI 图像可以获得直观的诊断印象，需要注意的是在有梗阻的部位加扫薄层扫描，必要时口服阴性对比剂降低胃肠道高信号水对图像质量的影响。

(七)图像优化(序列参数应用技巧)

MRCP 主要有三种扫描方式，即屏气厚块一次投射 MRCP、呼吸触发 3D MRCP、2 D 连续薄层扫描 MRCP，一般联合使用前两种。

MRCP 必须使用脂肪抑制技术。

(八)对比剂应用

与 CT 相比，MRI 有更高的软组织分辨力，一部分病变依靠 MRI 平扫即可检出，甚至可以确诊。但胆囊、胆道器官由于管壁较薄，而且发生实质性病变时的天然对比往往不好，需要借助对比剂制造人工对比。增强扫描不但可以增加病变的检出率，对于病变的定性诊断也很有帮助。因此对于胆囊肿瘤和胆道梗阻性病变的 MRI 检查，应该常规进行动态增强扫描。

对比剂：0.1 mmol/kg，2～3 mL/s 速度静脉注射。

(九)摄片和图像后处理

通常摄取横轴位 T_2WI/FS 及 T_1WI，增强后主要摄取横轴位 T_1 加权脂肪抑制图像，并摄取病变部位冠状位 T_1 加权脂肪抑制图像。

必要时重建：薄层重建清晰显示病变及侵犯范围。

三、胰腺 MR 成像技术

(一)检查前准备

1.受检者的准备

同肝脏 MRI 检查,胰腺 MRI 检查要求受检者最好能够空腹检查。一般情况下胰腺 MRI 检查无须做特殊准备。

2.受检者的呼吸训练与监控

同肝脏 MRI 检查。

(二)常见适应证与禁忌证

胰腺周围有脂肪衬托,MRI 扫描中胰腺各种病变通常在脂肪抑制技术下能获得较好的对比。慢性胰腺炎、胰腺癌等造成胰管扩张时,MRCP 可以帮助进行诊断。近来 DWI 在胰腺疾病的诊断与鉴别诊断中也表现出了相当的潜力。

除 MRI 检查通常禁忌证外,无特殊禁忌证。

(三)线圈选择及患者体位设计

1.线圈选择

线圈通常选择表面线圈如专用的腹部线圈或者心脏扫描线圈。

2.体位设计

同肝脏扫描体位。

(四)扫描方位

胰腺 MRI 检查以横轴位为主,辅以冠状位。必要时可加矢状位或斜位的扫描。一般情况下,胰腺横轴位以前后方向为相位编码方向,并尽可能同时采用矩形 FOV。冠状面扫描一般选择左右方向为相位编码方向。

1.冠状位

以横轴位及矢状位做定位参考像。一般使用标准冠状位。扫描范围根据胰腺前后径及病变大小而定。

2.横轴位

以冠状位做定位参考像,在冠状位定位像上使横轴位定位线垂直于人体长轴。横轴位扫描范围包括整个胰腺。T_1WI 像与 T_2WI 像层面要保持一致。

(五)推荐脉冲序列

与肝脏扫描序列相似,需要薄层扫描。

平扫横轴位 T_2WI/FS、T_2WI、T_1WI 冠状位 T_2WI/FS。

增强后常规进行横轴位动态增强 T_1WI、冠状位 T_1WI。

DWI(弥散加权成像)b 值 400～600。

(六)胰腺常见病变的特殊检查要求

1.胆囊、胆管、胰管病变

除常规扫描序列外可以加做 MRCP,MRCP 对胰胆管病变的显示具有独特的优势,结合常规 MRI 图像可以获得直观的诊断印象,需要注意的是在有梗阻的部位加扫薄层扫描。

2.胰腺癌

胰腺癌主要依据胰腺肿瘤的信号、增强特点及继发胰管扩张等表现作出诊断,血管侵袭和腹

膜后淋巴结肿大对诊断具有重要意义，增强扫描有助于胰腺癌诊断。当存在胆道低位梗阻时，应注意胰头部肿瘤的可能性。

扫描层厚与间距均要薄，3～5/0.3～1 mm，图像质量以 T_1WI 脂肪抑制（T_1WI/FS）、T_2WI 脂肪抑制（T_2WI/FS）最好。

T_1WI 脂肪抑制：由于脂肪信号受抑制，胰腺腺泡组织内的水溶性蛋白成分高，使胰腺呈相对高信号，显示正常胰腺和毗邻结构较为有利。

（七）图像优化（序列参数应用技巧）

胰腺动态增强扫描同肝脏动态增强扫描。

胰腺体积较小，应进行薄层扫描，钩突要包括在扫描范围之内，对于恶性肿瘤的患者应适当扩大扫描范围。

（八）对比剂应用

胰腺的天然对比往往不好，需要借助对比剂制造人工对比。增强扫描不但可以增加病变的检出率，对于病变的定性诊断也颇有帮助。因此对于胰腺病变特别是肿瘤或肿瘤样病变的 MRI 检查，应该常规进行动态增强扫描。

对比剂：0.1 mmol/kg，2～3 mL/s 速度静脉注射。

（九）摄片和图像后处理

通常摄取横轴位 T_2WI/FS 及 T_1WI，增强后主要摄取横轴位 T_1 加权脂肪抑制图像，并摄取病变部位冠状位 T_1 加权脂肪抑制图像。

必要时重建：薄层重建清晰显示病变及侵犯范围。

四、肾上腺 MR 成像技术

（一）检查前准备

1.受检者的准备

同肝脏的 MRI 扫描。

2.受检者的呼吸训练与监控

同肝脏的 MRI 扫描。

（二）常见适应证与禁忌证

占位性病变，免疫炎性细胞浸润或纤维化引起的皮质和/或髓质萎缩，先天性类固醇合成酶缺陷引起的皮质增生等会引起肾上腺形态改变的疾病都可以用 MRI 进行检测。

除 MRI 检查通常禁忌证外无特殊禁忌证。

（三）线圈选择及患者体位设计

1.线圈选择

线圈通常选择表面线圈如专用的腹部线圈或者心脏扫描线圈。

2.体位设计

肾上腺的检查体位与肝脏检查体位设计一致。

肾上腺定位线中心对准剑突与脐连线中点。

（四）扫描方位

肾上腺 MRI 检查以横轴位为主，冠状位对显示肾上腺与肝脏、双肾的关系更加有效，尤其在区别病变位于肾上腺还是肾脏时冠状位扫描是必不可少的。一般情况下，横轴位选择前后方向为相位编码方向,并尽可能同时采用矩形 FOV。冠状面扫描则一般选择左右方向为相位编码方向。

1.横轴位

以冠状位做定位参考像,在冠状位定位像上使横轴位定位线垂直于人体长轴。横轴位扫描范围从肾上极上 2 cm 到肾门,若病变体积较大,可适当增加扫描范围以扫描完整个病变。T_1WI 像与 T_2WI 像层面要保持一致。

2.冠状位

以横轴位及矢状位做定位参考像。一般使用标准冠状位。扫描范围根据肾上腺前后径及病变大小而定。

(五)推荐脉冲序列

常规采用薄层扫描。

平扫横轴位 T_2WI/FS、T_2WI、同反相位 T_1WI、冠状位 T_2WI。

增强后常规进行横轴位动态增强 T_1WI、冠状位 T_1WI。

(六)腹部常见病变的特殊检查要求

肾上腺肿瘤同反相位成像可帮助区分肾上腺腺瘤、髓样脂肪瘤,为发现肾上腺占位时的重要扫描序列。肾上腺腺瘤因为含有一定量的脂肪,其信号在反向位图像上有明显的下降,而肾上腺恶性病变如转移瘤或原发性肾上腺皮质癌不含或含有极少量脂肪,在反相位图像上不产生信号下降。

同反相位成像对于纯脂肪组织不能起到鉴别作用,应与脂肪抑制序列相互结合以助定性。

动态强化亦有助于鉴别诊断。在动态增强扫描时,腺瘤多呈早期、轻/中度强化且廓清迅速,非腺瘤多呈早/中期、中/重度强化且廓清缓慢。

对于肾上腺占位病变,进行冠状位扫描有助于明确病变与周围组织的结构关系。

(七)图像优化(序列参数应用技巧)

扫描时相同肝脏 MRI 扫描。

(八)对比剂应用

肾上腺的天然对比往往不好,需要借助对比剂制造人工对比。增强扫描不但可以增加病变的检出率,对于病变的定性诊断也颇有帮助。如在动态增强扫描时,腺瘤多呈早期、轻/中度强化且廓清迅速,非腺瘤多呈早/中期、中/重度强化且廓清缓慢。

对比剂:0.1 mmol/kg,以 2～3 mL/s 的速度静脉注射。

(九)摄片和图像后处理

通常摄取横轴位 T_2WI/FS 及 T_1WI,增强后主要摄取横轴位 T_1 加权脂肪抑制图像,并摄取病变部位冠状位 T_1 加权脂肪抑制图像。

必要时重建:薄层重建清晰显示病变及侵犯范围。

五、肾脏、输尿管 MR 成像技术

(一)检查前准备

1.受检者的准备

肾脏 MRI 检查并不要求受检者空腹检查。一般情况下肾脏 MRI 检查无须服用消化道对比剂。

2.受检者的呼吸训练与监控

同肝脏的 MRI 检查。

(二)常见适应证与禁忌证

肾与其周围脂肪囊在 MRI 图像上可形成鲜明的对比，肾实质与肾盂内尿液也可形成良好对比。MRI 对肾脏疾病的诊断具有重要价值，对肾实质及血管病变的显示优势明显。磁共振泌尿系统成像(MRU)可直接显示尿路，对输尿管狭窄、梗阻具有重要诊断价值，对肾功能差、IVP 检查不显影的患者尤为适用。

除 MRI 通常禁忌证外，无特殊禁忌证。

(三)线圈选择及患者体位设计

1.线圈选择

线圈通常选择表面线圈如专用的腹部线圈或者心脏扫描线圈。

2.体位设计

肾脏的 MRI 检查体位与肝脏 MRI 检查一致。

肾脏定位线中心对准剑突与脐连线中点。

(四)扫描方位

肾脏 MRI 检查以横轴位及冠状位并重。一般情况下，肾脏横轴位以前后方向为相位编码方向，并尽可能同时采用矩形 FOV。冠状面扫描选择左右方向为相位编码方向。

1.横轴位

以冠状位做定位参考像，在冠状位定位像上使横轴位定位线垂直于人体长轴。横轴位扫描范围包括整个肾脏。T_1WI 像与 T_2WI 像层面要保持一致。

2.冠状位

以横轴位及矢状位做定位参考像。一般使用标准冠状位。扫描范围根据肾脏前后径及病变大小而定。

(五)推荐脉冲序列

平扫横轴位 T_2WI/FS、T_2WI、T_1WI 冠状位 T_2WI/FS，增强后常规进行横轴位动态增强 T_1WI、冠状位 T_1WI。

肾脏动态增强扫描同肝脏动态增强扫描。

(六)常见病变的特殊检查要求

1.尿路梗阻

除常规扫描序列外可以加做 MRU，需要注意的是在有梗阻的部位加扫薄层扫描明确梗阻原因。

肾盂、输尿管的病变往往与膀胱病变同时发生，所以必要时行膀胱的扫描提供更多的信息。

2.肾癌

怀疑肾癌时，检查范围需适当增大，除了肾脏病变外，还应加强对腹膜后淋巴结、肾静脉、下腔静脉的显示。

(七)图像优化(序列参数应用技巧)

肾脏占位病变疑有脂肪成分时，可以进行同反相位扫描以帮助诊断。

(八)对比剂应用

磁共振增强扫描可明显增加肾实质的对比，对肾实质的病变特别是肿瘤或肿瘤样病变的

MRI检查具有重要的意义。

对比剂：0.1 mmol/kg，以2～3 mL/s的速度静脉注射。

(九)摄片和图像后处理

通常摄取横轴位 T_2WI/FS及 T_1WI，增强后主要摄取横轴位 T_1 加权脂肪抑制图像，并摄取病变部位冠状位 T_1 加权脂肪抑制图像。

必要时重建：薄层重建清晰显示病变及侵犯范围。

(周金玲)

第五章　超声诊断基础

第一节　超声波的反射和透射

超声波从一种介质传播到另一种介质时，若在界面上介质声阻抗突变或界面的线度远大于声波波长和声束直径，那么在界面上一部分能量反射回来（形成反射波），另一部分能量透过界面在另一种介质中传播（形成透射波），在界面上，声能（声压、声强）的分配和传播方向遵循一定的变化规律。

一、超声波垂直入射到平面界面上的反射和透射

当超声波垂直入射到足够大的光滑平面时，将同时发生反射和透射，如图 5-1 所示。反射波和透射波的声压（声强）由声压反射率（声强反射率）和声压透射率（声强透射率）表示。

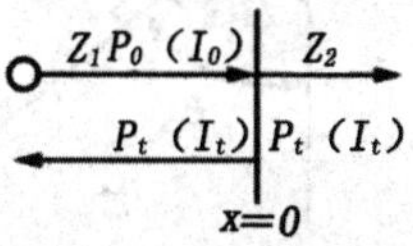

图 5-1　超声波垂直入射到平面界面上的反射和透射

设入射波的声压为 p_0（声强为 I_0），反射波的声压为 p_r（声强为 I_r），透射波的声压为 Vp_t（声强为 I_t）。界面上反射波的声压 p_r 与入射波声压 p_0 之比为界面的声压反射率，用 r 表示：

$$r=\frac{p_r}{p_0}=\frac{Z_2-Z_1}{(Z_2+Z_1)}$$

式中，Z_1 为介质 1 的声阻抗，Z_2 为介质 2 的声阻抗。

界面上反射波的声强 I_r 与入射波声强 I_0 之比为界面的声强反射率，用 R 表示：

$$R=\frac{I_r}{I_0}=\frac{\left(\frac{p^2\mathrm{r}}{2Z_1}\right)}{\left(\frac{p_0^2}{2Z_1}\right)}=\frac{p^2\mathrm{r}}{p_0^2}=r^2=\left[\frac{(Z_2-Z_1)}{(Z_2+Z_1)}\right]^2$$

界面上透射波的声压 p_t 与入射波声压 p_0 之比为界面的声压透射率，用 t 表示：

$$t=\frac{p_t}{p_0}=\frac{2Z_2}{(Z_2+Z_1)}$$

界面上透射波的声强 It 与入射波声强 I_0 之比为界面的声强透射率，用 T 表示：

$$T=\frac{I_t}{I_0}=\frac{(\frac{p_t^2}{2Z_2})}{(\frac{p_0^2}{2Z_1})}=\frac{Z_1}{Z_2}\times\frac{p_t^2}{p_0^2}=\frac{4Z_1Z_2}{(Z_2+Z_1)^2}$$

可知，$R+T=1$。在理想情况下，超声波垂直入射到界面上时，声压和声强的分配与界面两侧介质的声阻抗有关，下面做进一步讨论。

(1)当 $Z_2>Z_1$ 时，r>0，反射波声压与入射波声压同相位，界面上反射波与入射波叠加，类似驻波，合成声压振幅增大为 p_0+p_r。

(2)当 $Z_2<Z_1$ 时，r<0，即反射声压与入射声压相位相反，反射波与入射波合 r 成声压振幅减小为 p_0+p_r。

(3)当 $Z_2<<\ Z_1$ 时，声压反射率趋于−1，透射率趋于 0，即声压几乎全反射，无透射。在超声诊断时，探头与患者皮肤之间的空气将阻碍超声波传入人体。为获得高质量的图像，需要用液性传导介质来连接探头与患者体表，同时超声波不能检测含气组织。

(4)当 $Z_2\approx Z_1$ 时，$r\approx0$，$t\approx1$，超声波几乎全透射，无反射(图 5-2)。

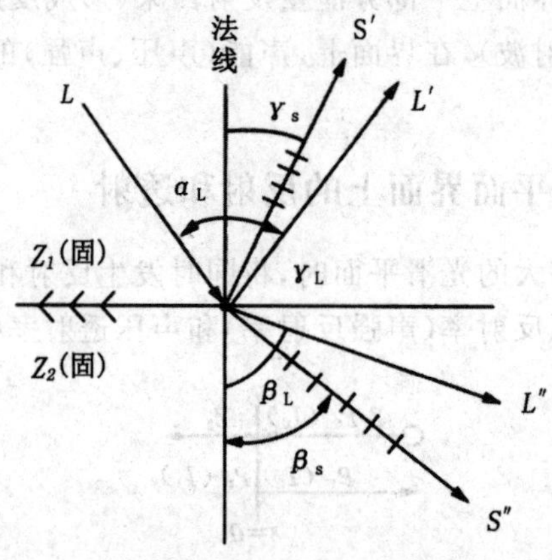

图 5-2 超声波倾斜入射到平界面上的反射和折射

二、超声波倾斜入射到平面界面上的反射和透射

(一)波形转换

当超声波斜入射到界面时，在反射波和透射波中除了与入射波同类型的成分外，还会产生不同类型的波成分，这种现象即为波形转换。

(二)反射、透射定律

反射、透射定律(斯涅尔定律)可通过以下特征描述。

(1)反射、透射波线与入射波线分别在法线的两侧。

(2)任何一种反射波或透射波所对应角度的正弦与相应的声速之比恒等于一个定值。

(3)同种波形的反射角与入射角相等。发生透射时,声速大的介质,对应的角度也较大。

(三)临界角

超声波由声速较慢的第一介质向声速较快的第二介质入射时,使第二介质中的透射角等于90°的入射角称为临界角,此时声波完全不能透射(全反射)。若第二介质为固体,则在固体中出现透射的纵波和横波。使纵波透射角为90°的入射角称为第一临界角,使横波透射角为90°的入射角称为第二临界角。实际中,超声探头的探测角度一般不超过−24°~24°,这样既保证了一定的信号强度,也可避免全反射。

(四)反射率与透射率

超声波纵波斜入射到声阻抗为 Z_1 和 Z_2 两种介质的界面上,声压反射率为:

$$r=\frac{p_r}{p_0}=\frac{(Z_2\cos\alpha_L-Z_1\cos\beta_L)}{(Z\ _2\cos\alpha L+Z_1\cos\beta_L)}$$

声压透射率为:

$$t=\frac{p_t}{p_0}=\frac{2Z_2\cos\alpha_L}{(Z_2\cos\alpha_L+Z_1\cos\beta_L)}$$

$$R=\frac{I_r}{I_0}=\frac{(Z_2\cos\alpha L-Z_1\cos\beta L)}{(Z_2\cos\alpha L+VZ1\cos\beta L)^2}$$

声强透射率为:

$$T=\frac{I_t}{I_0}=\frac{4\ Z_1Z_2\cos\alpha_L\cos\beta_L}{(Z_2\cos\alpha_L+Z_1\cos\beta_L)^2}$$

且 $R+T=1$。界面声阻抗差越大,反射波幅度越大。

三、超声波在曲面界面上的反射和透射

超声波入射在曲面界面上时会发生聚焦或发散现象,其取决于曲面形状和界面两侧介质的声速。一般而言,曲面的凹凸形状以第二介质的界面形状为基准。

(一)反射波

当界面为球面时,具有焦点,反射波波阵面为球面。凹球面上的反射波好像是从实焦点发出的球面波,凸球面上的反射波好像是从虚焦点发出的球面波。界面为柱面时,具有焦轴,反射波波阵面为柱面。凹柱面上的反射波好像是从实焦轴发出的柱面波,凸柱面上的反射波好像是从虚焦轴发出的柱面波,如图5-3所示。

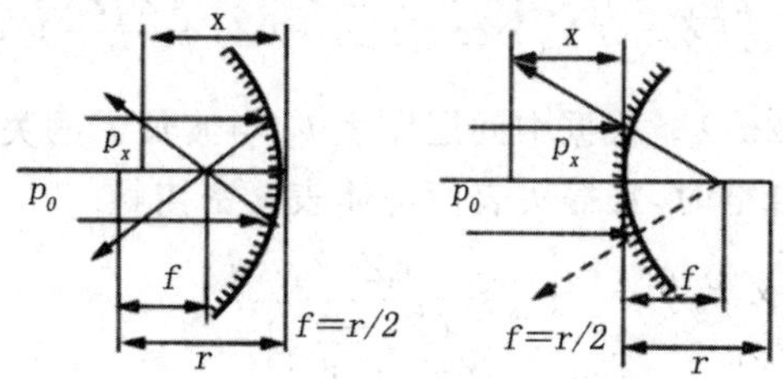

图5-3 平面波在曲面界面上的反射

(二)透射波

透射波产生聚焦还是发散,不仅与曲界面的凸、凹有关,而且与两种介质的声速 c_1 和 c_2 有关。由折射定律知,平面超声波入射到 $c_1<c_2$ 的凹曲面和 $c_1>c_2$ 的凸曲面上时,其透射波将聚

焦；平面超声波入射到 $c_1>c_2$ 的凹曲面和 $c_1<c_2$ 的凸曲面上时，其透射波将发散，具体可参见图 5-4所示。

当界面为球面时，透射波波阵面为球面，透射波好像是从焦点发出的球面波；界面为柱面时，透射波波阵面为柱面，透射波好像是从焦轴发出的柱面波。

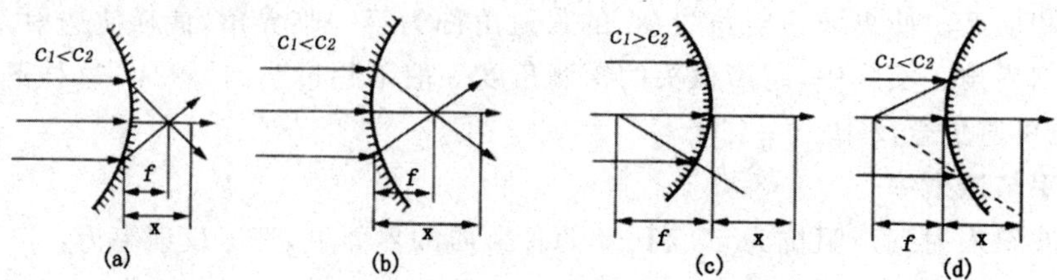

图 5-4　平面波在曲面界面上的透射

四、超声波多层透射与声耦合

(一)声耦合

在超声医学应用中，超声换能器与被探测对象之间存在空气界面，如图 5-5 所示，由于空气声阻抗很小，这时，$r=-1$，$t=0$，产生全反射，难以使超声波进入组织。因此需要用适当的耦合介质来填充这些空气，这样，探头、耦合剂与人体构成了一个多层声波传播介质。

(二)超声波垂直入射到多层平面界面上的反射及透射

应用超声波垂直入射到单一平面界面上反射和透射的公式，可知透射入第三层介质中的超声声强透射系数：

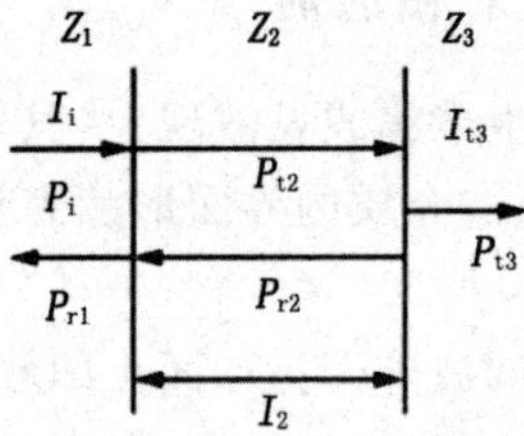

图 5-5　超声波在多层介质中的反射与透射

$$T_{13}=\frac{I_{t3}}{I_{t1}}=\frac{4Z_3Z_1}{[(Z_3+ZV_1)^2\cos^2k_2l_2+(Z_2+\frac{Z_1Z_3}{Z_2})^2\sin^2k_2l_2]}$$

式中，l_2 是中间层厚度，$k_2=2\pi/\lambda$。根据中间层厚度 l_2 与波长 λ 的关系，可知：

(1)如果 $l_2<<\lambda$，无耦合剂时，且探头表面与体表紧密接触

$$T_{13}\approx\frac{4Z_3Z_1}{(Z_3+Z_1)^2}$$

(2)如果 $l_2=n\lambda/2$(半波长的整数倍)

$$T_{13}\approx\frac{4Z_3Z_1}{(Z_3+Z_1)^2}$$

(3)如果 $l_2=(2n+1)\lambda/4$(四分之一波长的奇数倍)

$$T_{13}\approx\frac{4Z_3Z_1}{(Z_2+\frac{Z_1Z_3}{Z_2})^2}$$

当超声耦合剂声阻抗 $Z_2=\sqrt{(Z_1+Z_3)}$ 时,可以推得 $T_{13}=1$。此时,所有超声波能量可全透入人体组织内。所以,当耦合剂厚度为 λ/4 的奇数倍且声阻抗 Z_2=时,效果最佳。

(三)超声波斜入射到多层平面界面上的反射与透射

当 $Z_1=Z_3$ 时,求得的声强透射系数 T_{13} 为:

$$T_{13}=\frac{I_{t3}}{I_{t1}}=\frac{4}{[4\cos^2\alpha_2 l_2+(\frac{1}{Z}+Z)\sin^2\alpha_2 l_2]}$$

式中,$\alpha_2=k_2\cos\theta_2$,$k_2=2\alpha/\lambda$,$Z=Z_2\cos\theta_1/Z_1\cos\theta_2$,$\theta$ 为超声波从第一介质入射到第二介质的入射角,以为超声波从第一介质入射到第二介质的折射角。

同样,当超声耦合剂声阻抗 $Z_2=\sqrt{(Z_1+Z_3)}$ 时,可以推得 $T_{13}=1$。此时,所有超声波能量可全透入人体组织内。

(刘金平)

第二节 人体组织超声成像

超声在人体组织中的传播,回声的强弱取决于两种介质的声阻之差、入射超声与界面的角度,并与组织成分有关。

现代超声诊断仪显示实时动态图像,二维超声显示动态切面图、M 型显示实时幅度-时间曲线、频谱多普勒显示实时频移-时间曲线。

一、二维超声成像

二维超声包括线阵、凸阵或相控阵(扇形)等为电子扫描,每秒成像 30 帧以上。探头发射多数扫描线,入射人体,快速扫描被检部位,每条扫描线遇不同声阻的组织界面产生反射、散射回声,由浅入深的回声按序显示在监视器上即成二维图像(图 5-6)。

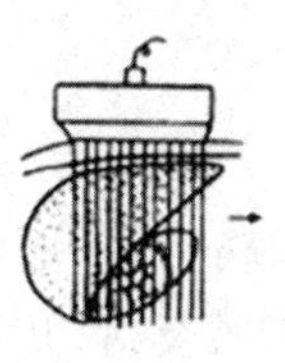
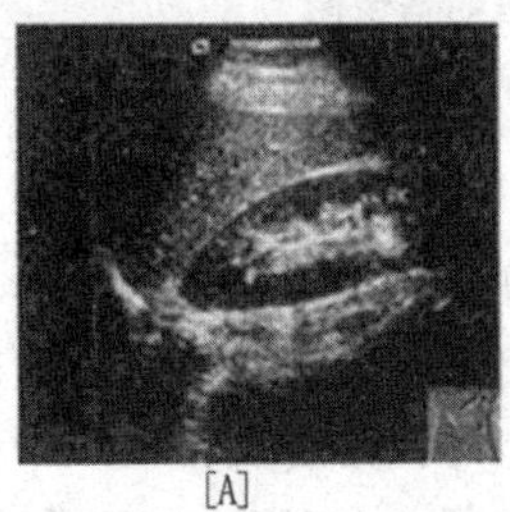
[A]

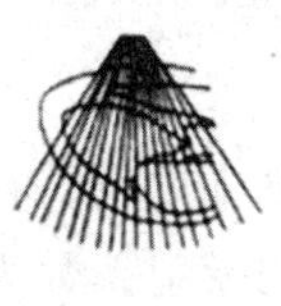
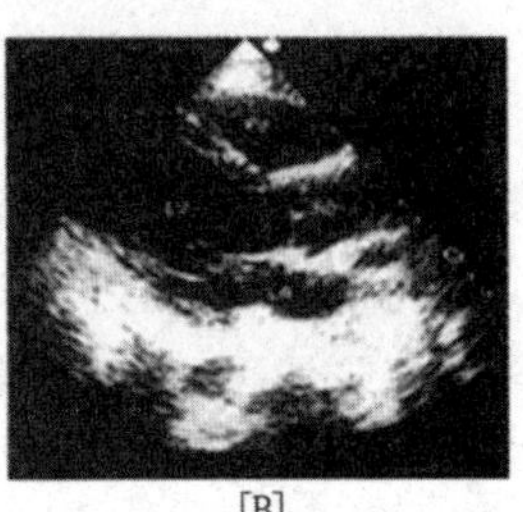
[B]

图 5-6 二维超声成像示意图

(一)正常人体组织及脏器的结构与回声规律性

正常人体组织从声学特性上分为 3 类:①人体软组织的声学特性(声速、声衰减等)与水近似属一类;②骨骼;③空气。

1.皮肤及皮下组织的回声规律

皮肤及皮下组织均为实性软组织,皮肤深部依次为皮下脂肪、肌肉;胸、腹部深层为胸、腹膜壁层及胸腹腔间隙;四肢及外周则深部为骨膜及骨骼。超声束在经过皮肤-皮下脂肪-肌肉-胸、腹膜壁层-胸、腹腔间隙等上述两种组织间的界面时,产生强弱不等的反射与散射,在声像图上显示界面回声,在一种组织内部根据组织声阻均匀性,决定回声的强弱。

2.实质性组织或脏器的回声规律

实质性脏器如肝、脾、肾、甲状腺、子宫、脑等脏器,表面均有致密的结缔组织包膜,内部结构均匀一致的组织回声弱,如脑及神经组织、淋巴结等;内部结构不均匀的各有一定结构特点,如肝脏呈楔形,外有包膜,内以肝细胞为主,有汇管区,门静脉、肝静脉、肝动脉、胆道各自成树枝状有序分布;超声束经腹腔间隙-肝包膜-肝实质-肝内管道之间的各个界面反射,肝内细小结构间有散射,显示肝声像图。肾脏声像图显示低回声的肾脂肪囊,较强回声的细线状肾包膜,低回声的肾皮质、锥体,较强回声的肾盏及肾盂与肾门。横纹肌由肌纤维、肌束组成,肌束外均有肌膜包裹,形成无数声阻不同的界面,回声明显不均匀。

3.含液体脏器的回声规律

含液脏器如眼球、胆囊、膀胱、心脏、血管等,结构特点为有实性组织为壁,壁厚薄不一,正常脏器壁整齐,腔内液体各脏器密度不一,尿液密度小,依次为胆汁、眼玻璃体(1.010 g/cm^3)、血液(1.055 g/cm^3)。胆囊、膀胱壁,由外向内为浆膜、肌层及黏膜层,腔内为声阻均匀的胆汁、尿液。经腹超声束先经腹壁各层-肝脏前-肝后缘-胆囊前壁-胆汁-胆囊后壁,声像图上分别显示各界面回声,腔内为无回声区(图 5-7)。心脏壁较厚,有特定的结构,腔内血液为较黏稠液体。超声束经前胸壁-胸腔间隙-右心室前壁(心外膜-心肌-心内膜)-血液-室间隔-血液-心后壁,各界面均有回声,血液通常为无回声,灵敏度高的仪器可显示血液中的极低回声。

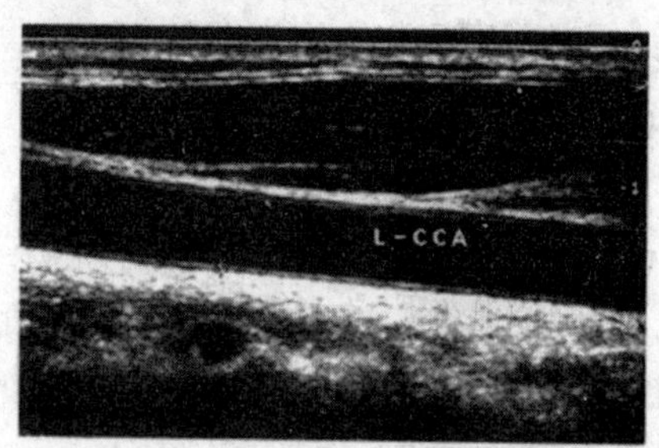

图 5-7　含液脏器声像图

正常左颈总动脉(L-CCA)显示动脉壁及腔内无回声区

4.含气脏器的回声规律

含气脏器如肺,肺表面有包膜、肺泡壁,肺泡内充气,超声束经胸壁、胸膜到达肺泡壁与气体交界处,因声阻相差悬殊,两者的声强反射系数为 0.9 989,即 99.89%的能量被反射,几乎无能量进入肺内。回声能量在探头一空气之间往返反射多次,反射波在组织中传播能量逐渐衰减,声像图中显示距离相等(胸壁)的多次反射,回声强度逐渐减弱(图 5-8)。即超声不能穿透肺内气体,不能显示正常肺内结构及被正常肺遮盖的深部结构与病变。同理,胃、肠胀气时,超声亦无法显示胃肠深部组织。

5.正常骨骼回声规律

正常骨由骨密质构成骨板,含钙质多,与周围肌肉声阻相差数倍,超声束经软组织一颅骨界面声强反射系数为0.32,即32%的能量被反射,二维图上显示强回声。骨板下为骨松质,由骨小梁交织排列成海绵状,超声进入骨松质后在海绵状结构中来回反射、折射,能量被吸收衰减,不能穿透骨骼(除头颅颞侧骨板最薄处外),骨骼后方无超声,称声影(图5-9)。即超声不能显示骨组织的内部结构及骨髓腔,也不能显示骨骼后方的组织或脏器。

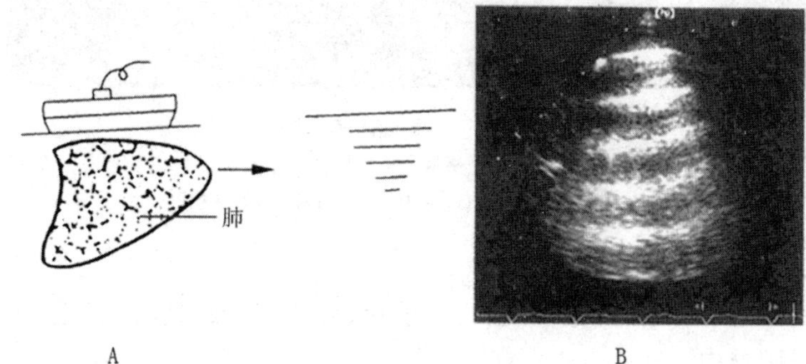

图5-8 含气脏器的超声成像

图A为正常肺的多次反射示意图;图B为声像图

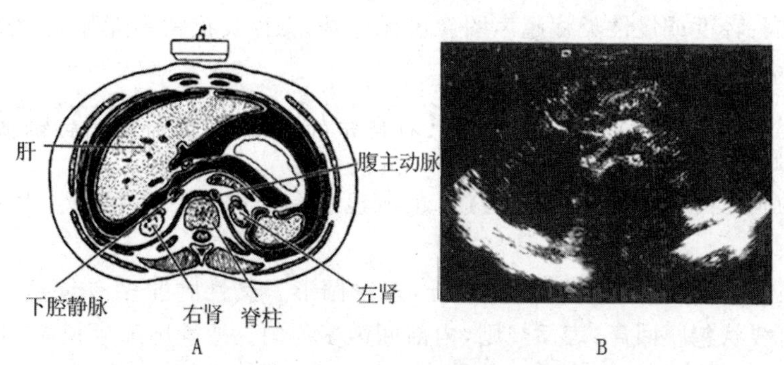

图5-9 骨骼超声成像示意图

图A为骨组织结构示意图;图B为骨回声及声影的声像图。

GB:胆囊;P:胰腺;AO:主动脉;PV:门静脉;S:声影

(二)病理组织的声学特性与回声规律

病理组织的声学特性可分为液性、实质性、钙化、气体。同一疾病在病程中不同时期的声学特性可不同,回声亦不相同,但不同疾病在病程中某一时期可能出现声学特性类似的病变,如肝脓肿早期炎症为实质性占位病变表现,声像图相似,肝脓肿化脓期为肝内液性占位病变,肝癌巨块型中心可液化、坏死、出血,超声图显示亦为肝内液性占位病变。

1.液性病变

液性病变包括囊肿、积液、脓肿、液化等。单纯囊肿通常液体稀,壁薄、光滑,二维超声显示清晰无回声区,边界清楚,伴有光滑、较强线状回声,呈圆形或椭圆形(图5-10)。积液可为浆液、黏液、血性液或脓液,为清晰或不清晰的无回声区,形状与所在部位有关。脓液与坏死液化如坏死完全为无回声区,坏死不完全则无回声区内常有多少不等的低回声,边界多不整齐,形态不规则。

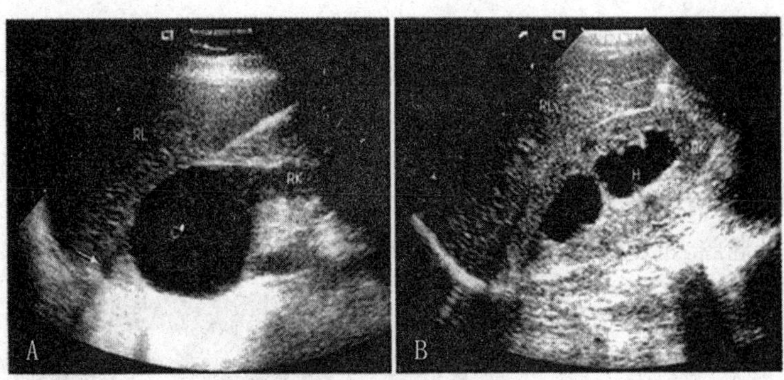

图 5-10 肾液性病变图

图 A 为肾上极囊肿；图 B 为中量肾积水。

RL：肝右叶；RK：右肾；H：肾积水；C：囊肿；箭头示侧壁声影

2.实质性病变

实质性病变病理上可有水肿、炎性浸润、纤维化、瘢痕、肿瘤、结石、钙化、血栓、斑块等，可以发生在各种组织或脏器内。

(1)水肿：局部组织或脏器水肿，声像图显示局部组织增厚或脏器各径增大，内部回声较正常部位低。

(2)炎性浸润：轻度或慢性炎症超声图像可无异常，急性炎症常局部肿大，炎症局限时如脓肿早期，局部回声增多、增强伴分布不均匀。

(3)纤维化：纤维组织较致密，含胶原较多，声阻较大，在其他组织中有纤维组织增生或局部纤维化，声像图显示局部回声增强，但无声影。

(4)瘢痕：为胶原纤维组织收缩成瘢痕，超声显示局部斑块状强回声。大的瘢痕后方可有声影。

(5)肿瘤：占位性病变，有良性、恶性之分，多呈圆形。良性肿瘤多有包膜，内部结构多较均匀。超声显示有线状包膜回声，表面规则，内部回声多均匀。恶性肿瘤生长快，多无包膜，向周边浸润生长，小肿瘤多为瘤细胞，稍大肿瘤内部有坏死、出血，超声显示肿瘤边界不平或有伪足样伸展，小肿瘤内部多为低回声，稍大者内部回声强弱不一。含液脏器如胆囊、膀胱壁发生肿瘤，多突向腔内(图 5-11)。

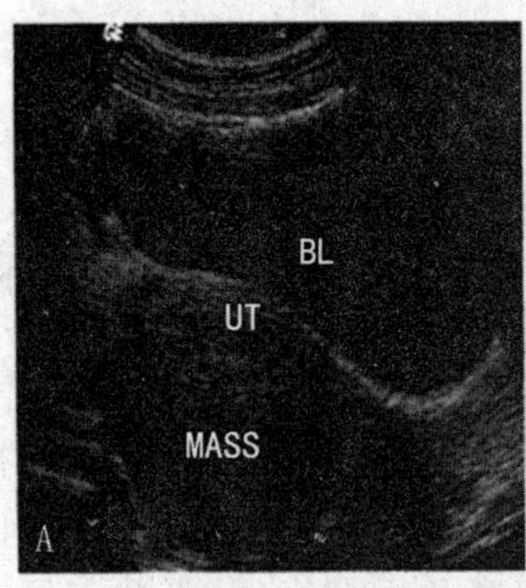

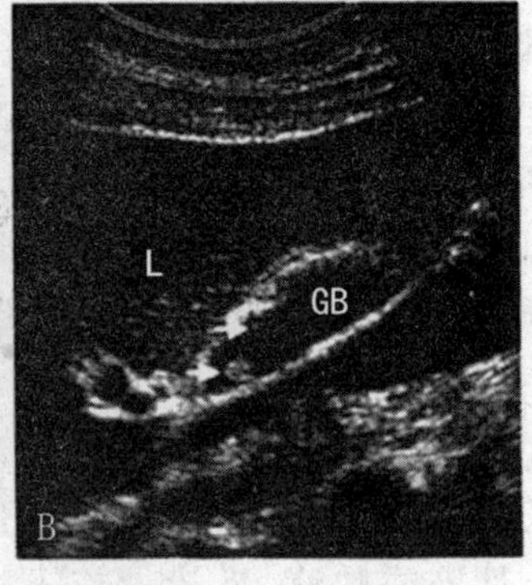

图 5-11 实性肿物声像图

图 A 为子宫内圆形实性肿物，内部回声均匀，图中 BL 为膀胱，UT 为子宫，Mass 为肿物；图 B 为胆囊内实性小突起(箭头所示)，分别来自前、后壁，表面光滑。图中 L 为肝，GB 为胆囊

(6)结石:结石以胆道系统及泌尿系统多见,多含钙盐,超声显示强回声伴后方声影(图5-12)。

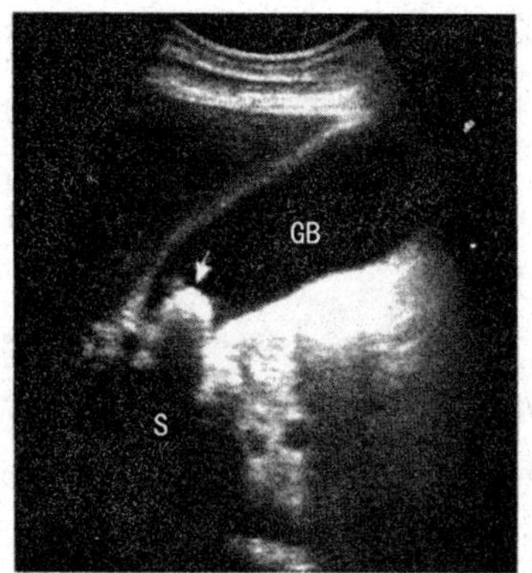

图5-12　胆囊结石声像图

胆囊(GB)颈部有一强回声团(↓),边界清楚,其旁有数个小团,伴后方声影(S)

(7)钙化:钙盐沉积常可见于结核病灶、风湿性瓣膜病、肿瘤内、动脉粥样硬化斑块中。声像图表现局部回声明显增强并伴后方明显声影。

(8)血栓:可发生在心腔及血管内,由于血栓发生时间不同,内部组成成分不一,声像图显示早期新鲜血栓为很低回声,不易发现,陈旧血栓内有纤维增生或机化,回声明显增强。

(9)斑块:发生于动脉粥样硬化的血管壁,声像图显示斑块回声强弱不一(与组成成分有关),并向腔内突起(图5-13)。

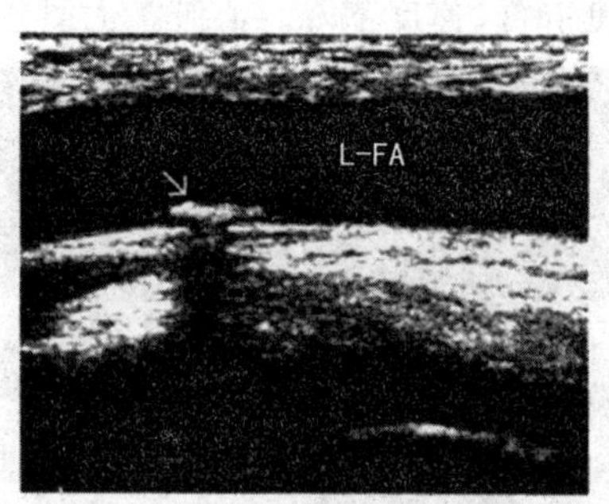

图5-13　动脉斑块声像图

左股动脉(L-FA)后壁强回声为钙化斑块,伴后方声影

3.含气病变

(1)含气脏器内病变:肺内任何病变,位于肺边缘,表面无正常肺遮盖者超声均能显示,如肺脓肿、肿瘤等。肺外病变如大量胸腔积液将肺压缩萎陷,超声可穿过少气或无气(实变)的肺组织检查病变。胃内空腹时有气体影响检查,可饮水充盈胃腔后检查观察全胃,肠管亦可充液驱气后检查,不仅可显示胃、肠壁病变,还可显示胃肠后方的胰腺、腹膜后组织及输尿管等病变。

(2)含气脏器穿孔、破裂:胃肠穿孔,胃肠内气体逸出至腹腔,积存在腹腔的高位处,仰卧位可进入肝前间隙,左侧卧位进入肝右间隙,超声检查局部各肋间均显示气体,无肝脏回声,但在低位或改变体位后检查,肝位置正常,表明腹腔有游离气体,超声十分敏感。肺泡破裂,气体进入胸膜腔,超声无法与肺内气体回声区分。含气病变如巨结肠,肠管内充满气体,压力大,触诊似实性肿块,超声从前方(高位)或侧方检查均为强烈气体回声。

4.骨骼病变

骨骼(除颅骨颞侧外)诊断超声无法穿透。骨折即骨组织折断即使是裂缝超声即可从裂缝中穿过,显示骨折线。骨质因病变被破坏如化脓性骨髓炎、骨肿图瘤等,超声可显示病变的大小及声学性质及周围软组织受侵犯情况。

二、M 型成像

(一)M 型超声

以单声束经皮肤－皮下组织－胸膜腔－心包－心室壁－血液－室间隔－血液－二尖瓣－血液－心脏后壁,在两种结构界面处产生反射,自前向后形成一纵列回声点,随心脏的收缩、舒张而前后运动,此列在监视器上自左向右等速移动,使这列回声随时间展开成为曲线。

(二)正常 M 型曲线

正常心脏各部位结构如主动脉、心房壁、心室壁、室间隔、二/三尖瓣、主/肺动脉瓣等运动曲线各有其特点,形态、幅度、速度不同,各曲线间的距离随心脏运动时相而变化。心脏收缩期右心室前壁及室间隔向后运动,左心室后壁向前运动,上述各曲线间距离变小,舒张期则相反。正常二、三尖瓣前叶呈细线样曲线,舒张早期开放最大,形成尖峰,随心室充盈迅速后退至半关闭状态,心房收缩又略开放并迅即关闭,形成第二峰(图 5-14A)。

(三)病理性曲线

各种心脏疾病受累的部位不同,风湿性心脏病常使瓣膜受损,增厚,纤维化,弹性明显减退,活动僵硬等。M 型超声显示二尖瓣曲线增粗,舒张期尖峰消失呈平顶、城墙样改变(图 5-14B)。心肌缺血时心室壁回声曲线幅度降低,速度下降。心脏扩大时室间隔与室壁间距离增大等。

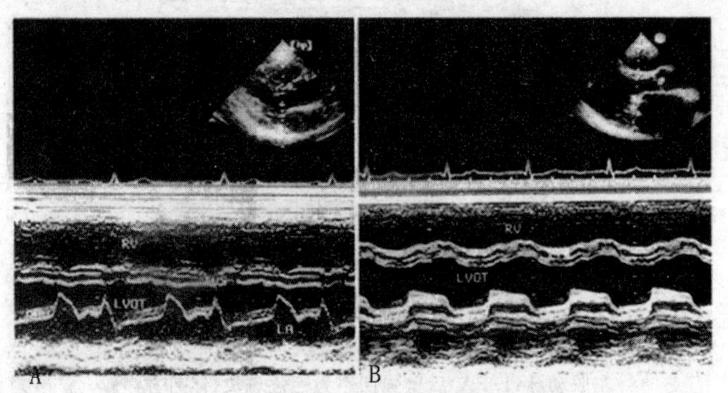

图 5-14　正常与异常 M 型超声心动图

图 A 为二尖瓣平面取样,正常 M 型曲线;图 B 为二尖瓣狭窄 M 型曲线。RV:右心室;IVS:室间隔;LVOT:左心室流出道;LA:左心房

三、超声多普勒成像

超声多普勒接收血流中细胞的散射信号频率,减去发射波频率,获得差频(频移),显示血流(血细胞)运动速度(由频移转换成的),称速度显示,以频谱曲线(PWD、CWD,一维)或彩色多普勒血流成像(CDFI,二维)方式显示。接收血细胞散射的能量成像,显示能量多普勒成像(PDI,二维)。

（一）正常血流显示

1.速度显示

正常心脏及动、静脉内各部位血流速度有一定测值范围。超声多普勒可显示心脏、血管内血流速度、血流方向（动脉系统为离心性、静脉系统为向心性）、血流性质（层流）。血流速度频谱曲线分析，心动周期中瞬间血流速度、加速度、减速度、血流持续时间等参数。

2.能量显示

低速血流敏感性高，主要用于显示小血管、迂曲血管、正常脏器血管树及末梢微小血管，不能显示血流方向。

（二）病理性血流显示

1.血流方向异常

各瓣膜口反流、先天性心内外分流及动静脉瘘、窃血（为血管闭塞致远侧血流逆向）。

2.血流性质异常

湍流产生于血流通过异常狭窄口，如瓣口狭窄、反流、分流、血管腔狭窄，PWD 频谱曲线呈充填型，CDFI 呈多彩镶嵌。涡流产生于血管腔突然膨大的部位，如动脉瘤及假性动脉瘤等，局部血流呈漩涡状。

3.血流速度异常

频谱多普勒可显示在上述反流、分流及重度狭窄部位远侧血流速显著加快。在狭窄部位近侧血流速度缓慢，静脉血栓形成的远侧血流速度极慢。

4.能量显示

可显示肿瘤内微小血管。

（刘金平）

第三节　多普勒效应

当声源与反射界面或散射体之间存在相对运动时，接收到的声波信号频率与入射波频率存在差别（产生频移），频差的幅值与相对运动速度成正比，这一现象称为多普勒效应。

在生物医学超声学中，常遇到运动脏器的反射界面，如心脏房室壁或散射体（如红细胞）运动。设反射界面以速度 v 向着或背离发射器运动，与声束发射方向成夹角 θ（多普勒角），用同一换能器作为发射器和接收器测得的多普勒频移为：

$$f_D = \pm\frac{2v\cos\theta fV_0}{Vc} \text{或} v = \pm\frac{cfV_D}{2\cos\theta f_0} = kf_D$$

式中，k 为常数。由此可见，频移的幅值与相对运动速度成正比，只要测出多普勒频移 f_D，就可计算出反射界面运动速度 v 及方向，这正是医学超声多普勒测血流的原理。

正常生理情况下，通过心室腔、瓣膜口的血流中，各红细胞流速及流向相近，产生同正负的多普勒频移，音调平稳，称为层流。由于疾病使心内血流受干扰，各红细胞流速及流向产生较大差异，产生的多普勒频移有正有负，且频谱波动范围很大，出现频谱较宽，音调粗糙，即为湍流。这些生理现象均可利用多普勒效应进行方便的检测（图 5-15）。

应用多普勒测量时,频谱是重要的信息载体,其重要参数如下。

(1)以频谱图中央基线为零位,基线以上的频移信号为正值,表示血流方向朝向探头;基线以下的频移信号为负值,表示血流方向背离探头。

(2)频谱宽度(频谱离散度)为频移在频谱垂直方向上的宽度,表示某瞬间取样容积中粒子运动速度的分布范围。

(3)频谱幅度用纵坐标的数值表示,代表血流速度的快慢。

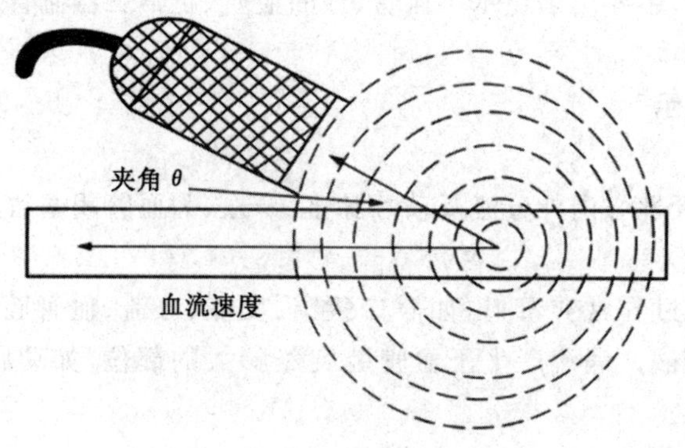

图 5-15　多普勒效应原理

(4)频谱相位用横坐标的数值表示。

(5)频谱辉度(亮度)反映了取样容积内具有相同运动速度的粒子数量的多少,数量越多频谱辉度越亮。

(刘金平)

第四节　超声波的生物效应

一、超声生物效应的产生机制

超声波的安全性一直是人们关注的热点。近年来,国内外学者对超声波生物效应的机制和安全性进行了大量的研究。目前认为,超声波生物效应的机制主要是热效应、空化作用和应力机制。

(一)热效应

当超声束通过组织介质时,超声波使介质中的分子振动,而产生摩擦力,在此过程中部分声能被吸收并转换成热能。产生的热量决定于产热和散热的平衡。发射超声的振幅、介质的声阻特征和声波的吸收系数控制产热的量,散热则取决于局部血流的灌注。

控制超声产热的因素包括热耐受、声学参数和组织特征。

引起产热的声学参数有探头的发射能量、发射频率、脉冲重复频率和聚焦等。组织对产热的影响主要是吸收和衰减系数。假设骨质的吸收系数为 3 Np/cm,探头频率为 3 MHz,中等程度的血流灌注,发射声能为 30 mW/cm^2 时,骨质的温度可升高 1 ℃。

人体在不同的生理环境下对温度升高有一定的耐受力。然而，动物试验表明，在迅速复制和分化细胞形成器官期间，胚胎和胎儿组织易于受到热损伤。温度升高 2.5～5 ℃时，可能导致发育畸形和胎儿死亡。温度升高<1 ℃，持续时间很短时，对胎儿一般无任何损害。

(二)机械效应

声波在媒体内传播时，会出现谐波滋生、辐射压和空化作用，影响作用于生物组织即产生机械效应。空化效应是超声在液体中引起的特殊的物理现象，在不同声场条件下，空化气泡的运动形式也各不相同。一般来说，在线性声场中，气泡随声场频率做小振幅波的球形脉动，这通常称为"稳态空化"。而在有限振幅波声场中，气泡做多模式的复杂运动：随着声强的增加，首先会依次产生二次以上的高阶谐波；在声强达到一定阈值时，还会依次产生 1/2 次分谐波等；当声强更高时，气泡会发生剧烈压缩乃至泡壁完全闭合，此即为"瞬态空化"。此时，气泡将在瞬间产生各种局部极端效应(高压、高温、发光、放电、射流、冲击波等)可能造成生物组织的最大损伤。所以，在考虑与安全性相关的问题时，机械效应实际上主要是指空化效应。

与机械效应密切相关的声学参量主要是声压负压峰值，机械指数(MI)则是评价空化效应发生可能性和影响程度的主要参数，在声波频率不太高时，MI 与声波发射频率基本呈线性关系。

空化阈值是指液体出现空化现象的负压临界值。纯净不含气体的液体的空化阈取决于液体分子之间的内聚力所形成的结构强度，常温下水的结构强度为－100 MPa。若液体内部存在气体(微小气泡，即空化核)时，空化阈值大大下降。在生物组织内，空化阈值还受许多因素影响而难以简单计算。现有资料表明，无空化核的状态下，人体软组织中的空化阈值约为 8 MPa，有空化核时约为 1 MPa。

近年来，随着超声造影技术的发展，高分子聚合物包膜微泡造影剂已经广泛应用于临床。这种微泡可作为空化核降低液体的空化阈值，为超声诊断安全带来新的隐患。幸好目前研究认为，这种微泡和以往的无包膜微泡(自由微泡)在声场下的行为有很大不同，安全性较高。这种现象产生的原因可能是因为高聚物包膜具有较好的弹性，要使其发生瞬态崩解需要很强的声压才行。

二、超声生物效应的影响

(一)对细胞结构和功能的影响

近年来研究表明：低强度超声通过空化产生的微流使细胞膜通透性增加，促进离子和代谢产物的跨膜扩散，引起细胞电生理和生化方面的改变，从而调节细胞信号传递、基因表达。在此基础上，采用超声破坏微泡的方法，其空化效应在瞬间产生的振动波使细胞膜表面出现可逆性小孔，大幅度增加细胞膜的通透性(声孔效应)，外源基因因此能较容易地经细胞膜上的小孔进入细胞内，从而增强外源基因的摄取、转染和表达。

此外超声波能够促进或者抑制细胞增殖，也可以诱导细胞凋亡，超声辐照剂量是主要影响因素。一般情况下，小剂量超声可以促进细胞增殖，大剂量则会出现抑制效应。而超声诱导凋亡可能有两种机制：①热效应：低强度超声被组织吸收后可产生少量热能，使其在不破坏酶的同时通过增强对温度变化敏感的酶的活性，促进细胞代谢。而较高剂量超声使组织细胞过热导致酶的活性破坏，抑制细胞代谢，从而影响基因表达，导致细胞凋亡。②空化效应：较高强度超声通过空化效应使细胞膜、DNA 和其他细胞结构损伤，抑制细胞增殖，诱导细胞凋亡。

(二)对生物大分子和细胞的效应

超声对生物大分子的影响已被证实，主要是超声被大分子吸收所引起。分子量>10^4的大分子只记录到去极化作用，而没有腔化作用的发生。分子量<10^4 的大分子，只观察到腔化作用。分子量越大，越容易发生去极化作用。超声强度为 3～5 W/cm^2 时，显示水溶性的碱基发生降解。可能的机制是释放的自由基作用于碱基。在溶液中，20 mW/cm^2 的声强可以使 DNA 发生降解。根据超声照射条件的不同，溶液中的酶可以被激活或失活。

培养基中的细胞和微生物，在声波的作用下，可以显示细胞从功能失调到细胞破坏的全过程。细胞死亡的主要机制似乎是腔化作用和热效应。在细胞分裂期细胞最易受损。超声照射同样可改变细胞表面的电荷、增加细胞膜对钾离子的通透性，并可引起细胞膜的结构崩解。声波作用诱发的超微结构的损伤可累及内质网、线粒体、溶酶体、微管和微丝。这些作用的最大可能的机制是腔化作用、热效应和剪切力作用的结果。

(三)对组织、器官和各系统的影响

1.对眼睛的作用

动物试验超声所致的眼损伤包括晶状体浑浊、虹膜水肿、眼内压增高、玻璃体溶解、视网膜萎缩、视神经受损等。损伤的类型、部位和范围由多种因素决定，其中包括声强、时间-强度关系、照射的频率和超声的方式，如连续波和脉冲波等。这些作用的机制似乎是热效应。

2.对肝脏的作用

在哺乳动物的肝脏，试验性声波作用可产生多方面的损伤。这些损伤包括细胞的损害、超微结构的崩解，如线粒体的损害、DNA 的减少、RNA 的增加、脂肪的降解、葡萄糖的损耗等。重庆医科大学王智彪等经试验研究证明高强度超声照射动物肝脏，聚焦区可出现肝组织块状坏死。

3.对肾脏的作用

声强在 1 W/cm^2，频率为 880 kHz 至 6 MHz，照射时间为 1 秒至 20 分钟，对肾脏的损害包括肾小球和肾小管的功能改变、出血、水肿和肾脏体积缩小等。热效应机制可能是其主要因素。

4.甲状腺

动物甲状腺在 0.8 MHz 频率，0.2～2 W/cm^2 声强的作用下证实其摄碘率减低、滤泡减小和甲状腺素水平降低。

5.中枢神经系统

动物试验表明脉冲波超声可引起神经系统损伤和出血。哺乳动物的胚胎神经组织和白质较成年动物的神经组织和灰质易于受损。较低的声强和较长时间的照射可产生热效应，腔化作用在高声强和短时间照射时产生。0.5 W/cm^2 声强的连续波可以引起神经系统传导速度和动作电位的变化。

6.血液

足够的声强可以影响所有的血细胞和血小板，离体超声照射时其形态出现改变、水肿和聚集。红细胞经高声强照射后，显示红细胞功能减低、膜的通透性发生改变、表面抗原的丢失和氧合血红蛋白离解曲线的位移。白细胞则表现为吞噬细菌、溶解细菌和氧的利用能力下降。

7.胎儿发育的影响

许多学者对诊断用超声对胎儿发育的影响进行了研究，发现由于超声强度较小，无明显的不良反应，未导致胎儿生长迟缓、流产、胎儿畸形(骨、脑和心脏)和行为异常等。重庆医科大学经试验研究证明：治疗用的高强度超声照射猴的妊娠子宫，可引起流产。

(刘金平)

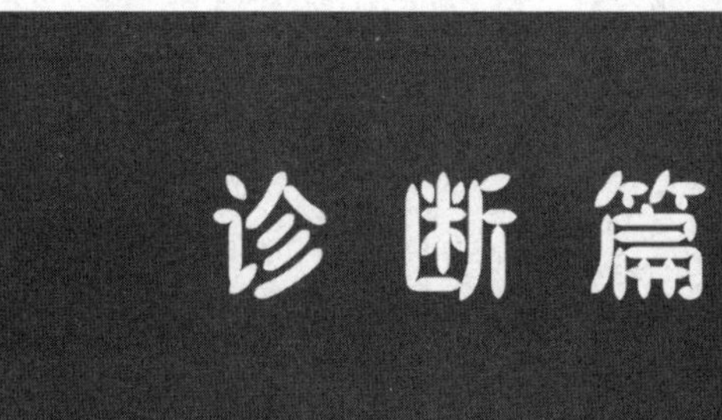

诊断篇

第六章 胸肺疾病的X线诊断

第一节 气管与支气管疾病

一、气管与支气管炎

(一)概述

气管与支气管炎是由生物、物理、化学刺激或过敏等因素引起的气管与支气管黏膜炎症。临床症状主要为咳嗽和咳痰。可分为急性与慢性两种。

(二)局部解剖

气管起于环状软骨下缘(平第 6 颈椎体下缘),向下至胸骨角平面(平第 4 胸椎体下缘),分为左、右主支气管,其分叉处称气管杈。左主支气管细而长,嵴下角大,斜行。右主支气管短而粗,嵴下角小,走行较直。主支气管进入肺门后,左主支气管分上、下两支,右主支气管分上、中、下 3 支,进入相应的肺叶,称肺叶支气管。肺叶支气管再分支即肺段支气管(图 6-1)。

(三)临床表现与病理基础

急性气管与支气管炎,起病急,通常全身症状较轻,可有发热。初为干咳或少量黏液痰,随后痰量增多,咳嗽加剧,偶伴血痰。听诊可闻及散在干、湿啰音,咳嗽后减少或消失。呼吸道表现在 2~3 周消失,如反复发生或迁延不愈,可发展为慢性支气管炎。慢性支气管炎以咳嗽、咳痰为主要症状,患者每年发病持续 3 个月,连续 2 年或 2 年以上,并除外引起慢性咳嗽、咳痰的其他疾病。急性气管与支气管炎:气管、支气管黏膜充血水肿,淋巴细胞和中性粒细胞浸润;同时可伴纤毛上皮细胞损伤脱落;黏液腺体肥大增生。

(四)X 线表现

早期 X 线检查阴性,当病变发展到一定阶段,胸片上可出现某些异常征象,主要表现为肺纹理增多、增粗、增强、紊乱、扭曲及变形。由于支气管增厚,当其走行与 X 线垂直时可表现为平行的线状致密影,即“轨道征”。肺组织的纤维化表现为条索状或网状阴影。弥漫性肺气肿表现为肺野透亮度的增加,肋间隙增宽,心脏垂直,膈低平。小叶中心性肺气肿表现为肺透亮度不均匀,或形成肺大疱。肺组织的纤维化也可导致肺动脉压力过高,累及心脏,使肺动脉段隆凸、右心室肥厚增大(图 6-2)。

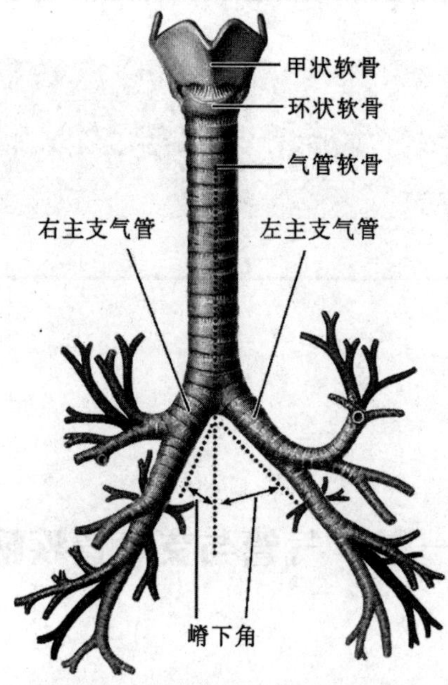

图 6-1　支气管树解剖图

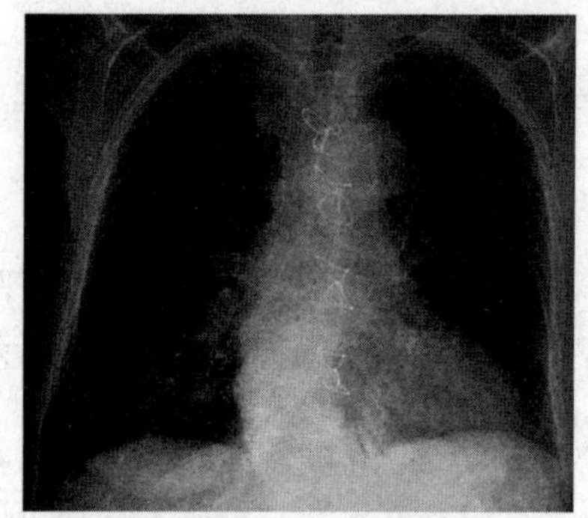

图 6-2　支气管炎 X 线影像表现

双肺纹理增多、增强、增粗、紊乱

二、支气管扩张

(一)概述

支气管扩张为较常见的慢性呼吸道疾病,是指支气管管腔超过正常范围的永久性或不可逆转性改变。分先天性和继发性两种,以后者居多。继发性支气管扩张大多继发于急、慢性呼吸道感染和支气管阻塞后,反复发生支气管炎症、致使支气管壁结构破坏,引起支气管异常和持久性扩张。

(二)临床表现与病理基础

主要为慢性咳嗽、咳大量浓痰、反复咯血、反复肺部感染和慢性感染中毒症状等,其严重度可用痰量估计:轻度,<10 mL/d;中度,10～150 mL/d;重度,>150 mL/d。50%～70%的患者有程度不等的咯血,咯血量与病情严重程度、病变范围有时不一致。患者反复感染常表现为同一肺

段反复发生肺炎并迁延不愈。早期或干性支气管扩张可无异常肺部体征，病变重或继发感染时常可闻及下胸部、背部固定而持久的局限性粗湿啰音，有时可闻及哮鸣音。支气管扩张常常是位于段或亚段支气管管壁的破坏和炎性改变，受累管壁的结构，包括软骨、肌肉和弹性组织破坏被纤维组织替代。

肉眼可见支气管壁明显增厚，伴有不同程度的变形，管腔可呈囊、柱状或梭状扩张。扩张的管腔内常有黏液充塞、黏膜明显炎症及溃疡，支气管壁有不同程度破坏及纤维组织增生。镜下可见支气管壁淋巴细胞浸润或淋巴样结节，黏液腺及淋巴细胞非常明显。支气管黏膜的柱状上皮常呈鳞状上皮化生。支气管壁有不同程度的破坏，甚至不能见到正常结构，仅见若干肌肉及软骨碎片。管壁上有中性粒细胞浸润，周围肺组织常有纤维化、萎陷或肺炎等病理基础。一般炎性支气管扩张多见于下叶。由于左侧总支气管较细长，与气管的交叉角度近于直角，因此痰液排出比右侧困难，特别是舌叶和下叶基底段更是易于引流不畅，导致继发感染，伴随支气管行走的肺动脉可有血栓形成，有的已重新沟通。支气管动脉也可肥厚、扩张。支气管动脉及肺动脉间的吻合支明显增多。病变进展严重时，肺泡毛细血管广泛破坏，肺循环阻力增加，最后可并发肺源性心脏病、甚至心力衰竭。

（三）X 线表现

支气管扩张在透视或平片肺部可无异常表现，有的表现为肺纹理增多、紊乱或呈网状、蜂窝状，还可见支气管管径明显增粗的双轨征或者不规则的杵状致密影。扩张的支气管表现为多发薄壁囊状空腔阴影，其内常有液平面。病变区可有肺叶或肺段范围肺不张，表现为密度不均的三角致密影，其内可见柱状、囊状透光区及肺纹理聚拢。继发感染时显示小片状和斑点状模糊影，或大片密度增高影，常局限于扩张部位。经治疗可以消退，易反复发作。因此，支扩、肺部感染、肺不张三者常并存，且互为因果（图 6-3）。

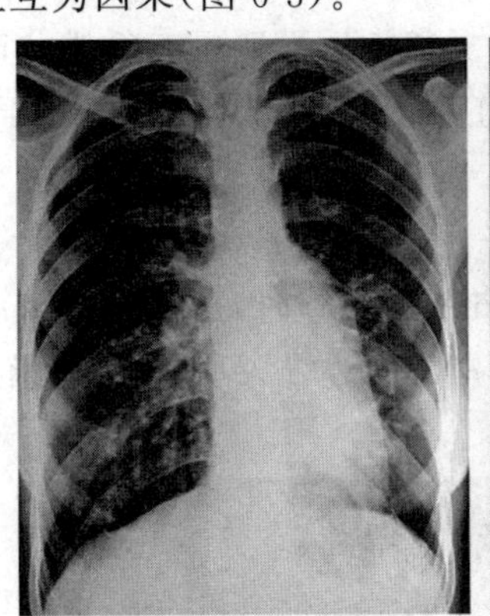
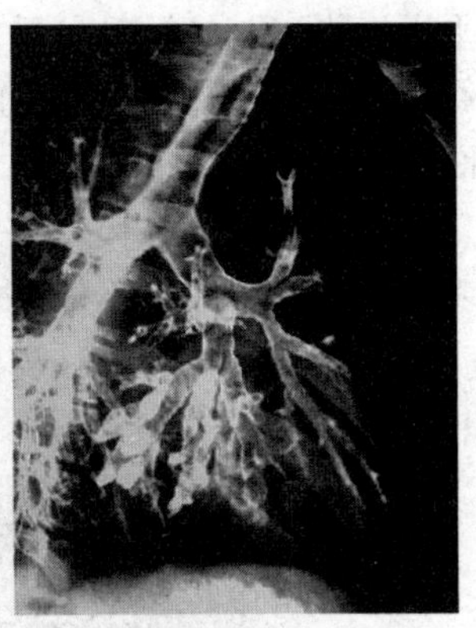

图 6-3　支气管囊状扩张 X 线影像表现

三、先天性支气管囊肿

（一）概述

先天性支气管囊肿是胚胎发育时期气管支气管树分支异常的罕见畸形，分为纵隔囊肿、食管壁内囊肿和支气管囊肿。可为单发或多发，大小可从数毫米至一厘米占据一侧胸廓的 1/3～1/2。纵隔支气管囊肿大多位于隆突附近，通过蒂与一侧支气管相连。通常为孤立性，多位于后纵隔，中纵隔次之，上纵隔最少。可因周围结构的压力产生症状。

(二)临床表现与病理基础

婴幼儿的纵隔囊肿可压迫大气道引起呼吸困难,哮鸣或持续性咳嗽,运动时明显加重。一些成人的纵隔支气管囊肿可长到很大而没有症状。出现的症状或体征大多数是由于继发感染引起,或者由囊肿压迫周围组织或器官引起。胚芽发育障碍发生在气管或主支气管分支阶段形成的囊肿。

位于纵隔内,称为支气管囊肿;发生在小支气管分支阶段的发育障碍形成的囊肿,多数位于肺组织内,称为肺囊肿。支气管肺囊肿多见于下叶,两肺分布均等;纵隔支气管囊肿大多位于隆突附近,通过蒂与一侧支气管相连通常为孤立性,后纵隔多见,中纵隔次之,上纵隔最少。囊肿为单房或多房,薄壁,内覆呼吸性上皮,通常充满黏液样物质。囊壁可含黏液腺、软骨、弹性组织和平滑肌。

(三)X 线表现

单发囊肿一般下叶比上叶多见,而多发囊肿可见一叶、一侧或者双侧肺。

1.含液囊肿

呈圆形、椭圆形或分叶状;高密度影,密度均匀,出血者可见钙化;边缘光滑锐利,有时囊壁可见弧形钙化,周围肺组织清晰;深呼、吸气相囊肿形态大小可改变;邻近胸膜无改变。

2.含气囊肿

薄壁环状透亮影,囊肿壁厚度 1 mm 左右;囊肿越大壁越薄;囊壁内外缘光滑且厚度均匀一致;透视下或呼吸相摄片,可见其大小和形态有改变;与支气管相通处活瓣性阻塞,则形成张力性含气囊,同侧肺纹理受压集中,且被推向肺尖或肋膈区,纵隔向健侧移位;有时含气囊肿可见有间隔,表现为多房性。

3.气液囊肿

囊肿内可见气液平面;感染后囊壁增厚;反复感染后囊壁可有纤维化改变;并发感染则在其周围可见斑片状浸润影,与周围肺组织发生粘连,可是其形态不规则;位于叶间胸膜附近的肺囊肿感染时,可见局部叶间胸膜增厚。

4.多发性肺囊肿

多见于一侧肺;多为含气囊肿,大小不等,占据整侧肺时,称为蜂窝肺或囊性肺;少数可见小的液平面,立位可见高低不平的多个液平面;囊壁薄而边缘锐利,感染后囊壁可增厚且模糊;通常伴有胸膜增厚;肺体积减小(图 6-4)。

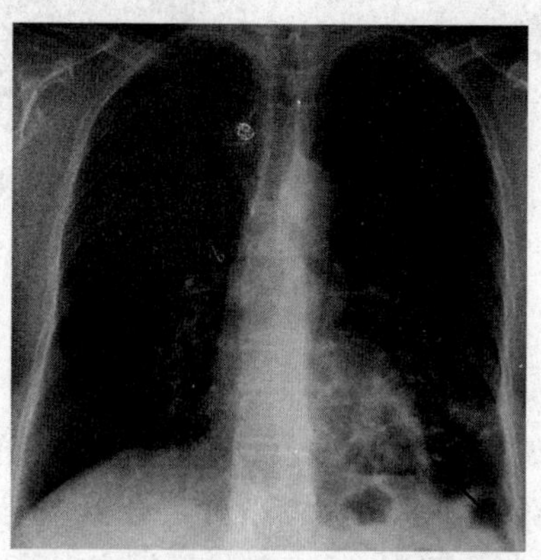

图 6-4　支气管囊肿 X 线影像表现

左下肺多发囊状影(箭头所示),内见液平面

四、气管、支气管异物

（一）概述

气管、支气管异物为临床常见急症。异物可存留在喉咽腔、喉腔、气管和支气管内，引起声嘶、呼吸困难等，右支气管较粗短长，故异物易落入右主支气管。本病75%发生于2岁以下的儿童。

（二）临床表现与病理基础

异物所在部位不同，可有不同的症状。喉异物：异物进入喉内时，出现反射性喉痉挛而引起吸气性呼吸困难和剧烈的刺激性咳嗽。如异物停留于喉入口，则有吞咽痛或咽下困难。如异物位于声门裂，大者出现窒息，小者出现呛咳及声嘶、呼吸困难、喉鸣音等。如异物为小膜片状贴于声门下，则可只有声嘶而无其他症状。尖锐异物刺伤喉部可发生咯血及皮下气肿。气管异物：异物进入气道立即发生剧烈呛咳，并有憋气、呼吸不畅等症状。随着异物贴附于气管壁，症状可暂时缓解；若异物轻而光滑并随呼吸气流在声门裂和支气管之间上下活动，可出现刺激性咳嗽，闻及拍击音；气管异物可闻及哮鸣音，两肺呼吸音相仿。如异物较大，阻塞气管，可致窒息。此种情况危险性较大，异物随时可能上至声门引起呼吸困难或窒息。支气管异物：早期症状和气管异物相似，咳嗽症状较轻。植物性异物，支气管炎症多较明显即咳嗽、多痰。呼吸困难程度与异物部位及阻塞程度有关。大支气管完全阻塞时，听诊患侧呼吸音消失；不完全阻塞时，可出现呼吸音降低。

（三）X线表现

气管、支气管异物在影像学中的具体表现，通常会和异物形状、异物大小、异物性质、停滞时间、感染与否等因素息息相关。

1.直接征象

金属、石块及牙齿等不透X线的异物在X线胸片上可显影。根据阴影形态可判断为何种异物。正位及侧位胸片能准确定位。密度低的异物在穿透力强的正位胸片、斜位胸片及支气管体层片上引起气道透亮阴影中断；间接征象：非金属异物在X线上不易显示，根据异物引起的间接征象而诊断。

2.气管内异物

异物引起呼气性活瓣梗阻时，发生阻塞性肺气肿，使两肺含气增多。由于吸气时进入肺内的气体比正常情况少，胸腔负压增大，引起回心血量增多，故心脏阴影增大，同时膈肌上升。呼气时因气体不能排除，胸内压力增高，使心影变小，膈下降。这些表现与正常情况相反。

3.主支气管异物

一侧肺透光度增高：呼气性活瓣阻塞时患侧透明度升高，肺血管纹理变细；纵隔摆动：透视或者拍摄呼、吸气相两张对比判断。呼气性活瓣阻塞时纵隔在呼气相向健侧移位，吸气时恢复正常位置。吸气性活瓣阻塞时纵隔在吸气相向患侧移位，呼气时恢复正常位置；阻塞性肺炎和肺不张：支气管阻塞数小时后可发生小叶性肺炎，较长时间的阻塞后发生肺不张。阻塞性肺炎表现为斑片状阴影，肺纹理增粗、密集、模糊。肺不张后，肺体积缩小，呈致密阴影。长期肺不张引起支气管扩张和肺纤维化，使阴影的密度不均匀；其他改变：肺泡因剧烈咳嗽时内压增高而破裂，肺间质内有气体进入发生间质性肺气肿，气体沿间质间隙进入纵隔而发生纵隔气肿，表现为纵隔旁带状低密度影，继之发生颈部气肿，面、头、胸部皮下气肿。气体从纵隔破入胸腔发生气胸。

4.肺叶支气管异物

早期为阻塞性肺炎，为反复发生或迁延不愈的斑片状阴影。发生肺不张后肺体积缩小、密度增高，病变发生在相应的肺叶内(图 6-5)。

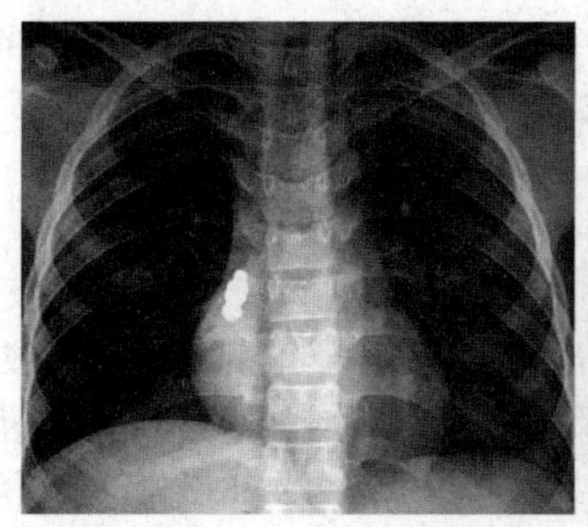
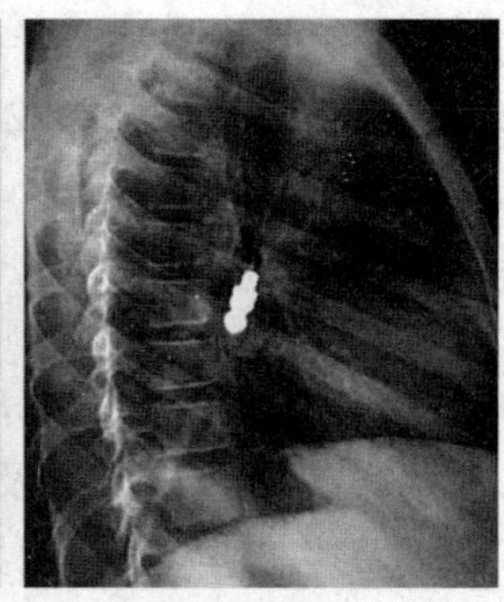

图 6-5　右侧中间段支气管异物 X 线影像表现

(初　明)

第二节　胸膜疾病

一、胸膜炎

(一)概述

胸膜炎又称“肋膜炎”，是胸膜的炎症。胸膜炎是致病因素(通常为病毒或细菌)刺激胸膜所致的胸膜炎症。胸腔内可有液体积聚(渗出性胸膜炎)或无液体积聚(干性胸膜炎)。炎症消退后，胸膜可恢复至正常，或发生两层胸膜相互粘连。由多种病因引起，如感染、恶性肿瘤、结缔组织病、肺栓塞等。

(二)局部解剖

胸膜是衬覆于胸壁内面、膈上面、纵隔两侧面和肺表面等处的一层浆膜。被覆于胸壁内面、纵隔两侧面和膈上面及突至颈根部等处的胸膜部分称壁胸膜，覆盖于肺表面的称脏胸膜，两层胸膜之间密闭、狭窄、呈负压的腔隙称胸膜腔。壁、脏两层胸膜在肺根表面及下方互相移行，肺根下方相互移行的两层胸膜重叠形成三角形的皱襞称肺韧带。

壁胸膜依其衬覆部位不同分为以下 4 部分。

(1)肋胸膜是衬覆于肋骨、胸骨、肋间肌、胸横肌及胸内筋膜等诸结构内面的浆膜，其前缘位于胸骨后方，后缘达脊柱两侧，下缘以锐角反折移行为膈胸膜，上部移行为胸膜顶；膈胸膜覆盖于膈上面，与膈紧密相贴、不易剥离；纵隔胸膜衬覆于纵隔两侧面，其中部包裹肺根并移行为脏胸膜，纵隔胸膜向上移行为胸膜顶，下缘连接膈胸膜，前、后缘连接肋胸膜；胸膜顶是肋胸膜和纵隔胸膜向上的延续，突至胸廓入口平面以上，与肺尖表面的脏胸膜相对，在胸锁关节与锁骨中、内 1/3 交界处之间，胸膜顶高出锁骨上方 1～4 cm，经锁骨上臂丛麻醉或针刺时，为防止刺破肺尖，进针点应高于锁骨上 4 cm。

(2)脏胸膜是贴附于肺表面,并伸入至叶间裂内的一层浆膜。因其与肺实质连接紧密故又称肺胸膜。

(3)胸膜腔是指脏、壁胸膜相互移行,二者之间围成的封闭的胸膜间隙,左、右各一,呈负压。胸膜腔实际是个潜在的间隙,间隙内仅有少许浆液,可减少摩擦。

(4)胸膜隐窝是不同部分的壁胸膜返折并相互移行处的胸膜腔,即使在深吸气时,肺缘也达不到其内,故名胸膜隐窝。主要包括肋膈隐窝、肋纵隔隐窝和膈纵隔隐窝等。①肋膈隐窝左右各一,由肋胸膜与膈胸膜返折形成,是胸膜隐窝中位置最低、容量最大的部位。深度可达两个肋间隙,胸膜腔积液常先积存于肋膈隐窝。②肋纵隔隐窝位于心包处的纵隔胸膜与肋胸膜相互移行处,因左肺前缘有心切迹,所以左侧肋纵隔隐窝较大。③膈纵隔隐窝位于膈胸膜与纵隔胸膜之间,因心尖向左侧突出而形成,故该隐窝仅存在于左侧胸膜腔(图 6-6)。

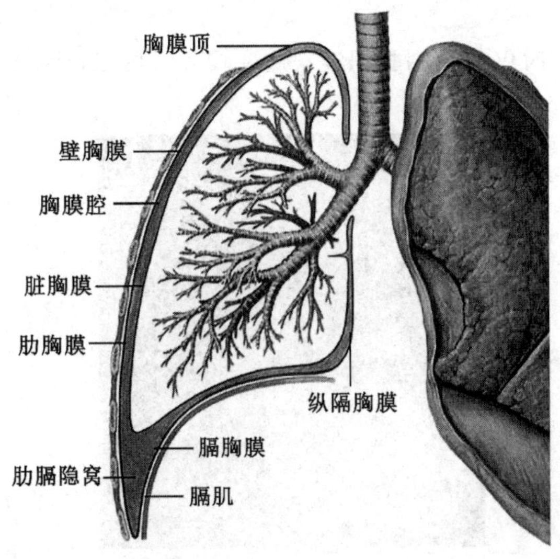

图 6-6 胸膜局部解剖图

(三)临床表现与病理基础

胸膜炎最常见的症状为胸痛。胸痛常突然出现,程度差异较大,可为不明确的不适或严重的刺痛,可仅在患者深呼吸或咳嗽时出现,亦可持续存在并因深呼吸或咳嗽而加剧。亦可表现为腹部、颈部或肩部的牵涉痛。胸膜炎是致病因素刺激胸膜所致的胸膜炎症,使胸膜充血、水肿,白细胞浸润并有多数内皮细胞脱落,胸膜面失去其原来的光泽。胸膜纤维蛋白渗出,致使胸膜增厚粗糙。

(四)X 线表现

急性期主要表现为胸腔游离积液或包裹性积液,部分患者并发支气管胸膜瘘则可见气液平面。积液量少时可见肋膈角变钝。慢性期主要表现为胸膜增厚、粘连,甚至钙化,使患侧肋间隙变窄,胸廓塌陷,纵隔移向患侧,横膈上升。胸膜钙化时在肺野边缘呈片状、不规则点状或条状高密度影。包裹性胸膜炎时,胸膜钙化可呈弧线形或不规则环形。

二、胸膜间皮瘤

(一)概述

胸膜间皮瘤为胸膜原发性肿瘤,是来源于脏层、壁层、纵隔或横膈四部分胸膜的肿瘤。国外发病率高于国内，各为0.07%～0.11%和0.04%。死亡率占全世界所有肿瘤的1%以下。近年有明显上升趋势。50岁以上多见，男女之比为2∶1。与石棉接触有关。目前，恶性型尚缺乏有效的治疗方法。

(二)临床表现与病理基础

局限型者可无明显不适或仅有胸痛、活动后气促；弥漫型者有较剧烈胸痛、气促、消瘦等。患侧胸廓活动受限，饱满，叩诊浊音，呼吸音减低或消失，可有锁骨上窝及腋下淋巴结肿大。由于间皮瘤细胞形态的多样性，光镜下恶性间皮瘤组织学分型尚不统一。世界卫生组织曾将弥漫性恶性间皮瘤分为上皮型、肉瘤型和混合型。电镜检查示瘤细胞表面及瘤细胞内腔面有细长的蓬发样微绒毛，细胞质内丰富的张力微丝及糖原颗粒，有双层或断续的基膜，瘤细胞间有较多的桥粒为恶性间皮瘤的超微结构特征。

(三)X线表现

难以显示小的病灶，有时仅可见胸腔积液。病变较大时可以显示突入肺野的结节，呼吸时随肋骨运动(图6-7)。

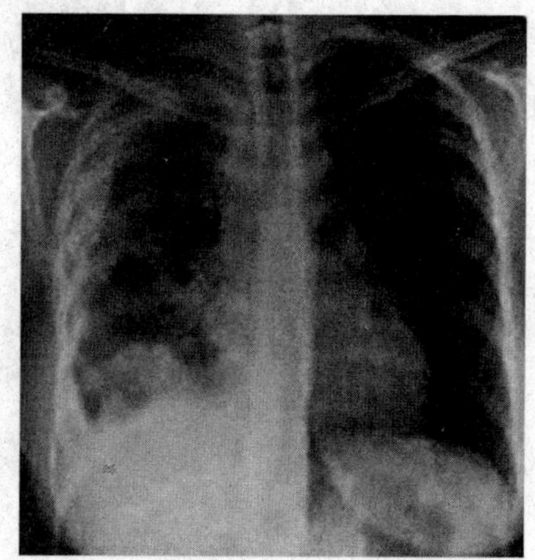

图6-7　胸膜间皮瘤X线影像表现

三、气胸与液气胸

(一)概述

气胸是指气体进入胸膜腔，造成积气状态，称为气胸。通常分为三大类：自发性气胸、创伤性气胸和人工气胸。自发性气胸是由于肺部疾病使肺组织和脏层胸膜破裂，或由于靠近肺表面的微小泡和肺大疱破裂，肺和支气管内空气进入胸膜腔所致。液气胸则是指气胸的同时伴有胸腔内积水。

(二)临床表现与病理基础

起病大多急骤，典型症状为突发胸痛、继而胸闷或呼吸困难，并可有刺激性干咳。也有发病缓慢，甚至无自觉症状。部分患者发病前有用力咳嗽、持重物、屏气或剧烈活动等诱因，也有不少患者在正常活动或安静休息时发病。症状轻重取决于起病急缓、肺萎缩程度、肺原发疾病及原有心肺功能状况等。胸体征视积气多少而定。少量气胸可无明显体征，气体量多时患侧胸部饱满，呼吸运动减弱，触觉语颤减弱或消失，叩诊鼓音，听诊呼吸音减弱或消失。肺气肿并发气胸患者虽然两侧呼吸音都减弱，但气胸侧减弱更明显。大量气胸时纵隔向健侧移位。右侧大量气胸时肝浊音界下移，左侧气胸或纵隔气肿时在左胸骨缘处听到与心跳一致的咔嗒音或高调金属音。

当患者出现发绀、大汗、严重气促、心动过速和低血压时应考虑存在张力性气胸。

（三）X 线表现

可对气胸及液气胸作出诊断，并可判断肺组织被压缩的程度。气胸区无肺纹理，为气体密度。少量气胸时，气胸区呈线状或带状，可见被压缩肺的边缘，呼气时显示较清楚。大量气胸时，气胸区可占据肺野的中外带，内带为压缩的肺，呈密度均匀软组织影。同侧肋间隙增宽，横膈下降，纵隔向健侧移位，对侧可见代偿性肺气肿。

（初　明）

第三节　肺部先天性疾病

一、先天性肺发育不全

（一）概述

先天性肺发育不全可根据其发生程度分为 3 类。①肺未发生：一侧或双侧肺缺如；②肺未发育：支气管原基呈一终端盲囊，未见肺血管及肺实质；③肺发育不全：可见支气管、血管和肺泡组织但数量和/或容积减少。患者可能伴发肺血管及其他畸形病变。先天性肺发育不全的主要原因可能是胸内肺生长发育的有效容量减少，最常见的原因是膈疝一侧膈肌不能关闭，腹腔脏器疝入胸腔，从而影响肺的发育。

（二）局部解剖

肺位于胸腔内，在膈肌的上方、纵隔的两侧。肺的表面被覆脏胸膜，透过胸膜可见许多呈多角形的小区，称肺小叶，其发炎称小叶性肺炎。正常肺呈浅红色，质柔软呈海绵状，富有弹性。成人肺的重量约等于自己体重的 1/50，男性为 1 000～1 300 g，女性为 800～1 000 g。健康男性成人两肺的空气容量为 5 000～6 500 mL，女性小于男性。

两肺外形不同，右肺宽而短，左肺狭而长。肺呈圆锥形，包括一尖、一底、三面、三缘。肺尖钝圆，经胸廓上口伸入颈根部，在锁骨中内 1/3 交界处向上突至锁骨上方达 2.5 cm。肺底坐于膈肌上面，受膈肌压迫肺底呈半月形凹陷。肋面与胸廓的外侧壁和前、后壁相邻。纵隔面即内侧面与纵隔相邻，其中央有椭圆形凹陷，称肺门。膈面即肺底，与膈相毗邻。前缘为肋面与纵隔面在前方的移行处，前缘角锐利，左肺前缘下部有心切迹，切迹下方有一突起称左肺小舌。后缘为肋面与纵隔面在后方的移行处，位于脊柱两侧的肺沟中。下缘为膈面与肋面、纵隔面的移行处，其位置随呼吸运动而显著变化。

肺借叶间裂分叶，左肺的叶间裂为斜裂，由后上斜向前下，将左肺分为上、下两叶。右肺的叶间裂包括斜裂和水平裂，它们将右肺分为上、中、下三叶。肺的表面有毗邻器官压迫形成的压迹或沟。如：两肺门前下方均有心压迹；右肺门后方有食管压迹，上方是奇静脉沟；左肺门上方毗邻主动脉弓，后方有胸主动脉（图 6-8）。

（三）临床表现与病理基础

严重病例出生后即死亡。主要表现为呼吸困难，甚至呼吸窘迫，以及长期反复呼吸道感染，体检可见患侧胸廓塌陷，活动度减弱，叩诊呈浊音，听诊呼吸音减低或消失，患者可伴有其他先天性畸形的临床表现，如肾功能不全等。病情轻微者可能无明显临床症状仅于常规 X 线胸片检查时发现。

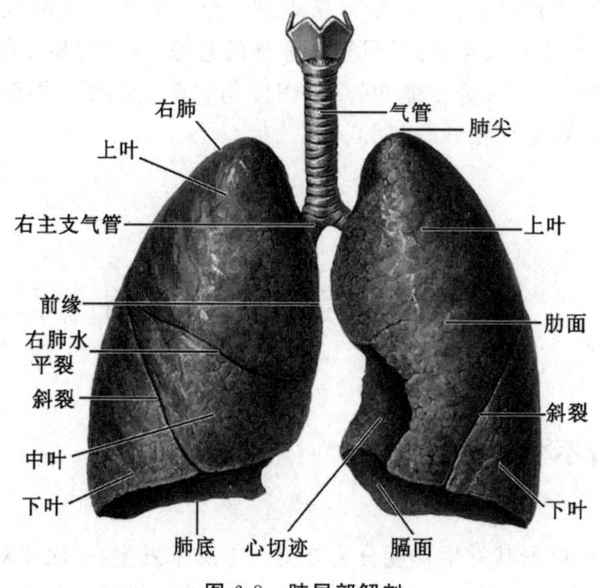

图 6-8　肺局部解剖

(四)X 线表现

肺的发育异常通常表现为患侧片状密度均匀密度增高影，无肺纹理，患侧膈肌抬高，肋间隙变窄，纵隔偏向患侧；健侧代偿性肺气肿，血管纹理增粗。按肺发育状况具体分为如下几种。①一侧肺不发育：患侧胸腔无含气肺组织及支气管影，纵隔向患侧移位，健侧肺代偿气肿或伴发肺纵隔疝；②一侧肺发育不全：患侧部分肺膨胀不全，或呈均匀致密影，纵隔向患侧移位；③肺叶发育不全：肺内密实影尖端指向肺门，支气管造影可见支气管扩张(图 6-9)。

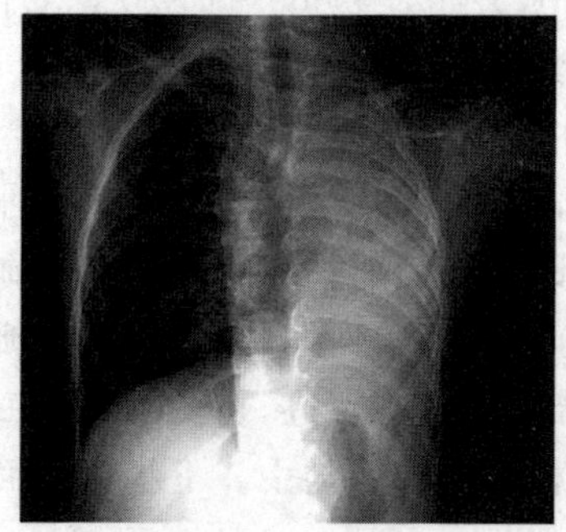

图 6-9　先天性肺发育不全 X 线表现

二、肺隔离症

(一)概述

肺隔离症是一种先天畸形，指没有功能的胚胎性、囊肿性肺组织从正常肺隔离出来。一般不与呼吸道相通连，供血动脉来自主动脉(胸主动脉或腹主动脉分支)。可分为两型：叶内型及叶外型，叶内型较多见，病肺与其邻近正常肺组织被同一脏层胸膜所覆盖，可发生在任何肺叶内，但多

见于肺下叶。尤以左侧后基底段为多。叶外型较少见,病部位于其邻近正常肺组织的脏层胸膜外,多数位于左肺下叶与横膈之间。

(二)局部解剖

局部解剖同图 6-8。

(三)临床表现与病理基础

病肺初始阶段可不与正常支气管相通,可无任何症状,仅在 X 线检查时发现胸内有肿块状阴影。可出现咳嗽、咳痰、发热和反复肺感染等症状。肺隔离症是肺的发育畸形,部分肺组织与主体肺分隔,并形成无功能囊性肿块。可分为叶内型和叶外型两种,叶内型即病肺周围系正常肺组织,二者有共同的胸膜包裹,与正常支气管系统相通,并有来自体循环的异常动脉,本型约60%位于左侧,几乎均在下叶的后基底段。叶外型者病变部分有自身的胸膜,也有来自体循环的异常动脉,多在肺下韧带内,同时有肺动脉、肺静脉回流至奇静脉、半奇静脉和门脉系统,病变部位的支气管与正常的支气管不相通,故不具呼吸功能。

(四)X 线表现

肺野下叶后基底段近脊柱旁圆形或类圆形密度增高影少数有分叶状,边界清晰,密度较均匀,常合并感染,与气道相通时可见囊状影像,可见气液平面。胸片主要是发现病灶及位置(图 6-10)。

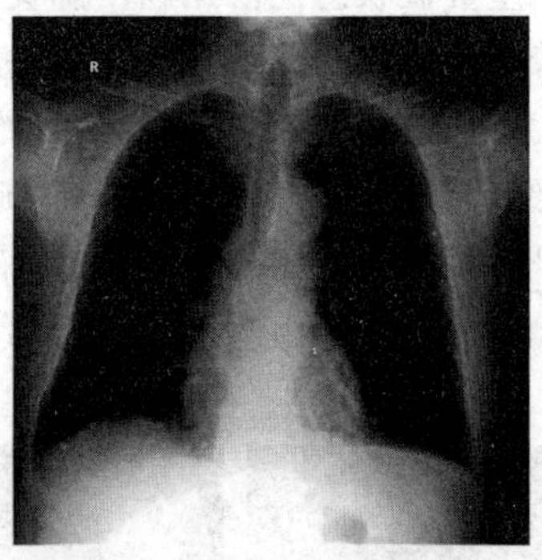

图 6-10　肺隔离症 X 线表现

(初　明)

第四节　肺部感染性病变

一、大叶性肺炎

(一)概述

病原体先在肺泡引起炎症,经肺泡间孔向其他肺泡扩散,致使部分肺段或整个肺段、肺叶发生炎症改变。典型者表现为肺实质炎症,通常并不累及支气管。致病菌多为肺炎链球菌。

(二)局部解剖

局部解剖图同图 6-11。

(三)临床表现与病理基础

起病急骤,寒战、高热、胸痛、咳嗽、咳铁锈色痰。早期肺部体征无明显异常,重症者可有呼吸频率增快、鼻翼翕动、发绀等。实变期可有典型体征，如患侧呼吸运动减弱，语颤增强，叩诊浊音，听诊呼吸音减低，有湿啰音或病理性支气管呼吸音。

大叶性肺炎其病变主要为肺泡内的纤维素性渗出性炎症（图 6-11）。一般只累及单侧肺，以下叶多见，也可先后或同时发生于两个以上肺叶。典型的自然发展过程大致可分为 4 个期。充血水肿期：主要见于发病后 1～2 天。肉眼观，肺叶肿胀、充血，呈暗红色，挤压切面可见淡红色浆液溢出。镜下，肺泡壁毛细血管扩张充血，肺泡腔内可见浆液性渗出物，其中见少量红细胞、嗜中性粒细胞、肺泡巨噬细胞。渗出物中可检出肺炎链球菌，此期细菌可在富含蛋白质的渗出物中迅速繁殖。红色肝变期：一般为发病后的 3～4 天进入此期。肉眼观，受累肺叶进一步肿大，质地变实，切面灰红色，较粗糙。胸膜表面可有纤维素性渗出物。镜下，肺泡壁毛细血管仍扩张充血，肺泡腔内充满含大量红细胞、一定量纤维素、少量嗜中性粒细胞和巨噬细胞的渗出物，纤维素可穿过肺泡间孔与相邻肺泡中的纤维素网相连，有利于肺泡巨噬细胞吞噬细菌，防止细菌进一步扩散。灰色肝变期：见于发病后的第 5～6 天。肉眼观，肺叶肿胀，质实如肝，切面干燥粗糙，由于此期肺泡壁毛细血管受压而充血消退，肺泡腔内的红细胞大部分溶解消失，而纤维素渗出显著增多，故实变区呈灰白色。镜下，肺泡腔渗出物以纤维素为主，纤维素网中见大量嗜中性粒细胞，红细胞较少。肺泡壁毛细血管受压而呈贫血状态。渗出物中肺炎链球菌多已被消灭，故不易检出。溶解消散期：发病后 1 周左右，随着机体免疫功能的逐渐增强，病原菌被巨噬细胞吞噬、溶解，嗜中性粒细胞变性、坏死，并释放出大量蛋白溶解酶，使渗出的纤维素逐渐溶解，肺泡腔内巨噬细胞增多。溶解物部分经气道咳出，或经淋巴管吸收，部分被巨噬细胞吞噬。肉眼观，实变的肺组织质地变软，病灶消失，渐近黄色，挤压切面可见少量脓样混浊的液体溢出。病灶肺组织逐渐净化，肺泡重新充气，由于炎症未破坏肺泡壁结构，无组织坏死，故最终肺组织可完全恢复正常的结构和功能。

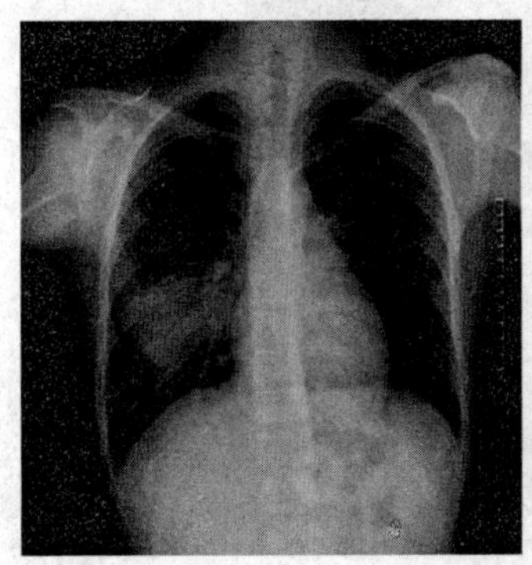
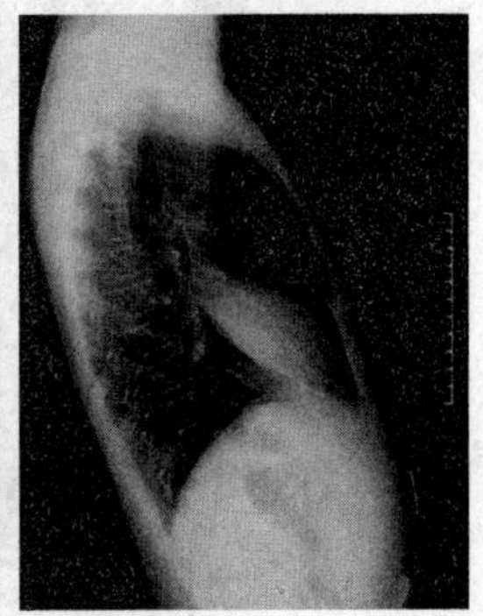

图 6-11　大叶性肺炎 X 线影像表现

可见大片状高密度影

二、支气管肺炎

（一）概述

病原体经支气管入侵，引起细支气管、终末细支气管及肺泡的炎症，常继发于其他疾病。其病原体有肺炎链球菌、葡萄球菌、病毒、肺炎支原体及军团菌等。

（二）临床表现与病理基础

主要为发热、咳嗽、呼吸困难和发绀，全身中毒症状，肺部可闻及中、小湿啰音等。重症者，以

上症状体征明显加重，可有呼吸衰竭，心力衰竭，中毒性脑病、脱水性酸中毒、中毒性肠麻痹，中毒性肝炎，还可并发脓胸、脓气胸、肺脓肿、肺大疱和败血症等。

病理可分为一般性和间质性两大类。一般性支气管肺炎主要病变散布在支气管壁附近的肺泡，支气管壁仅黏膜发炎。肺泡毛细血管扩张充血，肺泡内水肿及炎性渗出，浆液性纤维素性渗出液内含大量中性粒细胞、红细胞及病菌。病变通过肺泡间通道和细支气管向周围邻近肺组织蔓延，呈小点片状的灶性炎症，而间质病变多不显著。有时小病灶融合起来成为较大范围的支气管肺炎，但其病理变化不如大叶肺炎那样均匀致密。后期在肺泡内巨噬细胞增多，大量吞噬细菌和细胞碎屑，可致肺泡内纤维素性渗出物溶解吸收、炎症消散、肺泡重新充气。间质性支气管肺炎主要病变表现为支气管壁、细支气管壁及肺泡壁的发炎、水肿与炎性细胞浸润，呈细支气管炎、细支气管周围炎及肺间质炎的改变。蔓延范围较广，当细支气管壁上细胞坏死，管腔可被黏液、纤维素及破碎细胞堵塞，发生局限性肺气肿或肺不张。病毒性肺炎主要为间质性肺炎。但有时灶性炎症侵犯到肺泡，致肺泡内有透明膜形成。晚期少数病例发生慢性间质纤维化，可见于腺病毒肺炎。

（三）X 线表现

支气管肺炎又称小叶性肺炎，其典型 X 线表现为：病变多见于两肺中下肺野的内、中带；病变具有沿支气管分布的特征，多呈斑点及斑片状密度增高影，边界不清，可以融合呈大片状，液化坏死后可见空洞形成。当支气管堵塞时，可有节段性肺不张形成。支气管肺炎吸收完全，肺部组织可完全恢复，久不消散的则会引起支气管扩张等（图 6-12）。

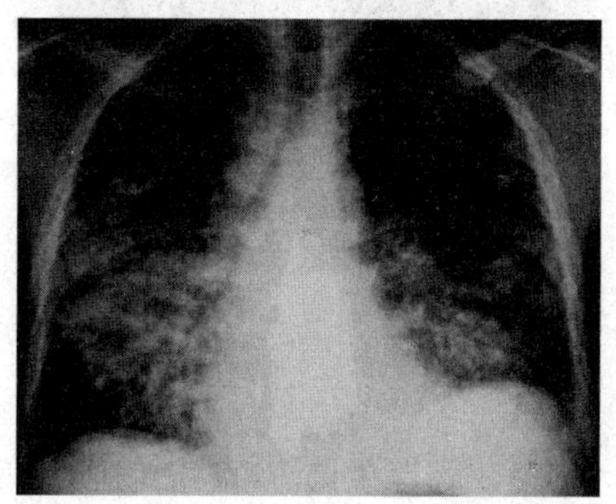

图 6-12　支气管肺炎 X 线影像表现

右中下肺及左下肺见斑片状密度增高影，边界不清

三、间质性肺炎

（一）概述

以弥漫性肺实质、肺泡炎和间质纤维化为病理基本改变，以活动性呼吸困难、X 线胸片示弥漫阴影、限制性通气障碍、弥散功能降低和低氧血症为临床表现的不同类疾病群构成的临床病理实体的总称。炎症主要侵犯支气管壁肺泡壁，特别是支气管周围血管周围小叶间和肺泡间隔的结缔组织，而且多呈坏死性病变。

（二）临床表现与病理基础

起病常隐匿，病程发展呈慢性经过，机体对其最初反应在肺和肺泡壁内表现为炎症反应，导致肺泡炎，最后炎症将蔓延到邻近的间质部分和血管，最终产生间质性纤维化，导致瘢痕产生和肺组织破坏，使通气功能降低。继发感染时可有黏液浓痰，伴明显消瘦、乏力、厌食、四肢关节痛等全身症状，急性期可伴有发热。

可分为四期：一期，肺实质细胞受损，发生肺泡炎；二期，肺泡炎演变为慢性，肺泡的非细胞性和细胞性成分进行性地遭受损害，引起肺实质细胞的数目、类型、位置和/或分化性质发生变化，肺泡结构的破坏逐渐严重而变成不可逆转；三期，间质胶原紊乱，肺泡结构大部损害和显著紊乱，镜检可见大量纤维组织增生；四期，肺泡结构完全损害，代之以弥漫性无功能的囊性变化。不能辨认各种类型间质性纤维化的基本结构和特征。

(三)X 线表现

病变分布广泛，多好发于两肺门及肺下野，且两肺同时受累，多见于支气管血管周围间质，呈纤细条索状密度增高影，走行僵直，可相互交织成网格状。病变也可呈细小结节影，大小一致，分布不均，通常不累及肺尖和两肺外带。由于其炎性浸润，可使肺门影增大，密度增高。病变消散较慢，部分消散不完全的可导致慢性肺间质性纤维化或支气管扩张(图 6-13)。

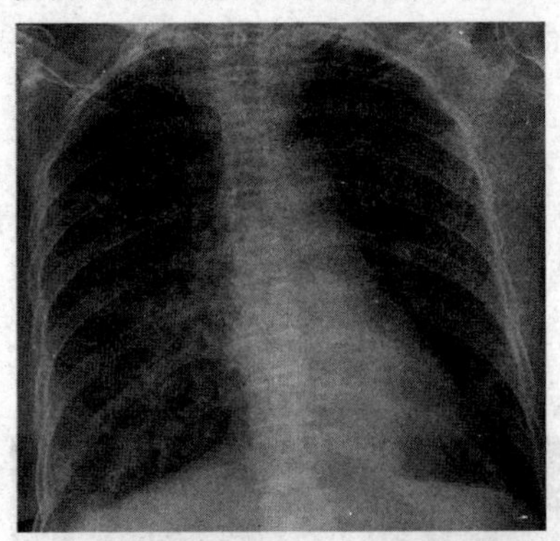

图 6-13　间质性肺炎 X 线影像表现

双肺可见纤细条索状密度增高影，走行僵直

四、真菌性肺炎

(一)概述

引起原发性真菌性肺炎的大多是皮炎芽生菌、荚膜组织胞浆菌或粗球孢子菌，其次是申克孢子丝菌、隐球菌、曲菌或毛霉菌等菌属。真菌性肺炎可能是抗菌治疗的一种并发症，尤其见于病情严重或接受免疫抑制治疗，以及患有艾滋病而致防御功能下降的患者。

(二)临床表现与病理基础

常继发于婴幼儿肺炎、肺结核、糖尿病、血液病等，滥用抗生素和激素等是主要诱因。具有支气管肺炎的各种症状和体征，但起病缓慢，多在应用抗生素治疗中肺炎出现或加剧，可有发热，咳嗽剧烈，痰为无色胶冻样，偶带血丝。肺部听诊可有中小水泡音。其病理改变可由过敏、化脓性炎症反应或形成慢性肉芽肿。

(三)X 线表现

肺曲菌球是肺曲菌病的最具特征的表现，多位于肺部空洞或空洞内的圆形类圆形致密影，大小在 3～4 cm，密度一般均匀，边缘光整，可部分钙化，其位置可以改变。在曲球菌与空洞壁之间有时可见新月形空隙，称为空气半月征。如支气管黏液阻塞支气管可引起远侧肺组织的实变和不张，病灶坏死可形成脓肿，少数可见空洞形成，侵袭性曲菌病主要表现为单侧或双侧肺叶或肺段的斑片样致密影(图 6-14)。

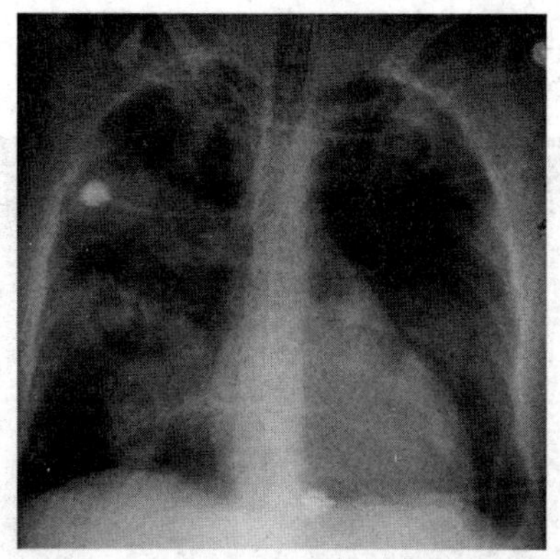

图 6-14　真菌性肺炎 X 线影像表现

双肺可见片状高密度影，其内可见空洞及空洞内可见类圆形致密影，密度尚均匀，可见空气半月征

五、过敏性肺炎

（一）概述

过敏性肺炎是一组由不同致敏原引起的非哮喘性变应性肺疾病，以弥漫性间质炎为其病理特征。系由于吸入含有真菌孢子、细菌产物、动物蛋白质或昆虫抗原的有机物尘埃微粒（直径<10 μm）所引起的变态反应，因此又称为外源性变应性肺泡炎。

（二）临床表现与病理基础

于接触抗原数小时后出现症状：有发热、干咳、呼吸困难、胸痛及发绀。少数患者接触抗原后可先出现喘息、流涕等速发变态反应，4～6 小时后呈Ⅲ型反应表现为过敏性肺炎。肺部可有湿啰音，多无喘鸣音，无实化或气道梗阻表现。

病理表现为亚急性肉芽肿样炎症，有淋巴细胞、浆细胞、上皮样细胞及朗格汉斯巨细胞浸润等，以致间质加宽。经过慢性病程后出现间质纤维化及肺实质破坏，毛细支气管为胶原沉着及肉芽组织堵塞而闭锁。持续接触致敏抗原后可发生肺纤维性变，严重时肺呈囊性蜂窝状。

（三）X 线表现

急性早期 X 线胸片可以不显示明显异常。曾有报道病理活检证实有过敏性肺炎，但 X 线胸片完全正常。另有 26 例临床症状典型的蘑菇肺仅 8 例显示 X 线胸片异常。另一组报道107 个农民肺 99 例（93%）X 线胸片有弥漫性肺部阴影。阴影的多少与肺功能、BAL、临床症状严重程度不一定相平行。X 线胸片表现多为两肺弥散的结节。结节的直径从 1 mm 至数个毫米，边界不清，或呈磨玻璃阴影。有的阴影为网状或网结节型，病变分布虽无特殊的倾向但肺尖和基底段较少。细网状和结节型多为亚急性表现。Fraser 等曾见到农民肺、蘑菇肺和饲鸽者肺，急性期在暴露于重度抗原后短时内两下肺泡样阴影比较常见。肺泡样阴影常为闭塞性细支气管炎的小气道闭塞，所致肺泡内的内容物形成密度增加的影像。弥漫性网状或网状结节状阴影的持续存在再加上急性加重期的腺泡样阴影（图 6-15）。

六、肺脓肿

（一）概述

肺脓肿是多种病原菌感染引起的肺组织化脓性炎症，导致组织坏死、破坏、液化形成脓肿。

以高热、咳嗽、咳大量脓臭痰为主要临床特征。常见病原体包括金黄色葡萄球菌、化脓性链球菌、肺炎克雷伯菌和铜绿假单胞菌等。

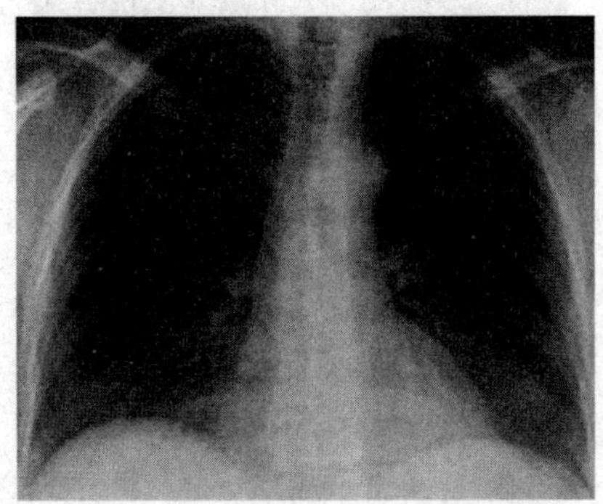

图 6-15　过敏性肺炎 X 线影像表现

两中下肺的磨玻璃影

(二)临床表现与病理基础

吸入性肺脓肿起病急骤,畏寒、高热,体温达 39～40 ℃,伴有咳嗽、咳黏液痰或黏液脓性痰。炎症累及壁层胸膜可引起胸痛,且与呼吸有关。病变范围大时可出现气促。此外还有精神不振、全身乏力、食欲缺乏等全身中毒症状。如感染不能及时控制,可于发病后 10～14 天,突然咳出大量脓臭痰,偶有中、大量咯血而突然窒息致死。血源性肺脓肿多先有原发病灶引起的畏寒、高热等感染中毒症的表现。经数天或数周后才出现咳嗽、咳痰,痰量不多,极少咯血。慢性肺脓肿患者常有咳嗽、咳脓痰、反复发热和咯血,持续数周到数月。可有贫血、消瘦等慢性消耗症状。肺部体征与肺脓肿的大小和部位有关。早期常无异常体征,脓肿形成后病变部位叩诊浊音,呼吸音减低,数天后可闻及支气管呼吸音、湿啰音;随着肺脓肿增大,可出现空瓮音;病变累及胸膜可闻及胸膜摩擦音或呈现胸腔积液体征。慢性肺脓肿常有杵状指(趾)。

病理表现为肺组织化脓性炎症、坏死,形成肺脓肿,继而坏死组织液化破溃到支气管,脓液部分排出,形成有气液平面的脓腔,空洞壁表面常见残留坏死组织。病变有向周围扩展的倾向,甚至超越叶间裂波及邻接的肺段。若脓肿靠近胸膜,可发生局限性纤维蛋白性胸膜炎,发生胸膜粘连;如为张力性脓肿,破溃到胸膜腔,则可形成脓胸、脓气胸或支气管胸膜瘘。肺脓肿可完全吸收或仅剩少量纤维瘢痕。若支气管引流不畅,坏死组织残留在脓腔内,炎症持续存在,则转为慢性肺脓肿。脓腔周围纤维组织增生,脓腔壁增厚,周围的细支气管受累,致变形或扩张。

(三)X 线表现

急性化脓性炎症阶段,表现为大片的致密影,密度均匀,边缘模糊,如有坏死液化则密度可减低,坏死物排出后空洞形成,可见液平面,如病变好转,则显示脓肿空洞内容物及液平面减少甚至消失,愈合后可不留痕迹,或仅少许条索影。病程较快的患者,由于坏死面积较大可见肺组织体积减小。病程较慢者空洞周围纤维组织增生,空洞壁也更为清晰,肺脓肿邻近胸膜可增厚,也可形成脓胸或脓气胸(图 6-16)。

七、肺结核

(一)概述

肺结核是由结核分枝杆菌引发的肺部感染性疾病,是严重威胁人类健康的疾病。结核分枝杆菌的传染源主要是排菌的肺结核患者，通过呼吸道传播。健康人感染此菌并不一定发病，只有在机体免疫力下降时才发病。临床分型如下。

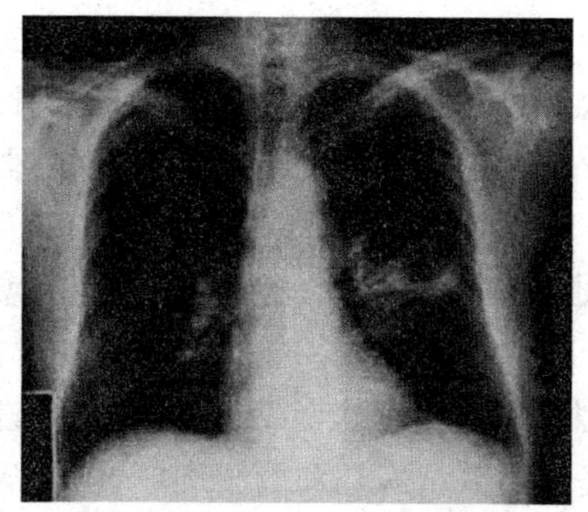

图 6-16 肺脓肿 X 线影像表现

左中肺脓肿空洞，其内可见液平面，边缘模糊

1.原发性肺结核

多见于年龄较大儿童。婴幼儿及症状较重者可急性起病，高热可达 39～40 ℃；可有低热、食欲缺乏、疲乏、盗汗等结核中毒症状。少数有呼吸音减弱，偶可闻及干性或湿性啰音。

2.血行播散性肺结核

起病急剧，有寒战、高热，体温可达 40 ℃以上，多呈弛张热或稽留热，血沉加速。亚急性与慢性血行播散性肺结核病程较缓慢。

3.浸润型肺结核

多数发病缓慢，早期无明显症状，后渐出现发热、咳嗽、盗汗、胸痛、消瘦、咳痰及咯血。

4.慢性纤维空洞型肺结核

反复出现发热、咳嗽、咯血、胸痛、盗汗、食欲缺乏等，胸廓变形，病侧胸廓下陷，肋间隙变窄，呼吸运动受限，气管向患侧移位，呼吸减弱。

(二)临床表现与病理基础

可出现呼吸系统症状和全身症状。呼吸系统症状主要为咳嗽咳痰、咯血、胸痛、呼吸困难等；全身症状为结核中毒症状，发热为最常见症状，多为长期午后潮热，部分患者有倦怠乏力、盗汗、食欲缺乏和体重减轻等。

1.原发性肺结核

结核分枝杆菌经呼吸道进入肺后，最先引起的病灶称原发灶，常位于肺上叶下部或下叶上部靠近胸膜处，病灶呈圆形，约 1 cm 大小。病灶内细菌可沿淋巴道到达肺门淋巴结，引起结核性淋巴管炎和肺门淋巴结结核。肺原发灶、结核性淋巴管炎、肺门淋巴结结核合称为原发复合征，是原发性肺结核的特征性病变。

2.血行播散性肺结核

由结核分枝杆菌一次大量侵入引起，结核分枝杆菌的来源可由肺内病灶或肺外其他部位的结核灶经血播散。这些部位的结核分枝杆菌先进入静脉，再经右心和肺动脉播散至双肺。结核在两肺形成1.5～2 mm 大小的粟粒样结节，这些结节病灶是增殖性或渗出性的，在两肺分布均匀、大小亦较均一。

3.浸润型肺结核

多见于外源性继发型肺结核,即反复结核菌感染后所引起,少数是体内潜伏的结核分枝菌,在机体抵抗力下降时进行繁殖,而发展为内源性结核,也有由原发病灶形成者,多见于成年人,病灶多在锁骨上下,呈片状或絮状,边界模糊,病灶可呈干酪样坏死灶,引发较重的毒性症状,而成干酪性(结核性)肺炎,坏死灶被纤维包裹后形成结核球。经过适当治疗的病灶,炎症吸收消散,遗留小干酪灶,钙化后残留小结节病灶,呈现纤维硬结病灶或临床痊愈。有空洞者,也可经治疗吸收缩小或闭合,有不闭合者,也无存活的病菌,称为"空洞开放愈合"。

4.慢性纤维空洞型肺结核

由于治疗效果和机体免疫力的高低,病灶有吸收修补,恶化进展等交替发生,单或双侧,单发或多发的厚壁空洞,常伴有支气管播散型病灶和胸膜肥厚,由于病灶纤维化收缩,肺门上提,纹理呈垂柳状,纵隔移向病侧,邻近肺组织或对侧肺呈代偿性肺气肿,常伴发慢性气管炎、支气管扩张、继发肺感染、肺源性心脏病等;更重使肺广泛破坏、纤维增生,导致肺叶或单侧肺收缩,而成"毁损肺"。

(三)X线表现

1.原发型肺结核(Ⅰ型肺结核)

多见于儿童,少数见于青年,常无影像学异常。如果发生明显的感染,常常表现为气腔实变阴影(图6-17),累及整个肺叶。原发性肺结核患者可发生胸腔积液,常仅表现为胸腔积液而无肺实质病变。淋巴结增大常发生于儿童原发性肺结核感染。有时可侵及肺门淋巴结(图6-18)和纵隔淋巴结,尤其好发于右侧气管旁区域,可增大。淋巴结增大在成人原发性肺结核中罕见,除非是免疫功能低下的患者。原发复合征:即是肺部原发灶,局部淋巴管炎和所属淋巴结炎三者的合称,X线表现多为上叶下部及下叶后部靠近胸膜处的云絮状或类圆形高密度灶,边缘可模糊不清。如有突出于正常组织轮廓的肿块影,多为肺门及纵隔肿大的淋巴结。典型的原发复合征显示为原发灶,淋巴管炎与肿大的肺门淋巴结连接在一起,形成哑铃状,此种征象已不多见。

2.胸内淋巴结结核

按病理改变分型为炎症型和结节型。炎症型多为从肺门向外扩展的高密度影,边缘模糊,与周围组织分界不清,亦可成结节状改变。结节型多表现为肺门区域突出的圆形或卵圆形边界清楚的高密度影,右侧多见。如气管旁淋巴结肿大可表现为上纵隔影增宽,如呈波浪状改变,则为多个肿大的淋巴结。对于一些隐匿于肺门阴影中或是气管隆嵴下的肿大淋巴结,通过行CT扫描可清楚地显示其大小及形态。

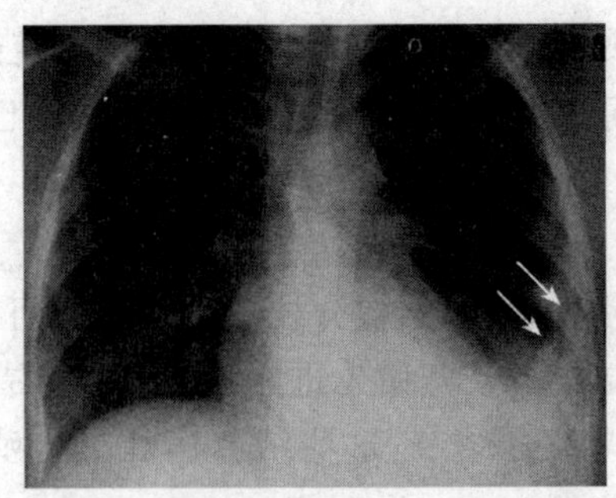

图6-17 原发性肺结核X线影像表现

胸部正位片可见左肺下叶实变,伴左侧少量胸腔积液(箭头)

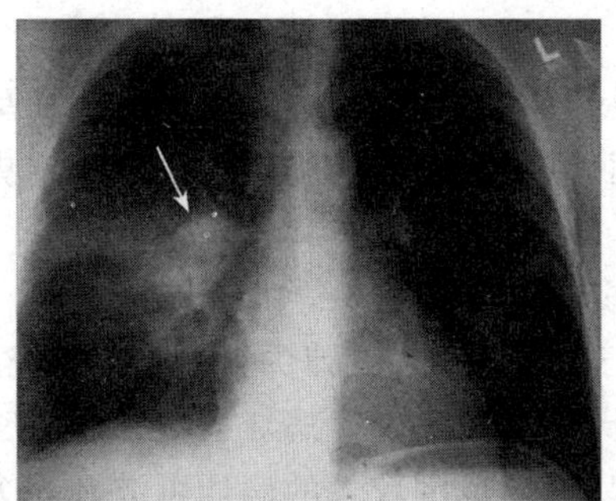

图 6-18　原发性肺结核淋巴结增大 X 线影像表现

胸部正位片显示右肺门淋巴结增大(箭头)伴肺内实变及轻度气管旁淋巴结增大

3.血行播散性肺结核(Ⅱ型肺结核)

急性血行播散性肺结核 X 线表现:典型病灶分布特点为“三均匀”,即广泛均匀分布于两肺的粟粒样的结节状高密度灶,大小为 1～2 mm,部分呈磨玻璃样改变,病灶晚期可见融合。CT 扫描尤其是高分辨率 CT 扫描可清晰显示弥漫性的粟粒性病灶,并可观察病灶有无渗出。

4.亚急性或慢性血行播散性肺结核

X 线表现为“三不均匀”,即双肺多发大小不一,密度不均的渗出增殖灶和纤维钙化,钙化灶多见于肺尖和锁骨下,渗出病灶多位于其下方,病灶融合可产生干酪性坏死形成空洞和支气管播散。(图 6-19、图 6-20)。

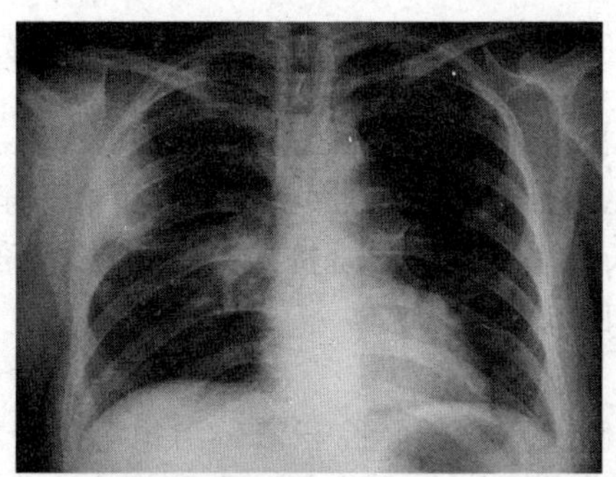

图 6-19　右侧原发性肺结核综合征 X 线影像表现

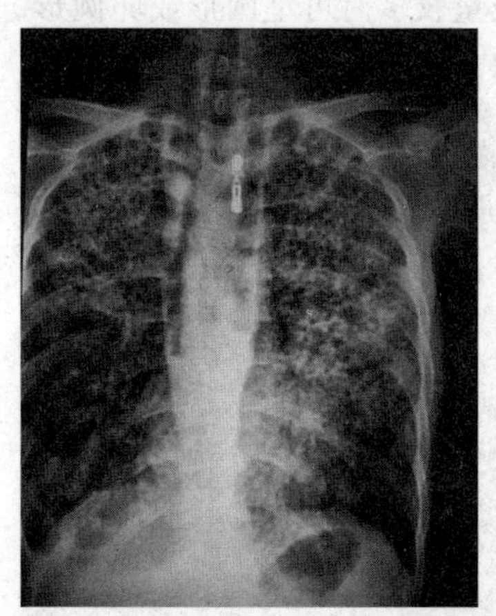

图 6-20　双肺急性血行播散型肺结核伴椎旁脓肿 X 线影像表现

5.慢性血行播散性肺结核

病变类似于亚急性血行播散性肺结核表现，只是大部分病变呈增殖性改变，病灶边缘基本清晰，纤维索条状影更明显，或者病灶钙化更多见，胸膜增厚和粘连更显著等。同时，两肺纹理增粗紊乱更明显。

6.继发型肺结核(Ⅲ型肺结核)

浸润型肺结核：病变多局限于肺的一部，以肺尖、锁骨上、下区及下叶背段为多见；X线片上的征象多样，一般为陈旧性病灶周围出现渗出性病灶表现为中心密度较高而边缘模糊的致密影；新渗出性病灶表现为小片状云絮状影，范围较大的病灶可波及一个肺段或整个肺叶浸润；空洞常表现为壁薄、无内容物或很少液体；渗出、增殖、播散、纤维化、空洞等多种性质的病灶同时存在，活动期的肺结核易沿着支气管向同侧或对侧播散。

7.干酪性肺炎

似大叶性肺炎，显示一片无结构的、密度较不均匀的致密影，可累及一肺段或肺叶，密度较一般性肺炎高；干酪样坏死灶中心发生溶解、液化并可经支气管排出，出现虫蚀样空洞或无壁空洞；下肺野及对侧肺野可见沿支气管分布的小斑片状播散灶。

8.结核瘤

大多为孤立性球形病灶，多发者少见。多位于上叶尖后段和下叶背段。形态常为圆形或椭圆形，有时可见分叶(几个球形病灶融合在一起形成)，一般 2～3 cm。其内可见点状钙化、层状钙化影；结核瘤中心的干酪改变可以液化而形成空洞，常为厚壁性；结核瘤附近肺野可见有散在的结核病灶，即“卫星病灶”。

9.慢性纤维空洞型肺结核

两上肺野广泛的纤维索条状病灶及新旧不一的结节状病灶；可见形状不规则的纤维性空洞，少有气液平面；同侧或对侧可见斑片状播散病灶，密度可低可高甚至钙化；纵隔气管向患侧移位，同侧肺门影上移，其肺纹理拉长呈垂直走向如垂柳状，患侧胸部塌陷；常伴有胸膜肥厚粘连，无病变区呈代偿性肺气肿(图 6-21、图 6-22)。

10.结核性胸膜炎

结核性胸膜炎多表现为单侧及双侧的胸腔积液。当积液量＞250 mL 以上时，立位胸片检查则可发现。X线表现为两次肋膈角变钝，呈内低外高的弧形液体阴影。叶间裂积液表现为沿叶间裂走向的梭形高密度影，积液量较多时可呈圆形或卵圆形。包裹性积液表现为突向肺野内的扁丘状及半圆形密度增高影，边界清楚。

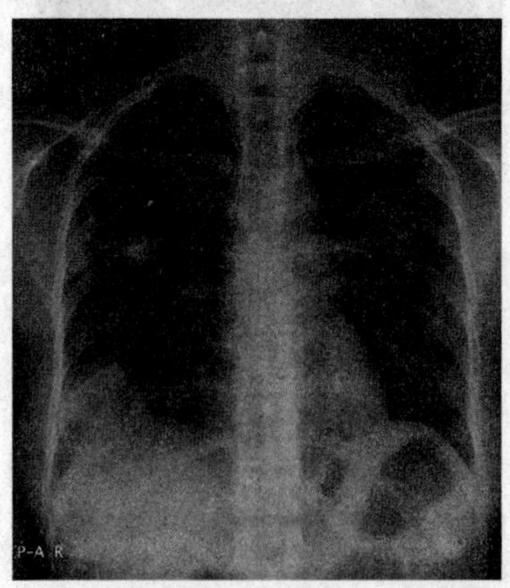

图 6-21　右侧浸润型肺结核 X 线影像学表现

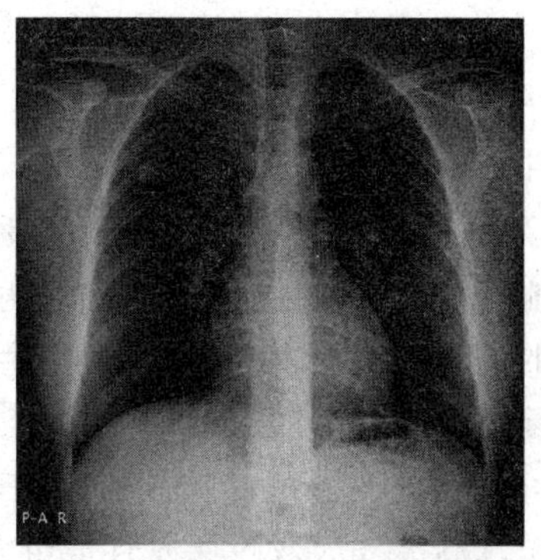

图 6-22　右上肺结核球 X 线影像学表现

八、肺炎性假瘤

(一)概述

肺炎性假瘤是肺内良性肿块，是由肺内慢性炎症产生的肉芽肿、机化、纤维结缔组织增生及相关的继发病变形成的肿块，并非真正肿瘤。它是一种病因不清的非肿瘤性病变。

(二)临床表现与病理基础

肺炎性假瘤患者多数年龄在 50 岁以下，女性多于男性。1/3 的患者没有临床症状，仅偶然在 X 线检查时发现，2/3 的患者有慢性支气管炎、肺炎、肺化脓症的病史，以及相应的临床症状，如咳嗽、咳痰、低热，部分患者还有胸痛、血痰，甚至咯血，但咯血量一般较少。

肺炎性假瘤的病理学特征是组织学的多形性，肿块内含有肉芽组织的多寡不等、排列成条索的成纤维细胞、浆细胞、淋巴细胞、组织细胞、上皮细胞，以及内含中性脂肪和胆固醇的泡沫细胞或假性黄瘤细胞。肺炎性假瘤一般位于肺实质内，累及支气管的仅占少数。绝大多数单发，呈圆形或椭圆形结节，一般无完整的包膜，但肿块较局限、边界清楚，有些还有较厚而缺少细胞的胶原纤维结缔组织与肺实质分开。

(三)X 线表现

病变形态不一，大小不等，多<5 cm，位于肺的表浅部位，一般为中等密度影，密度可均匀，硬化血管瘤型可见斑点状钙化影，有假性包膜时，病变边界清楚，乳头状增生型多见，有的肿块由于不规则可表现为分叶状。无假性包膜时，边界模糊，以组织细胞增生型多见。有的炎性假瘤甚至表现为周围型肺癌的毛刺样改变(图 6-23)。

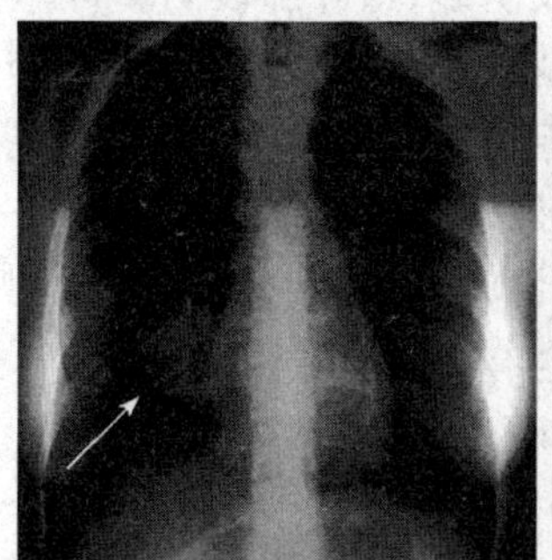
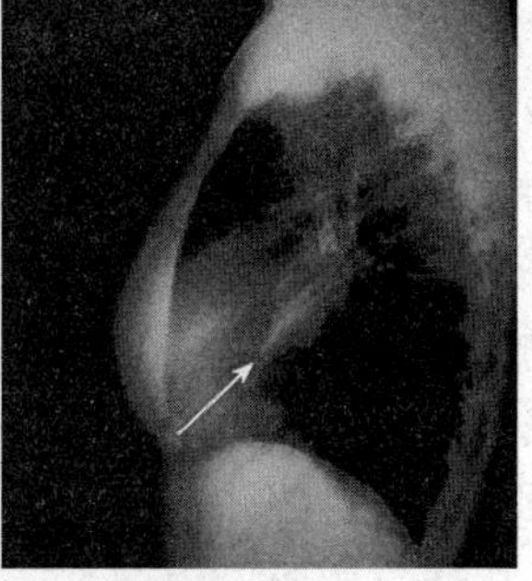

图 6-23　肺炎性假瘤 X 线影像表现

右肺中叶软组织肿块，边缘见毛刺(箭头)

九、慢性肺炎

(一)概述

慢性非特异性炎症,可分为原发性慢性肺炎和急性肺炎演变而来,促成慢性肺炎的因素有营养不良、佝偻病、先天性心脏病或肺结核患儿发生肺炎时,易致病程迁延;病毒感染引起间质性肺炎,易演变为慢性肺炎;反复发生的上呼吸道感染或支气管炎及慢性鼻窦炎均为慢性肺炎的诱因;深入支气管的异物,特别是缺乏刺激性而不产生初期急性发热的异物(如枣核等),因被忽视而长期存留在肺部,形成慢性肺炎;免疫缺陷小儿,包括体液及细胞免疫缺陷,补体缺乏及白细胞吞噬功能缺陷皆可致肺炎反复发作,最后变成慢性;原发性或继发性呼吸道纤毛形态及功能异常亦可致肺慢性炎症。

(二)临床表现与病理基础

慢性肺炎的特点是周期性的复发和恶化,呈波浪形。由于病变的时期、年龄和个体的不同,症状多种多样。在静止期体温正常,无明显体征,几乎没有咳嗽,但在跑步和上楼时容易气喘。在恶化期常伴有肺功能不全,出现发绀和呼吸困难等。恶化后好转很缓慢,经常咳痰,甚至出现面部水肿、发绀、胸廓变形和杵状指(趾)。

炎症病变可侵及各级支气管、肺泡、间质组织和血管。特别在间质组织的炎症,每次发作时都有所进展,使支气管壁弹力纤维破坏,终因纤维化而致管腔狭窄。同时,由于分泌物堵塞管腔而发生肺不张,终致支气管扩张。由于支气管壁及肺泡间壁的破坏,空气经过淋巴管散布,进入组织间隙,可形成间质性肺气肿。局部血管及淋巴管也发生增生性炎症,管壁增厚,管腔狭窄。

(三)X线表现

1.肺纹理增强

支气管壁和支气管周围组织的细胞浸润和结缔组织增生,以及小叶间隔的细胞浸润和结缔组织增生是肺纹理增强的病理基础。在胸片上前者表现为走行紊乱的不规则线条状阴影,可伴有血管的扭曲移位及全小叶肺气肿。

2.结节和斑片状阴影

气管周围的渗出与增生改变的轴位影像和腺泡病变表现为结节影。支气管的狭窄扭曲可导致小叶肺不张或盘状肺不张。小叶肺不张呈斑片状阴影,盘状肺不张呈条状阴影。

3.肺段、肺叶及团块阴影

慢性炎症局限于肺叶或肺段时则呈肺叶肺段阴影,肺叶肺段阴影可体积缩小。由于合并支气管扩张、肺气肿、肺大疱或小脓肿、肺大疱或小脓腔,肺叶或肺段阴影的密度可不均匀。在支气管体层片或支气管造影片上可见支气管扩张。但支气管狭窄或阻塞较少见。有时在肺叶肺段阴影内可见团块状阴影,其病理基础为脓肿或炎性肿块。肺叶阴影多见于右中叶慢性炎症。其他肺叶较少见,肺段阴影较常见。呈肿块阴影的慢性肺炎,其大小从不到 3 cm 至＞10 cm,肿块边缘较清楚,周围可见不规则索条状阴影,在团块内有时可见 4～6 级支气管扩张。炎性肿块阴影在正侧位胸片上各径线差有时较大,例如在正位胸片上呈圆形,在侧位胸片上呈不规则形状或椭圆形,此点有利于与周围型肺癌鉴别。

4.蜂窝状及杵状影

含空气的囊状支气管扩张可呈蜂窝状阴影、含有黏液的支气管扩张可表现为杵状阴影,其特点为与支气管走行方向一致。

5.肺气肿征象

弥漫性慢性肺炎可合并两肺普遍性肺气肿。而局限性慢性肺炎常与瘢痕旁肺气肿并存，因此慢性肺炎区的密度不均匀。有时慢性肺炎还可与肺大疱并存。

6.肺门团块状阴影

肺门区炎性肺硬化可表现为边缘不整齐、形态不规则类圆形团块状影，此时常需与肺癌鉴别。有时慢性肺炎还可伴有肺门淋巴结增大。但较少见。有时可见肺门部淋巴结肿大(图 6-24)。

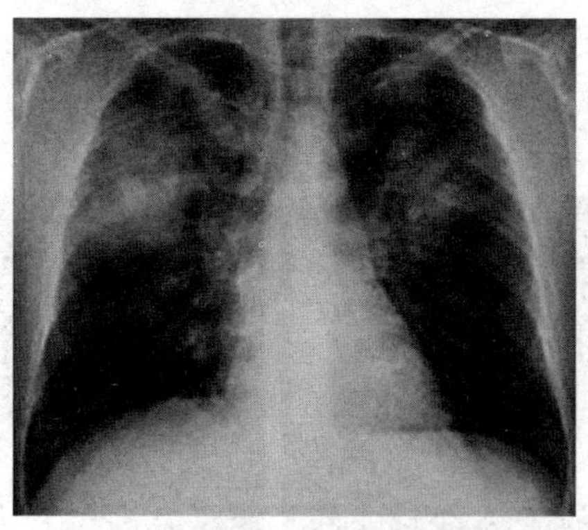

图 6-24　慢性肺炎 X 线影像表现

十、放射性肺炎

(一)概述

放射性肺炎是肺组织接受一定剂量的电离辐射后所导致的急性炎性反应，目前对该病的基础及临床研究不多，缺乏严格的诊断标准，治疗多数为对症处理、长期大剂量皮质激素治疗等。停止放疗后多数患者可以缓慢恢复，也有部分患者逐步发展成放射性肺纤维化，严重者会导致患者呼吸衰竭而死亡。

(二)临床表现与病理基础

放射性肺炎通常发生于放疗后 3 个月内，如果照射剂量较大或同时接受了化疗等，或者遗传性放射损伤高度敏感的患者，放射性肺炎也可能发生于放疗开始后 2～3 周内。肺癌患者接受放疗后 70%以上会发生轻度的放射性肺损伤，多数无症状或症状轻微，仅有 10%～20%的患者会出现临床症状。放射性肺炎的临床症状没有特异性，通常的临床表现为咳嗽、气短、发热等，咳嗽多为刺激性干咳，气短程度不一，轻者只在用力活动后出现，严重者在静息状态下也会出现明显呼吸困难。部分患者可以伴有发热，甚至发生在咳嗽气短等症状出现前，多在 37～38.5 ℃，但也有出现 39 ℃以上高热者。放射性肺炎的体征不明显，多无明显体征，部分患者会出现体温升高、肺部湿啰音等表现。放射性肺炎临床症状的严重程度与肺受照射的剂量及体积相关，也和患者的个体遗传差异相关。

电离辐射导致放射性肺炎的靶细胞包括Ⅱ型肺泡细胞、血管内皮细胞、成纤维细胞及肺泡巨噬细胞等。Ⅱ型肺泡细胞合成和分泌肺泡表面活性物质，维持肺泡表面张力，接受电离辐射后，Ⅱ型肺泡细胞胞质内 Lamellar 小体减少或畸形，肺泡细胞脱落到肺泡内，导致肺泡张力变化，肺的顺应性降低，肺泡塌陷不张。血管内皮细胞的损伤在照射后数天内就可以观察到，毛细血管内皮细胞超微结构发生变化，细胞内空泡形成、内皮细胞脱落，并可以发生微血栓形成、毛细血管阻塞，最终导致血管通透性改变，肺泡换气功能受损。肺泡巨噬细胞及成纤维细胞在接受电离辐射损伤后也会出现相应的变化,促进和加重放射性肺炎的发生。

(三)X 线表现

其表现取决于放射线照射的部位、照射的方向、照射野及照射量。乳腺癌术后放射照射所引起的放射性肺炎病灶多位于第 1~2 肋间。肺癌放疗后引起的放射性肺炎发生在原发病灶所在的肺叶,食管癌于恶性淋巴瘤放疗后引起的放射性肺炎位于两肺内带。放射性肺炎的 X 线表现:急性期:通常表现为大片状高密度阴影,密度较均匀,边缘较模糊;慢性期:由于病灶纤维结缔组织增生明显,原来的大片状阴影范围缩小,病灶较前密度增高而不均匀,可见网状及纤维索条状阴影。大范围的慢性放射性肺炎体积缩小可伴纵隔向患侧移位,同侧胸膜肥厚粘连,胸廓塌陷变形,膈升高(图 6-25)。

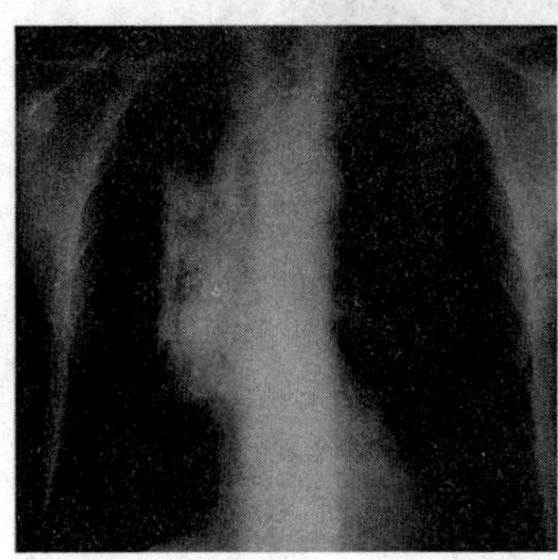

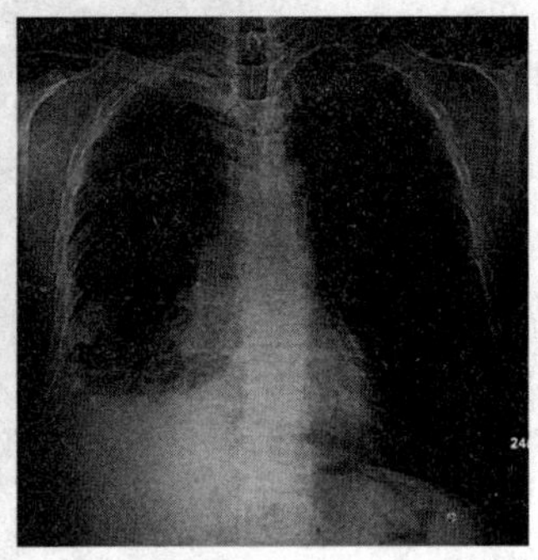

图 6-25　放射性肺炎 X 线影像表现

十一、特发性肺间质纤维化

(一)概述

特发性肺间质纤维化是一种原因不明,以弥漫性肺泡炎和肺泡结构紊乱最终导致肺间质纤维化为特征的疾病,按病程有急性、亚急性和慢性之分,临床更多见的是亚急性和慢性型。现认为该病与免疫损伤有关。预后不良,早期病例即使对激素治疗有反应,生存期一般也仅有 5 年。

(二)临床表现与病理基础

通常为隐匿性起病,主要的症状是干咳和劳力性气促。随着肺纤维化的发展,发作性干咳和气促逐渐加重。进展的速度有明显的个体差异,经过数月至数年发展为呼吸衰竭和肺心病。起病后存活时间为 2.8~3.6 年。通常没有肺外表现,但可有一些伴随症状,如食欲缺乏、消瘦等。体检可发现呼吸浅快,双肺底可闻及吸气末期 Velcro 啰音。晚期可出现发绀等呼吸衰竭和肺心病的表现。50%以上患者有杵状指(趾)。

特发性肺纤维化的病理改变与病变的严重程度有关。主要特点是病变在肺内分布不均一,肺泡壁增厚,伴有胶原沉积、细胞外基质增加和灶性单核细胞浸润。炎症细胞不多,通常局限在胶原沉积区或蜂窝肺区。肺泡腔内可见到少量的Ⅱ型肺泡上皮细胞聚集。可以看到蜂窝肺气囊、纤维化和纤维增殖灶。

(三)X 线表现

1.磨玻璃样影及实变影

病变早期,两下肺后外基底段部位可见小叶状轻度密度增高影;其内可见含气支气管影,支气管血管树增粗。实变影可相互融合成肺段甚或肺叶实变。

2.线状影

表面与胸膜面垂直的细线形影，长 1～2 mm，宽约 1 mm，多见于两肺下叶，也可见其他部位。两肺中内带区域的小叶间隔增厚则表现为分枝状细线形影。

3.胸膜下弧形线影

表现为胸膜下 0.5 cm 以内的与胸壁内面弧度一致的弧形线影，长 5～10 cm，边缘较清楚或较模糊，多见于两下肺后外部。

4.蜂窝状影

表现为数 1 mm 至 2 cm 大小不等的圆形或椭圆形含气囊腔，壁较薄而清楚，与正常肺交界面清楚。主要分布于两肺基底部胸膜下区。

5.小结节影

在蜂窝、网、线影基础上，可见少数小结节影，边缘较清楚，并非真正的间质内结节，而是纤维条索病变在横断面上的表现，或相互交织而成。

6.肺气肿

小叶中心性肺气肿表现为散在的、直径 2～4 mm 的圆形低密度区，无明确边缘，多见于肺部外围，但随病变发展可逐渐见于肺中央部。有时胸膜下可见直径 1～2 cm 大小的圆形或椭圆形肺气囊。

7.支气管扩张

主要为中小支气管扩张，多为柱状扩张，可伴支气管扭曲、并拢。

十二、肺结节病

(一)概述

肺结节病是一种病因未明的多系统多器官的肉芽肿性疾病，近来已引起国内广泛注意。常侵犯肺、双侧肺门淋巴结、眼、皮肤等器官。其胸部受侵率高达 80%～90%。本病呈世界分布，欧美国家发病率较高，东方民族少见。多见于 20～40 岁，女略多于男。病因尚不清楚，部分病例呈自限性，大多预后良好。

(二)临床表现与病理基础

早期结节病的症状较轻，常见的呼吸道症状和体征有咳嗽、无痰或少痰，偶有少量血丝痰，可有乏力、低热、盗汗、食欲缺乏、体重减轻等。病变广泛时可出现胸闷、气急，甚至发绀。后期主要是肺纤维化导致的呼吸困难。肺部体征不明显，部分患者有少量湿啰音或捻发音。

结节病的病理特点是非干酪样坏死性类上皮肉芽肿。肉芽肿的中央部分主要是多核巨噬细胞和类上皮细胞，后者可以融合成朗格汉斯巨细胞。周围有淋巴细胞浸润，而无干酪样病变。

(三)X 线表现

有 90%以上的患者伴有 X 线胸片的改变，而且常是结节病的首次发现。

1.纵隔、肺门淋巴结肿大

纵隔、肺门淋巴结肿大为结节病最常见表现，为唯一异常表现。多组淋巴结肿大是其特点，其中两侧肺门对称性淋巴结肿大且状如土豆，多为本病典型表现，其肿大淋巴结一般在 6～12 个月期间可自行消退，恢复正常；或在肺部出现病变过程中，开始缩小或消退；或不继续增大，为结节病的发展规律。

2.肺部病变

肺部病变多发生在淋巴结病变之后。最常见的病变为两肺弥漫性网状结节影,但肺尖或肺底少或无。结节大小不一,多为 1～3 mm 大小,轮廓尚清楚。其次为圆形病变,直径 1.0～1.5 cm,密度均匀,边缘较清楚,单发者类似肺内良性病变或周围型肺癌,多发者酷似肺内转移瘤。此外为阶段性或小叶性浸润,类似肺部炎性病变,一般伴或不伴胸腔内淋巴结病变。少数表现为单纯粟粒状颇似急性血行播散型肺结核。以纤维性病变为主,不易与其他原因所致的肺纤维化区别,且可引起多种继发性改变。

3.胸膜病变

胸膜渗液可能为胸膜脏、壁层广泛受累所致。肥厚的胸膜为非干酪性肉芽肿。

4.骨骼病变

较少见,约占全部结节病的 10%。骨损害一般限于手、足的短管状骨,显示小囊状骨质缺损并伴有末节指(趾)变细、变短(图 6-26)。

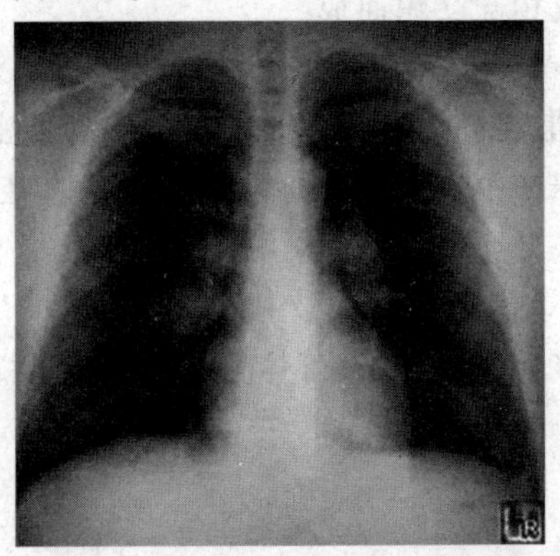

图 6-26　肺结节病 X 线影像表现

两侧纵隔、肺门淋巴结肿大

十三、硅肺

(一)概述

硅肺是由长期吸入石英粉尘所致的以肺部弥漫性纤维化为主的全身性疾病,是我国目前常见的且危害较为严重的职业病。目前是职业病中发病率最高的病种之一,也是 12 种尘肺中较重的一种。

(二)临床表现与病理基础

硅肺的早期可能没有自觉症状,或症状很轻。Ⅱ、Ⅲ期硅肺患者多有症状,但症状轻重和 X 线胸片改变的程度不一定平行,在有肺部并发症时,症状加重。早晨咳嗽较重,无痰或有少量黏液痰。肺内有并发感染时,则痰量增多,或有脓性痰。单纯硅肺多无胸痛或有轻微胸痛,一旦有明显胸痛应考虑有肺内感染或并发肺结核的可能。胸膜摩擦音常是并发肺结核的征象。早期硅肺气短不明显,晚期硅肺并发肺结核、肺气肿时,气短明显。早期患者一般状态尚好,晚期则营养欠佳。晚期患者,特别是并发肺结核或肺部感染时,肺部可听到呼吸音,也可出现发绀。

硅肺基本病变是矽结节形成,眼观矽结节呈圆形灰黑色、质韧、直径 2～3 mm。在人体,最早的改变是吸入肺内的粉尘粒子聚集并沉积在相对固定的肺泡内,巨噬细胞及肺泡上皮细胞(主要是Ⅱ型)相继增生,肺泡隔开始增厚。聚集的细胞间出现网织纤维并逐渐转变成胶原纤维,形成矽结节。典型矽结节,结节境界清晰,胶原纤维致密扭曲排列或呈同心圆排列,纤维间无细胞

反应,出现透明性变,周围是被挤压变形的肺泡。

(三)X 线表现

1.圆形小阴影

圆形小阴影是硅肺最常见和最重要的一种 X 线表现形态,其病理变化以结节型硅肺为主,呈圆形或近似圆形,边缘整齐或不整齐,直径<10 mm;不规则形小阴影多为接触游离二氧化硅含量较低的粉尘所致,病理基础主要是肺间质纤维化。表现为粗细、长短、形态不一的致密阴影。之间可互不相连,或杂乱无章的交织在一起,呈网状或蜂窝状;致密度多持久不变或缓慢增高。早期也多见于两肺中下区,弥漫分布,随病情进展而逐渐波及肺上区(图 6-27)。

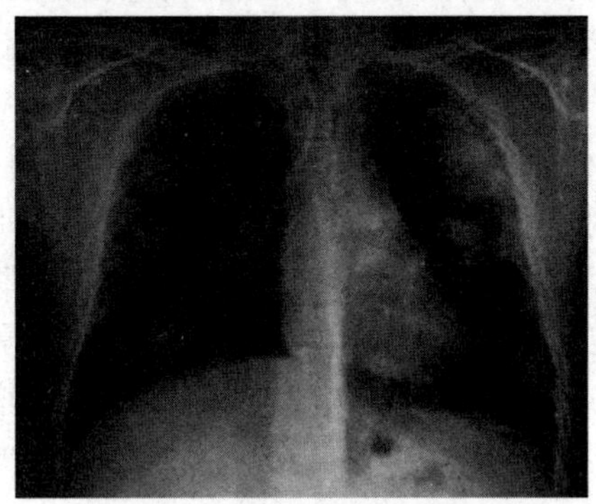

图 6-27　硅肺 X 线影像表现

两肺散在类圆形结节影,边界尚清

2.大阴影

长径超过 10 mm 的阴影,为晚期硅肺的重要 X 线表现,边界清楚,周围有明显的肺气肿;多见于两肺上、中区,常对称出现;大阴影长轴多与后肋垂直,不受叶间裂限制。

3.胸膜变化

胸膜粘连增厚,先在肺底部出现,可见肋膈角变钝或消失;晚期膈面粗糙,由于肺纤维组织收缩和膈胸膜粘连,呈"天幕状"阴影。

4.肺气肿

多为弥漫性、局限性、灶周性和泡性肺气肿,严重者可见肺大疱。

5.肺门和肺纹理变化

早期肺门阴影扩大,密度增高,有时可见淋巴结增大,包膜下钙质沉着呈蛋壳样钙化,肺纹理增多或增粗变形;晚期肺门上举外移,肺纹理减少或消失。

(初　明)

第五节　肺实质性病变

一、肺水肿

(一)概述

肺水肿是指由某种原因引起肺内组织液的生成和回流平衡失调,使大量组织液在很短时间内不能被肺淋巴和肺静脉系统吸收，从肺毛细血管内外渗，积聚在肺泡、肺间质和细小支气管内，从而造成肺通气与换气功能严重障碍。在临床上表现为极度的呼吸困难，端坐呼吸，发绀，大汗淋漓，阵发性咳嗽伴大量白色或粉红色泡沫痰，双肺布满对称性湿啰音。肺水肿分为心源性和非心源性两大类。本病可严重影响呼吸功能，是临床上较常见的急性呼吸衰竭的病因。

（二）局部解剖

局部解剖同图 6-28。

（三）临床表现与病理基础

肺水肿间质期，患者常有咳嗽、胸闷，轻度呼吸浅速、急促，查体可闻及两肺哮鸣音。肺水肿液体渗入肺泡后，患者可表现为面色苍白，发绀，严重呼吸困难，咳大量白色或血性泡沫痰，两肺满布湿啰音。

肉眼可见肺表面苍白，含水量增多，切面有大量液体渗出。显微镜下观察，可将其分为间质期、肺泡壁期和肺泡期。间质期是肺水肿的最早表现，液体局限在肺泡外血管和传导气道周围的疏松结缔组织中，支气管、血管周围腔隙和叶间隔增宽，淋巴管扩张。液体进一步潴留时，进入肺泡壁期。液体蓄积在厚的肺泡毛细血管膜一侧，肺泡壁进行性增厚。发展到肺泡期时，可见充满液体的肺泡壁丧失了环形结构，出现褶皱。无论是微血管内压力增高还是通透性增加引起的肺水肿，肺泡腔内液体的蛋白均与肺间质内相同，提示表面活性物质破坏，而且上皮丧失了滤网能力。

（四）X 线表现

间质性肺水肿 X 线主要表现肺静脉影增粗，肺门影变大、变模糊，可见 Kerley 氏线征，肺叶间裂增厚等；肺泡性肺水肿表现为两肺可见大片状模糊影，多位于肺中心部或基底部，及可见“蝶翼征”，可伴少量胸腔积液，肺泡性肺水肿病变动态变化大。急性呼吸窘迫征引起的肺水肿 X 线表现通常为散在片状模糊影，随病变发展融合成大片毛玻璃样影或实变影，广泛肺影密度增高称为“白肺”，对复张性肺水肿、神经性肺水肿结合病史即可作出诊断（图 6-28）。

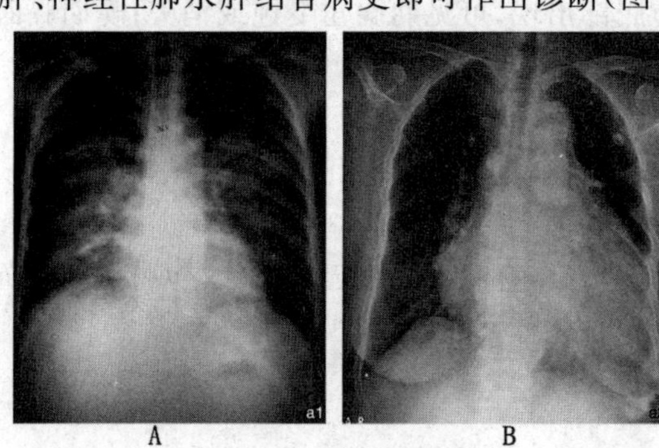

A　　B

图 6-28　肺水肿 X 线表现

A.肺泡性肺水肿 X 线表现“蝶翼征”；B.间质性肺水肿 X 线表现

二、肺气肿

（一）概述

肺气肿是指终末细支气管远端的气道弹性减退，过度膨胀、充气和肺容积增大或同时伴有气道壁破坏的病理状态。按其发病原因肺气肿有如下几种类型：老年性肺气肿，代偿性肺气肿，间质性肺气肿，灶性肺气肿，旁间隔性肺气肿，阻塞性肺气肿。

(二)局部解剖

局部解剖同图 6-28。

(三)临床表现与病理基础

临床表现症状轻重视肺气肿程度而定。早期可无症状或仅在劳动、运动时感到气短,随着肺气肿进展,呼吸困难程度随之加重,以致稍一活动甚或完全休息时仍感气短。此外尚可感到乏力、体重下降、食欲缺乏、上腹胀满。除气短外还有咳嗽、咳痰等症状。典型肺气肿者胸廓前后径增大,呈桶状胸,呼吸运动减弱,语音震颤减弱,叩诊过清音,心脏浊音界缩小,肝浊音界下移,呼吸音减低,有时可听到干、湿啰音,心率增快,心音低远,肺动脉第二心音亢进。

肺气肿按解剖组织学部位分为肺泡性肺气肿和间质性肺气肿。肺泡性肺气肿按发生部位又可细分为腺泡中央型、腺泡周围型、全腺泡型肺气肿。腺泡中央型指肺腺泡中央区的呼吸细支气管呈囊状扩张,肺泡管及肺泡囊无明显改变,腺泡周围型则是肺泡管及肺泡囊扩张,而呼吸细支气管未见异常改变,从呼吸细支气管至肺泡囊及肺泡均扩张即是全腺泡型肺气肿。肺内陈旧瘢痕灶邻近发生的瘢痕旁若肺气肿囊腔超过 2 cm,累及小叶间隔称为肺大疱。间质性肺气肿是因肺内压骤然升高,气体从破裂的肺泡壁或支气管管壁进入肺间质,在肺膜下或下叶间隔内形成小气泡形成,气泡可扩散至肺门、纵隔,甚至颈胸部皮下软组织内。

(四)X 线表现

X 线主要表现为肺野扩大,肺血管纹理变疏变细,肺透亮度增加,肋间隙增宽,纵隔向一侧偏移,横膈下移,心缩小等,侧位像显示胸腔前后径增大(图 6-29)。

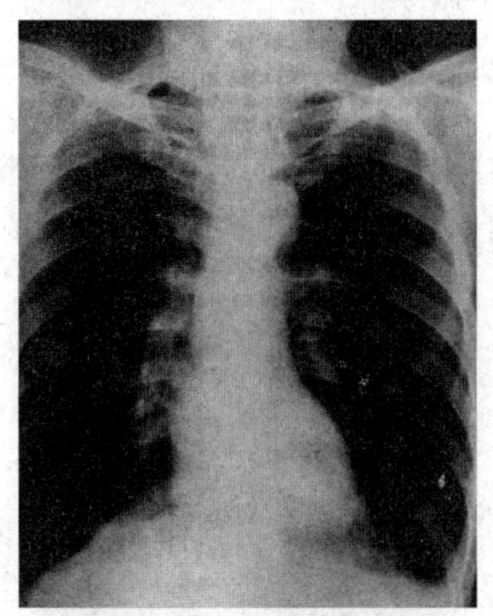

图 6-29　肺气肿 X 线表现

三、Wegener 肉芽肿

(一)概述

Wegener 肉芽肿是一种坏死性肉芽肿性血管炎,属自身免疫性疾病。该病在 1931 年由 Klinger 首次描述,在 1936 年由 Wegener 进一步做了病理学的描述。该病男性略多于女性,从儿童到老年人均可发病,未经治疗的 Wegener 肉芽肿病死率可高达 90%以上,经激素和免疫抑制剂治疗后,Wegener 肉芽肿的预后明显改善。尽管该病有类似炎性的过程,但尚无独立的致病因素,病因至今不明。

(二)局部解剖

局部解剖同图 6-28。

(三)临床表现与病理基础

Wegener 肉芽肿临床表现多样,可累及多系统。典型的 Wegener 肉芽肿有三联征:上呼吸道、肺和肾病变。可以起病缓慢,持续一段时间,也可表现为快速进展性发病。病初症状包括发热、疲劳、抑郁、食欲缺乏、体重下降、关节痛、盗汗、尿色改变和虚弱。其中发热最常见。大部分患者以上呼吸道病变为首发症状。通常表现是持续地流鼻涕,而且不断加重。肺部受累是本病基本特征之一,约 50%的患者在起病时即有肺部表现,总计 80%以上的患者将在整个病程中出现肺部病变。胸闷、气短、咳嗽、咯血及胸膜炎是最常见的症状,及肺内阴影。大部分病例有肾脏病变,出现蛋白尿,红、白细胞及管型尿,严重者伴有高血压和肾病综合征,终可导致肾衰竭,是 Wegener 肉芽肿的重要死因之一。

全身系统和脏器均可受累,病理特点:呼吸道上部(鼻,鼻窦炎,鼻咽部,鼻中隔为主)或下部(气管,支气管及肺)坏死性肉芽肿性病变,小血管管壁纤维素样变,全层有单核细胞,上皮样细胞和多核巨细胞浸润,病变严重时可侵犯骨质引起破坏。肺部可见空洞形成。肉芽肿也见于上颌骨、筛骨眼眶等处,广泛的血管炎引起的梗死及溃疡造成鞍状鼻畸形、眼球突出等。肾脏病变呈坏死性肾小球肾炎的改变。全身性灶性坏死性血管炎,主要侵犯小动脉、细动脉、小静脉、毛细血管及其周围组织,血管壁有多形核细胞浸润,纤维蛋白样变性,肌层及弹力纤维破坏,管腔中血栓形成,管壁坏死,形成小动脉瘤,出血等。

(四)X 线表现

肺野内单发或多发大小不等类圆形影或团状影,少数为血行播散性。多分布于两肺中下野及肺尖部。球形病灶可出现肉芽肿坏死、液化而形成空洞,厚薄不规则,可为单房或多房。肺浸润病变多表现大小不一边缘模糊斑片状影。以上表现可同时存在,可伴有胸腔积液、肺不张、肺梗死或气胸等(图 6-30)。

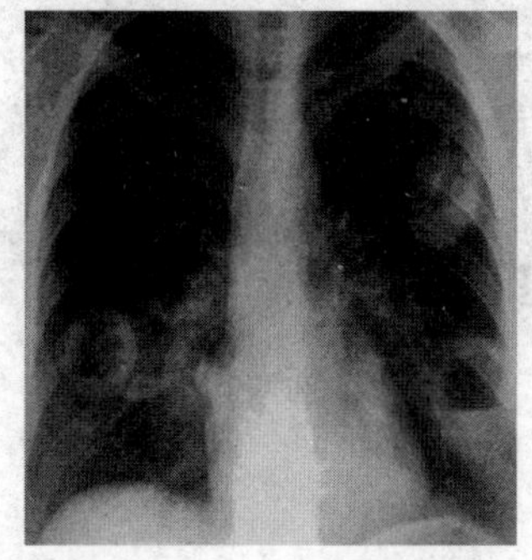

图 6-30 Wegener 肉芽肿 X 线表现

四、肺泡蛋白质沉积症

(一)概述

肺泡蛋白质沉积症(pulmonary alveolar proteinosis,PAP)是以肺泡和细支气管腔内充满 PAS 染色阳性,来自肺的富磷脂蛋白质物质为其特征。好发于青中年,男性发病率约 3 倍于女性。病因未明,可能与免疫功能障碍(如胸腺萎缩、免疫缺损、淋巴细胞减少等)有关。

(二)局部解剖

局部解剖同图 6-28。

(三)临床表现与病理基础

发病多隐袭,典型症状为活动后气急,以后进展至休息时亦感气急,咳白色或黄色痰、乏力、消瘦。继发感染时,有发热、脓性痰。少数病例可无症状,仅 X 线有异常表现。呼吸功能障碍随着病情发展而加重,呼吸困难伴发绀亦趋严重。

肉眼肺大部分呈实变,胸膜下可见黄色或黄灰色结节,切面有黄色液体渗出。镜检示肺泡及细支气管内有嗜酸 PAS 强阳性物质充塞,是Ⅱ型肺泡细胞产生的表面活性物质磷脂与肺泡内液体中的其他蛋白质和免疫球蛋白的结合物,肺泡隔及周围结构基本完好。电镜可见肺泡巨噬细胞大量增加,吞噬肺表面活性物质,胞质肿胀,呈空泡或泡沫样外观。

(四)X 线表现

典型表现为从两肺弥漫且基本对称的由肺门向外放散的弥漫细小的羽毛状或结节状阴影,呈“蝶翼”状,类似肺泡性肺水肿;可表现两肺弥漫性颗粒状致密影,融合成斑片状,边缘模糊;可因支气管沉积物阻塞表现节段性肺不张、肺气肿等(图 6-31)。

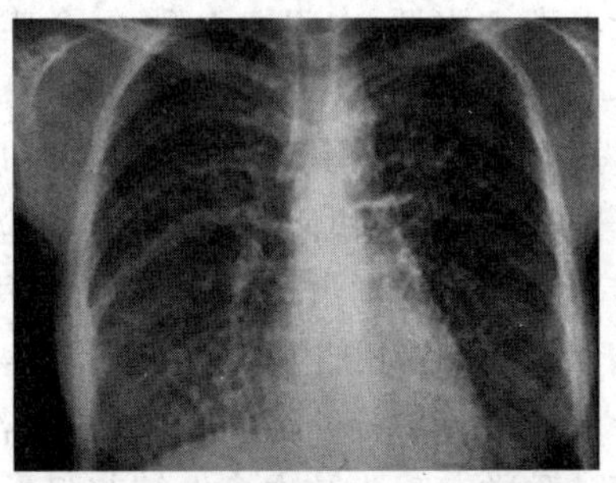

图 6-31　肺泡蛋白沉积症 X 线表现

(张忠胜)

第六节　肺部肿瘤

一、肺癌

(一)概述

肺癌发生于支气管黏膜上皮称支气管肺癌。肺癌一般指的是肺实质部的癌症,通常不包含其他胸膜起源的中胚层肿瘤,或者其他恶性肿瘤如类癌、恶性淋巴瘤,或是转移自其他来源的肿瘤。特指来自支气管或细支气管表皮细胞的恶性肿瘤,占肺实质恶性肿瘤的 90%～95%。肺癌目前是全世界癌症死因的首位,而且每年人数都在上升。而女性得肺癌的发生率尤其有上升的趋势。本病多在 40 岁以上发病,发病年龄高峰在 60～79 岁。种族、家族史与吸烟对肺癌的发病均有影响。

肺癌起源于支气管黏膜上皮局限于基膜内者称为原位癌,可向支气管腔内或邻近的肺组织浸润生长并可通过淋巴血行或经支气管转移扩散。生长速度和转移扩散的情况与肿瘤的组织学类型分化程度等生物学特性有一定关系。

右肺多于左肺，上叶多于下叶，从主支气管到细支气管均可发生。起源于主支气管肺叶支气管的肺癌位置靠近肺门者称为中央型肺癌；起源于肺段支气管以下的肺癌位置在肺的周围部分者称为周围型肺癌。

（二）临床表现与病理基础

临床表现按部位可分为原发肿瘤、肺外胸内扩展、胸外转移和胸外表现四类。原发肿瘤引起的症状和体征主要为咳嗽、血痰或咯血、气短或喘鸣、发热、体重下降等；肺外胸内扩展引起的症状和体征主要为胸痛、声音嘶哑、咽下困难、胸腔积液、上腔静脉阻塞综合征、Horner 综合征等；胸外转移至中枢神经系统可引起颅内压增高，精神状态异常等，转移至骨骼可引起骨痛和病理性骨折等，转移至胰腺，表现为胰腺炎症状或阻塞性黄疸；胸外表现，指肺癌非转移性胸外表现，或称为副癌综合征，主要表现为肥大性肺性骨关节病、异位促性腺激素、分泌促肾上腺皮质激素样物、分泌抗利尿激素、神经肌肉综合征、高钙血症、类癌综合征等。

肺癌按病理组织学可分为非小细胞癌和小细胞癌两类。非小细胞癌包括鳞状上皮细胞癌、腺癌、大细胞癌等；小细胞癌包括燕麦细胞型、中间细胞型、复合燕麦细胞型。

（三）X 线表现

在大体病理形态上，肿瘤的发生部位不同，其 X 线平片表现亦不同。中央型肺癌 X 线胸片显示肺门肿块阴影，边缘清楚。若支气管被肿块阻塞，可引起相应肺段肺气肿、肺不张、肺炎，称为“肺癌三阻征”。中央型肺癌转移到邻近肺门淋巴结引起肺门阴影增大，若侵犯到膈神经可导致横膈的矛盾运动。周围型肺癌 X 线表现为肺内结节阴影，肿瘤密度一般较均匀，亦可发生钙化或形成空洞。肿瘤边缘多分叶不光滑，呈“分叶征”“毛刺征”。若肿瘤侵犯邻近脏层胸膜，可表现为“胸膜凹陷征”。周围型肺癌转移常表现为肺内多发结节阴影。弥漫型肺癌表现为双肺多发弥漫结节或斑片状影像，结节呈粟粒大小至 1 cm 不等，以两肺中下部较多（图 6-32、图 6-33）。

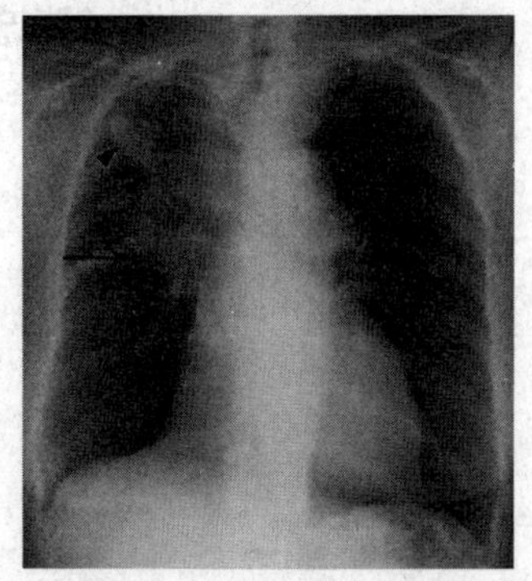

图 6-32　中央型肺癌 X 线影像表现

右肺门淋巴结增大，右上肺不张

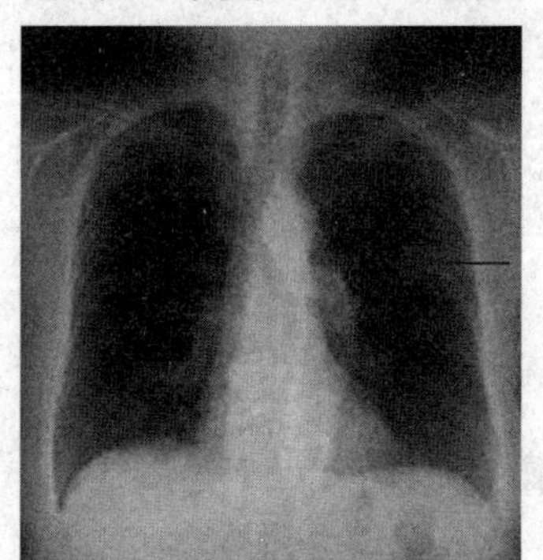

图 6-33　周围型肺癌 X 线影像表现

左上肺均匀结节影

二、肺转移瘤

（一）概述

原发于身体其他部位的恶性肿瘤经血道或淋巴道转移到肺称为肺转移瘤。据统计在死于恶性肿瘤的病例中，20％～30％有肺转移。恶性肿瘤发生肺转移的时间早晚不一，大多数病例在原发癌出现后3年内发生转移，亦有长达10年以上者，但也有少数病例肺转移灶比原发肿瘤更早被发现。转移到肺的原发恶性肿瘤多来自乳腺、骨骼、消化道和泌尿生殖系统。

(二)临床表现与病理基础

症状轻重与原发肿瘤的组织类型、转移途径、受累范围有密切关系。多数病例有原发癌的症状。早期肺转移多无明显的呼吸道症状。肺部病变广泛，则可出现干咳、痰血和呼吸困难等。病理表现与原发肿瘤的组织类型相关。以血行转移多见，即肺内或肺外肿瘤细胞经腔静脉回流至右心从而转移到肺内，癌细胞浸润并穿过肺小动脉及毛细血管壁，在邻近肺间质及肺泡内生长形成转移瘤；淋巴道转移前期类似血行转移，瘤细胞穿过血管壁累及支气管血管周围淋巴管，并在内增殖形成转移瘤；胸膜、胸壁或纵隔内肿瘤还可直接向肺内侵犯。

(三)X线表现

原发性恶性肿瘤向肺内转移的途径有血性转移、淋巴转移及直接侵犯，转移方式不同其X线胸片表现亦不同。血行转移表现为两肺多发结节及肿块阴影、边缘清楚，以两中下肺野常见。也可表现为单发的结节及肿块，也有的表现为多发空洞影像，成骨肉瘤与软骨肉瘤的转移可有钙化。淋巴道转移表现为网状及多发细小结节阴影，若小叶间隔增生可见“Kerley B线”。纵隔、胸膜、胸壁向肺内直接侵犯表现为原发肿瘤邻近的肺内肿块(图6-34)。

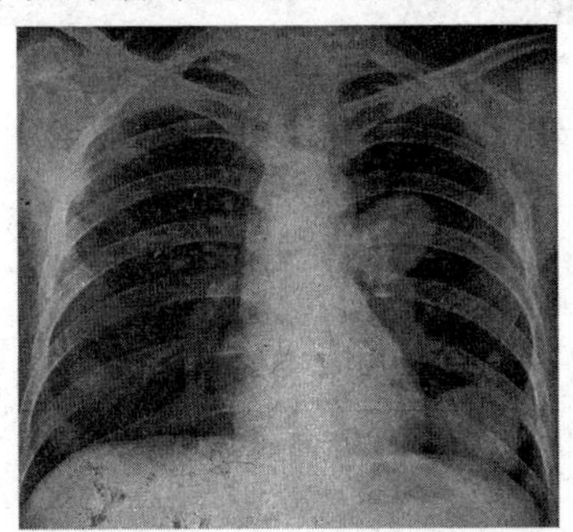

图6-34　**肺转移瘤X线影像表现**

三、肺错构瘤

(一)概述

肺错构瘤的来源和发病原因尚不十分清楚，比较容易被接受的假说认为，错构瘤是支气管的一片组织在胚胎发育时期倒转和脱落，被正常肺组织包绕，这一部分组织生长缓慢，也可能在一定时期内不生长，以后逐渐发展才形成瘤。错构瘤大多数在40岁以后发病这个事实支持这一假说。常无临床表现，多为体检时影像学检查偶然发现。合理手术是最佳治疗方法，预后良好。

(二)临床表现与病理基础

错构瘤的发生年龄多数在40岁以上，男性多于女性。绝大多数错构瘤(80%以上)生长在肺的周边部，紧贴于肺的脏层胸膜之下，有时突出于肺表面，因此临床上一般没有症状，查体也没有阳性体征。只有当错构瘤发展到一定大小，足以刺激支气管或压迫支气管造成支气管狭窄或阻塞时，才出现相应等临床症状。

错构瘤病理学特征是正常组织的不正常组合和排列，这种组织学的异常可能是器官组织在数量、结构或成熟程度上的错乱。错构瘤的主要组织成分包括软骨、脂肪、平滑肌、腺体、上皮细胞，有时还有骨组织或钙化。

(三)X线表现

根据肿瘤的发生部位，错构瘤可分为周围型及中央型。周围型错构瘤发生于肺段以下支气管与肺内，主要由软骨组织构成。中央型错构瘤发生于肺段及肺段以上支气管，主要由脂肪组织构成。周围型错构瘤表现为肺内的孤立结节，边缘清楚，无分叶，部分病变内会有爆米花样钙化。中央型错构瘤阻塞支气管引起阻塞性肺炎或肺不张，表现为斑片状模糊阴影或肺叶、肺段的实变、体积缩小(图6-35)。

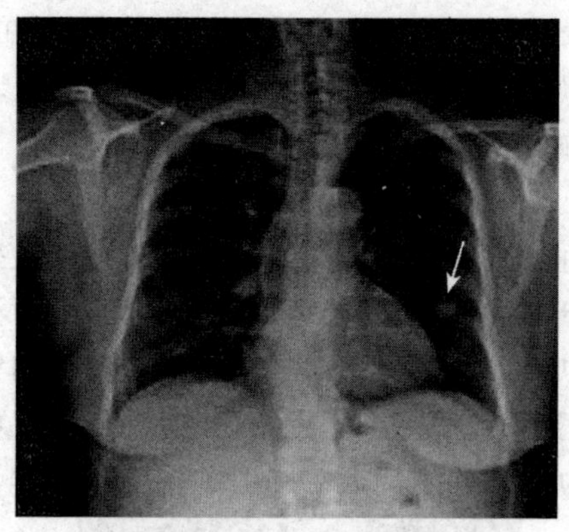

图6-35　肺错构瘤X线表现

左上肺结节，边界清楚，无分叶(箭头)

(张忠胜)

第七章　腹腔疾病的X线诊断

第一节　胃肠疾病

一、胃溃疡

(一)病理改变

溃疡呈圆形或椭圆形,底部多较平坦,口部光滑整齐。溃疡穿破浆膜层造成穿孔,若穿入腹腔为急性穿孔。

特殊类型:穿透性溃疡、胼胝性溃疡。

(二)X 线表现

1.胃溃疡的直接征象

(1)切线位:龛影突出于胃轮廓之外,呈乳头状、半圆形或其他形状,边缘光滑整齐,密度均匀。龛影口部特征性 X 线征象:黏膜线又称 Hampton 线,或狭颈征、项圈征。

(2)正面观:龛影显示为圆形、椭圆形致密钡斑,边缘光滑整齐。龛影周围环形透明带。

(3)黏膜皱襞纠集。

2.胃溃疡的间接征象

(1)胃小弯溃疡相对大弯侧痉挛切迹。

(2)胃小弯缩短。

(3)幽门狭窄和梗阻。

(4)胃分泌增多。

(5)蠕动改变。

(6)局部压痛。

二、胃癌

好发部位是胃窦部和胃小弯,其次是贲门区。

(一)病理

1.早期

早期癌组织仅侵及黏膜层或黏膜下层的胃癌,不论有无转移及侵及范围的大小,统称为早期胃癌。

2.中晚期

中晚期胃癌分为4型:增生型、浸润型、溃疡型、混合型。

(二)X线表现

1.早期

早期主要X线表现为胃小区、胃小沟破坏消失,可见不规则小龛影和小充盈缺损,胃轮廓局部轻微凹陷和僵直。

2.中晚期各型胃癌的X线表现

(1)增生型:突入胃腔内的不规则或分叶状充盈缺损,黏膜纹中断或消失,局部胃壁僵硬,蠕动消失。

(2)浸润型:胃腔向心性环形狭窄,胃壁僵硬,蠕动消失。依其范围大小,可分为局限性和弥漫性两种:局限性者,环形狭窄,漏斗状狭窄,“X形胃”或“沙钟胃”;弥漫性者,形成“皮革胃”。

(3)溃疡型:龛影位于胃轮廓之内;龛影形状不规则呈半月形,指压迹征和裂隙征;环堤征;半月综合征或Carman综合征。

(三)胃良性溃疡与恶性溃疡的X线鉴别诊断

1.龛影位置

(1)良性溃疡:突出于胃轮廓线之外。

(2)恶性溃疡:位于胃轮廓线之内。

2.龛影形态

(1)良性溃疡:圆形、卵圆形,边缘光滑整齐。

(2)恶性溃疡:扁平、呈半月形或不规则形。

3.龛影口部

(1)良性溃疡:可见黏膜线、狭颈征、项圈征。

(2)恶性溃疡:可见指压迹征和裂隙征。

4.龛影周围

(1)良性溃疡:黏膜皱襞均匀性纠集,可直达龛影口部并逐渐变细。

(2)恶性溃疡:可见环堤征,黏膜皱襞至环堤处突然中断呈杵状。

5.邻近胃壁

(1)良性溃疡:柔软,有蠕动波。

(2)恶性溃疡:僵硬,峭直,蠕动消失。

三、十二指肠溃疡

胃和十二指肠同时发生溃疡者,称为复合性溃疡。

X线表现如下。

(1)龛影。

(2)球部变形。

(3)其他征象:①激惹征象;②局部有固定压痛;③幽门痉挛或幽门梗阻;④常合并胃窦炎和胃分泌增多。

(4)溃疡愈合。

四、结肠癌

(一)病理改变

大体形态可分为3型:增生型、浸润型、溃疡型。

(二)X线表现

主要X线表现为黏膜皱襞破坏、不规则充盈缺损、环形狭窄和恶性龛影。

各型表现如下。

1.增生型

腔内不规则充盈缺损阴影。肠壁僵硬平直、黏膜皱襞破坏,病变区常可扪及肿块。

2.浸润型

浸润型主要表现为肠管向心性环形狭窄。

3.溃疡型

腔内恶性龛影,形态多不规则,边缘不整齐,龛影周围常可见宽窄不一的环堤,肠壁僵硬,蠕动消失,黏膜皱襞破坏。

(李西翔)

第二节　急　腹　症

一、胃肠道穿孔

胃肠道穿孔常发生于溃疡、外伤、炎症及肿瘤。

X线表现:①膈下游离气体。②左侧卧位水平摄片,示右侧腹壁与肝右缘间出现气体透亮影。③麻痹性肠梗阻与急性腹膜炎征象。④膈下无游离气体亦不能排除胃肠道穿孔。

二、肠梗阻

(一)基本X线征象

基本X线征象是肠管充气扩张和肠腔内气液平面形成。单纯性肠梗阻的梗阻近端肠曲胀气扩张,肠内可见高低不等、长短不一的液平面;梗阻远侧肠曲无气影。

(二)绞窄性肠梗阻的典型表现

(1)闭襻呈“假肿瘤征”。

(2)空回肠换位征。

(3)呈“C”形、“8”字形、花瓣状或香蕉串状小跨度蜷曲肠襻。

(三)肠套叠钡剂灌肠典型表现

(1)钡剂至套入部受阻。

(2)阻塞端呈杯口状或圆形充盈缺损。

(3)钡剂进入套入部与套鞘之间形成弹簧状影像。

(4)局部可摸到软组织肿块。

(李西翔)

第八章　骨与关节疾病的X线诊断

第一节　慢性骨关节病

一、类风湿关节炎

(一)病理

滑膜充血、水肿和炎细胞浸润;关节内渗出液增多;滑膜逐渐增厚,表面形成血管翳。关节软骨及软骨下骨质被破坏,形成纤维性强直,或骨性强直。

(二)X线表现

(1)关节周围软组织肿胀。

(2)关节邻近骨质疏松。

(3)关节边缘侵蚀及软骨下囊性变。

(4)关节间隙变窄。

(5)关节畸形和强直。

二、强直性脊柱炎

(一)病理

滑膜炎症和血管翳可造成关节软骨和软骨下骨质破坏,脊柱韧带、关节突、关节囊及椎间盘发生广泛钙化、骨化,呈“竹节”状脊柱。

(二)X线表现

1.骶髂关节的改变

病变首先侵犯骶髂关节,双侧对称性受累为其特征,是诊断的主要依据。开始骶髂关节面模糊,继而出现虫蚀样破坏,骨质增生硬化,关节间隙变窄,最后骨性融合。

2.脊柱的改变

病变常由脊椎下部开始,向上逐渐累及全部脊柱。早期骨质疏松。脊椎小关节面模糊,关节间隙消失。椎体前缘的凹面变直呈“方形椎”。由于椎间盘纤维环连同椎旁韧带的广泛钙化、骨化,使脊柱成为竹节状。

3.周围关节的改变

周围关节的改变表现为关节间隙变窄、关节面侵蚀、关节面下囊性变、骨赘增生及骨性强直。

三、退行性骨关节病

X线表现如下。

(1)关节间隙狭窄。

(2)关节软骨下硬化及假囊肿:关节软骨下广泛密度增高。囊变表现为圆形、类圆形透亮区,边缘清楚,常有硬化边。

(3)关节腔内游离体。

(4)脊柱退行性变:脊柱生理曲度变直、侧弯。椎间隙变窄,椎体终板骨质增生硬化,边缘骨赘增生、重者可连成骨桥。颈椎椎体后缘、椎小关节及钩椎(Luschka关节)增生变锐压迫和刺激颈丛神经根、脊髓、颈动脉及交感神经等组织而产生一系列临床症状,称颈椎病。

(李西翔)

第二节　骨与关节创伤

一、骨折

骨折是指骨结构连续性和完整性的中断。儿童骨骺分离亦属骨折。

(一)骨折的基本X线表现

骨折的断端多表现为边缘锐利而不规则的透亮裂隙,称为骨折线;嵌入性或压缩性骨折断端多呈高密度致密带;儿童青枝骨折表现为骨小梁扭曲或骨皮质部分断裂;骨骺分离表现为骺线增宽,骨骺与干骺端对位异常。

(二)骨折的类型

骨折可分为创伤性骨折、病理性骨折和疲劳性骨折。

1.创伤性骨折

创伤性骨折即直接或间接暴力引起正常骨的骨折。根据骨折的程度分为完全性骨折和不完全性骨折;还可根据骨折的时间分为新鲜骨折和陈旧性骨折。

2.病理性骨折

在已有的骨病基础上发生的骨折称病理性骨折。

X线上除有骨折征象外还具原有病变引起的骨质改变。

3.疲劳性骨折

长期、反复的外力作用于骨的某一部位,可逐渐发生慢性骨折,称为疲劳性骨折或应力骨折。好发部位为跖骨、胫腓骨。

X线显示骨折线光滑整齐,多发生于一侧骨皮质而不贯穿整个骨干。骨折周围有骨膜反应、皮质增厚、髓腔硬化。

(三)骨折的愈合

1.肉芽组织修复期

骨折后数小时,骨折端及周围软组织出血并形成血肿。在骨折后2～3天,新生的毛细血管侵入血肿,开始机化,形成纤维性骨痂,在此基础上,成骨细胞活动形成大量的骨样组织,即骨样骨痂。

X线表现骨折线仍清晰可见并稍增宽,但不似新鲜骨折线锐利。

2.骨痂形成期

骨折1～2周后,骨样组织逐渐骨化,形成骨性骨痂。此期骨折断端密度较高,骨折线模糊,断端周围有致密的、无定形的骨质。

3.骨性愈合期

骨性骨痂逐渐缩小增浓,骨小梁逐渐增加,骨髓腔为骨痂所堵塞。骨折断端间形成骨性联合。

X线表现为骨痂体积变小、致密、边缘清楚,骨折线消失,断端间有骨小梁通过。骨性愈合期在骨折后3～12个月。

4.塑形期

在肢体负重运动后,骨小梁重新按受力线方向排列。不需要的骨痂通过破骨细胞而吸收,骨痂不足的部位则经骨膜化骨而增生填补。最后骨折的痕迹完全或接近完全消失,恢复原来的骨形态。完成塑形在儿童中需1～2年,在成人则需2～4年。

(四)骨折的并发症和后遗症

1.延迟愈合或不愈合

骨折超过正常愈合时间仍未愈合,但未达到不愈合的程度称延迟愈合,经适当处理后仍有愈合的可能。X线表现骨折线增宽,骨痂量少,骨折端骨质明显疏松。

骨折已半年以上,骨折断端仍有异常活动,X线表现为骨断端吸收、萎缩、变细,局部硬化、光滑,即为骨不愈合。骨折间隙明显增宽,有假关节形成。

2.外伤后骨质疏松

外伤后骨质疏松可引起失用性骨质疏松;而骨质疏松可以延缓骨折的愈合。

X线表现为骨密度减低,皮质变薄,骨小梁减少。严重骨折远端骨萎缩。

3.缺血性骨坏死

骨折时由于骨营养血管断裂,没有建立有效的侧支循环,致断骨一端的血液供应障碍,而发生缺血性坏死。

X线表现坏死骨的密度增高,周围正常骨组织相对疏松。

4.创伤性关节炎

骨折累及关节时,损伤并破坏关节软骨和软骨下骨质,形成创伤性关节炎。

X线表现为关节间隙变窄,关节面增生硬化,边缘骨赘形成,周围韧带骨化等。

5.骨化性肌炎

骨创伤常伴骨膜撕脱剥离,肌腱韧带损伤,骨膜下血肿,在此基础上可形成钙化或骨化。

X线表现为骨的附近或软组织中,出现不规则条片状致密影,数目和大小不一。

6.骨畸形

骨断端复位不佳,可造成畸形愈合。

7.血管、神经损伤

骨创伤常伴有邻近的血管和神经的损伤。如颅骨骨折容易损伤颅内动脉,造成颅内血肿。肱骨髁上骨折可造成肱动脉和正中神经损伤等。

(五)常见的几种骨折

1.柯雷(Colles)骨折

柯雷(Colles)骨折是指桡骨远端,距离远侧关节面 2～3 cm 内的骨折。骨折远端向背侧移位和向掌侧成角,桡骨前倾角减小或呈负角,使手呈银叉状畸形,常伴有尺、桡骨远端关节脱位及尺骨茎突骨折。与柯雷骨折的作用力相反,跌倒时手腕掌屈手背触地,使骨折远端向掌侧移位和向背侧成角,称史密斯(Smith)骨折或反柯雷骨折。

2.股骨颈骨折

(1)内收型(错位型、不稳定型)。

(2)外展型(嵌入型、稳定型),该型较少见。

3.踝部骨折

骨折形态常为斜形或撕脱骨折,强大暴力可造成粉碎性骨折,骨折线可通过关节或并发踝关节半脱位。

4.脊柱骨折

脊柱骨折表现为椎体呈楔状变形,前缘皮质断裂、凹陷或凸出,椎体中央因骨小梁相互压缩而出现横行致密线,有时在椎体前上角可见分离的碎骨片。

二、关节脱位

(1)肩关节脱位。

(2)肘关节脱位。

(3)髋关节脱位:①后脱位,最常见。X 线正位片显示股骨头脱出髋臼之外,股骨头上移与髋臼上部重叠。②前脱位,较少见。X 线正位片股骨头下移于髋臼下方对向闭孔,与坐骨结节重叠。

(李西翔)

第三节　骨与关节化脓性感染

一、化脓性骨髓炎

化脓性骨髓炎是骨髓、骨和骨膜的化脓性炎症。

(一)急性化脓性骨髓炎

致病菌经骨营养血管进入骨髓腔,表现为充血、水肿、中性粒细胞浸润、骨质破坏,脓肿形成。骨干失去来自骨膜的血液供应而形成死骨。

X线表现:①软组织肿胀。②骨质破坏。③骨膜增生。④死骨。

(二)慢性化脓性骨髓炎

急性化脓性骨髓炎如果治疗不及时可转变为慢性,其特征为排脓窦道经久不愈,反复发作。

X线表现:广泛的骨质增生及硬化,骨髓腔变窄或闭塞。在增生硬化的骨质中可见残存的破坏区,其中可有大小不等的死骨。

二、化脓性关节炎

病变初期为滑膜充血、水肿,关节腔内积液,引起关节面破坏和关节间隙狭窄,关节面的破坏愈合时发生纤维性强直或骨性强直。

X线表现:早期关节周围软组织肿胀,关节囊增大,关节间隙增宽。局部骨质疏松。骨质破坏以关节承重部位出现早而明显。晚期可出现骨性强直或纤维性强直。

(李西翔)

第四节　骨与关节肿瘤

骨与关节肿瘤分类方法较多,可以分为原发性肿瘤与继发性肿瘤、良性肿瘤与恶性肿瘤。

一、X线表现

(一)发病部位

不同的肿瘤有其一定的好发部位。

(二)病变数目

原发性骨肿瘤多为单发,而骨髓瘤和转移性骨肿瘤常为多发。

(三)骨质变化

骨质破坏;肿瘤骨形成。

(四)骨膜增生

骨膜增生呈平行状、花边状、葱皮状、放射状及三角状等。肿瘤向骨外发展时,肿瘤突破处,骨膜遭破坏,其残端呈三角形,称Codman三角。

(五)周围软组织变化

软组织密度增高,内可有瘤骨及瘤软骨,亦可有不规则钙化或不连续的壳状钙化。

二、良、恶性骨肿瘤的鉴别

(一)生长情况

1.良性

生长缓慢,不侵及邻近组织,但可引起邻近组织压迫移位;无转移。

2.恶性

生长迅速,易侵及邻近组织、器官;可有转移。

(二)局部骨质变化

1.良性

局部骨质变化呈膨胀性骨质破坏，与正常骨界限清晰，边缘锐利，骨皮质变薄、膨胀，保持其连续性。

2.恶性

局部骨质变化呈浸润性骨破坏，病变区与正常骨界限模糊，边缘不整。

(三)骨膜增生

1.良性

一般无骨膜增生，病理骨折后可有少量骨膜增生，并不被破坏。

2.恶性

可出现不同形式的骨膜增生，并可被肿瘤侵犯破坏。

(四)周围软组织变化

1.良性

多无肿胀或肿块影，如有肿块，其边缘清楚。

2.恶性

常有软组织肿块，与周围组织分界不清，其内可见钙化或瘤骨。

(李西翔)

第九章　颅脑疾病的CT诊断

第一节　脑血管疾病

急性期脑血管疾病(CVD)以脑出血和脑梗死多见,CT 和 MRI 诊断价值大;动脉瘤和血管畸形则需配合 DSA、CTA 或 MRIA 诊断。

一、脑出血

(一)病理和临床概述

脑出血是指脑实质内的出血,依原因可分为创伤性和非创伤性,后者又称原发性或自发性脑内出血,多指高血压、动脉瘤、血管畸形、血液病和脑肿瘤等引起的出血,以高血压性脑出血常见,多发于中老年高血压和动脉硬化患者。出血好发于基底核、丘脑、脑桥和小脑,易破入脑室。血肿及伴发的脑水肿引起脑组织受压、软化和坏死。血肿演变分为急性期、吸收期和囊变期,各期时间长短与血肿大小和年龄有关。

(二)诊断要点

边界清楚的肾形、类圆形或不规则形均匀高密度影,周围水肿带宽窄不一,局部脑室受压移位。(图 9-1)破入脑室可见脑室内积血。

急性期表现为脑内密度均匀一致的高密度灶,呈卵圆形或圆形为主,CT 值为 50～80 HU;吸收期始于 3～7 天,可见血肿周围变模糊,水肿带增宽,血肿缩小并密度减低,小血肿可完全吸收;囊变期始于 2 个月以后,较大血肿吸收后常遗留大小不等的囊腔,伴有不同程度的脑萎缩。

(三)鉴别诊断

脑外伤出血,结合外伤史可以鉴别。

(四)特别提示

血肿不同演变时期 CT 显示的密度不同,容易误诊,应密切结合临床。

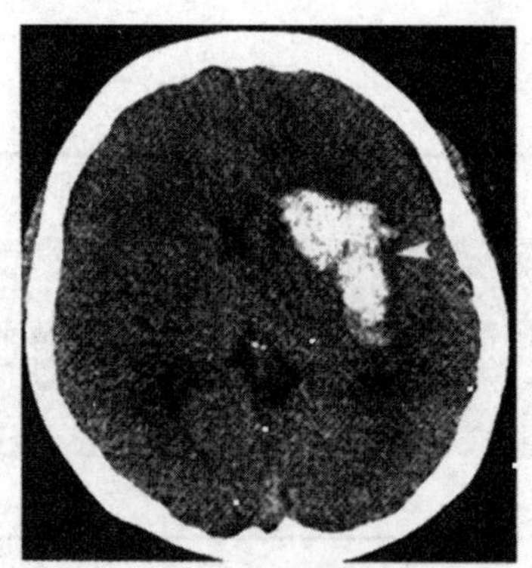

图 9-1　脑出血

女性患者，68 岁，突发言语不清、左侧肢体偏瘫 4 小时就诊，
CT 显示左侧基底核区条片状高密度影，左侧侧脑室受压变形

二、脑梗死

(一)病理和临床概述

脑梗死包括缺血性和出血性脑梗死及腔隙性脑梗死。缺血性脑梗死是指脑血管闭塞导致供血区域脑组织缺血性坏死。原因：脑血栓形成，继发于脑动脉硬化、动脉瘤、血管畸形、炎性或非炎性脉管炎等；脑栓塞，如血栓、空气、脂肪栓塞；低血压和凝血状态。病理上分为缺血性、出血性和腔隙性脑梗死。出血性脑梗死是指部分缺血性脑梗死继发梗死区内出血。腔隙性脑梗死为深部髓质小动脉闭塞所致，为脑深部的小梗死，在脑卒中病变中占 20%，主要好发中老年人，常见于基底核、内囊、丘脑、放射冠及脑干。

(二)诊断要点

1.缺血性梗死

CT 示低密度灶，其部位和范围与闭塞血管供血区一致，皮髓质同时受累，多呈扇形。基底贴近硬膜。可有占位效应。2～3 周时可出现“模糊效应”，病灶变为等密度而不可见。增强扫描可见脑回状强化。1～2 个月后形成边界清楚的低密度囊腔(图 9-2A)。

2.出血性梗死

CT 示在低密度脑梗死灶内，出现不规则斑点、片状高密度出血灶，占位效应较明显(图 9-2B)。

3.腔隙性梗死

CT 表现为脑深部的低密度缺血灶，大小 5～15 mm，无占位效应(图 9-2C)。

(三)鉴别诊断

脑炎：结合病史和临床症状及实验室检查。

(四)特别提示

CT 对急性期及超急性期脑梗死的诊断价值不大，应行 MRI 弥散加权扫描。病情突然加重时应行 CT 复查，明确有无梗死后出血即出血性脑梗死，以指导治疗。

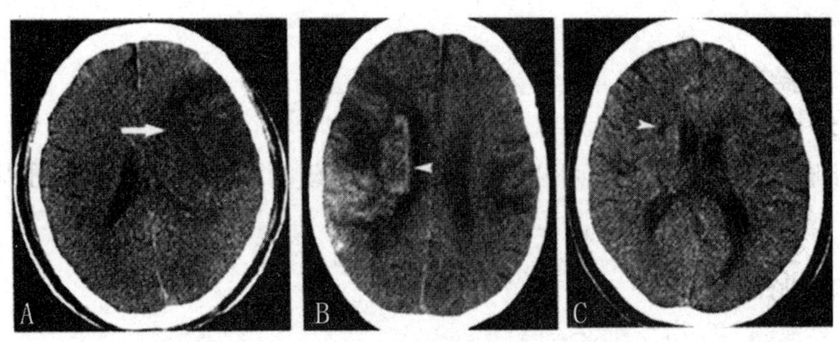

图 9-2　脑梗死

A.男性患者，75 岁，突发肢体偏瘫 1 天，CT 显示左侧额、颞叶大片低密度梗死灶；B.女性，64 岁，突发肢体偏瘫 5 小时，经诊断为右颞大片脑梗死后入院后行溶栓治疗。3 天后病情加重，CT 显示右侧颞顶叶大片出血性脑梗死；C.女性，67 岁，头昏 3 天，CT 显示右侧颞叶基底核区腔隙性脑梗死(箭头)

三、动脉瘤

(一)病理和临床概述

动脉瘤好发于脑底动脉环及附近分支，是蛛网膜下腔出血的常见原因，发生的主要原因是血流动力学改变，尤其是血管分叉部血癌流动对血管壁形成剪切力及搏动压力造成血管壁退化；动脉粥样硬化也是常见因素；另外常与其他疾病伴发，如纤维肌肉发育异常、马方综合征等。按形态可分为常见的浆果形、少见的梭形及罕见的主动脉夹层。浆果形的囊内可有血栓形成。

(二)诊断要点

分为三型，Ⅰ型无血栓动脉瘤(图 9-3A)，平扫呈圆形高密度区，均一性强化；Ⅱ型部分血栓动脉瘤(图 9-3B)，平扫中心或偏心处高密度区，中心和瘤壁强化，其间血栓无强化，呈“靶征”；Ⅲ型完全血栓动脉瘤，平扫呈等密度灶，可有弧形或斑点状钙化，瘤壁环形强化。动脉瘤破裂时 CT 图像上多数不能显示瘤体，但可见并发的蛛网膜下腔出血，脑内血肿、脑积水、脑水肿和脑梗死等改变。

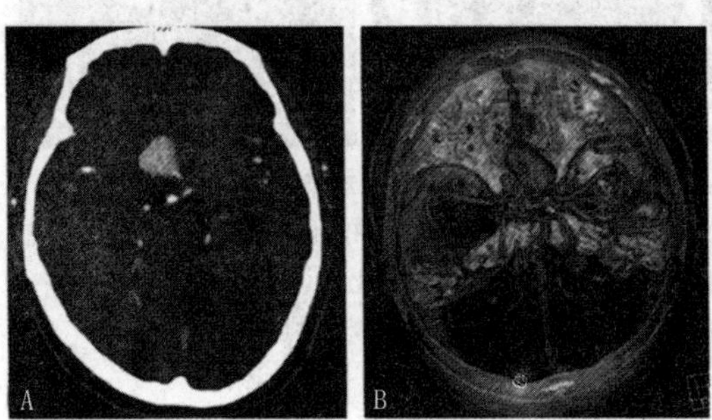

图 9-3　前交通动脉瘤

A.男性患者，24 岁，因不明原因蛛网膜下腔出血而行 CT 检查，增强可见鞍上池前方可见一囊样结节灶，强化程度与动脉相仿；B.CTA 的 VRT 重建显示前交通动脉瘤

(三)鉴别诊断

1.脑膜瘤

与脑膜宽基相接。

2.脑出血

结合病史及临床症状。

(四)特别提示

CTA对动脉瘤显示价值重大,可以立体旋转观察载瘤动脉、瘤颈及其同周围血管的空间关系。

四、脑血管畸形

(一)病理和临床概述

脑血管畸形为胚胎期脑血管的发育异常,根据Mc Cormick 1996年分类,分为动、静脉畸形,毛细血管扩张症,血管曲张和海绵状血管瘤等。动、静脉畸形最常见,好发于大脑中动脉、后动脉系统,由供血动脉、畸形血管团和引流静脉构成。好发于男性,以20~30岁最常见。儿童常以脑出血、成人以癫痫就诊。

(二)诊断要点

CT显示不规则混杂密度灶,可有钙化,并呈斑点或弧线形强化,水肿和占位效应缺乏(图9-4A)。可合并脑血肿、蛛网膜下腔出血及脑萎缩等改变。

(三)鉴别诊断

海绵状血管瘤,增强扫描呈轻度强化,病灶周围无条状、蚓状强化血管影。MRI可显示典型的网格状或爆米花样高低混杂信号,周围见低信号环。

(四)特别提示

CTA价值重大,可以立体旋转观察供血动脉和引流静脉(图9-4B)。MRI显示更清楚。

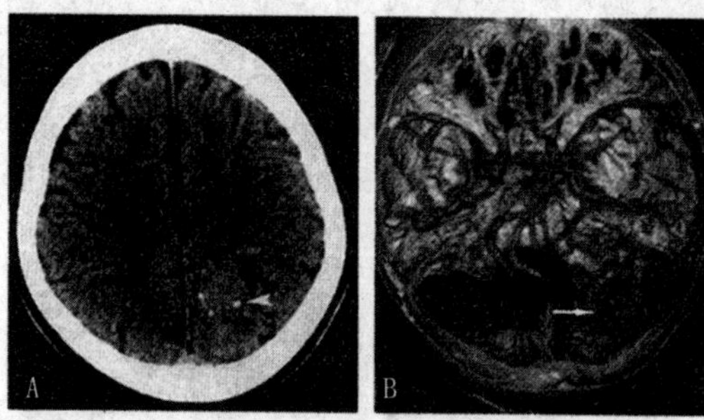

图9-4 颅内动静脉畸形

A.男性,患者19岁,因癫痫不规则发作5年来院检查,CT平扫显示左侧顶、枕部脑实质内可见多发斑点状钙化影,局部脑实质密度增高。DSA证实为颅内动静脉畸形;B.CTA的VRT重建显示为左侧顶枕叶AVM

(刘建超)

第二节 颅内感染

颅内感染的病种较多,包括细菌、病毒、真菌和寄生虫感染,主要通过血行性感染或邻近感染灶直接扩散侵入颅内,少数可因开放性颅脑损伤或手术造成颅内感染。改变包括脑膜炎、脑炎和动静脉炎。

一、脑脓肿

(一)病理和临床概述

脑脓肿以耳源性常见,多发于颞叶和小脑;其次为血源性、鼻源性、外伤性和隐源性等。病理上分为急性炎症期、化脓坏死期和脓肿形成期。

(二)诊断要点

急性炎症期呈大片低密度灶,边缘模糊,伴占位效应,增强无强化;化脓坏死期,低密度区内出现更低密度坏死灶,轻度不均匀性强化;脓肿形成期,平扫见等密度环,内为低密度并可有气泡影,呈环形强化,其壁完整、光滑、均匀,或多房分隔(图 9-5)。

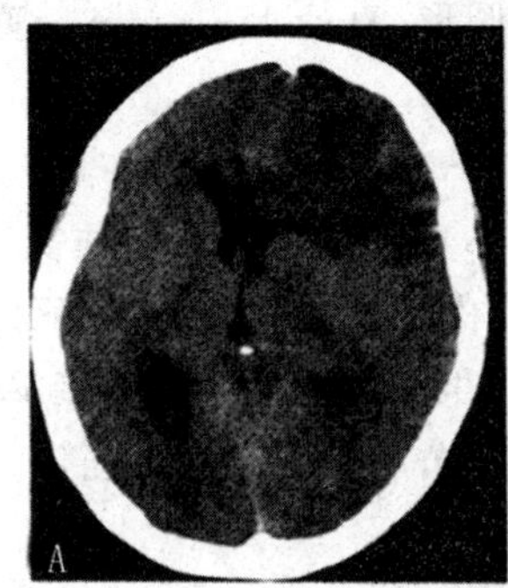

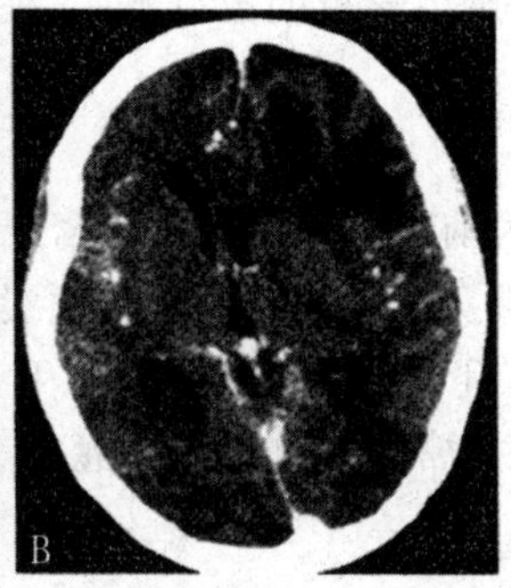

图 9-5　脑脓肿

男性患者,24 岁,因头痛、呕吐 2 天入院,CT 平扫显示左额叶不规则低密度灶,占位效应明显。增强可见病灶呈环形均匀强化,未见明显壁结节,中心低密度区无明显变化,周围水肿明显,左侧侧脑室前角明显受压移位变形。考虑为脓肿形成,经抗感染治疗后情况好转

(三)鉴别诊断

(1)胶质瘤:胶质瘤的环状强化厚薄不均,形态不规则,常呈花环状、结节状强化,中心坏死区密度不等,CT 值常大于 20 HU。

(2)脑梗死多见于老年高血压患者,有明确突发病史,经复查随访,占位效应减轻。

(3)与肉芽肿病鉴别。

(四)特别提示

CT 诊断该病应结合病史、脑脊液检查。

二、结核性脑膜脑炎

(一)病理和临床概述

结核性脑膜脑炎是结核菌引起脑膜弥漫性炎性反应,并波及脑实质,好发于脑底池。脑膜渗出和肉芽肿为其基本病变,可合并结核球、脑梗死和脑积水。

(二)诊断要点

CT 早期可无异常发现。脑底池大量炎性渗出时,其密度增高,失去正常透明度;增强扫描脑膜广泛强化,形态不规则。肉芽肿增生则见局部脑池闭塞并结节状强化。

脑结核球平扫呈等或低密度灶,增强扫描呈结节状或环形强化。

(三)鉴别诊断

蛛网膜下腔出血，平扫呈高密度，增强扫描无明显强化，脑底池形态规则，无局部闭塞及扩张改变；此外需同脑囊虫病，转移瘤及软脑膜转移等鉴别，需结合病史。

(四)特别提示

CT 诊断应结合脑脊液检查、X 线胸片检查等。

三、脑猪囊尾蚴病

(一)病理和临床概述

脑猪囊尾蚴病为猪绦虫囊尾蚴在脑内异位寄生所致。人误食绦虫卵或节片后，卵壳被胃浊消后，蚴虫经肠道血流而散布于全身寄生。脑猪囊尾蚴病为其全身表现之一，分为脑实质型、脑室型、脑膜型和混合型。脑内囊虫的数目不一，呈圆形，直径 4～5 mm。囊虫死亡后退变为小圆形钙化点。

(二)诊断要点

脑实质型 CT 表现为脑内散布多发性低密度小囊，多位于皮、髓质交界区，囊腔内可见致密小点代表囊虫头节。不典型者可表现为单个大囊、肉芽肿、脑炎或脑梗死。脑室型以第四脑室多见；脑膜型多位于蛛用膜下隙，和脑膜粘连，CT 直接征象有限，多间接显示局部脑室或脑池扩大，相邻脑实质光滑受压。常合并脑积水。囊壁、头节和脑膜有时可强化。

(三)鉴别诊断

1.蛛网膜囊肿

常位于颅中窝、侧裂池，边缘较平直，可造成颅骨压迫变薄。

2.转移癌

呈大小不一的圆形低密度灶，增强扫描环状、结节状强化，病灶周围明显水肿。

3.脑结核

结合病史、CT 特点可以区别。

(四)特别提示

需要结合有无疫区居住史、有无生食史等。

四、急性播散性脑脊髓炎

(一)病理和临床概述

急性播散性脑脊髓炎或称急性病毒性脑脊髓炎，可见于病毒(如麻疹、风疹、水痘等)感染后或疫苗(如牛痘疫苗、狂犬病疫苗等)接种后，临床表现为发热、呕吐、嗜睡、昏迷。一般在病毒感染后 2～4 天或疫苗接种后 10～13 天发病。发病可能与自身免疫机制有关。

(二)诊断要点

CT 表现急性期脑白质内多发、散在性低密度灶，半卵圆中心区明显，有融合倾向，增强呈环形强化。慢性期表现为脑萎缩。

急性病毒性脑炎时，主要表现为早期脑组织局部稍肿胀，中、后期可以出现密度减低(图 9-6)，增强扫描可以有局部软脑膜强化，增厚改变，脑沟显示欠清。

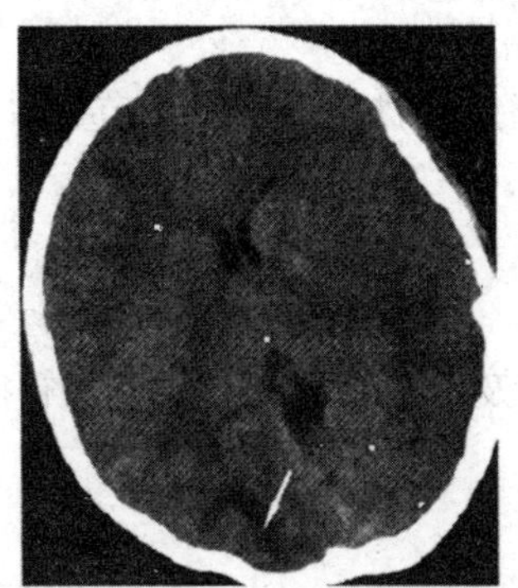

图 9-6　病毒性脑炎

女性患者，11 岁，因头昏嗜睡 2 天，CT 可见右侧枕叶局部脑皮质肿胀、白质水肿改变，经脑脊液检查证实为病毒性脑炎

(三)鉴别诊断

同软脑膜转移、结核性脑膜炎等鉴别。

(四)特别提示

应进行脑脊液检查。MRI 成像及增强扫描对显示该病有很好的效果。

五、肉芽肿性病变

(一)病理和临床概述

肉芽肿种类繁多，主要有炎症性和非炎症性。侵犯脑内的肉芽肿主要有炎症性，其中以结核性最常见。炎症性肉芽肿是炎症局部形成主要以巨噬细胞增生构成的境界清楚的结节样病变。病因有：结核、麻风、梅毒、真菌及寄生虫、异物、其他疾病等。临床表现与颅内占位类似。

(二)诊断要点

CT 平扫表现等或稍高密度的边界清楚的结节灶(图 9-7)。增强扫描呈结节样强化，也可以因内部发生坏死而呈环形强化，后者常见于结核性肉芽肿。少部分肉芽肿内可见钙化。可以单发或多发。好发于大脑皮质灰质下。

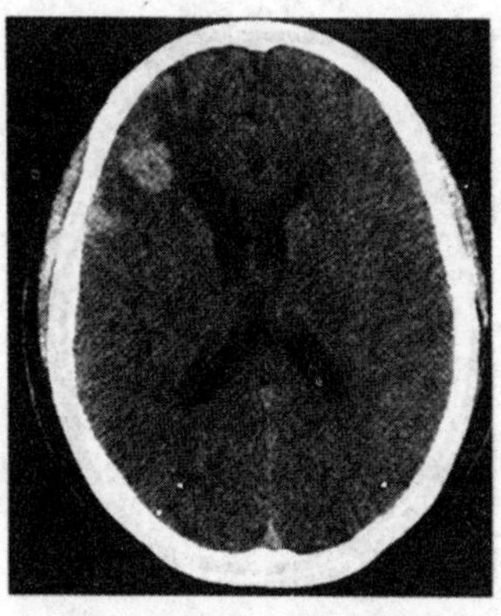

图 9-7　结核性肉芽肿

男性患者，32 岁，因头晕嗜睡 3 天就诊，CT 平扫显示右侧额、颞叶大脑皮质灰质下及灰质区可见高密度结节灶，右侧侧脑室前角扩大伴局部白质区低密度改变，手术病理检查为结核性肉芽肿

(三)鉴别诊断

(1)脑转移肿瘤,水肿较明显,增强扫描呈环状或结节状,一般有原发病史,临床复查随访进展明显。

(2)同部分脑肿瘤鉴别困难。

(四)特别提示

应进行脑脊液检查。MRI 成像及增强扫描对显示该病有很好的效果。

(刘建超)

第三节 颅 脑 外 伤

颅脑外伤是脑外科常见病,国内统计占损伤的第 1～2 位,为年轻人第一位死因。颅脑外伤多由直接暴力所致,极少可由间接暴力引起。目受力部位不同和外力类型、大小、方向不同,可造成不同程度的颅内损伤,如脑挫裂伤、脑内、外出血等,脑外出血又包括硬膜外、硬膜下和蛛网膜下腔出血。急性脑外伤病死率高。CT 应用以来,脑外伤诊断水平不断提高,极大降低了病死率和病残率。

一、脑挫裂伤

(一)病理和临床概述

脑挫裂伤是临床最常见的颅脑扭伤之一,包括脑挫伤和脑裂伤。脑挫伤是指外力作用下脑组织发生局部静脉淤血、脑水肿、脑肿胀和散在的小灶性出血。脑裂伤则是指脑膜、脑组织或血管撕裂。二者常合并存在,故统称为脑挫裂伤。

(二)诊断要点

CT 表现为低密度脑水肿区内,散布斑点状高密度出血灶。小灶性出血可以互相融合,病变小而局限时可以没有占位效应,但广泛者可以有占位征象(图 9-8)。

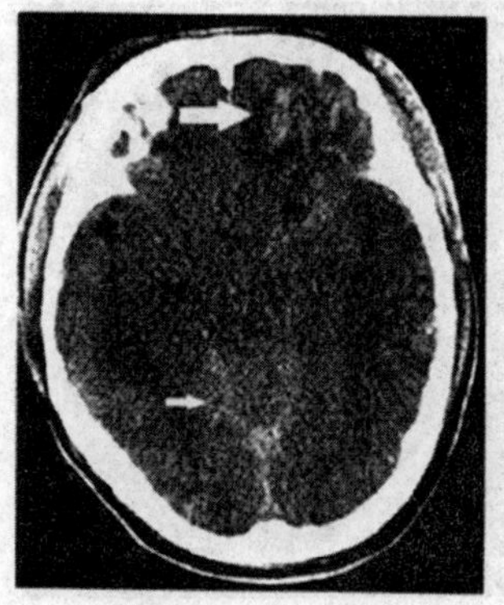

图 9-8 颅脑外伤 2 小时后 CT 检查

大箭头所示为左额叶挫裂伤,小箭头为小脑上池蛛网膜下腔出血

早期低密度水肿不明显,随着时间推移,水肿区逐渐扩大,第 3～5 天达到高峰,以后出血灶

演变为低密度，最终形成软化灶。

（三）鉴别诊断

（1）部分容积效应，前颅底骨可能因部分容积效应反映到脑额叶高密度影，但薄层扫描后即消失。

（2）出血性脑梗死，有相应的临床表现和病史。

（四）特别提示

CT 可以快速诊断，病变小者如治疗及时一般能痊愈，不遗留或很少有后遗症。病变较大者形成软化灶。

二、脑内血肿

（一）病理和临床概述

外伤性脑内血肿约占颅内血肿的 5%。多发生于额、颞叶，即位于受力点或对冲部位脑表面区，与高血压性脑出血好发位置不同。绝大多数为急性血肿且伴有脑挫裂伤和/或急性硬膜下血肿。少数为迟发血肿，多于伤后 48～72 小时内复查 CT 时发现。

（二）诊断要点

CT 表现为边界清楚的类圆形高密度灶（图 9-9）。血肿进入亚急性期时呈等密度，根据占位效应和周围水肿，结合外伤史，CT 仍能诊断。

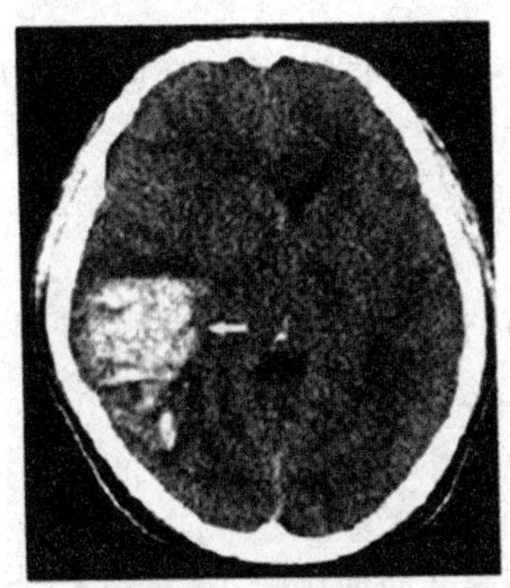

图 9-9　脑内血肿

颅脑急性外伤后 6 小时行 CT 检查，可见右颞脑内血肿，周边可见低密度水肿带，右侧侧脑室受压改变，中线结构左移

（三）鉴别诊断

主要与高血压性脑出血鉴别，根据有无外伤史很容易鉴别。

（四）特别提示

CT 可以快速诊断，如果血肿较大，可以进行立体定向血肿穿刺抽吸术。如外伤后 CT 扫描原来无血肿患者有进行性意识障碍者，应及时进行 CT 复查，以除外迟发性血肿。

三、硬膜外血肿

（一）病理和临床概述

硬膜外血肿位于颅骨内板与硬膜之间的血肿，临床常见，占 30%。主要因脑膜血管破裂所致，脑膜中动脉常见，血液聚集硬膜外间隙。硬膜与颅骨内板粘连紧密，故血肿较局限，呈梭形。

临床表现因血肿大小、部位及有无合并伤而异。典型表现为外伤后昏迷、清醒、再昏迷。此外,有颅内压增高表现,严重者可出现脑疝。

(二)诊断要点

CT 表现为颅板下见局限性双凸透镜形、梭形或半圆形高密度灶(图 9-10),多数密度均匀,但亦可不均匀,呈高、等混杂密度影,主要是新鲜出血与血凝块收缩时析出的血清混合所致。

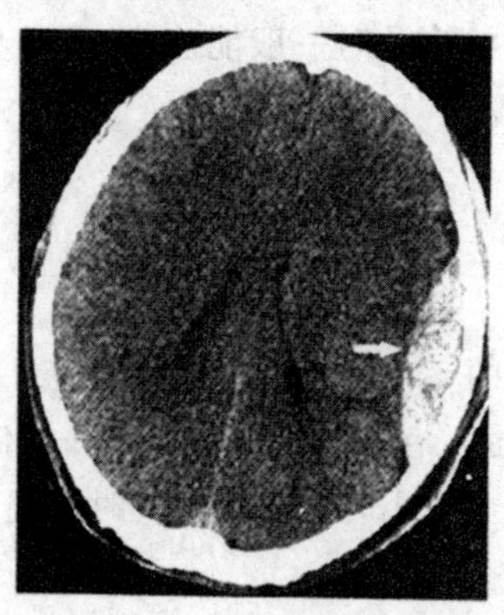

图 9-10 硬膜外血肿

颅脑外伤后 3 小时行 CT 检查,左颞可见梭形高密度影,手术证实为硬膜外血肿

硬膜外血肿多位于骨折附近,一般不跨越颅缝。跨越者常以颅缝为中心呈"3"字形。

(三)鉴别诊断

主要与高血压性脑出血鉴别,根据有无外伤史很容易鉴别。

(四)特别提示

CT 对硬膜外血肿具有很重要的诊断价值,应注意的是硬膜外血肿一般伴有局部颅骨骨折。

四、硬膜下血肿

(一)病理和临床概述

硬膜下血肿是位于硬膜与蛛网膜之间的血肿,临床常见,占颅内血肿 40%。主要因静脉窦损伤出血所致,血液聚集于硬膜下腔,沿脑表面分布。急性期是指外伤后 3 天内发生的血肿,约占硬膜下血肿的 70%。病情多较危重,常有意识障碍;亚急性期是指外伤后 4 天至 3 周内发生的血肿,约占硬膜下血肿 5%,原发损伤一般较轻,出血较慢,血肿形成较晚,临床表现较急性者出现晚且轻;慢性期是指伤后 3 周以上发生的血肿,约占 20%。慢性硬膜下血肿并非是急性或亚急性硬膜下血肿的迁延,而是有其自身的病理过程。可为直接损伤或间接的轻微损伤,易忽略。好发老年人,为脑萎缩使脑表面与颅骨内板间隙增宽,外伤时脑组织在颅腔内移动度较大所致血管断裂出血。慢性硬膜下血肿常不伴有脑挫裂伤,为单纯性硬膜下血肿。患者症状轻微,多于伤后数周或数月出现颅内压增高、神经功能障碍及精神症状来就诊。

(二)诊断要点

急性期见颅板下新月形或半月形高密度影,常伴有脑挫裂伤或脑内血肿,脑水肿和占位效应明显(图 9-11)。亚急性表现为颅板下新月形或半月形高、等密度或混杂密度区。1~2 周可变为等密度;慢性期表现为颅板下新月形或半月形低密度、等密度、高密度或混杂密度区。血肿的密度和形态与出血时间、血肿大小、吸收情况及有无再出血有关。

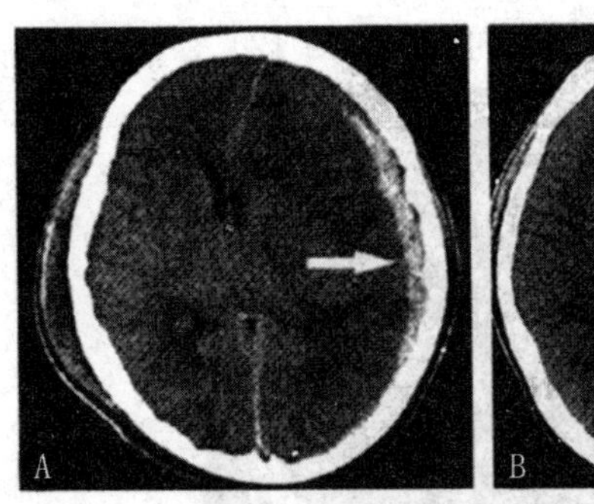
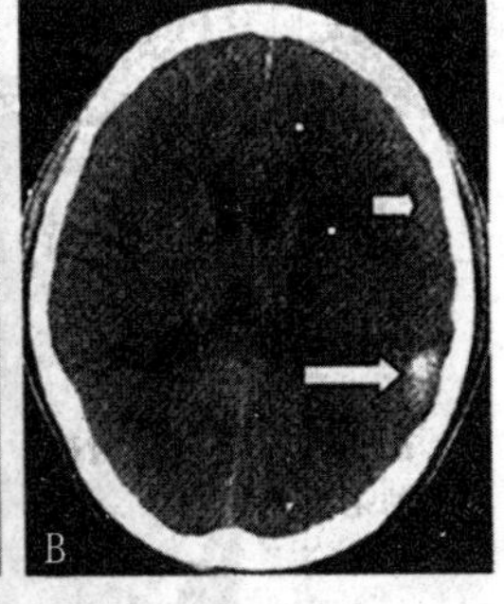

图 9-11　硬膜下血肿 CT 检查

A.颅脑外伤 5 小时后行 CT 检查，可见左侧额、颞、顶颅板下新月形高密度影，手术证实为硬膜下血肿；B.1 周前有颅脑外伤史的患者，CT 检查发现左侧额、颞、顶颅板下新月形等密度影（小箭头），部分有高密度（长箭头）为新鲜出血，手术证实为慢性硬膜下血肿伴少量新鲜出血

（三）鉴别诊断

主要与硬膜外血肿鉴别，硬膜下血肿呈新月形，可以跨越颅缝。

（四）特别提示

CT 对急性硬膜下血肿诊断很有价值，但对亚急性、慢性硬膜下血肿却显示欠佳，血液因其顺磁性，所以在 MRI 下显示非常清楚，应行 MRI 检查。

五、外伤性蛛网膜下腔出血

（一）病理和临床概述

外伤性蛛网膜下腔出血，近期外伤史，蛛网膜小血管破裂所致，多位于大脑纵裂和脑底池。脑挫裂伤是外伤性蛛网膜下腔出血的主要原因，两者常并存。

（二）诊断要点

CT 表现为脑沟、脑池内密度增高影，可呈铸形。大脑纵裂出血多见，形态为中线区纵行窄带形高密度影。出血亦见于外侧裂池、鞍上池、环池、小脑上池或脑室内。蛛网膜下腔出血一般 7 天左右吸收。

（三）鉴别诊断

结核性脑膜炎，根据近期外伤史和临床症状容易鉴别。

（四）特别提示

CT 在急性期显示较好，积血一般数天后吸收消失。伤后 5～7 天后，CT 难以显示，血液因其顺磁性，所以在 MRI 下显示非常清楚，故应行 MRI 检查。

六、硬膜下积液

（一）病理和临床概述

硬膜下积液又称硬膜下水瘤。占颅脑外伤的 0.5%～1.0%。系外伤致蛛网膜撕裂，使裂口形成活瓣，导致脑脊液聚积。可因出血而成为硬膜下血肿。临床上可无症状，也可以有颅内压增高的临床表现。

（二）诊断要点

颅骨内板下方新月形均匀低密度区，密度与脑脊液相似，多位于双侧额部。纵裂硬膜下积液表现为纵裂池增宽，大脑镰旁为脑脊液样低密度区(图 9-12)。

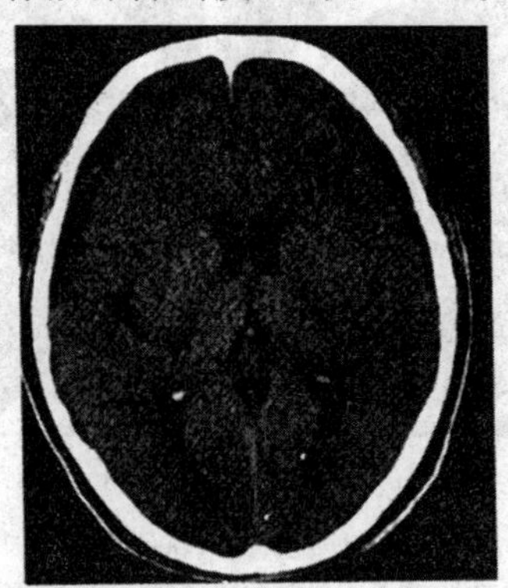

图 9-12　硬膜下积液

颅脑外伤 7 天后 CT 复查示双侧额、颞部颅板下可见新月形低密度影，为硬膜下积液

(三)鉴别诊断

老年性脑萎缩，根据年龄情况和其他部分脑实质有无萎缩等情况可以鉴别。

(四)特别提示

CT 诊断硬膜下积液时应结合临床病史及年龄等因素。

(刘建超)

第四节　颅脑肿瘤

CT 检查目的主要在于确定颅脑中有无肿瘤，并对其作出定位、定量乃至定性诊断。根据病灶所在的位置及其与脑室、脑池和脑叶的对应关系及同相邻硬膜与颅骨结构的比邻关系多不难作出定位诊断，但临界部位肿瘤，仅轴位扫描可能出现定位困难，需要薄层扫描后再进一步多方位重建。MRI 因多方位扫描，一般定位无困难。

CT 灌注扫描有助于脑瘤内血管生成及血流状态的研究，而脑瘤内血管生成对肿瘤生长、分级、预后有重要影响。CT 灌注可以反映血管生成引起血流量、血容量和毛细血管通透性的改变，从而有助于判断肿瘤的生物学特性，并估计预后情况。

一、星形细胞肿瘤

(一)病理和临床概述

星形细胞肿瘤成人多发生于大脑，儿童多见于小脑。按肿瘤组织学分为 6 种类型，且依细胞分化程度不同分属于不同级别。1993 年 WHO 分类，将星形细胞瘤分为局限性和弥漫性两类。Ⅰ级，即毛细胞型、多形性黄色星形细胞瘤及室管膜下巨细胞型星形细胞瘤，占胶质瘤 5%～10%，小儿常见。Ⅱ级星形细胞瘤，包括弥漫性星形细胞瘤、多形性黄色星形细胞瘤(Ⅱ级)，间变性星形细胞瘤为Ⅲ级，胶质母细胞瘤为Ⅳ级。Ⅰ～Ⅱ级肿瘤的边缘较清楚，多表现为瘤内囊腔或囊腔内瘤结节，肿瘤血管较成熟；Ⅲ～Ⅳ级肿瘤呈弥漫浸润生长，肿瘤轮廓不规则，分界不清，易发生坏死、出血和囊变，肿瘤血管丰富且分化不良。

(二)诊断要点

1.Ⅰ级星形细胞瘤

(1)毛细胞型常位于颅后窝,具有包膜,一般显示为边界清楚的卵圆形或圆形囊性病变,但内部囊液 CT 值较普通囊液高,20～25 HU。瘤周水肿和占位效应较轻。部分可呈实质性,但密度仍较脑实质为低(图 9-13)。增强扫描无或轻度强化,延迟扫描可见造影剂进入囊内。

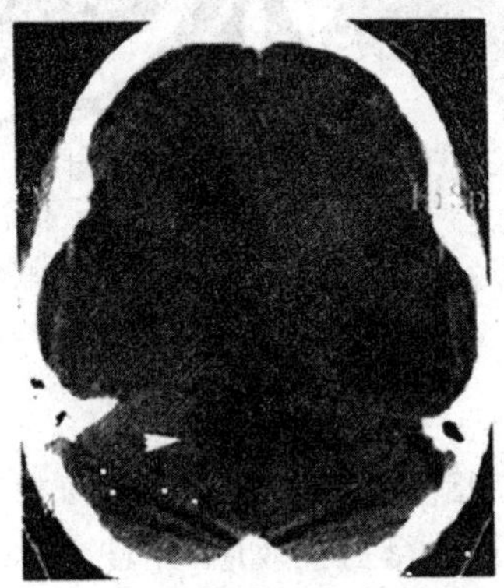

图 9-13 毛细胞型星形细胞瘤

男性患者,63 岁,因头昏不适 3 个月来院就诊,CT 显示小脑右侧低密度影,边界尚清;第四脑室受压变形。病变内部 CT 值约 20 HU。手术病理为毛细胞型星形细胞瘤

(2)多形性黄色星形细胞瘤通常位于大脑皮质的表浅部位,一半以上为囊性,增强后囊内可见强化结节,囊壁不强化。不足一半为实质性,密度不均,有钙化及出血,增强后不均强化。

(3)10%～15%结节性硬化患者可以发生此瘤,常位于室间孔附近,形成分叶状肿块,并可见囊变及钙化。增强扫描有明显强化。

2.Ⅱ级星形细胞瘤

平扫呈圆形或椭圆形等或低密度区,边界常清楚,但可见局部或弥漫性浸润生长,15%～20%有钙化及出血,增强扫描一般不强化。Ⅲ～Ⅳ级肿瘤多呈高、低或混杂密度的囊性肿块,可有斑点状钙化和瘤内出血,肿块形态不规则,边界不清,占位效应和瘤周水肿明显,增强扫描多呈不规则环形伴壁结节强化,有的呈不均匀性强化(图 9-14、图 9-15)。

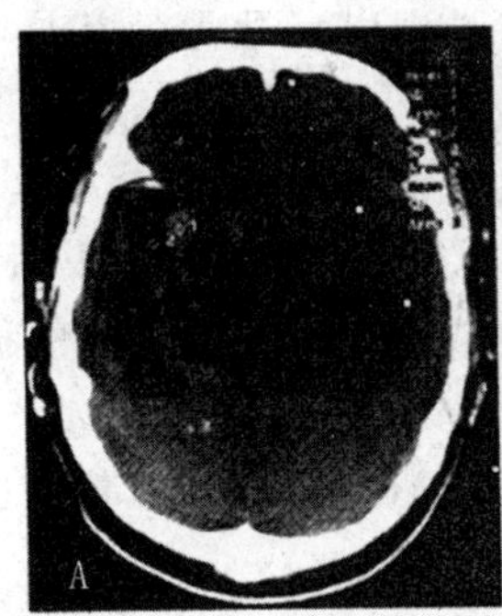

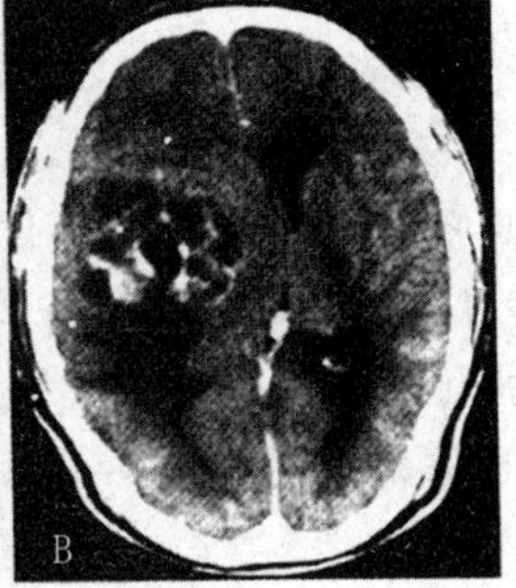

图 9-14 Ⅲ级星形细胞瘤

A、B 两图为男性患者,26 岁,因头昏 1 个月,癫痫发作 2 天,行 CT 扫描示左侧颞叶片状不规则高低混杂密度囊性肿块,边界不清,增强扫描呈不规则环形伴壁结节强化。手术病理为Ⅲ级星形细胞瘤

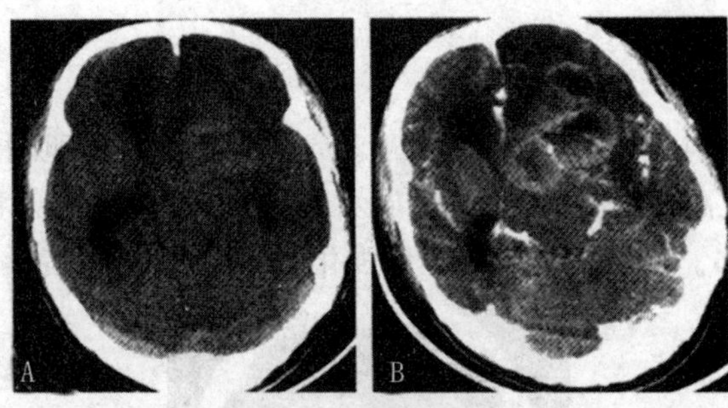

图 9-15　胶质母细胞瘤

A、B 两图为男性患者，17 岁，因头痛 2 个月来院就诊，CT 示：左额叶密度不均肿块影，边界不清，中心及周围低密度，侧脑室受压变形，中线结构向右移位，增强呈环状中度不均强化肿块影，环形欠规则，厚薄不均，内为不均低密度，病灶前较大低密度水肿区。手术病理为胶质母细胞瘤

(三)鉴别诊断

(1)脑梗死：同Ⅱ级星形细胞瘤相鉴别。一般脑梗死与相应供血血管的区域形态相似，如楔形、扇形、底边在外的三角形等，无或轻微占位效应，并且 2～3 周后增强扫描可见小斑片状或结节状强化。

(2)脑脓肿：有相应的临床症状，增强扫描厚壁强化较明显。

(3)转移瘤一般多发，有明显的水肿。

(四)特别提示

CT 对星形细胞瘤诊断价值有限，MRI 对颅内病变显示尤为清晰，并可以多方位、多参数成像，应补充 MRI 检查。

二、脑膜瘤

(一)病理和临床概述

脑膜瘤多见于中年女性，起源于蛛网膜粒帽细胞，多居于脑外，与硬脑膜粘连。好发部位为矢状窦旁、脑凸面、蝶骨嵴、嗅沟、脑桥小脑角、大脑镰和小脑幕等，少数肿瘤位于脑室内。肿瘤包膜完整，多由脑膜动脉供血，血运丰富，常有钙化，少数有出血、坏死和囊变。组织学分为上层型、纤维型、过渡型、砂粒型、血管瘤型等 15 型。脑膜瘤以良性为最常见，少部分为恶性，侵袭性生长。

(二)诊断要点

平扫肿块呈等或略高密度，常见斑点状钙化。多以广基底与硬膜相连，类圆形，边界清楚，瘤周水肿轻或无，静脉或静脉窦受压时可出现中度或重度水肿。颅板侵犯引起骨质增生或破坏。增强扫描呈均匀性显著强化(图 9-16)。

少数恶性或侵袭性脑膜瘤可以侵犯脑实质及局部骨皮质，但基本也基于局部脑膜向内、外发展。

(三)鉴别诊断

1.转移瘤

一般有大片裂隙样水肿及多发病变，较容易鉴别。

2.胶质瘤

一般位于脑内，与脑膜有关系者，可见为窄基相接，增强强化不如脑膜瘤。

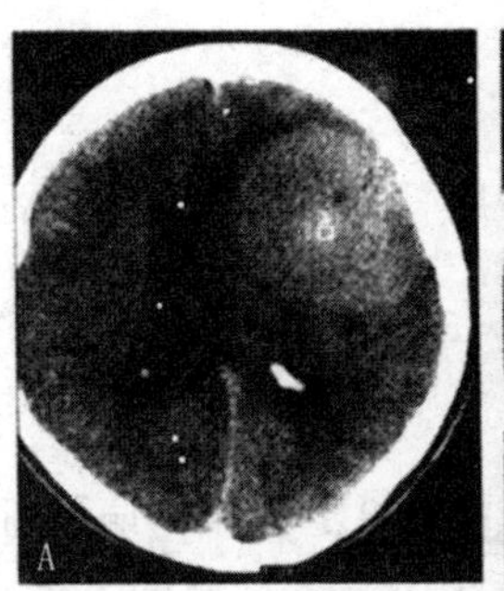
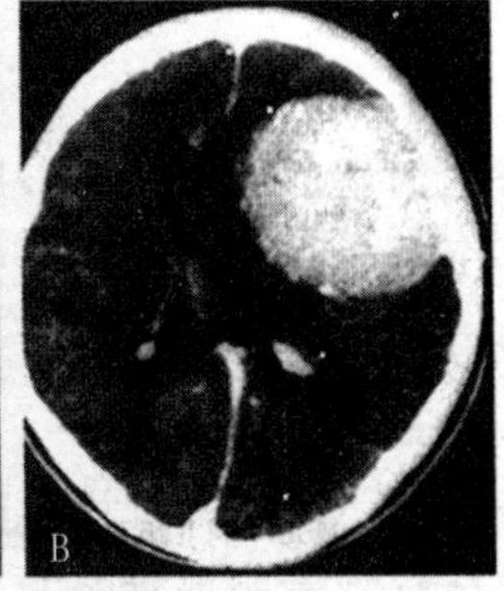

图 9-16　纤维型脑膜瘤

A、B 两图 CT 检查显示肿瘤为卵圆形，均匀的略高密度灶，与硬脑膜相连，邻近脑沟消失，有白质受压征，增强后明显均匀强化。术后病理为纤维型脑膜瘤

3.神经鞘瘤

位于脑桥小脑角区时较难鉴别，但 MRI 有较大意义。

(四)特别提示

CT 对该病有较好的价值，但显示与脑膜的关系不如 MRI。

三、垂体瘤

(一)病理和临床概述

绝大多数为垂体腺瘤。按其是否分泌激素可分为非功能性腺瘤和功能性腺瘤。直径<10 mm者为微腺瘤，>10 mm 者为大腺瘤。肿瘤包膜完整，较大肿瘤常因缺血或出血而发生坏死、囊变，偶可钙化。肿瘤向上生长可穿破鞍隔突入鞍上池，向下可侵入蝶窦，向两侧可侵入海绵窦。

(二)诊断要点

肿瘤较大时，蝶鞍可扩大，鞍内肿块向上突入鞍上池，或侵犯一侧或者两侧海绵窦。肿块呈等或略高密度，内常有低密度灶，均匀、不均匀或环形强化。

局限于鞍内<10 mm 的微腺瘤，宜采取冠状面观察，平扫不易显示，增强呈等、低或稍高密度结节(图 9-17)。间接征象有垂体高度>8 mm，垂体上缘隆突，垂体柄偏移和鞍底下陷。

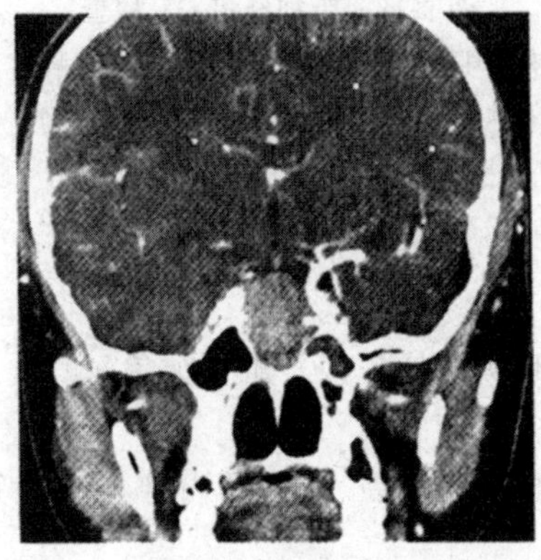

图 9-17　垂体腺瘤

CT 检查示垂体窝内可见类圆形稍高密度影，边界清楚，蝶鞍扩大，鞍底下陷；增强扫描肿瘤均匀强化。术后病理为垂体腺瘤

(三)鉴别诊断

1.颅咽管瘤

位于鞍区一侧,位于鞍区时鞍底无下陷或鞍底骨质无变化。

2.脑膜瘤

位于蝶嵴的脑膜瘤与脑膜关系密切。

(四)特别提示

注意部分垂体微腺瘤CT需要冠状位扫描,可以显示垂体柄偏移,正常垂体柄位正中或下端极轻的偏斜(倾斜角为1.5°左右),若明显偏移肯定为异常。MRI矢状位、冠状位扫描对显示正常垂体及垂体病变有重要价值。

四、听神经瘤

(一)病理和临床概述

听神经瘤为成人常见的颅后窝肿瘤。起源于听神经鞘膜,早期位于内耳道内,以后长入脑桥小脑角池,包膜完整,可出血、坏死、囊变。

(二)诊断要点

头颅X线平片示内耳道呈锥形扩大,骨质可破坏。CT示脑桥小脑角池内等、低或高密度肿块,瘤周轻、中度水肿,偶见钙化或出血,均匀、非均匀或环形强化(图9-18)。第四脑室受压移位,伴幕上脑积水。骨窗观察内耳道呈锥形扩大。

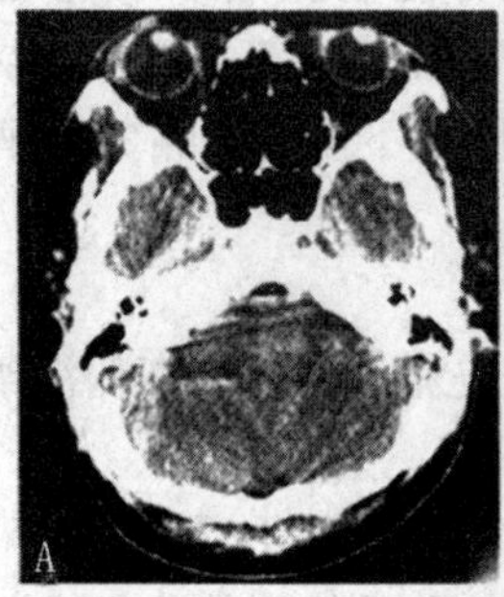

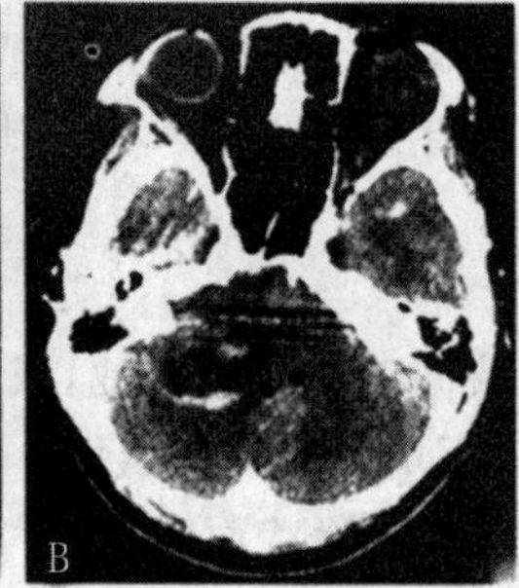

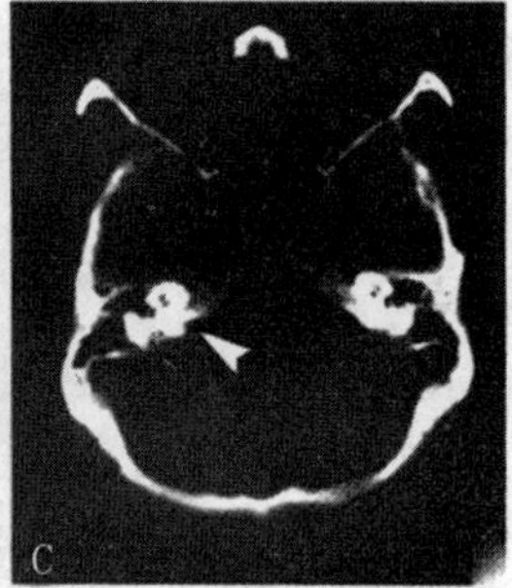

图9-18 听神经瘤CT检查

A、B.女性患者,29岁,右侧耳鸣7个月,近来加重伴共济失调,CT扫描可见右侧脑桥小脑角区肿块,宽基于岩骨尖,内有大片囊变区。增强呈实质部分明显强化;C.骨窗观察可见右侧内听道喇叭口扩大(箭头所指),图C"十"字所示为颈静脉孔

(三)鉴别诊断

1.桥小脑脚区的脑膜瘤

CT骨窗观察可见内听道无喇叭口样扩大是重要征象。

2.表皮样囊肿

匍行生长、沿邻近蛛网膜下腔铸型发展、包绕其内神经和血管、无水肿等可以鉴别,MRI对诊断该疾病有很好的优势。

3.颅咽管瘤

CT可见囊实性病变伴包膜蛋壳样钙化。

4.特别提示

内听道处应薄层扫描，内耳道呈锥形扩大。高强场 MRI 行局部轴位、冠状位扫描可以显示位于内听道内较小的肿瘤。

五、颅咽管瘤

(一)病理和临床概述

颅咽管瘤来源于胚胎颅咽管残留细胞的良性肿瘤，以儿童多见，多位于鞍上。肿瘤可分为囊性和实性，囊性多见，囊壁和实性部分多有钙化，常见为鸡蛋壳样钙化。

(二)诊断要点

鞍上池内类圆形肿物，压迫视交叉和第三脑室前部，可出现脑积水。肿块呈不均匀低密度为主的囊实性改变或呈类圆形囊性灶(图 9-19A)，囊壁可以有鸡蛋壳形钙化，实性部分也可以不规则钙化，呈高密度。囊壁和实性部分呈环形均匀或不均匀强化，部分颅咽管瘤呈实性见图 9-19B。

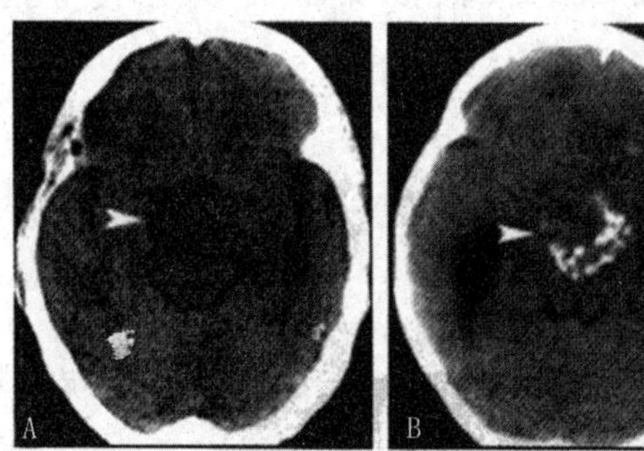

图 9-19 颅咽管瘤

A.男性患者，13 岁，头昏来院检查，CT 显示鞍上池内囊性占位，边界清楚。手术病理证实为囊性颅咽管瘤；B.男性患者，65 岁，因双眼复视 3 年，近来数月有加重来院就诊，CT 显示鞍上池区囊实性肿块，壁多发钙化，边界清楚。手术病理为实性颅咽管瘤

(三)鉴别诊断

垂体瘤及囊变、脑膜瘤等。

(四)特别提示

冠状位扫描更有帮助，应补充 MRI 扫描。

六、转移瘤

(一)病理和临床概述

转移瘤多发于中老年人。顶枕区常见，也见于小脑和脑干。多来自肺癌、乳腺癌、前列腺癌，肾癌和绒癌等原发灶，经血行转移而来。常为多发，易出血、坏死、囊变，瘤周水肿明显。临床上一般有原发肿瘤病史后出现突发肢体障碍或头痛等症状，也有部分患者因出现神经系统症状，经检查发现脑内转移灶后再进一步查找原发灶。

(二)诊断要点

典型征象是“小肿瘤、大水肿”，部分肿瘤平扫无显示，增强扫描有明显强化后显示清晰，可以只有很小的肿瘤病灶，便可出现大片指压状水肿低密度影(图 9-20)。

(三)鉴别诊断

1.脑猪囊尾蚴病

有疫区居住史,可见壁结节或钙化,脑炎,一般结合临床表现及实验室检查可以作出诊断。

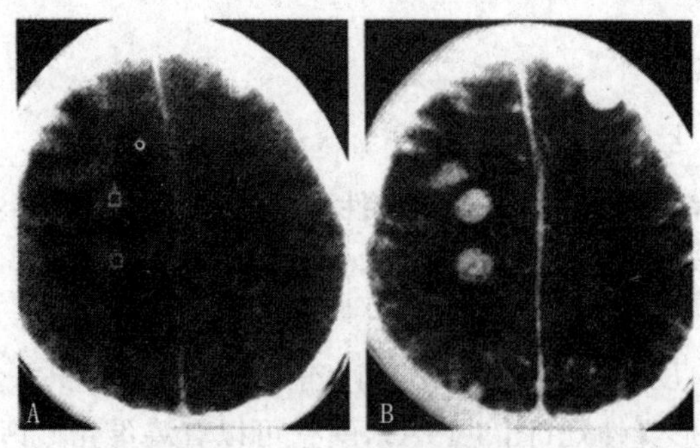

图 9-20 转移瘤

男性患者,68 岁,1 年前右下肺癌手术切除病史,7 天前无明显诱因下出现头痛、呕吐,CT 检查可见双侧额顶叶可见多发类圆形结节灶,周围可见大片水肿带,增强病灶明显均匀强化,边界清晰

2.多发脑膜瘤

根据有无水肿及与脑膜关系可以鉴别。

3.胶质母细胞瘤

瘤内有出血、坏死,显著不均匀强化等。

(四)特别提示

须注意的是部分肿瘤要增强扫描才能显示,MRI 显示效果要优于 CT。

七、少支神经胶质瘤

(一)病理和临床概述

少支神经胶质瘤多发于 30～50 岁,约占颅内肿瘤 3%。以额叶、顶叶等常见,很少发生于小脑和脑桥。肿瘤发生于白质内,沿皮质灰质方向生长,常累及软、硬膜,可侵及颅骨和头皮。肿瘤乏血供,多钙化,钙化常位于血管壁和血管周围。可以伴囊变和出血。病理上可以分为单纯型和混合型,但影像学上难以区分。

(二)诊断要点

好发于额叶。肿瘤位置一般较表浅,位于皮质灰质或灰质下区,边界清楚或不清楚。肿瘤内囊变及钙化使密度不均匀,呈高、低混杂密度。钙化多为条带状、斑块状及大片絮状,囊变可以单或多囊,少见出血。瘤周水肿及占位效应较轻微(图 9-21)。

(三)鉴别诊断

1.星形细胞瘤

星形细胞瘤常位于脑白质及其深部,而少支胶质瘤位于脑表浅皮质和皮质灰质下区。

2.神经颜面综合征

一般为小点状钙化,有明显的三叉神经分布区域颜面部血管痣等。

(四)特别提示

需要注意的是与一般钙化和血管畸形的钙化相鉴别。MRI 显示软组织肿瘤的效果要优于 CT,但显示钙化的效果较差。

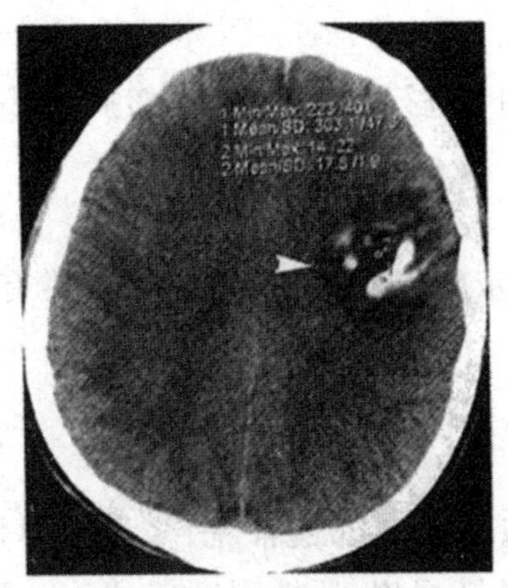

图 9-21 少支胶质瘤

男性患者,42 岁,癫痫偶发 1 年,发作间隔缩短约 2 个月,CT 显示左侧额顶叶边界清楚肿瘤,内可见条片状钙化,钙化 CT 值约 303 HU,占位效应轻微。手术病理结果为少支胶质瘤

八、室管膜瘤

(一)病理和临床概述

室管膜瘤为发生于脑室壁与脊髓中央管室管膜细胞的神经上皮瘤,多发于儿童及青少年,占颅内肿瘤1.9%～7.8%。占小儿颅内肿瘤的 13%,男女比例为 3∶2。室管膜瘤为中等恶性程度肿瘤。多于术后通过脑脊液种植转移。好发部位第四脑室底部最为常见,其次为侧脑室、第三脑室、脊髓、终丝和脑实质。临床表现因肿瘤生长部位不同而异。一般主要有颅内高压、抽搐、视野缺损等,幕下肿瘤还可以伴有共济失调。

(二)诊断要点

幕下室管膜瘤为等、稍低密度软组织肿块,有时可以在肿瘤周围见到残存第四脑室及瘤周水肿,呈低密度环状影。CT 可以显示瘤内钙化及出血,钙化约占一半,呈点状或位于瘤周。增强扫描肿瘤有轻至中度强化(图 9-22)。

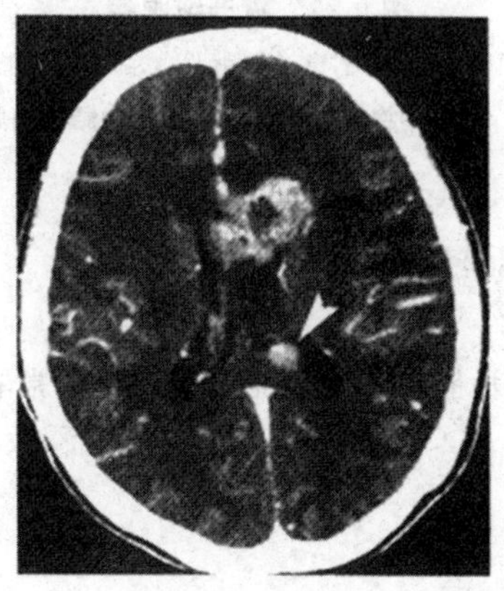

图 9-22 侧脑室内室管膜瘤伴种植转移

男性患者,19 岁,因头昏 1 个月,抽搐 1 天就诊,CT 扫描可见左侧侧脑室前角肿块,瘤内有囊变,左侧侧脑室体部后壁可见一结节灶。增强扫描肿块及结节有明显强化。手术病理为侧脑室内室管膜瘤伴种植转移幕上室管膜瘤囊变及出血较幕下多见,肿瘤有较显著强化

(三)鉴别诊断

(1)髓母细胞瘤:一般位于幕下,应行 MRI 矢状位扫描,可见显示发生部位为小脑蚓部。

(2)毛细胞星形细胞瘤。

(四)特别提示

MRI 矢状位及冠状位扫描显示肿瘤与第四脑室关系非常有优势,对诊断有重大价值。

九、髓母细胞瘤

(一)病理和临床概述

髓母细胞瘤好发于颅后窝,以小脑蚓部最常见,多发于男性儿童,约占儿童颅后窝肿瘤的18.5%。髓母细胞瘤为原始神经外胚层瘤,恶性程度较高。一般认为起源于髓帆生殖中心的胚胎残余细胞,位于蚓部或下髓帆,再向下生长而填充枕大池。本病起病急,病程短,多在三个月内死亡。

(二)诊断要点

平扫为边缘清楚的等或稍高密度肿瘤,周边可见低密度第四脑室影(图 9-23)。增强扫描主要呈中等或轻度强化,少部分可以明显强化或不强化。

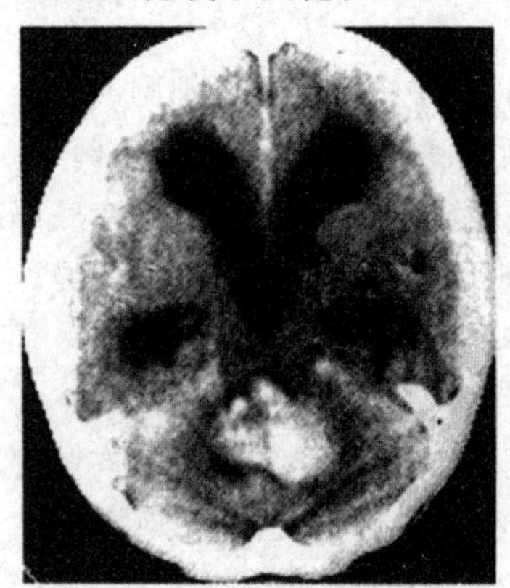

图 9-23　髓母细胞瘤

3 岁患者,因呕吐、步态不稳 2 周就诊,CT 增强扫描可见第四脑室内肿块,有中等均匀强化。手术病理为髓母细胞瘤

(三)鉴别诊断

同第四脑室室管膜瘤、毛细胞星形细胞瘤等鉴别。

(四)特别提示

MRI 矢状位及冠状位扫描显示肿瘤与第四脑室关系,非常有优势,对诊断有重大价值。

十、原发性淋巴瘤

(一)病理和临床概述

中枢神经系统原发性淋巴瘤是相对罕见的颅内肿瘤,占颅内原发瘤的 0.8%~1.5%。均为非霍奇金淋巴瘤。但近年来由于获得性免疫缺陷综合征(AIDS)及器官移植术后服用大量免疫抑制的患者增多,淋巴瘤的发生率逐年增高。原发性淋巴瘤恶性程度高,病程短,如不及时治疗。患者将会在短期内死亡。因此早期诊断意义重大。好发于额叶、颞叶、基底核区、丘脑,也可以发生于侧脑室周围白质、胼胝体、顶叶、三角区、鞍区及小脑半球、脑干。临床表现无特异性，主要有基底部脑膜综合征，头痛、颈项强直、脑神经麻痹及脑积水等，脑脊液检查可见瘤细胞；颅内占位症状，癫痫、精神错乱、痴呆、乏力及共济失调等。

（二）诊断要点

平扫大多数为稍高密度肿块，也可以表现为等密度，一般密度均匀，呈圆形或类圆形，边界多数较清楚或呈浸润性生长使边界欠清。瘤内囊变、出血、钙化相对少见。肿瘤可以单发亦可以多发，大小不等。病灶占位效应轻微，瘤周水肿轻或中等（图 9-24）。

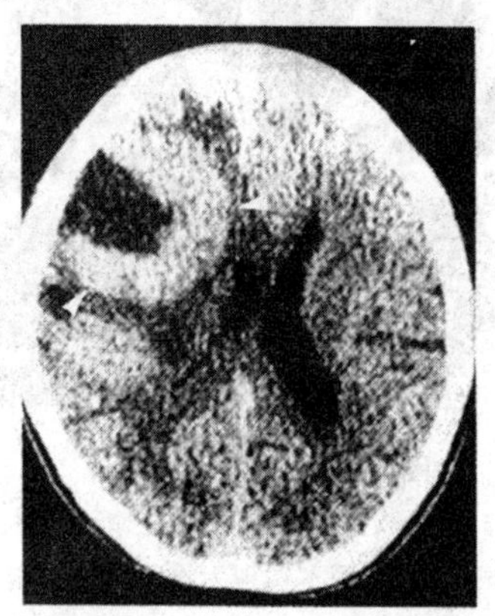

图 9-24　原发性淋巴瘤

男性患者，36 岁，因头痛 1 周来院就诊，CT 平扫见右侧额叶巨大肿块，呈类圆形稍高密度，中央有低密度影，宽基于脑膜。手术病理为原发性淋巴瘤

继发于 AIDS 或其他免疫功能缺陷时，病理上常有瘤中心坏死，CT 上表现为低密度灶。增强扫描肿瘤大多数均匀强化，少数形态不规则，边缘不清及强化不均匀。沿室管膜种植转移者可见室管膜不均匀增厚并明显强化。侵及脑膜者亦如此。AIDS 患者，病灶可见低密度周围的环形强化。

（三）鉴别诊断

1.继发淋巴瘤

临床上有 AIDS 或器官移植史，一般难以鉴别。

2.转移瘤

多发，大片水肿。

3.其他

需要鉴别的还有星形细胞瘤、脑膜瘤等。

（四）特别提示

CT 与 MRI 均可以作为首选方法，但 MRI 增强扫描时剂量增加后可以显示小病变，T_2WI 显示瘤周水肿效果非常好。

十一、血管母细胞瘤

（一）病理和临床概述

血管母细胞瘤又叫成血管细胞瘤，系起源于内皮细胞的良性肿瘤，占中枢神经系统原发性肿瘤的1.1%～2.4%。好发于小脑，亦见于延髓及脊髓，罕见于幕上。发生于任何年龄，以中年男性多见。病理上常为囊性，含实性壁结节，壁结节常靠近软脑膜，以便于接受血供。实性者常为恶性，预后较差。临床症状较轻微或呈间歇性，有头痛、头晕、呕吐、眼球震颤、言语不清等症状。

（二）诊断要点

平扫时囊性肿瘤表现为均匀的低密度灶，囊液内因含蛋白及血液，密度较脑脊液稍高，囊性肿瘤的壁结节多为等或稍低密度（图 9-25A）。增强后囊性肿瘤壁不强化或轻度强化，壁结节明显强化（图 9-25B）。

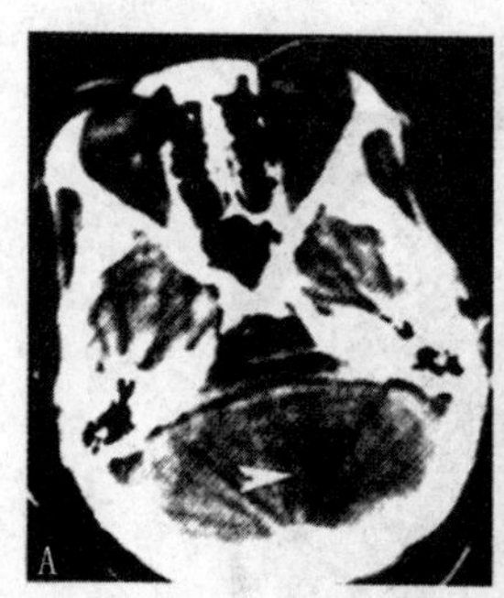

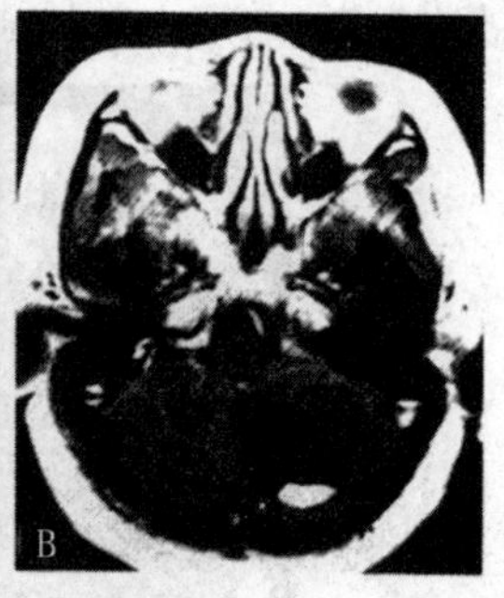

图 9-25　血管母细胞瘤

A.男性患者，48 岁，因头痛、呕吐及共济失调来院就诊，CT 平扫可见左侧小脑半球可见囊性灶，边界及壁结节显示欠清，手术病理为血管母细胞瘤；B.与前者为同一患者，MRI 增强显示囊性灶，壁轻微强化，后壁上有明显强化的壁结节

实性肿瘤多为等或稍低密度混杂灶，呈轻度或中等强化。

（三）鉴别诊断

囊性肿瘤需要与星形细胞瘤、脑脓肿、转移瘤相鉴别。实性肿瘤需要与星形细胞瘤等相鉴别。

（四）特别提示

CT 平扫不容易发现壁结节，增强效果较好，但与 MRI 比较应以后者作为首选方法，MRI 增强多方位扫描，显示壁结节效果极佳。

（刘建超）

第十章　胸肺疾病的CT诊断

第一节　严重急性呼吸综合征

一、SARS 的定义

严重急性呼吸综合征(severe acute respiratory syndrome,SARS)是由 SARS 冠状病毒(SARS-CoV)引起,主要通过近距离空气飞沫和密切接触传播的一种急性呼吸道传染病。其主要临床特点是起病急,以发热为首发症状,伴有头痛、全身酸痛、不适、乏力等全身症状和咳嗽、胸闷、呼吸困难等呼吸道症状,少数进展为急性呼吸窘迫综合征(ARDS)。肺部体征不明显,部分可闻及少许湿啰音或肺实变体征。外周血白细胞总数正常或降低,X 线胸片检查可见肺部有不同程度的片状、斑片状浸润性阴影或呈网状改变,部分患者进展迅速,呈大片状阴影,常为多叶或双侧改变,阴影吸收消散较慢。肺部阴影与症状体征可不一致。本病为自限性,大多数预后良好,但重症患者预后较差。本病平均病死率为 9.3%。少部分患者后期出现肺纤维化及股骨头坏死等并发症。

本病流行有明显群体发病特征,表现为医院内感染和家庭内感染,密切接触患者的医务人员和家庭聚集性发病。

二、病原学

2003 年 4 月 16 日,WHO 宣布一种从未见过的新型冠状病毒是 SARS 的病因。从 WHO 组建国际 SARS 研究网络到 SARS 冠状病毒的分离鉴定,以及作为 SARS 病因的确定,仅用了一个多月的时间,这一惊人的速度,是全球科学家共同努力和生物科技进步的结果。

(一)SARS 病原体的发现及其病因确定

1.已知病原体的筛查和排除

由于 SARS 患者的非特异症状可以由许多病原体引起,从而使最初对临床标本的检测只能从一个较大的范围入手,病原体范围包括细菌、病毒、衣原体和立克次体等。实验室检查集中在一些已知的可导致呼吸系统疾病的病原体,尤其是那些能够导致小气管病变的病原体。加拿大的一些实验室通过用电镜扫描技术和直接荧光抗体试验排除了流感病毒A和B,副流感病毒1、2、3型,腺病毒,呼吸道合胞病毒。他们还用患者的尸检组织对下列病毒做了免疫组化试验,包括流感病毒A和B、呼吸道合胞病毒、腺病毒、圆环病毒、汉坦病毒、麻疹病毒、肠道病毒、肺炎支原体和肺炎衣原体,所有的免疫组化试验结果都为阴性。德国和法国的一些实验室应用针对相应病原体的特异型PCR检测肺炎支原体,肺炎衣原体,人类巨细胞病毒,腺病毒,呼吸道合胞病毒,副流感病毒1、2、3、4型,人冠状病毒OC43和229E;并通用引物检测疱疹病毒、沙粒病毒、布尼亚病毒,结果皆为阴性。包括美国、中国香港和中国台湾在内的一些实验室对采集到的呼吸道分泌物和血标本,进行分子生物学试验,通过提取DNA并针对各种DNA病毒的各自特异的PCR反应检测,排除了如下DNA病毒:腺病毒,细小病毒,圆病毒,疱疹病毒;通过提取RNA并针对各种RNA病毒的各自特异的RT-PCR检测,排除了如下RNA病毒:流感病毒A和B,副流感病毒1、3、4型,汉坦病毒,克里米亚-刚果出血热病毒;对RNA病毒逆转录酶保守序列的RT-PCR,以及对副黏病毒和布亚病毒的巢式PCR,所有结果都为阴性。

2.SARS冠状病毒的分离与鉴定

2003年3月21日,香港大学采用Vero细胞首先从SARS患者的鼻咽标本中分离培养出了冠状病毒,随后加拿大和美国疾病控制中心等SARS国际协作组的多个实验室也培养出冠状病毒。WHO合作研究网络的各个实验室迅速对该病毒进行了分析鉴定工作,他们在冠状病毒保守区设计PCR引物,采用RTPCR的方法从含有冠状病毒的培养上清液中扩增出冠状病毒基因。经与GeneBank数据库同源性比较,其核苷酸和氨基酸序列在保守区与既往报道的所有冠状病毒的同源性分别在0.56～0.63和0.57～0.74,发现SARS冠状病毒为一种新的冠状病毒。2003年4月12日,加拿大BC肿瘤研究所基因组科学中心(BC Cancer Agency's Genome Sciences Centre)首先完成了该病毒的全基因组测序。2003年4月16日,WHO在上述各方研究成果的基础上,正式宣布一种以前未知的冠状病毒(coronavirus),为导致严重急性呼吸综合征(SARS)的病原体,并命名为SARS冠状病毒(SARS coronavirus,SARS-CoV)。2003年5月1日,美国《科学》杂志刊登了关于冠状病毒基因组研究论文,该研究表明,SARS冠状病毒是一种全新的RNA病毒,基因组全长29 736个核苷酸。

在这场全球13家顶尖实验室寻找病原体的联合大行动中,香港大学的科学家率先取得突破,他们以传统的病毒培养、血清学检测技术及现代分子生物学技术,鉴定了50例SARS患者体内的这种新的冠状病毒。

(二)SARS病毒的理化特征

1.病毒形态结构

SARS冠状病毒(SARS-CoV),属于巢状病毒目(order:didovirales),冠状病毒科(family:coronaviridae),冠状病毒属(genus:coronavirus)。属于单链正义RNA病毒[(+)sense,ssRNA virus]。SARS冠状病毒在形态学上与已知人类冠状病毒十分相似。在电镜下,在体外培养Vero E6细胞中,SARS冠状病毒呈多种形态的有包膜的病毒颗粒,直径为80～140 nm,其形态学上具有显著的冠状病毒特征,即在病毒包膜外,有20～40 nm长的棒状突起膜粒,状如日冕。在尸检组织中,SARS冠状病毒既可分布于感染细胞内粗面内质网或空泡中,也常见以集落方式分布于细胞外,病毒直径在55～90 nm。感染细胞中电镜下可见到致密的病毒包涵体,在动物肺组织细胞中可观察到SARS病毒。用Vero E6细胞分离培养病毒,电镜下在细胞中的病毒颗粒多存在细胞内空泡中，以空心颗粒为主，细胞外的病毒有纤突。

2.SARS-CoV 的理化特性

冠状病毒主要由核酸、蛋白质、碳酸化合物和脂质组成。大量研究表明，SARS-CoV 在人体标本和环境中相对稳定，对化学因素和物理因素较为敏感。SARS 冠状病毒对温度敏感，随温度升高抵抗力下降，37 ℃可存活 4 天，56 ℃加热 90 分钟、75 ℃加热 30 分钟能够灭活病毒。紫外线照射 60 分钟可杀死病毒。SARSCoV 的包膜中含有类脂，故病毒体对脂溶剂敏感，乙醚、氯仿、吐温、70%乙醇、甲醛、胰酶及紫外线等均可灭活病毒。乙醚 4 ℃条件下作用 24 小时可完全灭活病毒，75%乙醇作用 5 分钟可使病毒失去活力，含氯的消毒剂作用 5 分钟可以灭活病毒。

(1)在痰、粪便、尿和血液中较稳定，可存活 3～15 天。

(2)在吸水性材料表面可存活 4 个小时，在表面光滑、不吸水的材料表面可存活 2 天，在水中 3 天仍然保持较强的感染性。

(3)对温度敏感，56 ℃ 30 分钟、70 ℃ 10 分钟可灭活。

(4)对紫外线中度敏感，连续照射 2 个小时可完全灭活。

WHO 也公布了 SARS-CoV 的稳定性和抵抗力的研究结果。主要研究结论：①粪便和尿中的病毒在室温下至少可以存活 1～2 天。②腹泻患者粪便(pH 较高)中的病毒可以存活 4 天以上。③病毒在 4 ℃培养 21 天或零下 80 ℃保存稳定性最好。④SARS 冠状病毒比大部分已知的人冠状病毒更稳定。⑤56 ℃ 15 分钟可以杀灭 10 000 单位 SARS 冠状病毒。⑥多种常用的消毒剂(如过氧乙酸、乙醇、含氧消毒剂、甲醛、乙醚等)能使病毒失去感染性。

(三)SARS-CoV 的来源

SARS 恢复期患者血清中能检测到 SARS 抗体，但在 SARS 暴发前的人血清标本中却检测不到这种抗体。这说明对人类来说，SARS-CoV 是一种新的病毒。尽管科学家们对这种新病毒的来源进行了大量追踪研究，并取得了一些令人鼓舞的结果，但其确切来源，目前仍不清楚。

新冠状病毒的来源有以下 3 种可能。

(1)一种早先存在于人体，但不造成严重疾病的冠状病毒发生了基因变异，其毒性明显增强。

(2)一种人冠状病毒和一种动物冠状病毒或另一种人冠状病毒发生遗传物质交换，产生新的基因重组体如流感病重组。

(3)一种动物冠状病毒，跨越物种，从动物“跃迁”到人体。由于人类对其完全没有免疫力，SARS 病毒进入人体后显示出极高的致病性与传染性。SARS 在人类的感染与暴发被认为是 SARS-CoV 病毒从果子狸向人类传播的结果。SARS-CoV 病毒通过跨种传播到人类，并最终适应人类宿主。虽然没有充分证据表明果子狸是 SARS 病毒的唯一动物宿主。目前可能携带 SARS 病毒的动物包括鸟类、水禽、蝙蝠、果子狸、狐狸、猕猴、刺猬及田鼠等野生动物和部分家畜。

三、流行病学

(一)传染源

SARS 患者是主要传染源，动物等其他传染源尚需要进一步证实。

1.显性感染者

目前认为，唯有有症状的感染者才能有效传播 SARS-CoV，但尚不清楚个体感染后多久才会有传染性及传染期有多长。采用分子生物学技术(实时荧光 PCR 方法)对 SARS 患者的不同标本进行SARS-CoV-RNA检测,发现 SARS-CoV 一般在发病后 5 天出现在鼻咽分泌物,第10 天左右达高峰,然后开始下降,21 天时 47%的患者鼻咽吸出物阳性;粪便中 SARS-CoV 出现的高峰期在发病后的 13～14 天,21 天时 67%粪便标本为阳性。流行病学研究表明患者排泄物中 SARS-CoV 的病毒含量高低与其传染性强弱是基本一致的。

2.无症状感染者

目前几乎没有临床证据表明 SARS 无症状感染者能传播 SARS 冠状病毒。有些患者,症状很轻,没有发展为 SARS,但体内存在 SARS 的血清学抗体,提示无症状感染者的存在。

3.超级传播者

极少数病例传染性极强,能够直接传染多达 10 人以上,称为超级传播者。新加坡 5 例超级传播者感染了 103 人。在广州、北京、香港、多伦多均有报道超级传播者的存在,其原因与患者体内病毒载量高,短时间通过呼吸道排出大量病毒有关。超级传染者多为年龄较大、合并基础性疾病如糖尿病、慢性肾小球肾炎、慢性乙型病毒性肝炎、心血管疾病等免疫力低下者。

4.不典型感染者

无明显全身症状和肺部表现的感染者。这类人群作为传染源在管理和控制上更加困难,特别是一些合并基础性疾病,如糖尿病、慢性肾小球肾炎、肝硬化的患者,早期 SARS 临床表现不典型,临床上往往无发热而容易漏诊,导致 SARS 在医院内扩散开来。

5.动物传染源

广东的初发病例为厨师和屠宰动物人员,1 例超级传播者是一名有慢性肾病的鸭子饲养者。香港大学和深圳市疾病预防与控制中心研究小组对深圳东门市场的 25 只动物进行调查,取它们的血液、咽拭子和直肠拭子标本通过 PCR 方法检测 SARS 病毒,结果显示在所有 6 个果子狸和一个貉标本中发现了与 SARS-CoV 高度同源的冠状病毒,与感染人的 SARS-CoV 相比仅长 29 个核苷酸,同源性大于 98%。这些证据支持 SARS 病原体可能来自动物的假设,但未发现动物在本次流行中起了重要作用。因此,动物作为 SARS 传染源及其在流行病学中的作用尚需要进一步研究。

此后,香港大学微生物系专家们在广州、深圳市售的果子狸等动物采集的样本中检测到大量 SARS 样冠状病毒,提示果子狸为 SARS 冠状病毒的主要载体。广东省疾病防控中心把 2004 年 1 月5 日确诊的一例 SARS 病例样本的 S 基因序列与香港大学发现果子狸携带的 SARS 样冠状病毒的 S 基因序列比较,结果显示两者高度同源。这次从 SARS 患者分离到的 SARS 病毒 S 基因与果子狸 S 基因仅有 8 个核苷酸不同。该研究进一步提示人类的 SARS 冠状病毒可能来源于果子狸。

(二)传播途径

SARS 病毒主要是通过呼吸道传播,并以气溶胶和飞沫传播。

1.飞沫传播

急性期患者咽拭子、痰标本可以检测到高水平 SARS 冠状病毒。患者咳嗽所排放的病毒将在一定半径的空间存在(WHO 认为是 2 m),形成近距离呼吸道飞沫传播。近距离飞沫传播是 SARS 的主要传播途径。

越来越多的证据表明,SARS 并不是高度传播性疾病。在新加坡,162 例 SARS 病例并不能有效传播 SARS 冠状病毒给他人。但在某些情况下,所谓的超级传播者能够将 SARS 冠状病毒短时间内传给大量的人群。

2.接触传播

间接或直接接触传播也是SARS冠状病毒传播的主要途径。可通过接触呼吸道分泌物传播,也可通过被污染的手、玩具等经口鼻传播。尤其是在密闭的空间内近距离接触病例获得感染的机会较大。密切接触是指治疗或护理、探视患者,与患者共同生活,或直接接触患者的分泌物或体液。医院内接触传播模式主要有:医疗卫生人员通过诊疗、护理患者被感染,其中以口腔检查、气管插管等操作时容易感染;通过探视、护理患者被感染;与SARS患者住同一病房被感染。医院内传播范围与病房环境、诊疗经过、患者病情、暴露时间等因素关系密切。病房环境通风不良、患者病情危重、进行吸痰或气管插管抢救使感染危险性增加。

3.眼结膜传播

SARS的主要传播途径是近距离飞沫空气传播,双眼结膜也可能是传染的途径之一。因为医务人员已知该病的传染性,并已穿戴全身除双眼外的保护隔离装束,但仍被感染。

4.气溶胶传播

病毒在呼吸道大量增殖,含有感染性病毒脱落细胞借助患者的呼吸、咳嗽和打喷嚏方式排出体外悬浮于空气中,形成SARS病毒气溶胶。咳嗽、打喷嚏是产生SARS病毒气溶胶的良好动力。一般来说,咳嗽尤其是打喷嚏排出的气溶胶其射程可达1～2 m以上,形成一种喇叭筒状气溶胶柱,柱中段的直径为50～80 cm。每个喷嚏产生的气溶胶可达5～10亿粒子,有70%～80%的粒子直径在5 μm以下。气溶胶粒子含病毒的多少取决于呼吸道分泌物中的病毒含量,气溶胶粒子沉降速度和传播范围与空间通风程度有直接关系。一般在室内的情况下,5 μm直径的粒子每秒沉降速度约0.2 mm。随着门窗的启开通风,气溶胶病毒粒子浓度迅速被稀释,气溶胶范围虽然随之扩大,但传染能力越来越低。易感者暴露在被SARS病毒气溶胶漂浮的空间经呼吸道而感染,也可伴随眼结膜感染。香港淘大花园SARS暴发性流行的调查结果显示SARS患者的排泄物可形成污水小滴,经管道系统造成长距离的传播,这可解释为什么部分SARS患者并无明确的病例接触史。

5.空气传播

目前的数据未显示或支持SARS可经空气传播,也不支持病原体经空气快速远程传播。因此空气传播并不是SARS的主要传播途径,但在香港Motropole旅馆和淘大花园的SARS流行中,仍不能完全排除空气传播的可能性,需要进一步深入研究。

6.消化道传播

SARS病毒通过粪便传播并不常见,但SARS冠状病毒在粪便中的存在提示通过粪-口传播的可能性。

7.血液传播

急性期患者存在短暂的SARS相关冠状病毒血症,即便存在血液传播的可能,也不是主要的。

8.垂直传播

有孕妇感染SARS,但尚无垂直传播的报道。加拿大报道,5例确诊的SARS孕妇,其冠状病毒RNA均检测阳性,所生婴儿无1例出现SARS症状或检测到冠状病毒RNA。广州中山大学附属第二医院5例妊娠中晚期合并重症SARS的患者未发现母婴传播。香港报道,5例妊娠合并SARS患者,婴儿在围生期、出生后其血浆、羊水SARS-CoV及血清SARS抗体均阴性。

9.特殊环境中的传播

(1)通过民用航空器远距离传播:民用航空器在介导 SARS 全球迅速流行中发挥着重要作用。一方面,飞机航班可在 24～48 小时内将 SARS 患者运送到全球任何一个地区,加速了 SARS 疫情的播散;另一方面,民用航空器内相对狭小的密闭空间增加了 SARS 感染的机会和数量。

(2)实验室传播:实验室是目前唯一已知存有 SARS-CoV 的地方,加之一些国家和地区的实验室安全标准并不十分严格,因此存在 SARS-CoV 从实验室传播的可能。目前已有两名实验室人员因接触SARS-CoV而感染患病。2003 年 9 月 9 日,新加坡国立大学环境卫生研究院一名 27 岁男性、专门研究西尼罗病毒的博士后研究人员被确诊感染了 SARS,对从其体内检测到的 SARS-CoV 进行测序分析显示,与该实验室保存的 SARS-CoV 株核苷酸序列高度同源,证实为实验室内感染。经由 11 名专家组成的国际调查小组分析认为,实验室缺乏适当的安全措施,不恰当的实验程序及西尼罗病毒样本与 SARS-CoV 标本在实验室里的交叉感染,是这名患者接触 SARS-CoV 而染病的原因。

2003 年 12 月 17 日,中国台湾军事医学院 SARS 研究所的一名高级研究人员被确诊感染了 SARS,从其咽喉拭子、唾液、血液、尿液中可检测到 SARS-CoV 核酸或相应的抗体。该名研究人员 12 月 5 日在进行病毒灭菌工作中,疑翻倒 SARS-CoV 样本,在没有采取防护措施的情况下进行擦拭处理,因而感染 SARS-CoV,并于 12 月 10 日开始发热起病。

随后,此感染 SARS 的实验室被关闭消毒,中国台湾的公共场所开始实施量体温等防治措施。与上述两名实验室感染人员接触的人群未发现有被感染者,早期发现和及时隔离是实验室感染事件得到有效控制的关键。

(三)人群易感性

1.人群易感性

SARS 是一种新的传染病,有效暴露于 SARS 病原的人群普遍易感。但也有部分接触者未发病的报道。所有临床资料显示青壮年发病率较儿童和老年人明显升高,但这并不能完全说明年轻人更易感染,因为青壮年人外出活动机会明显高于儿童和老年人,因此接触 SARS 患者的概率较儿童和老年人明显增多。儿童病情普遍较青壮年和老年患者轻,恢复较快,推测可能与不同年龄组的细胞免疫功能水平不同有关。老年患者细胞免疫功能普遍较低,常合并各种基础性疾病如糖尿病、慢性肾小球肾炎、肝硬化等,因此在同等暴露强度下较青壮年人更易感染 SARS,并且病情较重,病死率也较儿童和青壮年普遍升高。

2.病后的免疫力

目前的资料显示本病是一种急性自限性传染病,病后 3 周时可以检测到 SARS 中和抗体,但该中和抗体的滴度变化及持续时间还未完全清楚;SARS 病毒是否会发生基因变异或抗原漂移还不明确;SARS 患者是否会再次感染和发病尚需要长时间的观察。

3.预防接种

疫苗还未研制成功。利用恢复期患者血清库研制人源化单克隆抗体(丙球)估计将来可用于临床进行被动免疫治疗。

(四)流行特征

1.时间分布特征

目前看来,SARS 的流行呈现季节性,主要发生在冬春季节。

2.地区分布特征

发病多集中在沿海经济发达、人口密集、交通便利、特别是空运发达的旅游城市。从国际地理看以东南亚国家或地区为主，包括中国内地、中国香港、中国台湾、新加坡、越南等。从一个国家的地理看，以医院、宾馆和公共场所为主，特别是医院和宾馆成为 SARS 集中暴发的主要场所。社区发病，以散发多见，暴发流行少见。但 2003 年 3 月底中国香港某花园 320 余人的集中暴发应引起重视。

3.人群分布特征

从各国统计的资料进行分析，发病年龄以 20～50 岁青壮年为主，占发病人群的 80%左右，儿童和老人较少感染。其原因一方面与年轻人户外活动能力强，接触患者机会增多有关。另一方面可能与各不同年龄组宿主免疫系统功能强弱不同有关。儿童发病后病情普遍较轻，预后良好，病死率极低。而青壮年病情症状多较重，临床表现典型。老年人因合并基础疾病增加，症状多不典型，但病死率明显增高。提示宿主免疫反应的强弱对病情和预后有明显的影响。

SARS 多为中国人种，包括中国香港、中国台湾、新加坡、美国和加拿大都以华裔人种为主，其中中国内地加上香港、台湾占总感染人数的绝大部分，死亡人数也以华人为多。职业分布：SARS 多为医务人员，护士和医师及护工占绝大比例。家庭成员、商人也占较高的比例。

四、发病机制

SARS 冠状病毒是冠状病毒科中的一个变种，对其基因和精氨酸序列进行同源性分析显示，与已知冠状病毒存在较大差异；宏观方面体现在流行病学规律和临床病理、表现特征方面的一些显著变化，提示与已知冠状病毒的发病机制可能存在较大差异。SARS-CoV 对宿主的致病作用主要体现在两个方面：一方面，病毒感染能直接导致感染细胞结构和功能的损害，诱发细胞的凋亡；另一方面，病毒感染诱发的人体免疫反应和各种细胞因子的释放，既能清除感染的病原体，又可能因过度免疫反应导致机体组织细胞的严重损伤。

(一)SARS-CoV 致病性的病原学基础

冠状病毒科成员为单链正义 RNA 病毒，在分类学上它们与动脉炎病毒科同属于巢病毒目。目前所知，它们只侵染脊椎动物，并与人类和动物的许多疾病有关，是一个较大的家族。此类病毒对温度很敏感，因而所引起的疾病流行多发生在冬季和早春季节。冠状病毒也是成人慢性气管炎患者急性加重的重要病原体，目前冠状病毒的感染尚无特异性治疗和预防手段。

对 SARS-CoV 结构蛋白氨基酸序列进行同源性分析表明，主要的结构蛋白 S(spike protein)、M(membrane protein)、N(nucleocapsid protein)、E(envelope protein)蛋白与已知其他各种冠状病毒的同源性极低，介于 20%～30%。此外，采用生物信息学技术分析推测，SARS-CoV还有可能编码 5～9 种功能未知的非结构蛋白，这些 SARS-CoV 特有的蛋白在决定病毒毒力方面可能具有重要作用。

SARS-CoV 编码的蛋白与其他冠状病毒的差异如此之大，构成了其侵袭性、毒力和免疫病理损伤机制的物质基础。免疫组化和血清学分析表明，SARS-CoV 抗原不能与 HCoV 229E 和 HCoV OC43 感染者急性期或恢复期的血清产生免疫反应；也不能与流感病毒 A 或 B、腺病毒、呼吸道合胞病毒、麻疹病毒和衣原体等相关抗体产生反应；健康人群血清中也未能检测出与 SARS-CoV 抗原产生反应的特异性抗体，提示人群对 SARS-CoV 普遍易感。

对 SARS-CoV 编码序列进行同源性分析显示，其 S 蛋白第 690～1050 位氨基酸与 T 细胞受体 Alpha-Beta V 链、鼠乳腺瘤病毒超抗原和鼠多关节炎支原体超抗原的氨基酸序列显著相关，可能存在一冠状病毒科所独有的超抗原决定域。该决定域可能启动并介导了造成 SARS 急性肺损伤的超敏反应过程。研究提示，S 蛋白和 M 蛋白的结构特征与 SARS-CoV 的侵袭力、毒力和受体宿主细胞趋向性关系密切，可为 SARS-CoV 相关研究提供方向。

(二)SARS-CoV 入侵宿主细胞的作用机制

冠状病毒的 S 蛋白在病毒表面以三聚体形式存在，是构成病毒表面冠状结构的主要成分，也是病毒和宿主细胞受体结合并引起病毒包膜与细胞膜融合从而导致病毒入侵的主要结构蛋白。S 蛋白前体在宿主的细胞质中合成后，会被切成 S_1 和 S_2 两个部分。

其中 S_1 形成成熟蛋白的球状部分，具体的切割位点尚不清楚。一般情况下冠状病毒的侵染过程需要宿主细胞膜受体的介导，受体识别位点位于 S_1 的内部，S_2 形成成熟蛋白的棒状部分，包括 1 个 N Helix，1 个 M Helix，1 个 C Helix 和 1 个穿膜部分。S_1 和 S_2 之间通过分子间作用力相互结合，结合位点可能有多个。S_2 的穿膜部分用来把整个 S 蛋白固定在病毒外壳膜上，当 S_1 通过受体结合位点和宿主细胞膜受体结合以后会导致 S_1 和 S_2 之间的分子间结合力减弱，S_1 和 S_2 分离，暴露出 S_2 上的 3 个 helix：N Helix、M Helix和 C Helix，可以穿过宿主细胞膜，使得病毒外壳膜和宿主细胞膜发生融合。S_1 和 S_2 之间结合力的强弱是影响冠状病毒倾染性强弱的重要因素之一。

特殊情况下，如 pH 增高的时候，S_1 和 S_2 之间的相互作用被削弱，在没有受体作用的情况 S_1 和 S_2 也能分离，S_2 进一步介导病毒和细胞的融合。

冠状病毒 S 蛋白的结构特征决定了其宿主细胞受体的特异性，它是决定冠状病毒对不同的宿主细胞嗜性的物质基础。目前已知，人细胞膜表面的氨基肽酶-N（Aminopeptidase N，hAPN/CD13）是 HCoV 229E S 蛋白的受体，可与该病毒 S 蛋白的第 407～547 位氨基酸结合，介导入侵人体细胞；而 HCoV OC43 则利用细胞表面 MHC-Ⅰ类分子作为受体。生物信息学分析显示，SARS-CoV 的 S 蛋白受体可能属于一种叫作癌胚抗原黏附分子（CEACAMs）的多向性家族（pleiotropic family），这是一个包含很广泛的分子家族，在多种细胞中均有表达。对唯一可以在体外被 SARS-CoV 感染的非洲绿猴肾细胞 Vero-E6 的膜蛋白进行分析表明，Vero-E6 细胞膜上也能找到 CEACAMs 家族分子——CEACAM1-1L。据此推测受体分子 N-terminal IgV-like domain 可能是介导 SARS-CoV 进入宿主细胞的关键基团。然而 Li Wenhui 的研究报道指出血管紧张素转化酶 2（ACE-2）是 SARS-CoV 的 S 蛋白受体。

此外，SARS-CoV 入侵宿主细胞还可能与 Caveolin（凹陷蛋白）介导的内吞机制有关，采用生物信息学分析手段对 SARS-CoV 编码蛋白分析表明，其多个结构蛋白和一个未知蛋白中可能存在 Caveolin 结合位点。由于 SARS-CoV 在感染、复制的多个阶段涉及脂膜融合，而 Caveolin 家族成员 Caveolin-1 在呼吸道上皮细胞中高表达，提示 Caveolin 可能参与了 SARS-CoV 入侵细胞的过程。

(三)SARS-CoV 感染的直接损伤作用

SARS-CoV 感染敏感细胞后，病毒大量复制并释放病毒颗粒，扰乱细胞代谢，直接导致机体组织、细胞损伤。

(四)SARS-CoV 感染的免疫损伤作用

SARS-CoV 感染直接导致细胞病变的证据无法解释 SARS 病情早期急速进展，并在 2 周左右达到高峰，出现持续性、进行性加重的 ARDS；SARS-CoV 体内排毒的高峰期虽也在此时间区

段内，但在 2 周内迅速降低。因此，病毒入侵所诱发的免疫病理反应可能是更为重要的致病机制，主要依据为以下几点。

(1)SARS 患者在发病初期及病情持续进展过程中，机体的免疫活性细胞，如 $CD4^{+}$ 和 $CD8^{+}$ T 淋巴细胞、NK 细胞、DC 细胞均可以显著减少，病情越重、进展越快，下降幅度越大，所有死亡患者均有不可逆性的显著下降；但随着病情缓解，进入恢复期后，上述免疫细胞的数量可以得到一定程度的恢复，免疫活性细胞数量变化与病情演变过程呈现出明显的平行关系。

(2)对 SARS 患者血清前炎细胞因子 IL-6、IL-8、IL-16 及 TNF-α 水平进行动态观察显示，其在病程2 周左右达到高峰，与病情急性加重期较为吻合。主要原因可能为：SARS-CoV 载量在肺组织中 10 天左右达到高峰，刺激淋巴细胞、单核/巨噬细胞、上皮细胞大量分泌前炎症细胞因子，在增强机体抗病毒免疫的同时，又因其介导的免疫反应过强造成了机体组织的大量损伤。细胞因子是促进局部和全身炎性反应过程的重要物质，它们可能促进了 SARS 的形成，其中，最为重要的早期反应细胞因子是 TNF-α、白细胞介素-1β(IL-1β)和中性粒细胞激活细胞因子，即 IL-8。TNF-α 具有很强的炎性原作用，是早期急性肺损伤(ALI)的重要介质，TNF-α 的释放可诱发产生 IL-1β 和其他炎性原细胞因子，导致肺内中性粒细胞的扣押及脱颗粒。有证据表明，TNF-α 在肺感染的动物模型中有助于肺细胞损伤的发生，TNF-α 受体阻滞剂可将猪的肺损伤和吸入诱发的肺损伤减轻到最低程度。

但是，目前对于血浆中 TNF-α 的血浆水平与 ALI 的发生率及其严重程度间是否具有相关性尚无明确的结论。IL-8 是趋化中性粒细胞的主要细胞因子，可能成为高危患者形成 ALI 的潜在标志。临床资料显示，ARDS 患者肺水肿液中的 IL-8 水平较压力性肺水肿患者显著升高，IL-8的浓度与肺泡灌洗液(BALF)中的中性粒细胞浓度呈正相关关系。在吸入酸的动物模型上，早期使用抗-IL-8 治疗可减轻肺损伤和病死率，表明 IL-8 在介导形成 SARS ALI 的发病机制中具有重要作用。

(3)有研究显示，在排除了所有已知自身抗体的可能性之外，SARS 患者血清中还存在一种能与 SARS 患者肺组织抗原产生反应的 IgG 抗体，该抗体在发病后的 1～3 天就可以出现，可以基本排除 SARS-CoV 相关抗体的可能性。免疫荧光示踪试验显示，该抗体主要结合部位在肺微小动脉基质。结果提示，SARS-CoV 感染可能使免疫系统对肺组织抗原的免疫耐受被打破，引起自身免疫性继发性肺损伤。

(五)SARS 的遗传易感性

遗传易感性是指不同基因型的人群对某种疾病的易感程度。SARS 患者中约有 20％的患者病情特别凶险，可能与机体产生过度的免疫反应有关；另外 80％患者的病情相对平稳，可以自愈。该现象提示，不同个体间存在发病严重程度的差异，机体遗传因素可能发挥着重要的作用。

人类白细胞抗原(human leucocyte antigen，HLA)复合体是人类第六号染色体短臂上编码的主要组织相容性抗原，是控制细胞间相互识别、调节免疫应答的一组紧密连锁的基因群，并已证实在许多疾病的发生中起重要作用。中国台湾学者 Lin 的研究显示，介导抗病毒细胞免疫的人类白细胞Ⅰ类抗原(HLA-1)编码序列的基因亚型与 SARS 感染关系密切。SARS 患者中约有41％(15/37)携带有HLA-B＊4601等位基因，5 名重症 SARS 患者 HLA-B＊4601 等位基因的检出频率显著高于对照组；而同期中国台湾人群 HLA-B＊4601 检出率约为 10％。中国台湾土著居民中至今未发现 SARS 疑似病例，其 HLA-B＊4601 的检出率仅为 1.5％。结果提示，携带 HLA-B＊4601 等位基因的群体较有可能成为 SARS 的受害者，但其结论的可靠性、HLA-B＊4601

介导感染和免疫损伤的具体机制，仍有待于证实。

（六）其他可能的致病机制

急性肺损伤（ALI）或 ARDS 是 SARS 较为典型的临床病理过程，借鉴既往的研究经验，下列因素也可能参与了 SARS 的致病过程。

1.氧自由基和反应性氧代谢产物的损伤作用

SARS 造成急性肺部严重损伤、多脏器功能障碍时，常常继发感染及内毒素血症。当肺组织受到大量毒素、细菌或损伤颗粒等物质侵犯时，吞噬细胞、成纤维细胞、内皮细胞和上皮细胞等释放出大量的前炎症细胞因子，如 IL-8、TNF-α、IL-1、IL-2、IL-6、IFN-γ、PLA-2、血小板活化因子（PAF）等，前炎症细胞因子还可进一步激活多核粒细胞、肺泡巨噬细胞和内皮细胞等效应细胞，释放大量氧自由基（OR）。OR 作为重要的炎症介质之一，本身形成恶性循环。多核粒细胞和肺泡巨噬细胞等细胞被激活后，可释放大量 OR，而 OR 又可使上述细胞在炎症区聚集、激活，进一步释放氧自由基和溶酶体酶。在离体灌注肺模型和整体动物模型中已都证实，OR 可通过对组织细胞 DNA、脂质、蛋白质、糖等生物大分子化合物的破坏，直接损伤肺泡上皮及肺血管内皮细胞，导致肺毛细血管痉挛，肺泡上皮细胞变性坏死，毛细血管渗漏，血浆及纤维蛋白从毛细血管渗到肺泡，从而影响肺泡的气体交换功能。采用氧化剂产生系统，如嘌呤氧化酶灌洗兔肺，可以观察到氧自由基驱使多核粒细胞和肺泡巨噬细胞在炎症区聚集、激活、并释放溶酶体酶，损伤血管内皮细胞膜，导致内皮细胞层器质性损害，造成血管通透性增高，形成肺水肿。上述研究结果为氧自由基在组织损伤中的重要性提供了依据。

正常人体内存在多种蛋白酶抑制物，其中最重要的是 α_1 蛋白酶抑制物（α_1-P1）和分泌型蛋白酶抑制物（SLP-1），基本上与蛋白酶保持动态平衡以保护肺组织。对 ARDS 患者肺泡灌洗液的白细胞进行分类显示，中性粒细胞可高达 70%。放射标记跟踪技术也发现，ARDS 时中性粒细胞在肺部大量聚集和激活，释放氧自由基，除对肺组织产生损伤，还可使 α_1-P1 和 SLP-1 氧化而失活。另外，氧自由基可通过直接作用于 α_1-P1 基因，干扰其正常表达。同时，多核粒细胞和肺泡巨噬细胞也在肺内聚集、活化，释放大量弹性蛋白酶等水解酶，分解血管内皮细胞基质蛋白，降解胶原、蛋白多糖、纤维素等细胞骨架，而造成细胞外基质及基膜受损，导致肺功能降低。

核因子-κB（NF-κB）是氧自由基发挥损伤作用的敏感靶因子，是导致肺血管内皮细胞损伤的许多炎症反应分子表达调控的转录因子。已证实 NF-κB 可高效诱导多种细胞因子，同时对参与炎症反应放大与延续的多种酶的基因表达也具有重要的调控作用。ARDS 时可在氧自由基诱导下，通过激活 NF-KB 与核启动子区域的结合，启动一系列应激反应蛋白的合成，如 IL-8、TNF-α、IL-1β、IL-6 等，进一步促使氧化性肺损伤。

2.一氧化氮的作用

SARS 造成肺部严重损伤、出现严重低氧血症时，肺循环中内源性一氧化氮（NO）可选择性对抗缺氧性肺血管收缩，将血液供应到缺氧的肺泡中，导致静脉血混合（Qva/Qt）增加及动脉氧张力（PaO_2）减少，组织细胞缺氧进一步加剧。NO 与 Fe^{2+}、Lu^{2+}、Co^{2+}、Mn^{2+} 等金属离子具有较强的亲和力，这些金属离子通常是某些酶类，如细胞色素氧化酶和核糖核苷酸还原酶的活性中心，因此它可以抑制线粒体的三羧酸循环、能量代谢过程中的电子转移和 DNA 合成有关的酶，从而影响细胞的结构和功能。过量的 NO 可与超氧阴离子反应，生成毒性更强的过氧化亚硝酸阴离子（$ONOO^-$），后者又迅速分解为羟自由基和 NO_2/NO_3，直接造成正常组织细胞的损伤。NO 还通过充当细胞信使作用，激活、上调靶细胞中可溶性环磷酸鸟苷（cGMP）的合成，介导一系列生物学效应。

3.内毒素的作用

SARS合并G-细菌感染时，细菌细胞壁上的脂多糖(LPS)-内毒素，可增强补体介导的中性粒细胞活化和组织损伤，低浓度的LPS即可显著增加补体C_{5a}，活化中性粒细胞，使其大量释放超氧阴离子和弹性蛋白酶。LPS也可与单核细胞和巨噬细胞上的膜受体脂多糖结合蛋白(LBP)和CD14起反应，诱发炎性细胞因子的产生和其他重要的细胞反应。

五、病理变化

SARS是一种新发现的由SARS冠状病毒引起的传染病，国内一些学者通过分析20余例SARS冠状病毒感染后死亡病例的解剖资料，对于其病理改变有了一些初步的认识。目前认为SARS是一个全身性器官损伤性疾病，其主要致病靶器官是肺组织和免疫系统。主要病理变化可归纳为严重的肺部病变、免疫器官损伤、其他脏器的中毒性改变及继发感染等。其死因有：①肺弥漫性肺泡损害，导致进行性呼吸功能衰竭；②肝、肾、心等多器官损害可能导致患者多器官衰竭，亦可促使病情加重；③免疫器官特别是淋巴结和脾损害，淋巴细胞减少，免疫功能低下，继发真菌等感染。

(一)肺脏及胸膜

1.肉眼观察

肺组织肿胀，重量增加，据国内报道，左肺重量达500～1 480 g(平均811.4 g)，右肺重量700～1 125 g(平均869.3 g)，全肺重量在1 170～2 605 g(平均1 460.7 g)；国外报道全肺重量为1 000～2 100 g。肺组织呈暗红色，质地硬韧呈实变状，表面尚平整未见与胸膜有粘连，可见血管扩张充血，点片状坏死及出血梗死灶和局灶性代偿性肺气肿，切面各肺叶有淡红色和/或少许泡沫状血性液体流出。气管、支气管中有少量黏液样或血性分泌物流出。肺门淋巴结可见轻度肿大，胸腔可无或少量积液。

2.光镜观察

表现为双侧弥漫性严重肺泡损伤，出现肺泡的急性渗出性、出血性和纤维素性炎症。但在不同的肺叶和同一肺叶的不同区域，其损伤程度呈不均一、多样性。病变早期较为特征性的改变是肺水肿，肺泡腔内充满均匀淡粉染的渗出液，为浆液性或纤维素性液体，少数肺泡腔内可见红细胞的漏出；部分肺泡腔内渗出液浓缩，形成薄层膜样物，贴附于肺泡壁，即透明膜形成。一些肺泡腔内渗出物呈泡沫状或蜂窝状，似卡氏肺囊虫肺炎，但Gomori六胺银染色阴性否认了这种机会感染的发生。肺泡上皮呈弥漫性损伤，可见变性、坏死，肺泡腔内可见脱落的和/或凋亡的Ⅱ型肺泡上皮细胞，类似于“脱屑性肺炎”改变，其中一些呈凋亡小体状。部分区域Ⅱ型肺泡上皮细胞及巨噬细胞活跃增生，细胞体积明显增大，核仁明显。在部分病例，可见细胞相互融合呈合体状单核和多核巨细胞，体外试验证明SARS冠状病毒感染可以使Vero细胞融合形成合体细胞，故多核巨细胞的形成可能与SARS冠状病毒感染及病程有关。一些病例的肺泡上皮细胞内可查见病毒包涵体样结构，多呈球形，嗜酸性着色，周围可见透明晕，经Macchiavello染色为阳性，阳性病例肺组织中病毒包涵体的分布及数量很不一致。肺间质及肺泡间隔内毛细血管高度扩张充血，内皮细胞可肿胀脱落，肺泡间隔增宽，有少量淋巴细胞及单核细胞浸润，可见小血管增生、扩张，呈血管炎性改变，部分区域可观察到肺血管栓塞或肺泡毛细血管内纤维素性微血栓形成，而有一些肺泡毛细血管腔扩张空无血液成分。一些患者可观察到肺组织局灶性出血、代偿性肺气肿和小气道坏死性炎及肺泡的塌陷或萎缩。在病程超过 3 周的患者，肺泡间隔内成纤维细胞增生，在个别病例，可见肺泡内渗出的纤维素样物质机化，成纤维细胞增生，形成类似肾小球样结构，称为“肾小球样机化性肺炎”，可引起肺泡的闭塞和实变，经胶原纤维、网状纤维及天狼猩红染色证实为胶原纤维的增生。

支气管上皮可见细胞脱落，纤毛稀疏脱失，上皮细胞内亦可见病毒包涵体样结构，可有鳞状上皮化生。细支气管黏膜下水肿，炎细胞浸润，黏液性腺体增生，分泌亢进。伴行的血管腔内可见纤维素性血栓形成。支气管管腔内可见黏液样分泌物潴留。

胸膜表面多平滑，胸膜下间质水肿疏松，毛细血管扩张充血，单个核细胞浸润。

3.透射电镜观察

肺泡上皮明显肿胀，内质网扩张，线粒体及内质网明显空泡变性。Ⅱ型上皮细胞胞质内板层小体减少，部分肺泡上皮细胞内可见凋亡小体。粗面内质网及滑面内质网均大量增生并扩张，扩张的滑面内质网池内有电子密度高的蛋白性分泌物，部分扩张的滑面内质网内可见群集的病毒样颗粒，表面有小刺状突起。部分胞核内见有膜性层状包涵体。间质血管内皮细胞肿胀及空泡变性，并可见凋亡小体。Ⅰ型、Ⅱ型肺泡上皮细胞、细小支气管上皮细胞、肺泡腔水肿液、肺间质小血管与毛细血管内皮细胞和血管腔中可见病毒样颗粒或见病原包涵体。

(二)免疫器官

1.胸、腹腔淋巴结

肺门淋巴结轻度肿大，镜下呈现不同程度的充血、出血坏死及固有淋巴细胞数目的减少，尤以肺门、支气管旁淋巴结为甚，腹腔淋巴结相对较轻。淋巴结内血窦高度充血扩张，淋巴小结萎缩或消失，以皮层更为突出，淋巴组织呈灶性坏死，部分淋巴细胞凋亡。除组织细胞反应性增生外，淋巴结中有一定数量的树突状细胞，胸腹腔淋巴结内可见较明显的单核细胞样免疫母细胞反应性增生，呈传染性单核细胞增多症样淋巴结改变。淋巴结内淋巴细胞、淋巴窦内皮和淋巴窦内可见冠状病毒样颗粒。

2.脾脏

体积多缩小，质软，表面及切面可见片灶状出血。脾白髓明显萎缩或消失，中央动脉壁增厚，内皮细胞肿胀部分脱失，其周围淋巴鞘淋巴细胞极度减少，生发中心消失。脾小体中央动脉壁内可见血浆蛋白沉积，白髓及边缘窦淋巴组织呈大片状坏死，部分残存的淋巴细胞呈凋亡状态；红髓内脾窦可见明显的充血和灶性出血坏死，组织细胞增生，也有一定数量的树突状细胞。脾窦内皮、淋巴细胞及巨噬细胞及脾窦内可见冠状病毒样颗粒。

3.骨髓

骨髓组织造血细胞数量减少，粒细胞系统及巨核细胞系统相对抑制，中幼红细胞呈小灶性增生。

(三)其他主要器官

1.中枢神经系统

脑膜轻度充血。轻度缺氧性改变，脑组织出现不同程度的水肿，大脑额叶、顶叶、延髓、小脑等处脑神经元缺血及凋亡。脑膜血管扩张、充血，脑实质内血管周围间隙增宽，少数淋巴细胞及巨噬细胞浸润，局部神经纤维出现脱髓鞘现象，少数神经细胞见尼氏体消失、胞突变短等变性改变；未见出血灶。

2.消化系统

肝脏肉眼观轻度肿胀。显微镜下见小叶内肝细胞轻度肿大、小泡性脂肪变性、水样变性及肝细胞索的解离，偶见灶性出血，可见凋亡小体。中央静脉及肝窦扩张、充血，库普弗细胞轻度反应性增生，轻度扩张的汇管区内少量淋巴细胞浸润。少数病例出现小叶Ⅲ区的肝细胞片、带状坏死。胆囊未见明显病变。食管、胃及大、小肠黏膜固有层及黏膜下层小血管扩张、充血，小肠黏膜下固有淋巴滤泡萎缩，生发中心消失，淋巴细胞稀疏，少部分黏膜上皮及腺上皮细胞核呈空泡变性，偶见黏膜破溃，表面上皮细胞脱落。胰腺间质疏松水肿，少数淋巴细胞浸润。电镜下肝细胞、Kupffer 细胞、肝窦内皮、肝窦、狄氏间隙和胃黏膜上皮中可见冠状病毒样颗粒。

3.肾脏及肾上腺

除一些患者原存的原发性肾小球硬变的肾脏体积缩小、质地硬实外，多数肾脏呈肿胀状。镜下见肾小球及间质充血，肾小管上皮细胞肿胀明显，可见蛋白管型，偶见肾小管坏死，可见灶性出血，间质少数淋巴细胞浸润。双侧肾上腺皮髓质可见局灶性出血坏死性炎，少数淋巴细胞浸润，以髓质为著。肾小球脏层上皮、肾小管上皮及肾小球囊腔中可见冠状病毒样颗粒。

4.心、血管系统

多数患者心脏明显肥大，剖面见左右心室增厚，少数病例心腔内有血栓，镜下可见心肌细胞空泡变性，心肌细胞可呈现轻度肿胀、萎缩或小灶性坏死，肌间隙血管扩张充血，水肿液积聚，间质内少量淋巴细胞及单核细胞浸润。心、肺、肝、肾、脑、肾上腺、横纹肌肌间小静脉周围及血管壁水肿，血管内皮细胞肿胀、脱落，部分血管壁呈纤维素性坏死，可见单核细胞、淋巴细胞、浆细胞及中性粒细胞浸润。心肌细胞及各主要器官的血管内皮中可见冠状病毒样颗粒。

5.睾丸

部分区域可见生精细胞变性，间质血管扩张、充血。睾丸间质及曲细精管内偶见淋巴细胞浸润，电镜下生精细胞中可见冠状病毒样颗粒。

6.甲状腺

间质纤维组织轻度增生，少数淋巴细胞浸润，部分甲状腺滤泡分泌亢进。

(四)继发感染

可继发细菌性肺炎和真菌感染。细菌性肺炎可出现于局部或弥漫整个肺组织，肺泡腔及肺间质大量中性粒细胞浸润，可形成小脓肿，也可累及胸膜。真菌感染严重者可形成真菌性脓肿甚至真菌性败血症，扩散至全身，累及肺、心、肾、淋巴结和消化道等。败血症可引起全身脏器的炎症反应。

六、症状

疾病的严重程度可以有很大的变化，从轻微的症状到伴有呼吸衰竭的重症和死亡病例临床上均可见到。病情发展较快，部分患者病情迅速恶化。

(一)发热

多以发热为首发症状，多为高热，占 94.4%～100%。热度多在 38～40 ℃，最高可达 42 ℃。热型表现为多种，但以弛张热、不规则热、稽留热多见。使用抗生素或糖皮质激素可对热型造成干扰。热程为2～45 天，平均热程(9～12)±(5～7.6)天，5～9 天者最多。

发热多伴咳嗽、气促、畏寒或寒战、肌肉酸痛、关节酸痛、头痛、不适等表现。SARS 患者的发热主要由于病毒、抗原-抗体免疫复合物通过激活体内致热原细胞产生和释放白细胞致热原引起。其激活作用可能与血细胞凝集素有关;淋巴细胞在抗原或外凝集素的刺激下产生淋巴因子,后者也对产内生致热原细胞有激活作用。

发热可引起 SARS 患者心率增加、心肌劳损或心肌有潜在病变的患者因心肌负担加重而诱发心力衰竭。发热可使患者呼吸加快。治疗中,特别是用解热药使体温骤退,可因大量出汗而导致休克。

(二)疼痛

表现为头痛、关节或(及)全身酸痛、胸痛。

SARS 患者头痛主要是由发热引起的血管性头痛,表现为跳痛;用力咳嗽时颅内压力增高,引起头部弥漫性钝痛;感染后炎症刺激局部末梢神经,也可引起头痛。SARS 患者尸解病理检查提示脑组织不同程度的水肿,部分病例脑内可见到散在的神经元缺血性改变,严重者甚至可见脑组织坏死。部分神经纤维可出现脱髓鞘改变。这些均是引起头痛的病理基础。报道 SARS 患者头痛发生率为 17%~90%,出现时间为发病第 2~6 天。

(三)呼吸系统症状

SARS 患者多有咳嗽,发生率为 47%~93%,为干咳,少痰,偶有血丝痰,少部分患者出现咽痛。与支原体或衣原体引起的其他非典型肺炎不同,SARS 常无上呼吸道卡他症状。呼吸道各部位(咽喉、气管、支气管、肺部)的炎症和胸膜炎可引起咳嗽与咳痰。可有胸闷,严重者出现呼吸加速、气促或进展为急性呼吸窘迫综合征,表现为进行性呼吸困难,甚至窘迫,呼吸频率>20 次,并可进行性加快,最快可达 60 次/分以上。有刺激性咳嗽,吐少量黏液痰,晚期可咳出典型的血水样痰;顽固性低氧血症,氧疗难于纠正。患者可有烦躁、不安,甚至神志恍惚或淡漠。

(四)心悸、胸闷

患者自觉心跳或心慌、常伴有心前区不适感、胸闷,发生率为 35%~90%。除感觉心悸外尚有左胸部刺痛或隐痛、呼吸不畅,且常伴有其他神经功能症的症状。报道 SARS 患者心悸、胸闷的发生率分别为 30%~90%、4.8%~24%。除感觉心悸外,还常伴有其他神经功能症的症状。

(五)消化系统症状

部分患者在病程晚期有腹泻。腹泻发生率的报道多在 7%~44%,个别达 70%。香港学者报道,合并 ARDS 的 SARS 患者腹泻的发生率达 80%。腹泻发生率的差异可能与感染途径不同有关。香港 Peiris 报道 75 名 SARS 患者中有 55 例(73%)伴有腹泻。北京报道有 21.7%~27.6%患者发生腹泻。大便次数多在 5 次/天以上。

七、体征

SARS 患者症状重,体征轻是该病的一个特点。其体征多不明显,甚至缺如。通常没有皮疹、紫癜、淋巴结肿大和神经系统表现。

(一)呼吸困难

呼吸困难表现为呼吸频率、深度和节律的异常。SARS 患者呼吸困难发生率在 21%~57%之间。早期除呼吸次数增加,随病情进展,严重者可见鼻翕动、端坐呼吸及发绀、辅助呼吸肌参与呼吸运动,出现吸气“三凹征”。

(二)心动过速

据报道有 11%的典型患者和 14%的重型患者出现窦性心动过速,2.3%SARS 患者有阵发性室上性心动过速。表现为心悸,或出汗、头昏、眼花、乏力、胸闷、心前区不适及头颈部发胀、跳动感。有基础疾病的患者可有原发疾病的表现或可诱发其他心律失常或心绞痛。患者心率多为100～150次/分,大多心音有力,或有原发性心脏病的体征。

SARS患者焦虑、情绪激动时心跳加快为生理性心动过速,此种所占比例较大;发热、血容量不足、呼吸功能不全、低氧血症、低钾血症等引起病理性心动过速。也可发生在应用肾上腺皮质激素等药物之后。窦性心动过速的特点是心率加快和转慢都是逐渐进行,通常每分钟心率不会超过140次。阵发性室上性心动过速每分钟心率可达160～200次,以突然发作和突然停止为特征,可发生于心脏有器质性病变或无心脏器质性病变者。发作时患者突然感到心慌和心率增快,持续数分钟、数小时至数天,突然恢复正常心率。

(三)发绀

当SARS患者肺部病变范围广,通气/血流比例减低,出现低氧血症,体循环毛细血管中还原血红蛋白量增多,皮肤黏膜即可出现发绀。

(四)肺部体征

SARS患者的肺部体征常不明显,早期多缺乏,症状与体征不相符是一特点。

部分患者呼吸音粗糙,或伴支气管呼吸音,或可闻少许湿啰音(17%～62%),啰音的严重程度常低于根据胸部放射影像学检查结果所预期的严重程度。或有肺实变体征,触觉语颤增强,局部偶有叩浊、呼吸音减低;可有少量胸腔积液的体征。晚期肺部可闻支气管呼吸音,干性啰音,捻发音甚或水泡音。

(五)肝脏肿大及肝区叩痛

报道有16%～40%患者有肝大和/或肝区叩痛,多发于进展期,伴肝功能异常。肝大为弥漫性肿大,质地韧,可有触痛和叩痛,表面光滑,边缘整齐,无包块。

八、胸部CT检查与相关技术要求

(一)CT检查的选择与作用

CT扫描的敏感性远远高于胸片,疑似患者X线胸片正常,或治疗中胸片病灶变化不明显,而临床疑有病情反复,可行CT检查。

另外,可以发现与纵隔和心影重叠、X线胸片检查不容易发现的病灶。对于SARS患者,CT检查一般不作为首选检查,如有必要,需在严格的消毒隔离下进行。在SARS恢复期病灶长期不吸收或胸片正常而仍有症状时需加做CT检查进一步观察,因CT能很好地显示肺间质的细微变化如肺小叶间隔增厚、小叶内间隔增厚、胸膜下线影等,以及小的磨玻璃样密度病变和小段支气管扩张,有利于肺间质纤维化的临床诊断。薄层CT或HRCT检查可明显提高肺内低密度小病变的显示能力,有利于肺间质纤维化的早期诊断。CT检查也有助于发现合并的肺部其他病变。

(二)CT检查的技术要求

(1)扫描范围要全面,上自肺尖、下到膈底。

(2)常规平扫(层厚10 mm)可基本满足要求,高分辨率CT(HRCT)可以明确判断病灶的形态学特征如磨玻璃影、不规则肺段或肺叶实变等,同时可以发现有无小叶间隔和小叶内间隔增厚、细支气管扩张、胸膜下线等,对于诊断和鉴别诊断有重要作用;一般不需要增强扫描。

(3)有条件的医院(如隔离条件好、有相对独立的机房)或临床和X线胸片不能明确者应行常规CT检查。对于确诊的患者可以定期行CT检查随访,观察不同类型病变的演变和发展以及判断治疗效果和预后。在SARS恢复期如果病灶长期不吸收及胸片正常而仍有症状时需做CT检查进一步观察。

九、X线胸片与CT检查的优缺点

(一)X线胸片检查的优点

(1)操作简单、检查费用低廉、自然对比良好及医务人员和患者相对隔离。

(2)对于危重患者可采用床旁摄片,移动方便。

(3)DR、CR的应用,增加影像的清晰度。

(4)适宜随访观察病灶变化。

(二)X线胸片检查的缺点

重叠成像且软组织对比度相对较低,对于体积较小、密度较淡、部位隐匿(如位于心脏或横膈后方、肺尖部、纵隔旁等)的病灶难以显示。

(三)与X线胸片检查相比,CT扫描成像的优点

(1)可以横断面成像。

(2)有较高的软组织对比度和较好的空间分辨率。

(3)可准确地判断肺内有无异常,以及病变的部位、范围和形态学特征,尤其对于胸片难以显示的早期病变(体积小或密度淡)和隐匿性病变(如位于心脏或横膈后方、肺尖部、纵隔旁等部位)具有极高的敏感性、特异性和准确性。

(四)CT检查的缺点

(1)CT室的医技人员和患者相对不能隔离。

(2)机房相对封闭,不利于通风和消毒等。

(3)检查费用较高。

十、SARS的CT表现

肺部影像学检查是SARS诊断的重要依据,而连续的影像检查可显示出病变的动态变化特征。

(一)发病初期

SARS感染后胸部异常改变出现的时间多为1～7天。初期多为局灶性阴影,可为单侧但多为双侧改变。CT表现为小片状磨玻璃样密度影像,单发多见,有的为类圆形。少数病变为单发小片状肺实变、多发小片状或较大的片状影。较大的病灶可为磨玻璃样密度及合并肺实变影像,可达肺段范围。磨玻璃样密度病变可见密度较高的血管影,有的病灶周围血管影增多。病变多为两肺下野及肺边缘部位。

(二)进展期

多数患者在发病后14天内病变进展加重。病变早期的小片状影像可在3～7天内变为大片、多发或弥漫性病变。病变由单侧肺发展到双侧,由1个肺野发展到多个肺野。多数患者在8～14天已达到肺部浸润最为严重的状况,称为病变的高峰期或者“极期”。严重者在发病1～2天即可发生明显变化。CT表现仍以磨玻璃样密度影最为常见,可合并肺实变。呈磨玻璃样病变改变,也可为斑片状影,病灶相当于肺病叶或肺段的形态、或呈大小不一的类圆形。病灶直径在3 cm以上者占90%以上。病变常变多发,在两肺呈弥漫性分布。各种形态的病变可同时存

在,类圆形较为常见。有些病例自发病开始至病变吸收前均表现为磨玻璃密度影。磨玻璃样密度其高低程度有不同,密度较低的磨玻璃样影像内可见肺血管较细的分支,有时在磨玻璃阴影中见到小叶间隔及小叶内间隔增厚,表现为胸膜下的细线影和网状结构。磨玻璃影如果出现较为广泛的网状影像则形成所谓的"碎石路"征。密度较高的磨玻璃样影内仅能显示或隐约见有较大的血管分支及明显增厚的小叶间隔。少部分病例可见有含支气管征或小支气管扩张的征象。

当磨玻璃样密度合并有肺实变时,表现为在大片状、小片状或类圆形的磨玻璃样密度影像中见有密度较高的肺实变阴影。磨玻璃样密度与肺实变也可位于不同的部位,可在CT同一层面或不同层面。以肺实变为主的病变,肺实变为斑片状高密度影或肺叶及肺段的实变影像,一般多发,少数为1个肺叶的实变。肺实变一般表现为合并有多少不一、大小不等的磨玻璃样密度影。不合并磨玻璃样密度的肺实变较少见。CT可发现病变部位以下叶的肺段多见。大部分患者病变位于肺野内带和外带混合分布,中心分布者很少见。

(三)恢复期

1.病变好转或康复

病变吸收一般在发病2～3周后,阴影范围减少,密度逐渐减低及吸收。有的患者虽然临床症状好转及消失,X线胸片表现如常,但CT检查肺内仍可见浅淡的磨玻璃密度影。可维持较长时间。对于X线胸片已恢复正常的病例,也应定期CT复查,以显示X线胸片不能发现的病变。直至全部吸收为止。在肺内病变吸收过程中可合并肺间质增生,动态观察这些病变可逐渐吸收。部分可发展为肺间质纤维化。

2.患者死亡

年龄在50岁以上、伴随有基础病变及X线检查肺内有多发大片及弥漫肺实变阴影者,发生死亡的可能性较大;血小板计数减少,也有可能增加死亡的危险性。成人急性呼吸窘迫综合征(ARDS)是患者致死的主要原因,表现为肺内弥漫性肺泡实变及磨玻璃样密度阴影。胸部病变有明显吸收或病变轻微的患者,由于并发其他疾病的原因,也可导致死亡。因此用肺部阴影严重程度来预测患者的预后还应结合患者的年龄、伴随疾病及实验室检查结果。

(四)胸部CT病变的动态变化

SARS的胸部CT动态变化与胸片相似,表现为以下几点。

(1)动态变化快,较快者一天内病变大小即可有变化。

(2)新旧病变的交替,肺内病灶一部分吸收而另一部位可出现其他新的病灶。

(3)病变的反复,即病变由重变轻后再次加重。病变反复过程可有1～2次。病变加重者表现为阴影范围的增加及出现新的病灶。病变的反复可能为病程的特点之一,也可能与应用的激素对机体变态反应的影响有关。

十一、SARS的CT诊断与鉴别诊断

SARS在CT上的影像表现具有相对特征性,归纳为以下几点。

(1)肺野外带的小片状磨玻璃样密度影像。

(2)早期单发多见,迅速发展为多叶或双侧肺叶的弥漫性磨玻璃影或实变影与磨玻璃影。

(3)肺门或纵隔常无淋巴结肿大。

(4)病变常不出现空洞或空腔、钙化等影像改变。

(5)早期常无胸腔积液或气胸,后期少部分伴有气胸或少量胸腔积液。

(6)恢复期病灶吸收缓慢,可见条索、间质增生等影像改变。

肺部浸润是 SARS 获得诊断的重要依据,由于 SARS 的影像学表现与肺部其他感染性病变表现有相似之处,因此在暴发流行期间及疫情基本控制后,CT 的作用在于能准确地发现肺部病灶的形态、大小、部位,客观地评价病灶的密度及动态变化情况。在影像学上本病需要和多种疾病鉴别,包括以下几点:①与其他肺炎鉴别。②与非炎症性疾病的鉴别。③与其他原因所致的成人(急性)呼吸窘迫综合征(ARDS)的鉴别等。

(张忠胜)

第二节　先天性气管-支气管发育异常

一、先天性气管瘘

单纯的先天性气管瘘少见,多数为合并食管闭锁伴食管气管瘘。

(一)影像检查方法的选择

主要影像检查方法为胸片、支气管造影及 CT 检查。胸片是基本的检查方法,支气管镜或支气管造影可确诊,但均为有创性。螺旋 CT 为无创检查方法,应作为首选。

(二)影像与病理

气管瘘分先天性和后天性。先天性气管瘘病因不明,现多认为是正常气管发育受损所致,主要为气管食管瘘,且伴或不伴有食管闭锁。后天性气管瘘多为气管胸膜瘘,是因气管或肺部手术后造成。

(三)影像诊断要点及比较影像学

1.X 线胸片

胸片不能显示气管瘘,但能发现肺部病变,表现为两肺不同程度的炎症。

2.支气管造影

转动患儿体位或呛咳时对比剂可通过瘘管到达气管外,可确诊。

3.CT 表现

CT 平扫后处理技术如表面重建和 MPR 多平面重建可显示气管瘘。

4.比较影像学

胸片可显示肺部病变,对本病确诊帮助不大。螺旋 CT 为首选检查方法,可通过多平面重建及仿真内镜直接显示气管瘘。

(四)影像与临床

反复呛咳、吐沫、肺炎。食管闭锁患儿如果胃肠道充气,考虑有气管食管瘘存在。

二、先天性气管支气管狭窄

先天性气管狭窄是由气管软骨发育异常或胚胎期前肠分隔气管与食管过程异常引起,常伴有食管发育异常。病变可是气管纤维性狭窄形成隔膜,或是气管软骨环发育不全或畸形引起,亦可是大血管畸形所形成的血管环压迫气管引起局部狭窄。

(一)影像检查方法的选择

X线胸片尤其是CR和DR可显示气管大小和形态,但对支气管显示不够清楚,对先天性气管狭窄的诊断有一定价值,但对支气管狭窄诊断帮助不大;同时可发现肺部的继发改变如炎症、肺不张等。螺旋CT扫描及后处理技术如多平面重建、三维重建及仿真内镜能准确显示支气管气管狭窄的部位、程度、范围及与邻近组织的关系,可明确诊断,是本病首选影像学检查方法。

(二)影像与病理

气管狭窄可以是局限性的,或是弥漫性的。局限性气管狭窄多位于下1/3处,病变段管腔可呈漏斗状向心性狭窄,或呈新月形偏心性狭窄,也可为纤维索带。弥漫性气管狭窄累及整个气管,且由上向下逐渐加重,气管分叉位置偏低。先天性支气管狭窄原因不明,常见发生于主支气管,也可仅发生在肺叶支气管。

(三)影像诊断要点及比较影像学

1.X线胸片

(1)先天性气管狭窄,表现为两肺程度不等肺气肿,如肺部感染,则肺内有斑片状致密影,缺乏特征性。侧位片可显示狭窄段的气管,严重者管腔直径可<5 mm。

(2)先天性主支气管狭窄,患侧肺呈气肿表现;肺叶支气管狭窄引起相应肺叶炎性病变,且反复出现,或持续存在肺不张。

2.CT表现

轴位上可见病变段气管内径变小,<10 mm,甚至于不到5 mm,新生儿<3 mm。气管环完整,管壁通常无增厚。应当注意气管纤维性狭窄或闭锁形成气管内隔膜,CT平扫轴位有时也难以显示,应结合仿真内镜,判断管腔是否阻塞。

3.比较影像学

胸部平片简便易行,较为清晰显示气管,但对支气管显示欠佳,对肺部病变显示较好。CT扫描能直接显示气管支气管形态,准确测量冠状径及矢状径,多平面重建及表面遮盖法重建可清楚显示狭窄气管、支气管的程度、范围及与邻近组织的关系。

(四)影像与临床

临床表现差异较大,轻者常无临床症状。严重的气管狭窄表现为生后呼吸困难、持续性喘憋及上呼吸道反复感染;支气管狭窄重者则表现为呼气和吸气时喘息,下呼吸道反复感染。

(五)鉴别诊断

(1)气管外肿物及血管畸形压迫引起的气管狭窄,CT平扫及增强可明确诊断。

(2)结核性支气管狭窄患者年龄较小,结核菌素试验阴性可排除结核病。

(3)其他病因所致的气管狭窄,如白喉感染引起炎症后纤维化、化学腐蚀及气管切开引起肉芽组织增生和瘢痕挛缩,导致气管狭窄。CT扫描显示此类狭窄病变范围较广,且管腔宽窄不一。

三、气管性支气管

气管性支气管为气管分支发生异常,被认为是起源于气管的右上叶支气管,发病率为0.1%～2%。

(一)影像检查方法的选择

螺旋CT扫描是首选检查方法,其后处理技术即多平面重建、最小密度投影、容积重组、表面阴影成像和CT仿真内镜可清楚显示气管及两侧主支气管的形态及分支。而X线胸片虽可显示气管及主支气管及肺部改变,但难以发现气管性支气管。

(二)影像与病理

病因目前尚无定论,假设性理论有复位学说、迁移学说和选择学说,分成额外型和移位型,额外型为正常支气管分支都存在,移位型为正常的支气管分支部分缺如。

(三)影像诊断要点及比较影像学

1.CT表现

为直接开口于气管侧壁,由内向外走行的低密度气管影,部分可伴气管狭窄。异常的支气管开口多在距气管隆嵴20 mm以内,右侧多见,常单独一支,也可双侧。

2.比较影像学

X线胸片对本病诊断无帮助。胸部CT气道后处理重建即最小密度重建、表面遮盖法重建、仿真内镜能较好地显示气管及两侧主支气管的形态,尤其是最小密度重建图像操作简单,不仅可显示支气管的形态,并可同时看到肺野情况,有无感染和/或肺不张等。

(四)影像与临床

临床上通常无症状,部分患儿可因反复性右上叶肺炎或支气管扩张而偶然发现。部分可有喘息、反复感染、气管插管并发症。

(五)鉴别诊断

本病需与支气管桥相鉴别,桥支气管与左主支气管形成的气管分叉常被误认为气管隆嵴。

四、气管支气管软化症

气管支气管软化是引起呼吸道阻塞的发育异常之一,为呼吸道管腔纵行弹性纤维的萎缩或气道软骨结构被破坏所致的管腔狭窄塌陷。

(一)影像检查方法的选择

CT能清楚显示气管支气管形态和大小,尤其是动态呼气相CT扫描对本病诊断有重要意义,为本病首选影像学检查方法。X线胸片尤其是侧位片不仅能显示气道管径变化,而且能显示肺部病变,为本病最基本检查方法。支气管造影能显示气管支气管的形态及大小,但有较大危险性,且敏感性不高,一般不用于本病诊断。

(二)影像与病理

气管支气管软化主要表现为呼气时气管冠状径减小,是由呼吸道管腔纵行弹性纤维萎缩或气道软骨结构破坏引起管腔过度塌陷,中心气道膜部无力。病因不明,可以是先天性或获得性。病变可为部分或整个气管,也可累及主支气管。

(三)影像诊断要点及比较影像学

1.X线表现

肺部表现可正常、感染或肺不张,部分患儿有充气过度。透视下可有气道阻塞现象,即纵隔摆动或心影大小随呼吸改变反常,即吸气时心影增大,呼气时心影变小。

2.CT表现

主要表现为呼气时气管过度塌陷,气管或支气管横断面积减少50%以上,气管可呈新月形、军刀状,管壁无增厚和钙化,内壁光整;肺内除炎性病变外,可有气体滞留。

3.比较影像学

胸部平片有时可直接显示气管管腔塌陷，同时显示继发的肺部表现。CT 扫描不仅能显示病变范围，还能直接显示气管、支气管和准确测量冠状径及矢状径，尤其是动态呼气相 CT 扫描可客观反映气道的改变，为临床提供确切的诊断依据。

（四）影像与临床

临床表现多种多样，取决于年龄和病变程度。先天性气管支气管软化症多在 6 个月内发病，表现为喘鸣、阵发性发绀和发作性呼吸困难，反复咳嗽，随活动增多而明显，或伴发感染时加重。年龄较大的患儿以慢性咳嗽为主，咳嗽呈突发的、较深的金属音样干咳或阵咳，多在夜间熟睡时突然发作。轻、中度患儿以喘息和咳嗽为主，重者以反复感染、肺不张和呼吸困难为主。

（五）鉴别诊断

本病需同喉软骨软化症鉴别，后者为喉软骨松弛引起吸气时喉腔狭窄，临床表现为吸气性喘鸣。CT 扫描显示管腔内径可以鉴别。

五、先天性支气管囊肿

先天性支气管囊肿属肺前段发育畸形，是因胚胎期支气管由实心索状演变成中空管状组织过程中发生障碍所致，索状的支气管一段或多段与肺芽分离，分离的远端中空支气管形成盲囊，囊内细胞分泌黏液积聚形成囊肿。

（一）影像检查方法的选择

X 线胸片检查简便、价格较低，是本病诊断和鉴别诊断的重要依据。CT 检查不仅能显示病变的部位、形态、大小、密度及与周围组织器官的关系，而且可较准确测定 CT 值，对判断病变的性质有较大帮助，是较理想的检查方法。MRI 对病变的定位较 CT 更准确，显示囊肿大小及周围脏器受压情况更加清楚，尤其是可更清楚地显示囊内的不同组织成分，应作为普通 X 线和 CT 检查的补充。

（二）影像与病理

本病一般分为纵隔型、肺内型和异位型。肺内型又称先天性肺囊肿，单侧多见，可单发，也可多发。组织学上囊壁含腺体、软骨和平滑肌，内衬呼吸上皮。囊肿可为单房或多房，一般不与支气管相通，感染后可与支气管连通，囊内液体可经支气管排出，并有气体进入囊内，使囊肿为含气/气液囊肿或活瓣性张力性气囊肿。

（三）影像诊断要点及比较影像学

1.X 线胸片

含液囊肿表现为圆形或椭圆形致密影，密度均匀，边缘光滑、清晰。含气囊肿为薄壁圆形透亮影，内可有液平面，囊壁较薄，多为 1～2 mm，囊肿大小和形态可随呼吸改变。如与支气管相通，且呈活瓣性阻塞，则为张力性囊肿，此时囊肿体积较大，占位效应明显，压缩周围肺组织，纵隔向健侧移位。合并感染时囊壁增厚模糊，囊内液体增加，周围有炎性浸润病灶。感染控制后囊肿恢复原形态大小，或与周围肺组织粘连而形态不规则。

2.CT 表现

平扫病灶多为圆形，也可为葫芦状、长条状或不规则形，CT 值随着其成分不同而不同，含液囊肿如无感染，CT 值近似水样密度，较易诊断。若合并出血或囊内蛋白质胶冻样成分含量多，可呈软组织样密度，CT 值为 20～30 HU。囊壁可有点状或弧线状钙化，尤以弧线状最具特征性。病变周围可有局限性肺气肿。增强扫描示囊壁可轻到中度的强化。如合并感染,囊壁强化明显。

3.MRI 表现

根据囊内成分不同,MRI 可有 3 种信号。如囊肿内含有单纯液体,呈均匀一致 T_1WI 低信号,T_2WI 高信号;在 T_1WI 和 T_2WI 均呈高信号,表示囊内含有蛋白或胆固醇成分,或合并囊内出血;如果反复感染和出血,T_1WI 和 T_2WI 信号则不均匀,有时可见气液平面。

4.比较影像学

胸部平片简便易行,但易误诊和漏诊,诊断价值有限,可用于病变的发现和随访。CT 扫描有助于确定囊肿所在肺叶、段,显示其与气道关系,通过测定 CT 值进一步明确性质。MRI 也可根据囊内信号不同,进一步提示囊内组成。

(四)影像与临床

多数在婴儿期发病。临床症状的轻重与囊肿大小、位置和继发感染有关。小的囊肿可无临床症状,较大的囊肿可出现相应的压迫症状,如呼吸困难或喘鸣。合并继发感染则有发热、咳嗽、脓痰等症状。张力性囊肿一旦破裂,可出现胸痛、胸闷、气急等自发性气胸征象。少数患者有咯血。

(五)鉴别诊断

肺部的囊性病变种类较多,包括先天性和获得性。

1.肺大疱

多见于慢性支气管炎的患者,少数为先天性的。肺大疱多发生于肺尖、肺底及肺外带胸膜下,壁菲薄,一般无气液平面,有感染病史。有时两者很难区别。

2.先天性肺囊性腺瘤样畸形

呈多发囊状或囊实性改变,也可见单发薄壁囊肿,也无异常血供,与支气管囊肿有时难以鉴别。

3.张力性气胸

单发巨大张力性肺囊肿胸片难以显示菲薄囊壁,两者均为肺野透亮度增高,内无肺纹理影,需要鉴别。后者为胸腔积气,以压缩肺移向肺门为特点。

4.肺脓肿

支气管囊肿继发感染时,囊壁变厚,边缘模糊,腔内有气液平面,周围有炎性病灶,类似肺脓肿。但后者壁更厚,周围的炎性病变更明显,内壁不光整,如及时治疗肺脓肿病灶逐渐缩小完全吸收消散,而支气管囊肿感染好转后含气空腔仍存在。

(张忠胜)

第三节 肺 气 肿

肺气肿是常见病,在成人尸检中几乎都能见到。由于在生前取得肺组织做病理检查有困难,只能依赖胸片和肺功能检查作出间接的诊断。但除非是严重的患者,这两者对肺气肿的诊断均不很敏感。CT 特别是 HRCT 能在肺小叶水平上显示肺气肿的病理解剖,为生前诊断肺气肿创

造了非常有利的条件。

虽然肺气肿是慢性阻塞性肺病(COPD)中的一种常见病因,但它的定义是根据其形态学表现而不是其功能异常。肺气肿的定义是终末细支气管远端气腔的持久性异常增大,并伴有壁的破坏。所谓的气腔增大是指与正常肺的气腔大小比较而言。肺气肿患者中的气道阻塞性功能异常是呼气时气道萎陷所致,而后者在很大程度上是肺实质破坏,气道失去支持的结果。

一、病理表现

根据肺破坏区的解剖分布,通常把肺气肿从病理上分为以下 4 型。

(一)小叶中心型肺气肿

也有人称为腺泡中心型肺气肿或近侧腺泡肺气肿,但以小叶中心型肺气肿最为普遍接受。本型肺气肿早期改变为位于小叶中央的 2、3 级呼吸细支气管扩张,而小叶的周围部分肺泡囊、肺泡管和肺泡不受累。这种选择性的肺破坏导致正常肺和气肿样肺呈特征性的并列状,即破坏区周围常常绕以正常肺,形成病理标本上肉眼可见到的"气肿腔"。当病变进展时,病灶互相融合,累及全小叶甚至肺段,此时很难与全小叶肺气肿区分。但是,除非是最严重的病例,小叶中心型肺气肿在肺内是不均匀的,除了较大范围已融合的病灶外,常可以发现还有早期的局灶性气肿腔存在。小叶中心型肺气肿是最常见的肺气肿,病变多发生于两肺上、中部,特别是上叶尖、后段和下叶背段。大部分患者均有长期、大量的吸烟史并合并慢性支气管炎。在成人吸烟者的尸检中半数都可发现有小叶中心型肺气肿。

(二)全小叶型肺气肿

本型也称为非选择性肺气肿,因为病变是均匀的,无选择地累及整个肺小叶,即病变涉及终末细支气管以下的全部气道。扩张的气道使原来较大的肺泡管和肺泡之间的正常区别消失了。全小叶型肺气肿是肺气肿中最重要的类型,因为它常较严重,在肺内分布范围较广而导致患者的肺功能丧失。虽然病变在两肺内弥漫分布,但以下叶及前部为多。有的患者有家族史,并有 α1-抗胰蛋白酶缺乏,导致由白细胞携带的蛋白水解酶逐渐破坏肺组织,由于下叶血流较多,故本型肺气肿亦以下叶为最多见。

(三)间隔旁肺气肿

本型也称远侧腺泡肺气肿、局限性肺气肿等。病变选择性地累及小叶的远侧部分,因此特征性地位于胸膜下区、肺周围部的小叶间隔旁。本型肺气肿的病理过程还不清楚。通常把直径超过 1～2 cm 的间隔旁肺气肿称作肺大疱,它们常位于肺尖,但也可位于肺内其他部位,可逐渐增大,并可形成自发性气胸。但肺大疱并不是间隔旁肺气肿的同义词,其他各型肺气肿也可见到肺大疱。偶尔,间隔旁肺气肿可十分大,造成邻近的肺不张,而产生呼吸困难等症状。

(四)瘢痕旁型或不规则型肺气肿

本型肺气肿指在肺瘢痕区周围发生的气腔增大和肺破坏。如见于肺结核、弥漫性肺纤维化、尘肺尤其是发生团块和进行性大块纤维化时。不规则型肺气肿一词强调了本型肺气肿的病变和肺小叶或腺泡的任何部分没有肯定的关系。在肺纤维化区域,本型肺气肿常和细支气管扩张共存,形成所谓"蜂窝肺"。

在病理标本上可用计点法或与标准片比较来估计肺气肿的范围,病变占全肺的 1%～5%者为极轻度,5%～25%者为轻度,25%～50%者为中度,＞50%者为重度。病变范围＜25%者常无症状,＞25%者有 COPD 的临床症状。

二、临床及肺功能表现

早期病例其临床症状和体征可不明显，典型者有咳嗽、咳痰、气短，在发病过程中常有反复呼吸道感染并逐渐加重，后期发生低氧血症和高碳酸血症，并可发生肺源性心脏病。

肺功能检查对估计病变的严重程度及预后有很大意义。一般通过一秒钟用力呼气量(FEV_1)和 FEV_1 与肺活量(FVC)或用力肺活量的比例减少来确定有无气道阻塞性异常。

三、影像学表现

(一)胸片

胸片是肺气肿诊断重要的方法，早在 20 世纪 30 年代中期即已完整地叙述了肺气肿在胸片上的表现：主要为肺膨胀过度和血管改变。

1.提示为肺膨胀过度的征象

(1)肺高，为正位片上从右膈顶至第一肋骨结节间的距离，若>29.9 cm，则 70%病例的肺功能有异常改变。

(2)膈肌低位，右膈位于或低于第 7 前肋。

(3)膈肌变平，若正位片上右膈顶至右肋膈角和右心肋角连线的最大垂直距离<2.7 cm，则 2/3 病例的肺功能有阻塞性改变，其中 80%皆为中至重度异常。侧位上则可见前肋膈角>90°，膈顶至前、后肋膈角连线的最大垂直距离<1.5 cm 或膈肌翻转。

(4)胸骨后间隙增宽，侧位片上从胸骨角下 3 cm 至升主动脉前缘的水平间距>2.5 cm。

2.血管改变

血管改变包括周围血管纹理变细和减少，由于肺大疱或肺气肿区所致之肺血管移位，血管分支角度增宽，边支减少及血流再分配(表现为由气肿区血管减少而非气肿区代偿性血管增粗和增多)。肺血管纹理稀疏、变细虽也反映了肺组织的破坏，但无特异性，且在诊断中的主观性较强。此时还要注意胸片的投照质量，在过度曝光胸片上的肺纹理稀少可被误解为肺气肿表现，此外，肺血栓栓塞、心源性肺动脉高压、伴空气潴留的支气管内黏液嵌塞等都可在胸片上呈现肺血管纹理减少，但它们常无肺气肿时肺大小和形态的改变。

上述征象中以肺高和膈肌变平最有用。将上述两大改变结合起来要比仅用其中一项征象来诊断的正确性高。但上述各种征象都是肺气肿的间接征象，也无特异性，也并不能在每例肺气肿患者中都出现。轻度的小叶中心型或全小叶型肺气肿很少能在胸片上被认识。在胸片上出现肺大疱是肺气肿诊断中仅有的特征性征象，它表现为增大的气腔，直径在 1 cm 以上，内无肺纹理，和周围肺实质间有细而锐利的细线，它常见于肺气肿，代表了肺组织的破坏，但它并不能反映肺内全面的肺气肿改变，而且肺大疱也可出现在和肺气肿无关的病例中，此时，肺内无其他肺气肿的影像表现。胸片表现很难区分是小叶中心型还是全小叶型肺气肿。但若在肺水肿、肺炎或肺出血患者的致密影区内出现散在的透亮区时要考虑合并有小叶中心型肺气肿，若患者系成年吸烟者，可能性更大。此外，也曾提出有的患者表现为肺纹理增加、边缘模糊，而肺过度膨胀并不明显，也很少有肺大疱者，病理证实此种肺纹理增加型肺气肿的表现是支气管壁增厚和血管增粗及血流再分配混合所致，同时也常有严重的小叶中心型肺气肿。

(二)CT

CT 的出现戏剧性地改变了肺气肿的诊断，使得可以在任何临床表现出现以前检出解剖性的肺气肿。1982 年，Goddard 首先描述了肺气肿的 CT 表现，由于 CT 能直接显示肺的破坏区，无疑，它在检出肺气肿上的能力要优于胸片，在 HRCT 上除了可以仿照病理上的计点法或与标准片对照法来估计肺气肿的范围和程度，或利用计算机正确计算肺气肿占全肺的百分比外，还可根据病变与肺小叶的关系来对较早期的肺气肿加以分型。在 CT 和 HRCT 上肺气肿的特征是出现无壁的异常低密度区。HRCT 由于较高的分辨率可以显示常规 CT 所不能发现的肺气肿，从而可以更好地评定病变的范围和严重程度。根据病变无明显的壁，可以与淋巴管肌瘤病中的含气囊肿或纤维化中的蜂窝鉴别。

1.各型肺气肿在 HRCT 上的表现

(1)小叶中心型肺气肿：直径>1 cm、周围为正常或几乎正常肺的低密度区为本型肺气肿在常规 CT 上的主要表现。这种局灶性低密度区多位于肺的非周围部，除非病变进展，才见于肺的周围部。轻度至中度的小叶中心型肺气肿在 HRCT 上的特征性表现是直径几毫米的小圆形低密度区，无可见的壁，聚集在小叶中心附近。病理证实这种低密度区相当于小叶中心处的肺破坏区。它的这种小叶中心分布在常规 CT 上是不能辨认的。当病变进展到重度肺气肿时，破坏区发生融合，这种病灶在小叶中心分布，不再能从 HRCT 或病理上辨认。有时称此种肺气肿为融合性肺气肿。在弥漫性融合性小叶中心型肺气肿中，由于周围缺乏并列的正常肺进行密度上的对比，而使得病灶显得不那样低密度。此时，肺血管纹理稀疏形成小叶中心型肺气肿的另一种 CT 征象。

(2)全小叶型肺气肿：本型肺气肿的特征是肺小叶的一致性破坏，导致较大范围的异常低密度区，如小叶中心型肺气肿那样的直径几毫米的小圆形低密度区在全小叶肺气肿中未见到过。在严重的全小叶型肺气肿中，由于广泛的肺破坏，表现为病变区内血管纹理变形、稀疏，形成弥漫性的“简化肺结构”，即肺野内仅剩下由血管、小叶间隔和支气管等肺内支持性结构，是容易和正常肺实质区分的。这种血管异常改变仅在肺组织有明显破坏时才有明确的表现。因此，轻度甚至中度的本型肺气肿常难以在 CT 上被确认。如前所述，全小叶型肺气肿在下叶最严重。

(3)间隔旁型肺气肿：由于本型肺气肿多发生于胸膜下、小叶间隔旁及血管和支气管周围，故特别适用 CT 诊断。它的典型 CT 表现为肺周围部局限性低密度区。HRCT 可检出位于胸膜下的直径 0.5～1 cm的小的间隔旁型肺气肿，对检出位于肺实质深部的直径 2 cm 的局限性肺气肿也有满意的对比度。间隔旁型肺气肿可散在分布于其他为正常的肺野内，也可与全小叶型或小叶中心型肺气肿共存。特别是小叶中心型肺气肿也可向脏胸膜方向延伸，因此，当在其他层面上的非周围部肺野内有小叶中心型的小圆形低密度区存在时，则此时的肺周围部的局限性低密度区很可能就是小叶中心型肺气肿的一部分。

位于胸膜下，直径>2 cm 的局限性肺气肿通常称为肺大疱，这不代表一种特殊的病理现象，而是以大泡为主要征象的肺气肿，多见于青年人。它常有可见的壁，但常很薄(<1 mm)。肺大疱常作为间隔旁型肺气肿的一种表现，但它也可见于所有各型肺气肿中，或单独存在。因此，所谓“大泡性肺气肿”的术语没有特异性。若大泡限于小叶间隔旁，大泡之间为正常肺，其他的肺气肿区都沿支气管血管束排列，也无弥漫性肺过度充气，提示为间隔旁型肺气肿。按其大小及内部结构，肺大疱可分为 3 型：第Ⅰ型较小，与胸膜接触面小，但有较重的肺过度膨胀。因此，不管其大小如何，内部无结构可见，也易于破裂。第Ⅲ型大，累及较大范围的肺区，与胸膜接触面大，常仅有中度的肺过度膨胀，大泡内有相当数量的残余肺组织血管。第Ⅱ型介于第Ⅰ、Ⅲ型之间。若肺大疱是小叶中心型肺气肿的一部分或合并有广泛的全小叶型肺气肿，手术切除后常易复发。

第Ⅰ型肺大疱手术易切除，第Ⅲ型者手术后常发生支气管胸膜瘘。不管怎样，若肺大疱大于一侧胸部的 1/3、邻近的肺正常，手术切除后可改善患者的呼吸困难症状。

如肺大疱非常大，至少占据一侧胸腔的 1/3 以上时为特发性巨肺大疱肺气肿，也称为"消失肺综合征"。巨肺大疱主要位于上、中肺野，也可见于下肺野，直径 1～20 cm，多为 2～8 cm，两侧肺大疱常大小不对称，周围肺组织被压缩，多伴有间隔旁肺气肿，在吸烟者中还可伴有小叶中心型肺气肿，在拟对巨肺大疱行手术前需要考虑以上问题。

(4)瘢痕旁型或不规则型肺气肿：本型肺气肿常见于局灶性瘢痕附近、弥漫性肺纤维化及尘肺特别是在融合性团块和进行性大块纤维化中。当 CT 上有可见的肺内纤维灶时，认识本型肺气肿是容易的，常规 CT 上就可发现纤维化周围直径 1.5 cm 的本型肺气肿，但当它与仅在显微镜下才能见到的肺纤维化共存时，其 CT 表现难以和小叶中心型肺气肿区别。

2.根据 HRCT 上肺气肿的严重度和支气管壁表现的 COPD 分型

COPD 是一种综合征，包含了以慢性气流阻塞为共同特征的不同的肺气肿、小气道病变和细支气管炎等的一组疾病。文献上还有根据它们的 HRCT 表现分为下列 3 型。①气道型：无或仅有少许肺气肿[CT 上的肺部低衰减区(LAA)＜25%]，有或无支气管壁增厚；②肺气肿型：有肺气肿(LAA＞50%)，无支气管壁增厚；③混合型：有肺气肿及支气管壁增厚。气道型和肺气肿型比较：前者多为不吸烟者，弥散能力高，肺过度充气少，对支气管扩张剂有较大的可恢复性。根据上述 HRCT 表现的分型，Tatsumi 等对 1 438 例 COPD 病例的研究中 90%为肺气肿型，10%为气道型。

(三)CT 和病理、胸片的比较

应用以上叙述的诊断标准作出肺气肿的 CT 诊断是可靠的。HRCT 表现和病理表现的对照研究证实在肺气肿的范围上两者间的相关系数为 0.85～0.91，是较为理想的。Foster 等的小叶中心型肺气肿的常规 CT 和病理比较中发现两者诊断一致者为 84%，CT 的假阴、阳性各为 8%，较胸片和病理对照的结果有显著的提高。当应用 HRCT 后，它与病理的符合率又有进一步提高，在 Hruban 的 20 例尸检材料的 HRCT 和病理比较中，15 例病理为小叶中心型肺气肿者，HRCT 均作出同样诊断，其中包括 4 例病理上为轻度肺气肿者，在 5 例病理上无小叶中心型肺气肿者中 HRCT 上 4 例正常，1 例将肺尖部陈旧性结核灶周围的瘢痕性肺气肿误为小叶中心型肺气肿。Kuwano 等发现在 HRCT 中，层厚 1 mm 的 CT 图像对检出肺气肿的低密度区效果好，它更正确地反映了肺气肿的病理，而层厚 5 mm 的图像对评价血管纹理的分布较好，但在早期肺气肿的诊断中检出低密度区要比评价血管纹理的分布重要得多。因此，做层厚 1～2 mm 的 CT 扫描在早期肺气肿的诊断上是很重要的。胸片和尸检的对照结果表明，轻度肺气肿时胸片常正常，中度和重度肺气肿也分别仅 41%和 67%可从胸片上加以诊断。因此，可以认为胸片在肺气肿的诊断上是不敏感的。当比较胸片和 CT 在肺气肿诊断上的价值时，可以发现 CT 不仅较胸片的诊断敏感性为高(CT 能较胸片提高 28%～38%的肺气肿检出率)，还较胸片有更高的诊断特异性，HRCT 在正常人和因其他原因在胸片上呈现肺过度充气的患者中也较少出现假阳性。CT 特别对检出位于肺尖、膈上或较小的肺大疱较胸片有较大的优越性。

(四)CT 和肺功能的比较

肺气肿患者的肺功能改变表现为气道阻塞和弥散功能降低，较胸片要敏感。但上述改变在其他病因引起的 COPD 中也可存在，不能加以鉴别，而且据估计肺组织要破坏达 30%以上时，才能出现肺功能改变，因此，肺功能正常时也不能除外肺气肿。虽然肺功能检查较胸片在肺气肿的诊断上有较高的敏感性，但不少报道研究了CT和肺功能检查在肺气肿定性和定量诊断上的关系，几乎一致肯定它们之间存在相当密切的关系。在肺功能检查中依赖用力1秒钟呼气量(FEV_1)和它占用的肺活量的多少(FEV_1/FVC)来反映气道有无阻塞，用一氧化碳弥散功能(DLCO)来反映肺泡毛细血管膜表面区域的减少程度。Goddard、Bergin、Sakai等先后报道CT上见到肺气肿严重程度和肺功能检查之间有密切的阳性关系。随着CT上肺气肿严重度的增加，DLCO和FEV_1均同步发生变化。Sanders和潘纪成等都曾报道在肺功能诊断为肺气肿的患者中，91%～96%CT上都有肺气肿的证据，说明CT在肺气肿的检出上至少和肺功能有相似的敏感性。更加重要的是在无肺功能改变的患者中66.7%～69%在CT上发现有肺气肿的征象。Omori等也曾对615例40～69岁低剂量肺癌普查中的男性病例做了CT和肺功能检出肺气肿的比较，在380例吸烟者中有116例在CT上显示有肺气肿，而其中91例(78%)的肺功能正常。因此，CT在检出轻度肺气肿上较肺功能检查有更大的敏感性。Gurney在比较HRCT和肺功能的结果中，也发现在肺功能正常者中40%在HRCT上有肺气肿。他还发现在这些病例中肺气肿多位于上肺部，因而认为上肺部是一沉默区，在该区可发生较广泛的肺破坏而无肺功能异常，也不出现症状。这使得好发于上肺部的小叶中心型肺气肿的临床诊断更为困难，对这些肺气肿的诊断目前只有依赖HRCT。

(五)CT诊断肺气肿的限度

虽然HRCT对肺气肿的诊断有很高的敏感性和特异性，但它仍有一定限度。Miller曾报道27例HRCT和病理的对照研究，在病理上4例小叶中心型肺气肿，2例轻至中度全小肺型肺气肿在CT上未见到肺气肿征象。在回顾性的对比研究中发现：直径<0.5 mm或面积<0.25 mm^2的局灶性破坏区无论在1.5 mm或10 mm层厚的CT上均不能被发现。因此，可以得出以下结论：CT特别是HRCT是当今诊断早期肺气肿的最敏感的无创性方法，但对最早期的肺气肿仍是不敏感的，也不能除外肺气肿。

(六)肺气肿的CT定量诊断

CT可对肺气肿作出定性诊断，还可对它的分布范围和严重度作出正确的定量诊断。

1.视觉定量

对CT上所见到的肺气肿区用一种简单的视觉(肉眼)分级系统加以定量。Bergin首先报道了32例肺气肿的视觉定量和病理所见的关系，结果显示在CT定量和病理估计之间有良好的相关，也和DLco、FEV_1、FEV_1/FVC等肺功能参数之间密切相关。计分时左右侧分别计分，每层面上的肺气肿区范围分为0～4级，0=正常，1=肺气肿区<25%，2=肺气肿区占25%～50%，3=肺气肿区占50%～75%，4=肺气肿区>75%；严重度分为0=无肺气肿，1=有<5 mm的低密度区，2=<和>5 mm的低密度区共存，3=弥漫性低密度区，无正常肺插入或呈融合性低密度区。各层面范围和严重度得分乘积的总和即为该例全肺肺气肿的得分，总分为120分，如除以层面数则为该例的肺气肿平均得分，<8分为轻度肺气肿，8.1～16分为中度肺气肿，16.1～24分为重度肺气肿。Sanders等用相似的方法对60例男性肺气肿者进行了胸片、CT、肺功能的比较，结果认为CT较胸片在肺气肿和肺功能参数之间有更好的相关。Eda曾用相似的方法于吸气末和呼气末CT上，并取得呼气末得分和吸气末得分的比值(E/I)，结果显示两者的得分和E/I比都和FEV_1、FEV_1/FVC和VC有良好的相关，而E/I比和RV/TLC%有更好的相关，有学者认为肺气肿区得分反映的是肺气肿程度，而E/I比反映的是空气潴留，有利于区别在呼气CT上难以区分的肺气肿或空气潴留。

2.数字定量诊断

除上述用视觉读片方法来作肺气肿的CT诊断外，还可以利用测量像素的CT值来作肺气肿的CT数字定量诊断。早先是测定每层层面的平均CT值，Rosenblum报道正常人吸气末的全肺平均CT值为−813 HU±37 HU。我国正常成人为−816 HU±26 HU，其值由上肺区至下肺区形成一个下降的梯度。由于肺部CT值是由血液、组织和空气三者的衰减值综合形成的，因此，若局部或普遍的远端气腔增大和/或组织有破坏，如在肺气肿中那样，则空气和血液之比将增大，形成−1 000～−900 HU范围内的CT值。由于在10 mm层厚的深吸气末的CT扫描上肺的平均衰减值为−850～−750 HU，在>2个标准差以外的近−900 HU处被视为是肺气肿的阈值。现在，大多数CT扫描机都具有选择性的使在一定范围内CT值的像素更明亮或用一种、多种假彩色的后处理软件，当把被选择的CT值限定在−1 000～−900 HU内时即可将空气样密度的肺气肿区域检出。Müller首先报道用称为密度屏蔽的方法，使小于−910 HU像素增亮，从而将肺气肿区域画出来，并计算位于该阈值以下像素的面积及其所占全肺野面积的比例，即像素指数(PI)。通过每层层面上肺气肿区域和正常肺区的比例计算。可得到该患者肺气肿范围的定量诊断，其结果与肺气肿的病理级别间是密切相关的，这种方法得到不少有学者的支持。

Kinsella也证实了密度屏蔽定量诊断的结果与肺功能检查的结果也是密切相关的。但这种用手工方法计算的定量诊断太费时间，不实用。后来，Archer在上述像素CT值分析的基础上，发展了一种在CT层面上自动计算肺容积和肺气肿所占百分比的系统，大大地缩短了所需时间，其结果与用手工计量者无显著差异。现在利用多排CT取得的三维容积性资料，可做比像素衰减值测定更准确地体素衰减值测定。由于CT值的测定受多种因素影响，如扫描机型、扫描技术、层厚、呼吸状态等，究竟以何种阈值来分割有无肺气肿尚无一致的意见，其范围为−960～−900 HU不等，也曾提出了诊断不同严重度肺气肿的阈值，如阈值−960 HU用于严重的肺气肿，而阈值−856 HU则用于轻度肺气肿；用薄层CT和锐利算法重组时的阈值为−950 HU，在呼气CT上则以−910 HU与病理的相关最好。目前似乎视−950 HU为在HRCT上诊断肺气肿范围的有效阈值者较多，它和肺功能参数之间有良好的相关。如前所述，需要注意的是，在用定量技术做肺气肿的检出和定量时，选择作为肺气肿增亮区的肺密度值范围可能随CT扫描机而异，因此要首先决定每架CT机区分正常肺和气肿性肺之间的阈值。其次还要注意一些扫描技术包括层厚和是否用造影剂增强，都可以影响测量的CT值。如Adams等发现利用薄层CT扫描会使CT值为−1 000～−900 HU的区域从厚层的占平均9.6%增加到16.1%，而用造影剂增强后其面积从增强前的8.9%降为3.3%。肺气肿的CT值定量诊断由于消除了在视觉读片时的主观解释上的差异，也解决了用不同窗条件时CT表现上的差异，在肺气肿的流行病学和纵向研究上是十分重要的。但Stem指出，在临床实践中，对CT图像直接观察进行视觉上的分级和上述较复杂的定量方法的结果几乎是同样正确的。

(七)HRCT诊断肺气肿的临床适应证

虽然CT是最敏感的生前诊断肺气肿的方法，但由于其成本较高，在临床实践中结合病史、肺功能改变及胸片上的肺容积增加和肺破坏的表现，还是多利用胸片作为肺气肿的日常诊断。但在一些早期肺气肿的患者中，常无胸片及阻塞性肺功能改变，却可有气短或肺弥散功能异常，难以和间质性肺病或肺血管病区别，此时在HRCT上若可见有明显的肺气肿，则可避免做进一步的活检。由于HRCT在肺气肿的分型和定量诊断上的作用，它对肺移植术、肺大疱切除术及严重肺气肿患者的肺减容术的术前评定都有很大价值。 **(张忠胜)**

第四节　肺　　癌

一、发病率

肺癌是严重威胁人类健康和生命的恶性肿瘤，也是世界上发病最多的恶性肿瘤之一。2000 年全世界共有 120 万新发肺癌病例，约占世界癌症发病的 12.3%，其中 52%的病例分布于发达国家；男性发病显著高于女性，分别为 34.9/10 万和 11.1/10 万。根据卫健委《2006 年中国卫生统计提要》的资料显示，1990－1992 年期间，中国的肺肿瘤死亡率为 17.54/10 万，男性和女性分别为 20.03/10 万和 10.66/10 万，位居所有肿瘤死亡率的第三位；中国城市肺肿瘤死亡率更达到 27.50/10 万，是城市肿瘤中死亡率最高的。

自 1990 年以来，全世界肺癌病例以 20%的速度递增（男性为 17%，女性为 27%）。肺癌发病的趋势和地区内吸烟人数的趋势密切相关，美国和北欧、西欧男性吸烟人数已经从高峰下降，其男性肺癌发病也呈减缓趋势；发达国家女性因吸烟导致肺癌发病率和死亡率增高，而发展中国家因为女性吸烟稀少，故发病率低。受环境污染和国人吸烟人群庞大等肺癌危险因素和人口增长与老龄化的双重因素的影响，中国肺癌发病率显著增加，2000－2005 年，我国肺癌死亡率从 32.7 万增加到 42.8 万，患者数从 38.1 万增加到 49.7 万，成为中国最常见、增幅最大的恶性肿瘤之一。

导致肺癌发生有两大危险因素——吸烟和空气污染。近 75%～90%肺癌和吸烟相关。烟叶中含有多种致癌物。吸烟与肺鳞状细胞癌、小细胞癌的相关性比与肺腺癌的相关性更强，而暴露在香烟环境中，即吸二手烟者承担的肺癌患病风险也和低剂量吸烟者相当。1996 年的调查显示：国人吸烟率为 37.62%，其中男性吸烟率更高达 66.94%。既然 1/3 以上的中国人吸烟，也就不难理解何以近年来国内肺癌发病率和死亡率有如此大的增长幅度。空气污染是导致肺癌的第二个危险因素，空气污染主要存在于室内，由建筑物内部逐渐释放而出，包括一些放射性物质。室内空气污染作为肺癌危险因素和吸烟具有协同作用。

二、病理学分类

按照组织解剖学对肺癌分类，能更方便临床诊断和治疗的需要。

(一)按解剖部位分

1.中央型肺癌

发生于肺段和肺段以上支气管的肺癌，约占所有肺癌的 3/4，以鳞状上皮细胞癌和小细胞癌多见。

2.周围型肺癌

发生在段支气管以下的肺癌，约占肺癌的 1/4，以腺癌多见。

3.弥漫型肺癌

癌组织沿肺泡管、肺泡弥漫浸润生长，累及部分肺叶或在肺内呈散在分布的多发结节。

(二)按组织学分

肺癌组织学分类有两大类:小细胞肺癌(small cell lung cancer,SCLC)和非小细胞肺癌(non small cell lung cancer,NSCLC),后者包括鳞状上皮细胞癌、腺癌、大细胞癌和鳞腺癌。

1.非小细胞肺癌

非小细胞肺癌占肺癌总数的75%左右,各型细胞分期、治疗相似,但是组织类型和临床表现各有差异。

(1)鳞癌:最常见的肺癌,占整个肺癌的30%,好发于50岁以上的男性,一般有吸烟史,血行转移发生晚,因而手术切除效果好,约占肺癌手术切除病例的60%。多数起源于段和亚段支气管黏膜,形成肿块,堵塞管腔。肿块中央易发生坏死,空洞多见。多数鳞癌为中等分化或低分化。

(2)腺癌:第二常见肺癌,占整个肺癌的25%,女性多于男性,早期就可以侵犯血管和淋巴管,引起远处转移,累及胸膜。腺癌主要起源于小支气管的黏液腺体,因此,3/4以上的腺癌发生于肺的周边,生长速度比较缓慢,约50%为孤立性肺结节,空洞少见。

在诊断上,肺腺癌常常需要与来自其他脏器(如肠道、乳腺、甲状腺和肾脏)的转移性腺癌相鉴别。肺腺癌也常发生于原先肺有损伤的区域,即所谓的瘢痕癌。

(3)大细胞癌:一种高度恶性的上皮肿瘤,多位于肺的周边实质,占整个肺癌的15%。大细胞癌中有10%左右鳞状分化,80%左右腺样分化,而与鳞癌和腺癌难以区分。

(4)腺鳞癌:明确的腺癌和鳞癌结构混杂或分别存在于同一肿块内。

2.小细胞肺癌

常见于较为年轻的男性,是肺癌中恶性程度最高者。肿瘤早期就发生血行和淋巴转移,肿瘤浸润性强,生长速度快,多数位于大的支气管,表现为中央型肺癌,在支气管黏膜下层呈浸润性生长,引起管腔狭窄。小细胞肺癌对放化疗敏感。

三、临床表现

除定期查体发现的肺癌者外,大多数肺癌患者在就诊时已经出现临床表现。其临床表现有肺癌原发肿瘤引起的刺激性咳嗽、持续性咳嗽、肺不张、咯血、胸闷、气促等;肿瘤在胸内蔓延可导致的胸痛、呼吸困难、声音嘶哑、上腔静脉阻塞、心包积液、胸腔积液等;肺癌远处转移导致的相应表现,以及非转移性肺外表现(包括内分泌异常、神经肌病、脑病、皮肤病变和全身性症状等)。

四、肺癌分期

肺癌的分期和患者的治疗方案选择、预后密切相关。无论临床诊断还是影像学诊断,都必须把分期诊断涵盖其中,才是完整的诊断。目前普遍采用的是1997年国际抗癌联盟(UICC)公布的肺癌国际分期标准。肺癌国际分期标准主要适用于非小细胞肺癌。小细胞肺癌由于通常不以手术作为首选,较多采用放疗,因此,以癌症是否局限于一个放疗照射野,分为局限期和广泛期。

五、治疗和预后

肺癌的治疗方法和其他实体肿瘤一样,包括手术治疗、放疗、化疗,近年来还有生物靶点治疗。

(1)非小细胞肺癌的治疗:①外科治疗,对肺癌根治治疗,目前主要采用手术为主的综合治疗。对T_1N_0、T_2N_0肺癌采用外科根治术,5年生存期可达到75%~80%;对T_1N_1和T_2N_1期采

用根治性切除并纵隔淋巴结清扫，5 年生存率为 15%～20%；T_3N_0 期肺癌的 5 年生存率为 30%～50%；如果术前已经明确是 N_2 期或 N_3 期患者，不主张手术。②对于不能外科治疗的行化疗、放疗、分子靶向治疗等。对于局部广泛期肺癌患者，放化疗联合已经成为规范治疗方案。

(2)小细胞肺癌是一种恶性程度较高的肿瘤，绝大多数患者于确诊时已伴有淋巴结或远处转移，且无手术治疗的指征。不利的预后因素包括广泛期疾病、LDH 值升高、不良的行为状态评分、体重下降与男性性别。局限期小细胞肺癌的治疗应采用化疗联合同期胸部放射的治疗方案。广泛期疾病以全身化疗为主。即便对于老年或行为状态评分较差的患者，联合化疗仍值得推荐。治疗后肿瘤达完全缓解者应接受预防性全颅放疗，以降低颅脑转移率。

六、原发性肺癌 CT 表现

按原发性支气管肺癌的 CT 表现可分为周围型肿瘤(起自肺门以远的支气管肿瘤)和位于中央支气管树的中央型肿瘤(起自与肺门密切相关的支气管)两种。

按原发性支气管肺癌的 CT 表现可分为周围型肿瘤(起自肺门以远的支气管肿瘤)和位于中央支气管树的中央型肿瘤(起自与肺门密切相关的支气管)两种。

(一)周围型肺癌

约 40%支气管肺癌起源于段以后的支气管，其大小各异，但如<1 cm 时，胸片上不易发现，而 CT 因其分辨率较高，可检出较小的病灶，并可准确评价其大小和形态。

1.大小、形态和边缘

除了某些肺泡细胞癌或发生于间质纤维化区的周围性肺癌外，一般都表现为圆形或卵圆形，是影像学上成人孤立性肺结节诊断中的难题之一。在>20 mm 的孤立性肺结节中，恶性肿瘤的患病率达到80%～85%，如<5 mm 则恶性肿瘤的机会<1%，6～10 mm 的结节 24%为恶性结节，而 11～20 mm的结节，33%为恶性结节。由于肿瘤各部分的生长速度不一，可出现分叶状边缘，在生长较慢处呈脐样切迹或凹陷，曾有学者把无钙化的孤立性肺结节的边缘形态在 CT 上分为 4 类：1 型为边缘锐利、光滑；2 型为中度光滑伴有一些分叶状；3 型为不规则起伏或轻度毛刺状；4 型为明显的不规则和毛刺状。在 66 个 1 型边缘的结节中，78.8%(52 个)为良性结节；350 个2 型边缘者中 57.7%(202 个)也为良性结节；而218 个3 及 4 型边缘者，有 193 个(88.5%)为恶性结节。也有人以分叶部分的弧度为准，把分叶状边缘分为浅分叶和深分叶两种，凡弦距/弦长>2/5 为深分叶，后者在肺癌诊断中有重要意义，但分叶状边缘在 25%良性结节中也可见到，尤其是在错构瘤中。

CT 上的结节-肺界面对良、恶性的区别也有帮助。88%～94%的原发性肺癌可见到毛刺状边缘，表现为自结节向周围放射的无分支的细短线影，近结节端略粗，以在 HRCT 上所见最好。病理上，为结节中的促结缔组织增生反应引起的向周围肺野内放射的纤维性线条。在恶性结节中它也可以是肿瘤直接向邻近支气管血管鞘内浸润或局部淋巴管扩张的结果，但它在 HRCT 上难以和由纤维性反应引起的毛刺区别，毛刺状边缘无完全的特异性，因为在慢性肺炎或肉芽肿中有时也能见到(图 10-1)。

2.密度

在 Zuirewich 等报道的 68 例恶性结节中，80%呈不均匀密度，CT 上表现为钙化、磨玻璃影、小泡样低密度区、空气支气管征、明显的空洞或无空洞的肿瘤坏死。

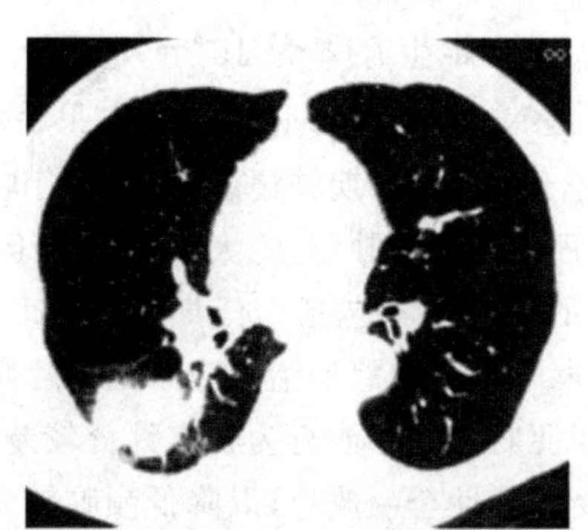

图 10-1　肺癌患者的横断面 CT 图(一)

患者男性，67 岁，右下叶腺癌。肿瘤边缘呈分叶状，有细毛刺，为 4 型边缘

(1)钙化：在病理上，肺癌内可见钙化，钙化可由于肿瘤坏死区的营养不良或肿瘤本身的原因而致，后者可见于黏液性腺癌。但除了在肺标本上，肺癌中的钙化很少能在胸片上检出，而薄层 CT 在钙化的检出上较标准胸片敏感。据报道胸片在恶性结节中钙化的检出率仅 0.6%～1.3%，但在 CT 上其钙化检出率为 7%～13.4%，几乎为胸片的 10 倍。6%～10%的肺癌在 CT 上可仅用肉眼即见到其内部的钙化，在有疑问者中则可用测量结节或肿块内的衰减值，以确定其有无钙化，许多学者采用的区分钙化和非钙化的衰减值为 200 HU。

肺癌中的钙化多数表现为结节或肿块内偏心性的针尖状或云雾状钙化。不常出现大块钙化区，钙化仅占据结节的一小部分，常在 10%体积以下(图 10-2)。非小细胞肺癌或小细胞肺癌都可发生钙化，钙化与细胞类型也无关，虽然小的周围型肺癌可发生针尖状钙化，但大多数发生钙化的肺癌直径都>5 cm。

(2)磨玻璃影成分：虽然大部分非钙化的周围型肺癌是实心的，即肿瘤表现为软组织密度，但有些可出现全部或局灶性磨玻璃影密度，前者称为非实心结节，后者为部分实心结节。在一项 233 例孤立性肺结节的研究中，19%结节内有磨玻璃影成分，其中 34%为恶性结节，而实心结节中仅 7%为恶性结节。部分实心结节中的恶性率为 63%，非实心结节中的恶性率为 18%，>1 cm的部分实心结节中的恶性率很高。1996 年 Jang 正式报道 4 例有磨玻璃影的肺泡细胞癌，在病理上磨玻璃影处为非黏蛋白性肺泡细胞癌，而在实心处为黏蛋白性肺泡细胞癌。其中 2 例PET 阴性，可能与肺泡细胞癌中有新陈代谢活力的肿瘤细胞较少有关。此种磨玻璃影中多伴支气管充气征，据此可和其他呈磨玻璃影病变区别。在肺泡细胞癌中磨玻璃影范围越大则生长越慢、预后越好。2001 年 Kim 报道了有磨玻璃影的 132 例肺泡细胞癌和 92 例腺癌，肺泡细胞癌的磨玻璃影范围比腺癌大(29%∶8%)，无淋巴结或远处转移者的磨玻璃影范围大，提示磨玻璃影范围越大预后越好(图 10-3)。

(3)空泡征：空泡征表现为结节内 1～2 mm 的点状低密度透亮影(图 10-4)。病理上，小泡样低密度区在有些病例中为小的未闭合的含气支气管，在细支气管肺泡癌中也可为伴有乳头状肿瘤结构的小含气囊样间隙。小泡样低密度区可见于 50%的细支气管肺泡癌病例中，较其他恶性病变多见，也可偶见于良性结节中。

(4)空气支气管征：当在 CT 上见到一支气管直接进入结节或在结节内包含有支气管时称为支气管征或支气管充气征。表现为上、下层连续的长条状或分支状小透亮影。Kuriyama 曾对良、恶性结节各 20 个的 HRCT 表现进行了这方面的观察，结果发现 65%的恶性结节内均可见

通畅的支气管或细支气管，管径正常或稍扩张；而良性结节中仅1例(5%)有支气管征。但局限性机化性肺炎可能是一个例外，因为其中50%的病灶可见支气管征。在恶性结节中，则以腺癌出现支气管征的病例为多。

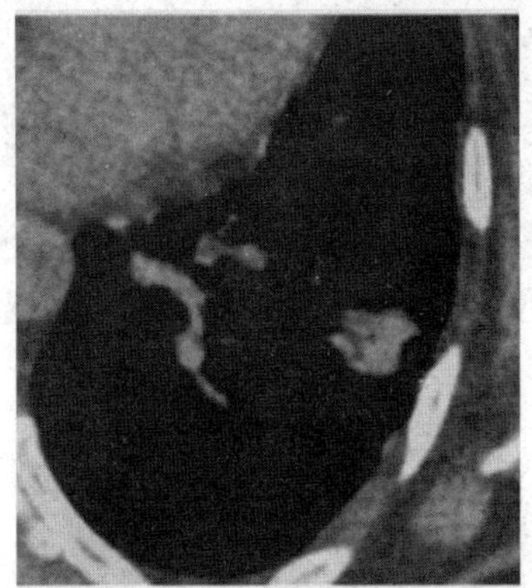

图 10-2　肺癌患者的横断面 CT 图(二)

患者男性，56岁，鳞腺癌。CT纵隔窗，肿瘤内可见支气管充气征、空泡征及<10%面积的钙化

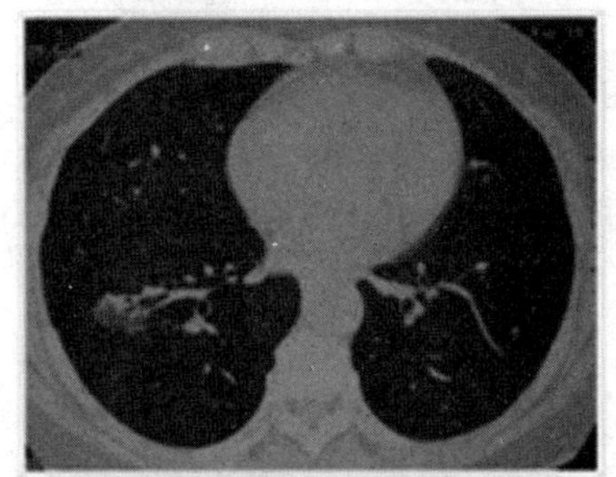

图 10-3　肺癌患者的横断面 CT 图(三)

患者女性，70岁，右下叶结节。边缘有分叶，80%为磨玻璃影组成，并牵拉斜裂，手术病理为细支气管肺泡癌

(5)空洞：指在结节内有较大而无管状形态的低密度透亮影，在CT图像上应>5 mm或相应支气管的2倍，而且与上、下层面支气管不相连的圆形或类圆形低密度透亮影(图10-4、图10-5)；病理上为结节内坏死液化并已排出；肿瘤性空洞多为厚壁空洞，壁不规则，可有壁结节；壁厚≤4 mm者倾向于良性，≥15 mm者倾向于恶性。在HRCT上见到有明显的空洞的结节或肿块者，几乎都是恶性的，其中腺癌要较鳞状细胞癌为多。

3.结节和胸膜的关系

位于肺周围的孤立性肺结节和邻近的胸膜之间可见所谓“胸膜尾征”，它表现为从结节外缘走向胸膜的三角形或放射状线条影，也称“兔耳征”或胸膜皱缩。在病理上，是结节的一种促结缔组织反应而形成的结缔组织带牵扯胸膜向内(图10-6)；“胸膜尾征”最常见于恶性结节中。在Zwirewich的85个恶性结节中，58%(49个)可见，而Kuriyama的18例周围型小肺癌中78%(14例)可见。它们绝大多数见于腺癌和细支气管肺泡癌(63.3%～78.6%)中，少数见于鳞状细胞癌和类癌中，但从未见于转移瘤中。要注意27%的良性结节也可见到“胸膜尾征”，特别是结核和机化性炎症，这说明在HRCT上见到的该种征象对恶性结节来说并不是特异性的；如仅见局部胸膜增厚、粘连，也有结节和胸膜间的条状连接，但无胸膜皱缩时为胸膜反应，可为炎症纤维化或肺肿瘤对胸膜的侵犯。

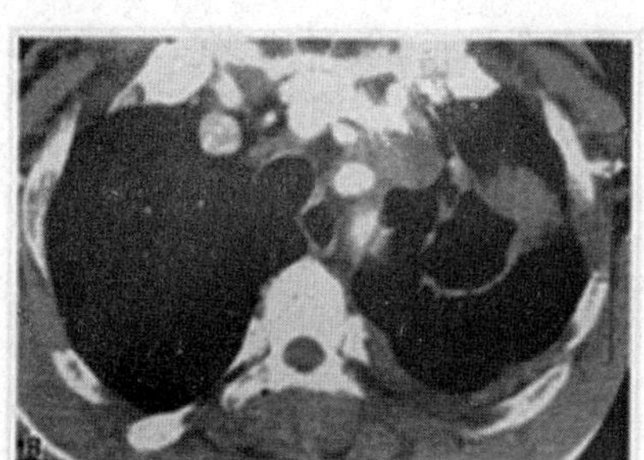

图 10-4 肺癌患者的横断面 CT 图(四)

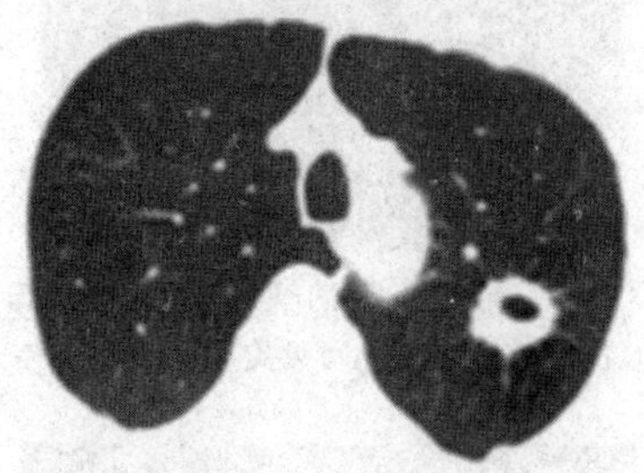

图 10-5 肺癌患者的横断面 CT 图(五)

患者男,66 岁,左上叶鳞状细胞癌。边缘呈分叶状,有较长的毛刺,内有空洞,本例还有弥漫性肺小叶型肺气肿

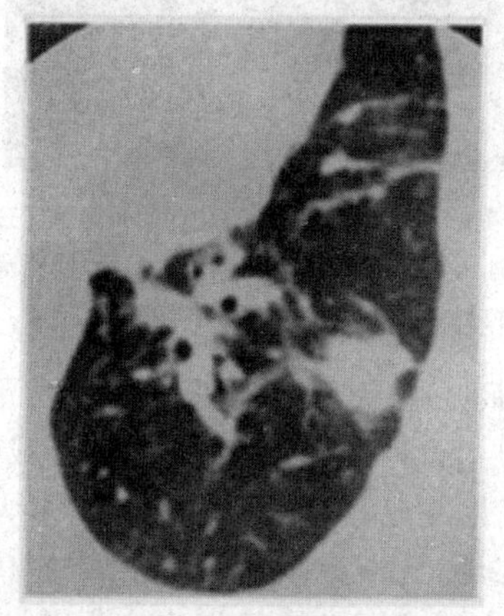

图 10-6 肺癌患者的横断面 CT 图(六)

肺窗图像,结节外缘和胸膜之间可见胸膜尾征,还有血管向肿瘤集中征

4.生长速度

大多数肺癌的体积倍增(或直径增加 26%)的时间为 1～18 个月,其中细支气管肺泡癌、黏液表皮样癌和囊腺癌生长较慢。在一项研究中,未分化癌的平均倍增时间为 4.1 个月,鳞状细胞癌为 4.2 个月,腺癌为 7.3 个月。

5.增强扫描

对无钙化的肺内孤立性结节的增强扫描研究中,注意到注射对比剂前后结节 CT 衰减值和密度形态学上的改变对鉴别结节的良、恶性上有重要价值。

(1)增强后 CT 衰减值的改变:Swensen 等曾报道对 163 例肺内孤立性结节的测量结果,

111 例恶性结节注射对比剂前后 CT 衰减值均较平扫时增加 20～108 HU,中位数为 40 HU,

而 43 例肉芽肿和 9 例良性病变仅增加 4～58 HU,中位数为 12 HU。Yamashita 等报道对 32 例孤立性肺结节的增强结果,平扫时恶性结节和结核球的 CT 值均在 18～20 HU,无明显区别,而错构瘤仅在 1 HU 左右。注射对比剂后恶性结节 CT 值增加 25～56 HU,平均(40±10) HU,而结核球 CT 值增加低于 12 HU,平均(3±6) HU。4 例错构瘤中 3 例仅平均增加(2±4) HU,但另 1 例却增加 71 HU,后者根据其 CT 值不能与癌区别。恶性结节注射对比剂后 CT 值逐渐升高,根据时间-衰减曲线大部分在注射后 2 分钟达到峰值。也有报道 61%在注射后 5 分钟达到峰值者,若以注射对比剂后 CT 值增强≥20 HU为诊断恶性结节的阈值,其灵敏度为 100%,特异性为 76.9%,阳性预期值为 90.2%,阴性预期值为 100%,正确性为 92.6%,这种阈值在肉芽肿疾病发生率较高的地区中更有价值。但在 Swensen 的资料中,也有 9%(15 例)的结节(6 例恶性,9 例良性)增强在(20±5) HU 范围内;因此,增强在 20 HU 左右的病例其诊断可靠性减少,故他们认为若增强在 16～24 HU 时仍应视为不定性结节。若≥25 HU 时则可诊断为恶性结节,此时应进一步做包括经皮针吸活检,经支气管镜活检,直至开胸探查等有创性检查。若增加仅≤15 HU则可在临床密切观察下做定期 X 线复查。

从增强后的时间-密度曲线研究中可知:恶性结节的曲线上升速率较快,达到峰值后曲线维持在较高值;炎性结节的曲线上升更快,峰值更高,但达峰值后下降较快;良性结节的曲线低平或无升高。目前,多数学者认为增强≤20 HU 者高度提示良性,20～60 HU 提示恶性,>60 HU 以炎症结节可能大。

(2)增强后的密度形态学改变:根据注射后肉眼观察到的密度改变,Yamashita 等把孤立性肺结节分为 4 型:中央增强型,增强位于占结节 60%的中央部;周围增强型;完全增强型,结节的周围及中央部均见增强;包囊增强型,仅周围部的最外围增强,此型结节常在注射后早期表现无增强,而在延迟扫描中出现包囊增强。完全增强型多提示为肺癌,周围增强型和包囊增强型见于结核球及大的错构瘤,该两型在 CT 值的测量中常呈无或仅轻度增强,因为测量时多取结节中央部之故。肺癌有大面积坏死时也可呈周围增强型,此时其 CT 值增强可<20 HU。因此,直径>4 cm的结节做增强扫描时可出现不规则增强的形态学表现(图 10-7)。

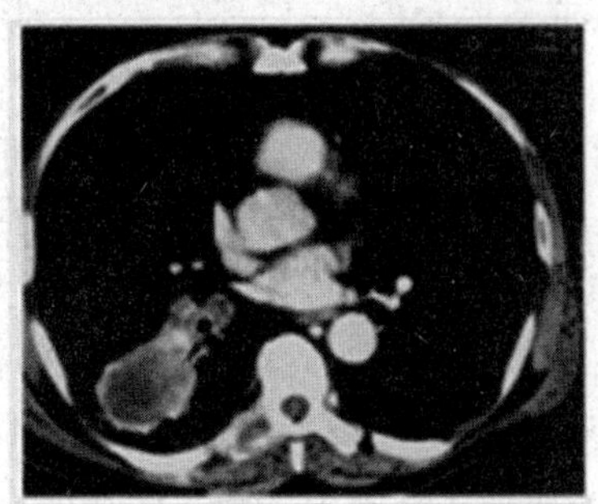

图 10-7　肺癌患者的横断面增强 CT 图(一)

患者男,62 岁,右下叶鳞癌。增强 CT 见肿瘤呈周围强化

(二)中央型肺癌

中央型肺癌最常见的 CT 表现为病变侧伴支气管管腔变窄或阻塞的肺门部软组织肿块和肿块远侧的肺不张和实变。

1.肺门部肿块

肺门部肿块是中央型肺癌的直接征象，肿块可来自肿瘤本身、因转移而肿大的肺门淋巴结和肿瘤周围的实变或炎症。肿块的边缘不规则，与纵隔之间分界不清，如肺门部肿块的边缘分叶状越明显，则越可能有肿大的淋巴结。肿块的密度一般较均匀，呈软组织密度(图 10-8)。

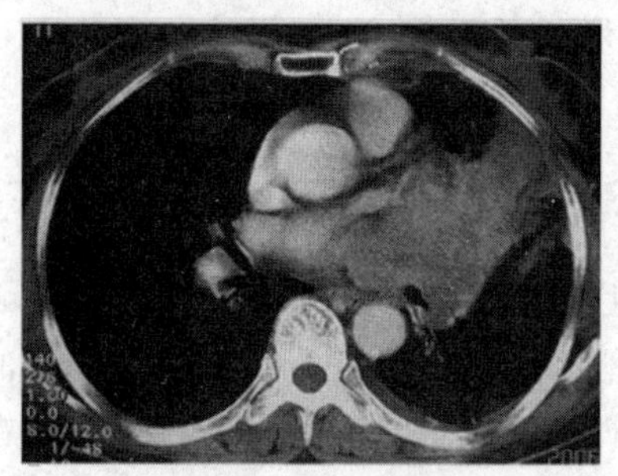

图 10-8　肺癌患者的横断面增强 CT 图(二)

早期病例在肿块内或其内侧的支气管管壁内缘呈不规则的高低不平，以后管壁增厚，发生不同程度的管腔狭窄，但导致管腔完全阻塞者不多。此时，多可见管壁周围有肿块形成。

中央型肺癌可直接侵犯纵隔胸膜及各种纵隔器官和组织，如心脏、大血管、气管、食管和脊柱。如仅见到上述器官的轮廓线中断，只能假定上述器官有侵犯，而仅有的较可靠的纵隔侵犯的诊断征象是由于肿瘤蔓延而致的纵隔脂肪线的消失。胸膜或心包积液并不是胸膜浸润的可靠征象，而完整的纵隔边缘也不足以除外早期的肿瘤浸润。CT 和手术对比的结果显示，在 CT 上肿瘤和纵隔面的接触未超过 3 cm 时常仍可切除，但这常需用薄层 CT 来证实。

2.肿块远侧的肺不张和实变

支气管狭窄、闭塞后将发生一系列继发性改变，如阻塞性肺气肿、阻塞性肺炎、阻塞性肺不张和支气管扩张等，它们并无特征性，是中央型肺癌的间接表现。

大支气管阻塞可导致肺不张和支气管和/或肺内分泌物的潴留；由于鳞状细胞癌较常见，并且起源于中央气道者也较多，因此是最容易发生肺不张和实变的肺癌类型。由于存在侧支通气这种阻塞后的改变可以是完全的或不完全的，它们都在 CT 上形成致密影，呈斑片状或均匀性密度增高，常伴有肺容积缩小(图 10-8)。虽然支气管充气征在胸片上不易见到，但在 CT 上的检出比胸片多，特别在治疗后，肿瘤有缩小时。在肿瘤远侧的气道可因黏液潴留而扩张，CT 上表现为致密的不张区内出现分支状、结节状的低密度结构，为支气管充液征，在增强扫描后更明显。

当中央型肺癌合并阻塞性肺不张或实变时，要明确肿瘤的大小有困难，在 CT 平扫时，肿瘤和非肿瘤的肺不张或实变的密度相似，要区别两者是困难的，而在初次诊断时了解肿瘤的位置和大小对肿瘤的处理又是很重要的。快速系列增强扫描有帮助，但要注意扫描的速度和时间，在肺动脉期扫描时肿瘤的强化程度小，而远端的肺不张则呈明显的均匀强化，从而可区分两者。

(三)肺门纵隔淋巴结转移

无论是中央性或周围性肺癌在发展过程中会发生肺门和/或纵隔淋巴结转移而致的淋巴结肿大。在初次诊断肺癌时，常已有肺门或纵隔淋巴结转移，特别在腺癌和小细胞癌中。肿瘤直径 >3 cm(T_2)时淋巴结转移的发生率要比较小的肿瘤为多，原发肿瘤的位置越靠中央淋巴结，受侵的机会也越多。淋巴结的转移常有一定的顺序，首先到同侧的段、叶间或叶淋巴结(N_1)，以后到达同侧纵隔淋巴结(N_2)；但 33%病例可见其跳跃地转移到纵隔淋巴结，而无肺门淋巴结转移，

跳跃转移到对侧纵隔淋巴结(N_3)者也不少见。

当肺癌尚局限于胸部时,有无纵隔淋巴结转移是决定大部分患者最后结果的最重要的指征。如对侧纵隔淋巴结被累及(N_3),已不能手术;在有症状的同侧纵隔淋巴结被侵犯时(N_2),手术也可能是不合适的;在手术中发现有 N_2 淋巴结的预后要比术前 CT 或纵隔镜已发现有 N_2 者为佳,其 5 年生存率可达 20%～30%。

七、转移性肺癌 CT 表现

直径>6mm 的血源性肺转移瘤可在胸片上发现,但 CT 的灵敏度更高,CT 可显示直径>2 mm的胸膜下转移瘤,而在中央肺部则需要直径大于 4 mm 时才能检出。

(一)多发性血源性肺转移瘤

在一个有已知肿瘤病例中,CT 见到多发性软组织密度的肺结节时常表明为肺转移瘤。结节的大小不一,自几毫米至几厘米,位于肺周围部者较多。边缘多清楚、光滑(图 10-9),少数来自腺癌的转移瘤可表现为边缘不规则或边缘模糊。在一篇报道中,30%～75%的转移瘤可见肺血管直接进入转移瘤内,但在 CT 与病理的对照研究中,其检出率<20%,薄层 CT 在该征象的检出上较可靠。约 5%的肺转移瘤发生空洞,常见于来自宫颈癌、结肠癌和头颈部癌(图 10-10)。空洞和转移瘤的大小无关,可能和原发肿瘤的病理过程有关,如鳞状细胞癌中的角蛋白液化和腺癌中的黏蛋白/类黏蛋白变性。来自头颈部鳞癌的空洞性转移瘤可很小,壁很薄,可同时有实心结节。钙化见于成骨肉瘤和软骨肉瘤的病例中,偶见于来自产生黏液的肿瘤,如结肠或乳腺癌。

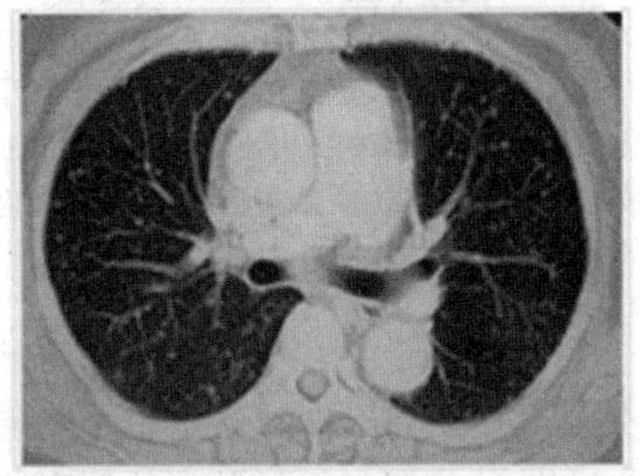

图 10-9　肺癌患者的横断面 CT 图(七)

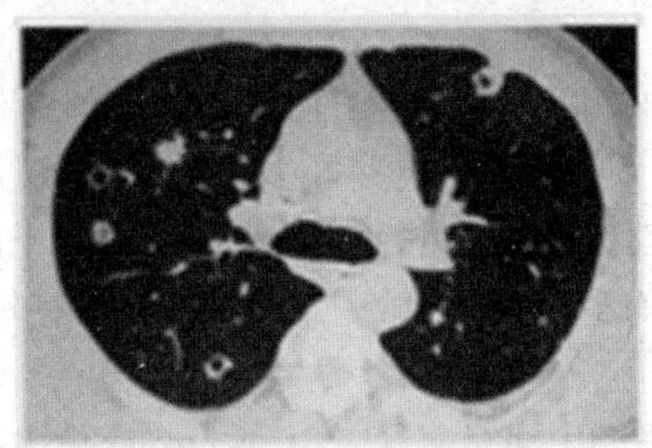

图 10-10　直肠癌肺转移患者的横断面 CT 图

患者男,70 岁,直肠癌患者的胸部 CT,见两肺血源性转移瘤,大小不一,有空洞,也有实心结节

(二)孤立性肺转移瘤

在一项有胸外恶性肿瘤一年后肺内出现孤立性结节的报道中,63%为原发瘤,25%为转移瘤。在原发病灶为鳞癌者中 65%、腺癌中 50%的孤立性肺结节为原发瘤,而肉瘤者则几乎都为

转移瘤。Quint 等报道在原发为头颈、膀胱、乳腺、宫颈、胆管、食管、卵巢、前列腺或胃等癌中的孤立性肺结节多为原发瘤[转移：原发=(25～26)：(3～8)]；在原发为涎腺、肾上腺、结肠、腮腺、肾、甲状腺、胸腺、子宫等癌中两者机会相似(转移：原发=13：16)；而原发为黑色素瘤、肉瘤、睾丸癌者中则多为转移瘤(转移：原发=23：9)。

孤立性肺转移瘤的 CT 表现和良性结节十分相似，多数为直径<2 cm、边缘光滑的圆形结节，有时可呈卵圆形。60％位于胸膜下，25％位于肺周围部，2/3 位于两侧下叶。有时可见到结节-血管征，即在转移性结节和相邻动脉分支之间有相连(图 10-11)。另一个有助于与良性结节区别的征象是转移性结节远侧的低密度区，这可能是由于转移瘤阻塞了肺血管造成了其远侧血流灌注不良的结果，良性结节中无此征象。少数孤立性转移瘤的边缘有分叶和毛刺，多来自腺癌的转移，和原发性肺腺癌不易区别。

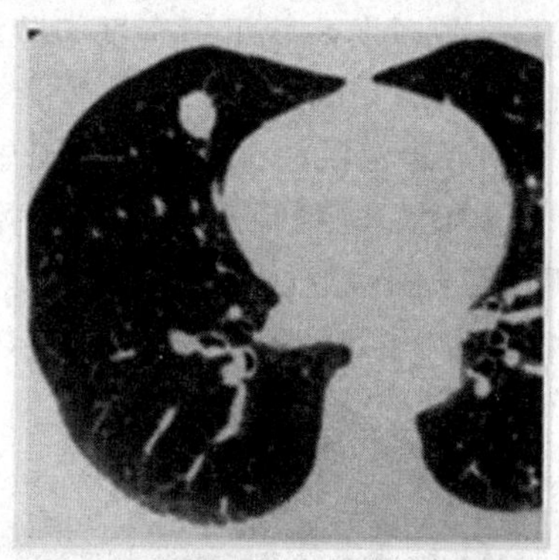

图 10-11　结肠癌肺转移患者的横断面 CT 图

患者男，60 岁，结肠癌病例肺内边缘光滑的孤立性转移瘤，病理证实，在 HRCT 上，可见血管进入结节内

八、鉴别诊断

原发性肺癌的 CT 表现，特别是其中的周围性肺癌要和许多肺内孤立性肺结节鉴别，纵隔内的转移性淋巴结肿大要和各种肺门和/或纵隔淋巴结肿大的病变鉴别。

(一)孤立性肺结节的鉴别

1.结核球

约 60％的孤立性肺结节是肉芽肿，可发生于任何年龄组的病例中。据统计，在年龄<35 岁的患者的孤立性肺结节中 90％为肉芽肿。肉芽肿多由结核、组织胞浆菌病及球孢子菌病所致，在中国大多数的肉芽肿为结核性。直径≥2.0 cm 的类圆形纤维干酪灶称为结核球，≤2.0 cm 者称为结核结节。结核球的内容物多为凝固状的干酪坏死，有时有钙化，周围有厚约 1mm 的纤维包膜。

结核球或结核结节在 CT 平扫上多呈直径 0.5～4 cm，或更大些的圆形或卵圆形病变，大多位于上叶，右侧多于左侧。典型的结核球边缘光滑、锐利(图 10-12)，但少数也可模糊，甚至呈分叶状，90％的病例其周围可见到卫星灶，发生空洞者也不少见，空洞多呈偏心性，裂隙状或新月状。结核的重要特征是经常发生钙化，各种良性钙化形态如弥漫性、靶心性、点状、爆米花状及层状等，均可见于结核球中，尤其层状或全部钙化几乎是结核球的特征性表现，经常伴有肺门淋巴结钙化。

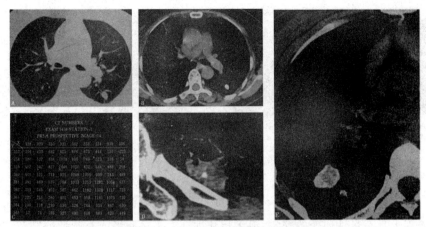

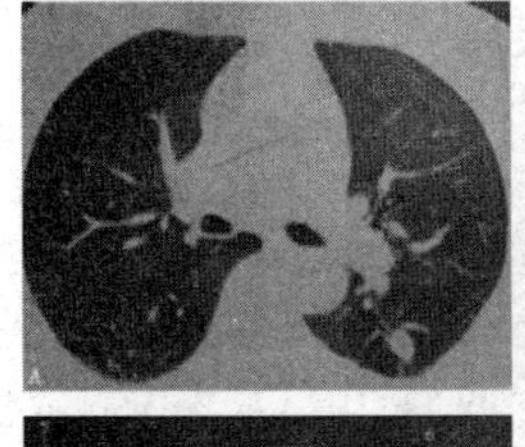
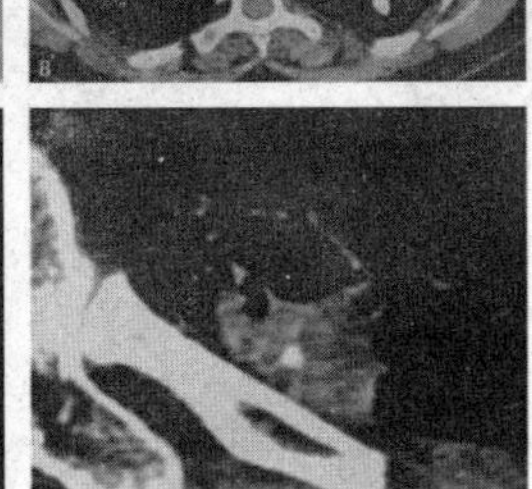
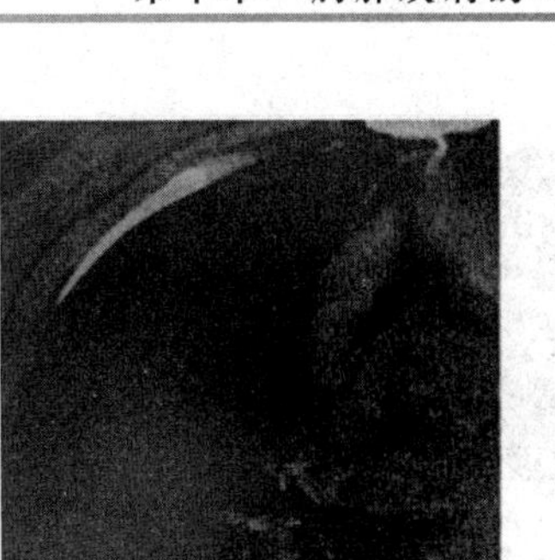
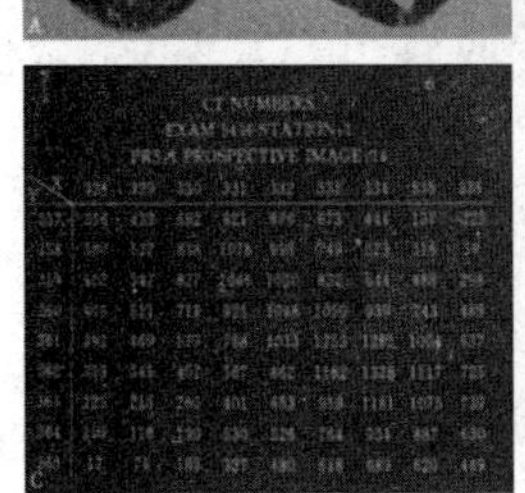
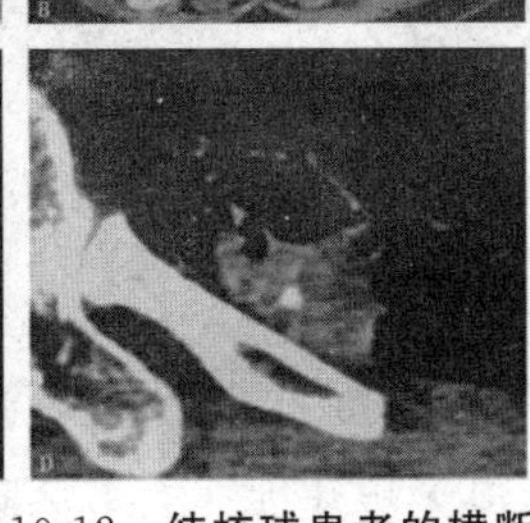

图 10-12 结核球患者的横断面 CT 图

A.左下叶背段结核球，CT 肺窗示病灶呈结节状，边缘较光滑；B.纵隔窗，结节呈弥漫性全钙化；C.为上述病灶的像素 CT 值分析，多在 300 HU 以上；D.左下叶结核球，CT 平扫纵隔窗示病灶边缘不规则，内部见靶心钙化；E.右下叶结核球，CT 平扫纵隔窗见病灶边缘呈环状钙化，周围有小的钙化卫星灶

此外，多数的结核球有胸膜粘连带，也是本病在 CT 上的另一重要特征。结核球在 CT 上可保持几个月或几年不变，偶有进行性增大者。通常，病变越大，其活动性可能越大。在增强扫描时结核球 CT 值增加常低于 12 HU，平均(3±6) HU。结核球在增强扫描后的形态学表现上也有较特征性的表现，Murayama 等曾对 12 例经手术切除的无钙化结核球进行了 CT 增强类型的观察，发现 7 例(58%)呈环状边缘增强，其中 2 例为不完全的环状增强；2 例(17%)于结节中央部可见弧线状增强；其余 3 例(25%)为无特异性的增强，其中 2 例呈部分增强，1 例为均匀增强。

结核球主要需和周围型小肺癌鉴别。周围型肺癌的形态不规则，边缘毛糙，有分叶，而且多为深分叶，并可见毛刺，可有空泡征和支气管充气征，但钙化少见；而结核球边缘多光整，空洞多呈偏心性，钙化常见，周围多有卫星灶等可资鉴别，如有困难，可做增强扫描，结核球多无强化或呈边缘强化，而肺癌多为均匀或不均匀强化，强化幅度多在 20 HU 以上。

2.错构瘤

错构瘤是最常见的肺部良性肿瘤，占手术切除的肺结节病例中的 6%～8%，仅次于肺癌和肉芽肿病(结核球)。起源于支气管的未分化间质细胞，由间质和上皮组织混合组成，有不同程度钙化和骨化的软骨、脂肪或黏液瘤样结缔组织是其突出的组织成分。

CT 表现为肺内结节或肿块，呈圆形或类圆形，77%的直径在 3 cm 以下，但也可达到 10 cm 以上，边缘光滑，可有分叶，密度均匀，内部可有钙化或代表脂肪的低密度区。CT 诊断标准为：①结节直径<2.5 cm；②边缘光滑；③结节内含有 CT 值在－40～－140 HU 的局灶性脂肪区，或有与脂肪共存的 CT 值>170 HU 的钙化(图 10-13)。有时分叶较深，可误诊为肺癌，但后者除有分叶外，常有细短毛刺和棘状突起，胸膜凹陷，结节内有时有支气管充气征或空泡，有利于鉴别诊断。

3.炎性假瘤

本病的细胞成分多样，病程长短不一，临床上有多种不同的命名，但本质上并非是真正的肿瘤，而是一种非特异性的慢性炎症性增生，其病理基础是肺实质炎性增生性瘤样肿块，属于不吸收或延迟吸收的肺炎。

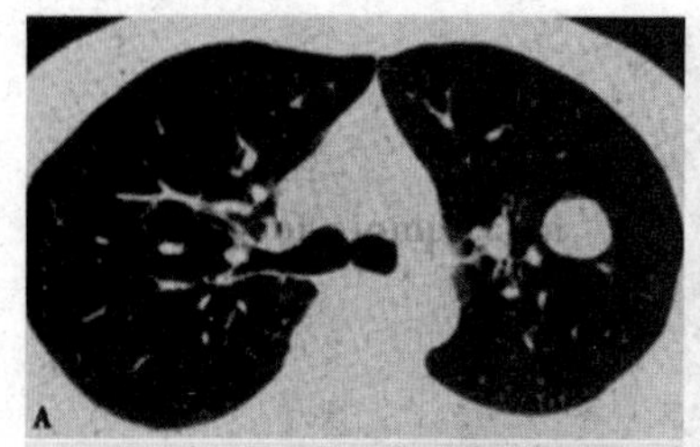

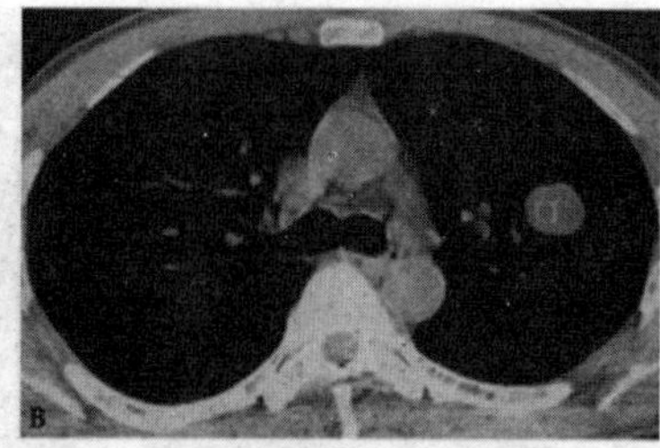

CT NUMBERS

EXAM: 8602 STATION: 1

PRS: 1 PROSPECTIVE IMAGE: 19

Y \ X	389	390	391	392	393	394	395	396	397
259	18	22	-12	-18	-43	10	-47	-60	-45
260	62	-45	29	6	26	-1	18	25	62
261	16	-12	1	-58	-37	26	6	-27	-28
262	-3	-37	-16	-19	43	-46	-53	-23	34
263	-65	-41	14	-67	-11	-70	35	-40	-38
264	11	-33	15	-28	-10	-11	-80	-46	5
265	7	25	-8	-26	7	68	7	21	-68
266	-10	-3	73	33	-18	-44	-19	-24	-15
267	-28	-19	-65	-9	-18	-65	-42	-34	-24

C

图 10-13 错构瘤患者的横断面 CT 图

患者男，45 岁，无症状。图 A 为左肺上叶直径 2 cm 结节，边缘光滑；图 B 为纵隔窗，见结节密度均匀，取小区域为兴趣区，测量其内部像素的 CT 值；图 C：兴趣区内有 15 个像素的 CT 值在 -40 ～ -140 HU，提示有脂肪存在，手术证实为错构瘤

在 CT 表现上具有良性病变的征象，但无特征性。大多呈圆形或类圆形的结节或肿块，大小 2～6 cm，多在 3 cm 以内，但少数可达 10 cm 以上，多位于肺周围部或紧贴胸膜并可与其发生粘连，边缘较清楚或毛糙，分叶少见，邻近胸膜常有尖角样胸膜反应。密度较均匀，偶有钙化，少数病例可出现洞壁光滑的空洞或支气管充气征。平扫时 CT 值略高，增强时呈不均匀的明显增强，部分病例不强化或仅有边缘强化。纵隔内多无淋巴结肿大，此点有助于良性病变的诊断。

随访中可长期无变化或缓慢增大，如边缘出现分叶、毛刺等征象时要想到恶变的可能。

4.局限性机化性肺炎

本病为不吸收或延迟吸收的肺炎，占全部肺炎的 5%～10%。病理上可见肺泡和呼吸细支气管内的炎性渗出物机化，并有炎性细胞浸润，是不可逆的病变。

根据 Kokno 的经验，本病都位于肺周围部，39% 和胸膜相接，44% 直径＜2 cm，大部分(72%)呈卵圆形、梭形或梯形，呈圆形者仅 28%。94% 边缘清楚而不规则，50% 病例可见胸膜尾征和空气支气管征，56% 病灶周围有卫星灶，在随访中 3/4 病例病灶有缩小、密度减低或消失(图 10-14)。

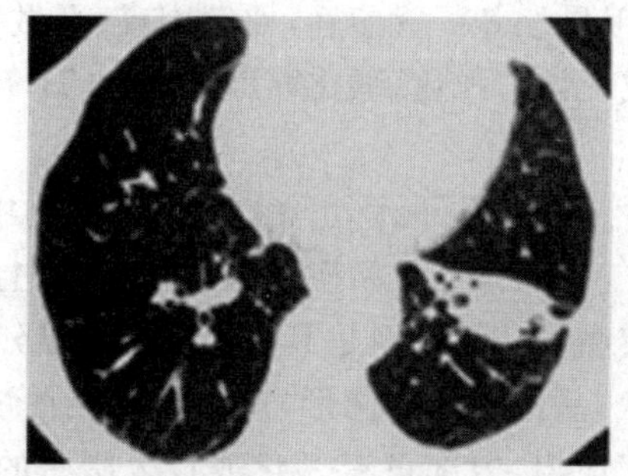

图 10-14 机化性肺炎患者的横断面 CT 图

患者男，45 岁，左肺下叶内前基底段，斜裂下梭形结节，内有大小不等的低密度影，并可见胸膜尾征。手术证实为机化性肺炎

由于本病病灶边缘不规则，病灶内有空气支气管征等常难以与肺癌鉴别，但本病位于肺周围部胸膜下，呈卵圆形、梭形或梯形的形态，病灶周围有卫星灶等特征有助于本病的诊断，如不能肯定，应及早进行肺活检，必要时，可在较短间隔期(3～4 周)后复查，观察病灶有无缩小。

5.真菌病

多种真菌可在肺部形成病灶，其中较常见的有曲霉菌、毛霉菌、白色念珠菌、隐球菌和组织胞

浆菌等。它们大多是继发在全身性疾病、机体免疫力下降的基础上,导致肺部真菌病的发生。

各种肺部真菌感染在CT上多无特征性表现,不能加以区分,也难以和其他病因所致的肺炎、结核、肿瘤或脓肿鉴别。常见的CT表现有呈累及多个肺段或肺叶的炎症性改变,边缘模糊,内可有空洞形成;肺内单个或多个结节也不少见,大小不一,多位于肺的中外带,边缘多较模糊,有的结节边缘围绕以磨玻璃影,出现所谓"晕征",是病变累及小肺动脉导致出血性梗死的结果;当多个结节增大融合时可形成肿块,其边缘可呈分叶状,有的周围也有"晕征",肿块内部密度均匀或不均匀,有坏死液化时出现空洞,一般空洞内壁较光滑,厚薄不一。真菌感染还可引起肺门和/或纵隔淋巴结肿大、胸腔积液、胸膜增厚,甚至肋骨破坏等。

孤立性真菌感染所致的结节或肿块须与周围型肺癌、结核球、炎性假瘤等鉴别。周围型肺癌多有分叶或毛刺的边缘,一般周围无晕征,有胸膜尾征等,较易鉴别。结核球的边缘清晰,较光滑,周围有卫星灶,内部密度较高,多有钙化等也常可与之鉴别。

(二)肺门和/或纵隔淋巴结肿大的鉴别

许多其他疾病,包括肺癌以外的肿瘤、感染、结节病和反应性增生等都可引起纵隔和肺门淋巴结肿大,需要和肺癌转移所致的肿大淋巴结鉴别。在肿瘤中包括恶性淋巴瘤、转移瘤、白血病等。转移瘤常来自支气管、食管和乳腺,如原发肿瘤位于胸外时,则多来自肾、睾丸和头颈部。感染中最常见者为结核和真菌,后者常见者为组织胞浆菌病和球孢子菌病;结节病是又一种经常引起淋巴结肿大的原因。淋巴结肿大还可见于其他各种疾病:如硅肺、煤工肺尘埃沉着症、石棉沉着病、Castleman 病、淀粉样变、慢性铍肺、Wegener 肉芽肿、多发性骨髓瘤、组织细胞增生症 X、严重的肺静脉压力增高和药物引起的淋巴结病等。反应性过度增生是淋巴结对肺感染、细胞碎屑和异物反应性改变,是一种急或慢性、非特异性的炎症过程,产生了淋巴结的炎症和过度增生。它们见于肺感染、支气管扩张和各种急、慢性间质性肺病等的淋巴引流区。

1.淋巴瘤

恶性淋巴瘤是淋巴过度增生病中的一部分,现在一般把恶性淋巴瘤分为霍奇金淋巴瘤(HD)和非霍奇金淋巴瘤(NHL)两种,它们在临床、病理和预后上均有所不同,在 HD 中可见到 Reed-Sternberg 细胞,而 NHL 中没有,而且恶性程度较 HD 高,预后差。每种又根据组织学改变分为几个型,它们都可累及胸部。

上纵隔淋巴结肿大是 HD 的标志,最易累及上纵隔和气管旁淋巴结链,不累及肺门淋巴结者也很少见,其他区的淋巴结——隆突下、膈上、食管旁和乳内等区的发生率依次下降。在治疗前淋巴结很少钙化,在治疗后则可发生钙化。

广泛的纵隔淋巴结肿大可造成上腔静脉阻塞、对食管或气管的压迫。病变还可累及肺部及胸膜,但检出率要较淋巴结者为少。NHL 的临床表现和病理特征都较 HD 复杂。病变在全身较为广泛,仅 40%累及胸部,在全部 NHL 中 10%仅累及纵隔。

在病理上一般先根据病变的大体表现分为低、中、高三个等级,然后再分为 10 类,一般 NHL 在发现时要较 HD 为严重,但它不像 HD 那样,解剖部位的分期并不重要,而是其病理组织学改变和肿瘤的大小更重要。

在 CT 表现上,虽然两种淋巴瘤在全身分布可不一样,但在胸内淋巴结的表现是相似的。典型表现为两侧但不一定是对称的肺门淋巴结肿大,一侧肺门淋巴结肿大者非常少见。纵隔中气管旁淋巴结和隆突下淋巴结受累者至少和气管支气管淋巴结一样多或还要多,累及前纵隔和胸骨后淋巴结者也不少,当它们很大时,甚至可直接破坏胸骨,当肺部有病变时都有纵隔淋巴结肿大。但在 NHL 的组织细胞亚型可仅有肺部改变而无淋巴结肿大。在淋巴瘤中增大的淋巴结可呈散在状或融合成块，边缘清楚或模糊，大多数病例中增大的淋巴结在增强扫描中有增强，大部分为轻度或中度增强，小部分可增强达 50 HU 以上，后者多为霍奇金淋巴瘤，但也有不增强者。

20％病例的淋巴结内有低密度囊状坏死区，在治疗后淋巴结有缩小时，囊状坏死区可继续存在。治疗前淋巴结内有钙化者很少见，在经化疗或放疗后淋巴结内可发生钙化，呈不规则、蛋壳状或弥漫性钙化。

在与肺癌转移而致的肺门和/或纵隔淋巴结肿大的鉴别上肿大淋巴结的位置很重要，肺癌转移而致的肿大淋巴结的分布位置多沿原发肺癌的淋巴转移的途径发生，常有肺门淋巴结肿大，至晚期才有对侧纵隔或肺门淋巴结肿大，而此时肺内的原发病灶多已较明显；而淋巴瘤者肺内可无原发病灶，其肿大的淋巴结多为两侧对称，好融合成片，淋巴结之间的界线消失，不易分出该组中的每个淋巴结，增强扫描时为中度增强，较肺癌所致者为低，这些均有助于鉴别。

2.结节病

结节病也是一种常引起肺门和纵隔淋巴结肿大的全身疾病，淋巴结肿大是结节病最常见的胸部表现，发生于 75％～80％的患者中。

两侧对称的肺门淋巴结肿大伴有气管旁淋巴结肿大是结节病的典型表现，右侧气管旁淋巴结比左侧者发生率高。病变淋巴结的大小各异，肿大的肺门淋巴结的边缘清楚、常呈分叶状。两侧对称分布是结节病的又一大特点（图 10-15），因为在其他淋巴结肿大的病变，如结核、淋巴瘤和转移瘤中很少是两侧对称的。纵隔内的肿大淋巴结常多区同时发生，可累及前、中和后纵隔等各区淋巴结，在 CT 上 25％～66％累及前纵隔，但都伴有它区的淋巴结肿大，如仅为前纵隔淋巴结肿大，强烈提示为结节病以外的疾病，特别是淋巴瘤；结节病的淋巴结可发生钙化，在 CT 上的检出率为 44％～53％，钙化仅发生在有病变的淋巴结内，是纤维组织营养不良的表现，而与高钙血症或合并结核无关。钙化可发生于任何区的淋巴结中，但以肺门和气管旁为多见。钙化的形态也无特异性，但有的表现为蛋壳状钙化较有特异性，因为它仅见于结节病和硅肺中，偶见于结核中。在增强扫描中淋巴结多为中度的弥漫性增强，很少有呈环状强化者。

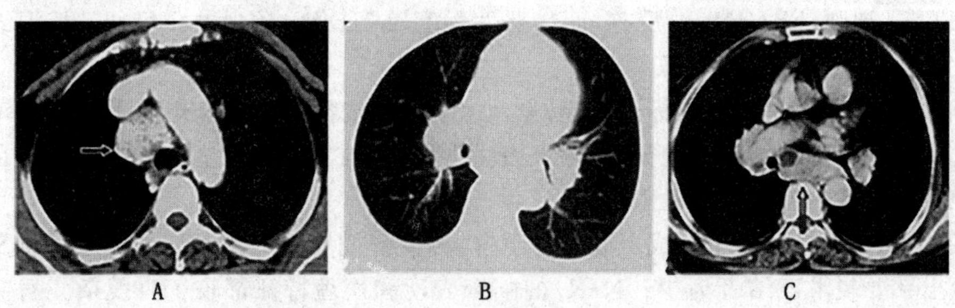

图 10-15　结节病横断面 CT 图

患者女，53 岁，结节病。增强 CT 纵隔窗见右气管旁（4R 区）淋巴结肿大（图 A 箭头），增强后呈弥漫性强化，CT 值较高，达 80 HU。图 B 为图 A 的向下层面，见两侧叶间区（11 区）淋巴结肿大，气管旁＋两侧肺门淋巴结增大是结节病的典型表现。图 C 为图 B 的增强 CT 纵隔窗，除 11 区淋巴结肿大外，还可见隆突下（7 区）淋巴结肿大，并有囊变（箭头）

在与肺癌转移而致淋巴结肿大的鉴别上，淋巴结的位置仍很重要，虽然有些结节病病例肺内可见到大小不等的结节或肿块，但其肿大淋巴结的位置和肺内病变无肯定的关系；结节病中的肿大淋巴结虽然也可以长得很大，但常仍可见到各个淋巴结的边缘，肿大淋巴结可发生钙化，增强扫描时多为中、高度增强，较肺癌转移者稍高；而肺癌转移所致的淋巴结肿大可发生融合，并很少发生钙化；大多数结节病患者在第一次检查时淋巴结已达最大的大小，在以后的 3～6 个月内减小，2/3 在 1 年后不再可见，仅 6%在 2 年后仍可见但也有减小，淋巴结逐渐缩小，这也有助于和纵隔淋巴瘤或转移瘤鉴别。

3.纵隔淋巴结结核和真菌感染

纵隔和/或淋巴结结核多见于儿童的原发性结核中，近年来随着抗结核药物的滥用和艾滋病的流行，成人中继发结核性纵隔淋巴结炎也不少见，以中老年人和免疫损害者为多见。患者多无症状或有因肿大的淋巴结压迫邻近纵隔组织而引起相应的症状。

在 CT 上，几乎各区的淋巴结都可以被累及，但 60%左右位于右气管旁上区(2R 区)，20%左右位于右气管旁下区(4R 区)和主-肺动脉窗区(5 区)内。淋巴结的大小对判断病变的活动性上有一定意义，Moon 等认为活动性者和非活动性者的平均长径分别为 2.8 cm 和 2.1 cm。平扫时淋巴结的密度对诊断也有重要意义，Im 等认为直径大于 2 cm 的淋巴结在平扫上呈中央相对低密度区时表明病变为干酪坏死期。增强 CT 扫描对本病的诊断和鉴别诊断有决定性意义。在增强时 85%～100%的活动性者的淋巴结呈明显环形强化(CT 值 101～157 HU)，而中央区密度较低(CT 值 40～50 HU)，当有液化时 CT 值将更低，有的淋巴结的边缘较模糊也提示病变有淋巴结外蔓延；上述表现经抗结核治疗后有明显好转或完全消失，证实为活动性病变。非活动性者则在增强扫描时呈均匀状，而无边缘环状强化、中央低密度的表现。

本病虽然肺内常无实质性活动病变，但 67%可见肺内有陈旧性结核病变。

在纵隔淋巴结结核与肺癌转移而致的淋巴结肿大的鉴别上，平扫时淋巴结中央低密度和增强扫描时典型的边缘环形增强有重要意义。特别是边缘环形增强在肺癌转移而致者中不多见，但 CT 并不是经常都能区别它们。MRI 可能有用，如肿大淋巴结在 MRI 的 T_1 和 T_2 权重像上都呈低信号强度而考虑为炎性肿块时，必须考虑纵隔淋巴结结核的可能。

真菌感染中常见者为组织胞浆菌病和球孢子菌病，它们在我国较少见，当组织胞浆菌病累及肺和/或纵隔及胸外组织时，常见纵隔淋巴结肿大，表现为伴或不伴有肺部改变的一侧或两侧肺门淋巴结、纵隔淋巴结或肺内淋巴结肿大。肺部改变可表现为局灶性肺炎、一个或多个结节，可出现空洞或钙化，在无肺部改变的本病中，诊断需结合流行病学、临床材料和实验室资料。

4.肺癌以外的其他胸部恶性肿瘤的纵隔淋巴结转移

(1)食管癌：食管淋巴管构成围绕食管的不间断的致密的黏膜下丛，上 2/3 食管淋巴管向头侧引流，下 1/3 的淋巴管向下引流至腹部，也可在多水平上直接和邻近的胸导管交通，作为这种广泛引流系统的结果，常发生跳跃性转移，在远处发生淋巴结转移，而不累及中间的淋巴结。上中部食管的播散常累及气管旁淋巴结，下部食管癌转移的最常见淋巴结为胃小弯和胃左动脉淋巴结(胃肝韧带淋巴结)。

食管癌因纵隔淋巴结转移而肿大时，其肿大程度可能较因肺癌而转移者为小，Schroder 对 1 196个因食管癌而切除的淋巴结的研究中表明，129 个(10.8%)为恶性，其大小和转移无明显相关。无转移淋巴结平均为 5 mm，转移淋巴结平均为 6.7 mm，仅 12%转移淋巴结直径＞10 mm。但 Dhar 报道直径＜10 mm 的转移淋巴结的预后要较＞10 mm 者为好。由于食管癌病例发现有纵隔淋巴结肿大时，其进食困难的症状多已较明显，在临床上和肺癌淋巴结转移的区别一般不困难。

(2)恶性胸膜间皮瘤：恶性胸膜间皮瘤起自脏层和膈肌胸膜，其自然的播散是通过脏层胸膜到肺，局部扩张到胸壁和膈肌。上中部前胸膜淋巴引流到内乳淋巴结，下部胸膜淋巴引流到膈肌周围淋巴结。后胸膜淋巴引流到胸膜外淋巴结，后者位于脊柱旁邻近肋骨头的胸膜外脂肪内。膈肌胸膜有丰富的淋巴管网络，沟通胸腔和腹腔。膈肌的前部和侧方淋巴管引流入内乳和前纵隔淋巴结，后部膈肌淋巴管引流到主动脉旁和后纵隔淋巴结。后纵隔淋巴管再向上引流和中纵隔淋巴管交通，也可向下引流到胃肝韧带和腹腔动脉淋巴管。

恶性胸膜间皮瘤的纵隔淋巴结转移可表现为累及一侧肺门或支气管肺淋巴结，也可累及隆突下和包括内乳淋巴结的同侧纵隔淋巴结，严重时累及对侧纵隔或内乳淋巴结。此时胸膜间皮瘤的结节或肿块多已十分明显(图 10-16)。

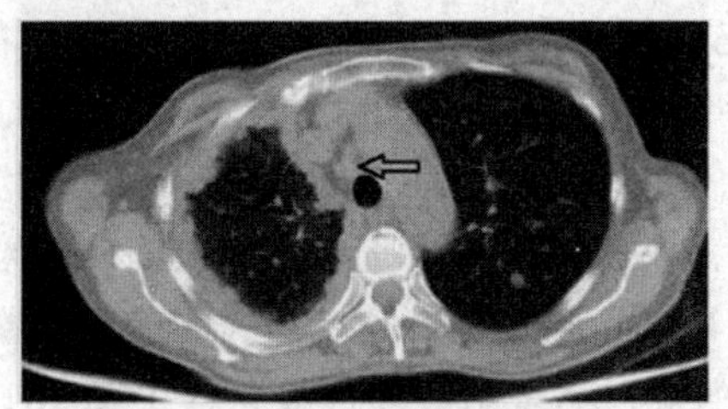

图 10-16　胸膜间皮瘤

患者女，58 岁，胸膜间皮瘤。右侧胸膜呈典型的环状增厚，表面高低不平。纵隔内可见右下气管区(4R 区)淋巴结肿大(箭头)

5.肺尘埃沉着症(尘肺)

在长期吸入生产性粉尘的工人中也会发生肺门和纵隔淋巴结的变化，表现为淋巴结的肿大和/或钙化(图 10-17)。在有大块纤维化的Ⅲ期尘肺患者中的肿大淋巴结检出率较无大块纤维化的Ⅰ、Ⅱ期尘肺明显增多。此时，要和肺癌所致者鉴别，除尘肺的大块纤维化的 CT 表现和肺癌有不同外，尘肺中的肿大淋巴结较小，以直径在 1.5 cm 以下者为多，而且钙化的发生率高，有助于鉴别。

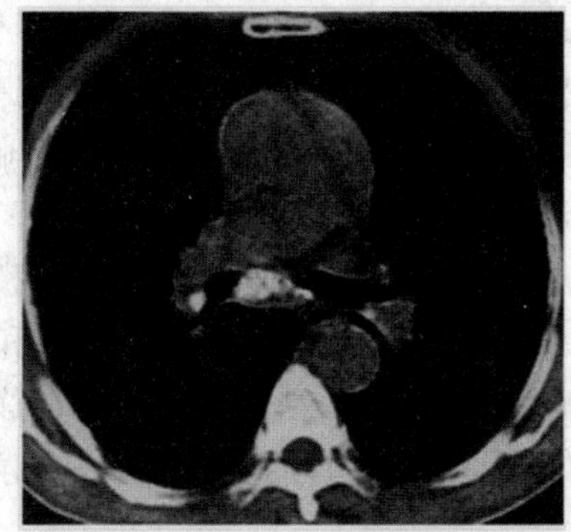

图 10-17　尘肺患者横断面 CT

患者男性，55 岁，煤工尘肺。隆突下(7 区)淋巴结肿大，并有大量钙化

6.Castleman 病

Castleman 病也称良性巨淋巴结增生症，原因不明，在青年人(平均 33 岁)中多见。它也可为多灶性累及胸内、外淋巴结，以在纵隔内最多见。

在组织学上，它分为两型：透明血管型(90%)和浆细胞型。前者的 CT 表现为纵隔或肺门部有一侧或两侧软组织密度肿块，边缘清楚，可有分叶，有时可十分巨大，并发生钙化，肿块可延伸

至颈部或腹膜后。平扫时的 CT 值为 43～55 HU，平均 47 HU，在增强扫描时肿块有非常明显的增强，CT 值可达 80～125 HU，平均 90 HU，在动态扫描中可见从周边到中央的逐渐强化，这有助于鉴别诊断。鉴别诊断中要包括各种在增强扫描中有强化的病变，如结节病、结核病、血管成免疫性淋巴结病和血管性转移瘤，特别是来自肾细胞癌、甲状腺乳头状癌和小细胞肺癌者。

（张忠胜）

第五节　胸壁疾病

胸壁由皮肤、浅筋膜、深筋膜、胸上肢肌、胸廓、肋间组织及胸内筋膜等共同构成，因此胸壁主要包含皮肤、脂肪、肌肉、血管、神经等软组织及肋骨、胸骨的骨性结构。胸壁疾病包括畸形、外伤、感染、肿瘤及术后改变等。乳腺疾病此处不予介绍。

一、畸形

胸壁畸形主要由胸廓的骨性结构畸形所致，如鸡胸、桶状胸及胸廓不对称等，其病因可为先天性，亦可为后天各种原因所致，一般轻度的胸廓畸形对人体的生理功能影响不大，但严重胸廓畸形可不同程度影响心、肺功能。以下简略介绍与临床相关的畸形：鸡胸、漏斗胸和桶状胸、扁平胸。

（一）鸡胸和漏斗胸

1.病因及病理

造成鸡胸、漏斗胸这两种畸形原因有：先天发育异常、营养不良及继发于胸腔内的疾病。严重的鸡胸、漏斗胸可引起心、肺受到不同程度的压迫，引起心脏移位，影响肺通气功能，还易发生呼吸道感染等病症。

2.CT 表现

鸡胸在 CT 上表现胸骨前突，可合并相连接的前肋呈反弓形，胸前壁呈楔状凸起，胸廓的前后径比左右径还长，状如禽类胸廓。漏斗胸在 CT 上表现为胸骨凹陷畸形，相连接的肋骨弓形程度增大，状如漏斗。

（二）桶状胸和扁平胸

1.病因

桶状胸可由慢性支气管炎、哮喘等疾病形成的肺气肿所致，扁平胸可因先天发育形成，也可为慢性消耗性疾病所致，如肺结核等。

2.CT 表现

桶状胸表现为胸廓的前后径增长，有时超过左右径，以中下前肋为主的肋间隙加宽，整个胸廓呈圆桶形（图 10-18）。扁平胸表现为胸部的前后径不到左右径的一半，呈扁平状，且颈部细长、锁骨突出。

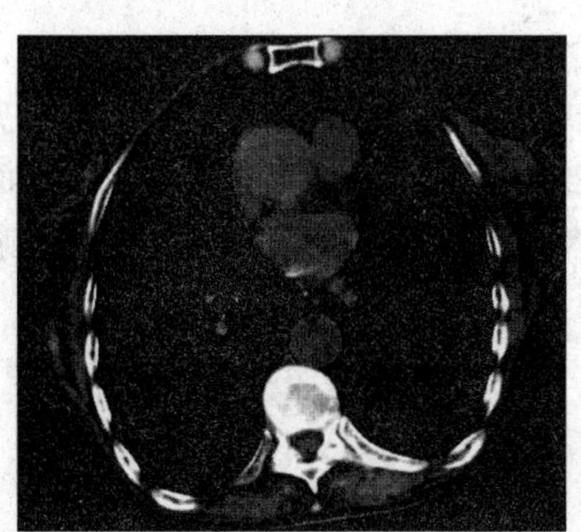

图 10-18 桶状胸

前后径明显增大，前后径大于左右径，胸似桶状

胸廓畸形常伴有其他疾病，因此在通过 CT 发现胸廓畸形的同时，还应密切注意肺、心脏等部位表现。另外，胸廓为肋骨、胸骨和胸椎之间的连接共同构成的统一体，当其中某一骨性结构畸形时，常伴有其他骨性结构改变，因此，观察 CT 表现时，需结合 X 线平片进行全面观察。

二、外伤

胸部损伤根据是否穿破胸膜分为闭合性和开放性两类，而表现在胸壁损伤主要为骨性结构和软组织损伤，如肋骨、胸骨骨折及软组织血肿等。临床上无论是闭合性损伤还是开放性损伤，胸腔内、纵隔内脏器受损及合并腹部脏器损伤形成胸腹联合伤时都是临床急症。因此 CT 观察胸壁外伤的同时必须注意肺内、纵隔及腹腔等变化，如皮下积气、胸腔积液、气胸、间质性肺气肿、心包积液、腹内游离气体等征象。CT 还可有发现因外伤残留在胸壁的异物，并且可有观察到异物是否损伤纵隔内重要脏器(图 10-19)。另外，应用 CT，特别是螺旋 CT 的重建技术对诊断胸骨骨折、细微的肋骨骨折及肋软骨骨折较 X 线平片有明显优势。

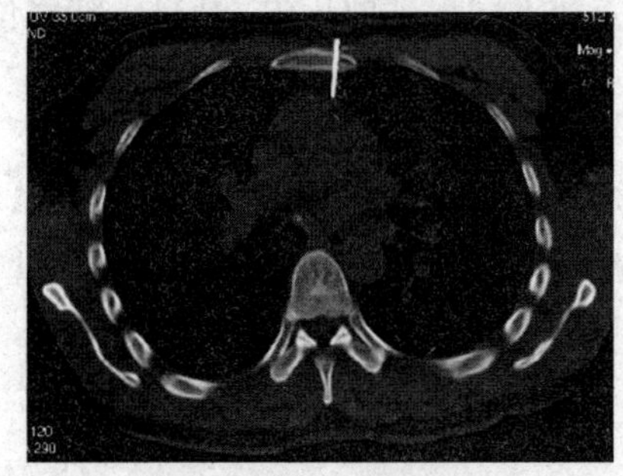

图 10-19 胸壁异物

高密度条形异物穿过胸骨，进入前纵隔，紧贴升主动脉

三、感染

胸壁感染包括非特异性感染和特异性感染，特异性感染包含结核、真菌感染，非特异性感染为一般统称的化脓性感染。

(一)胸壁结核

胸壁结核是胸壁常见疾病，根据中华医学会结核病学会最新分类法，胸壁结核归类于肺外结核。

1.病因

胸壁结核原发少见，主要继发于肺、胸膜及纵隔淋巴结等结核，但胸壁结核并非和肺、胸膜及纵隔淋巴结结核呈同步性，有相当一部分胸壁结核患者其肺内病灶已吸收或趋于吸收。其主要感染途径如下。①淋巴道播散：为最常见的感染途径，结核菌由肺、胸膜及纵隔淋巴结等原发灶经淋巴道感染胸壁组织，以胸骨旁、肋间为主的淋巴丰富区最易累及。早期病变局限于胸壁淋巴结，后可蔓延侵犯周围软组织、骨质。②血行播散：体内原发病灶的结核菌通过血液播散至胸壁上血供丰富的胸骨、肋骨骨松质内，导致结核性骨髓炎，而后引起骨质破坏，病灶破溃侵入软组织。③直接侵犯：肺、纵隔结核病灶穿破胸膜后直接侵犯胸壁，或是结核性脓胸破溃，病灶累及胸壁，此种形式常有肺、纵隔、胸腔结核病灶与胸壁病灶的相互连接。

2.病理

胸内结核以淋巴、血行播散和直接侵犯累及胸壁淋巴结及胸壁各层组织，包括骨骼和软组织，形成无痛性冷脓肿并可导致骨质破坏；胸壁结核脓肿以起源于胸壁深处的淋巴结较多，经穿透肋间肌蔓延至胸壁浅部皮下层，往往在肋间肌层里外各有一个脓腔，中间有孔道相通，形成葫芦状。有的脓肿穿透肌间隙之后，因重力坠积作用，逐渐向外向下沉降至胸壁侧面或上腹壁，脓肿穿透皮肤可形成窦道。

3.临床表现

发病年龄常见于 35 岁以下的青年人，以男性为多。大多患者全身症状不明显，若原发结核病灶尚有活动，则可有低热、盗汗等低毒症状。早期，患者只有不痛、不热、不红的冷脓肿，因此又称为无痛性寒性脓肿，按之有波动，少数患者可出现轻微疼痛。随着病灶继续发展，穿破皮肤，排出水样混浊脓液，无臭，可伴有干酪样物质，如经久不愈，可形成溃疡、窦道。如合并非特异性感染时，可出现急性炎症症状。

4.CT 表现

(1)病变早期可只显示软组织增厚，后可形成软组织肿块，提示冷脓肿形成。淋巴道播散是其主要的感染方式，因此肿块常位于肋间及胸骨旁，其形态各异，常表现为梭形、圆形及椭圆形，内可伴钙化(图 10-20、图 10-21)。淋巴道播散形成的冷脓肿，边缘较光整，但也可侵及胸腔、周围骨质而边缘模糊；血行播散和直接侵犯形成的冷脓肿，软组织肿块常边缘模糊(图 10-22)。平扫 CT 可示肿块中心区为低密度液化区，周围为稍低于肌肉密度的软组织块影。增强 CT 见周围软组织密度可强化，中心区的液性密度不强化。这种表现有一定特征性，但亦见于真菌感染或肿瘤伴坏死改变。

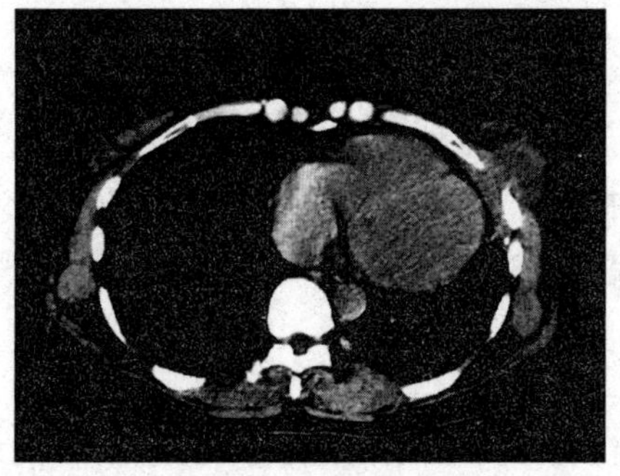

图 10-20　冷脓肿(一)

左侧胸壁包块影，与胸腔相通，局部的胸膜增厚

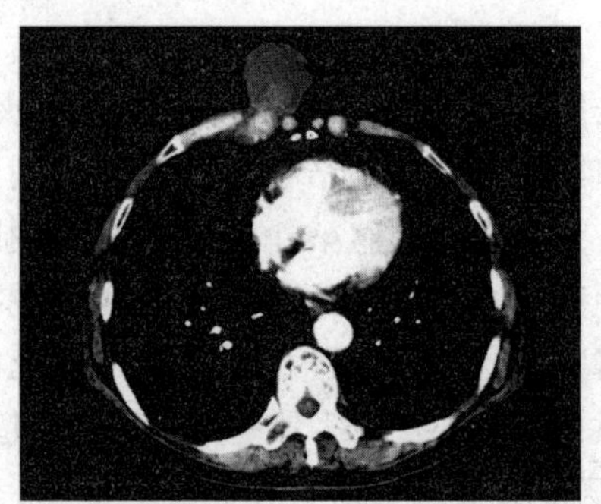

图 10-21　冷脓肿(二)

右侧胸壁包块影，密度不均，边缘光整

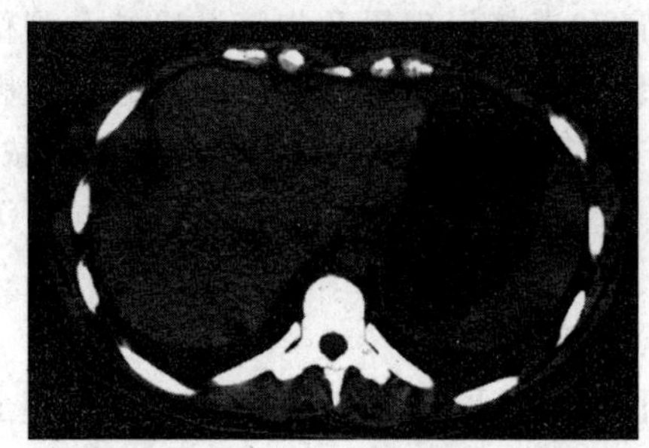

图 10-22　胸壁结核

右侧胸壁受结核直接侵犯，肿胀，肌间隙模糊

(2)胸壁结核通常可伴脓肿相邻的骨质呈溶骨性改变。病变部位一般在肋软骨处、肋骨或胸骨肋骨连接处。淋巴道播散形成的冷脓肿常为先出现肿块，后有骨质破坏；血行播散者先出现骨质破坏，后出现肿块；直接侵犯者，一般先出现肿块，后有骨质破坏，但亦可软组织肿块及骨质破坏同时出现。

(3)发现胸壁结核同时，应密切注意肺、胸膜及肺门纵隔淋巴结情况。胸壁结核患者肺内、胸膜病变常常较轻，常可表现为肺内趋于陈旧性的条索影、钙化等病变，胸膜上常只表现为胸膜增厚粘连，伴部分钙化。如为直接侵犯形成的胸壁结核，肺内、胸膜病灶较严重，并清晰可见与胸壁病灶相连。胸壁结核常合并淋巴结结核，因此肺门纵隔、腋窝、锁骨上窝、颈部等部位淋巴结肿大情况需密切关注。

(二)其他胸壁感染

胸壁其他感染形成的脓肿主要包括化脓性感染和真菌感染，CT 表现与胸壁结核类同，结合临床病史后一般可明确诊断。胸壁化脓性软组织脓肿多为胸部手术继发，原发性胸壁化脓性软组织脓肿有典型的红、肿、热、痛及全身中毒症状。胸壁真菌感染少见，主要为奴卡菌、放线菌等真菌性肺部感染后直接侵犯胸壁，临床上常有明显的免疫缺陷提示。

四、肿瘤

胸壁肿瘤包括原发性和继发性，其中以继发性多见，包括各类恶性肿瘤经血行、淋巴道转移至胸壁，以及肺癌、乳癌、胸膜间皮瘤等胸部恶性肿瘤直接侵犯胸壁。胸壁肿瘤按组织成分不同又可分为软组织源性肿瘤和骨源性肿瘤。

(一)原发性软组织肿瘤

按组织不同可分为:①脂肪组织肿瘤;②纤维组织肿瘤;③肌肉组织肿瘤;④脉管组织肿瘤;⑤神经组织肿瘤;⑥其他肿瘤。

1.脂肪组织肿瘤

胸壁常见脂肪组织肿瘤主要为良性的脂肪瘤及恶性的脂肪肉瘤。

(1)脂肪瘤:一种由成熟脂肪细胞组成的良性肿瘤,是最常见的良性脂肪组织肿瘤,也是最常见的胸壁原发性软组织肿瘤。

病理:病理上,外观为扁圆形或分叶状,有包膜,质地柔软,切面色淡黄,似正常的脂肪组织。肿瘤大小不一,直径由数厘米至数十厘米不等,常为单发,亦可为多发。镜下结构与正常脂肪组织的主要区别在于有包膜。瘤组织分叶,大小、形态不规则,并可有不均等的纤维组织间隔存在。

临床表现:脂肪瘤可发生于任何年龄,但以中青年好发,男性居多。在胸壁常见的部位为前胸壁皮下组织,亦可发生于肌间内及胸膜外。脂肪瘤临床上生长缓慢,脂肪瘤一般无明显症状,但也有引起局部疼痛者,肿块质地柔软,似面团状,深部脂肪瘤体积增大时,可压迫神经产生相应的症状。肿瘤很少恶变,手术易切除。

CT 表现:胸壁脂肪瘤在 CT 上表现典型,多呈均匀低密度影,CT 值常在－50 HU 以下,部分肿瘤内可见少许线网状纤维分隔,少数肿瘤内可见钙化。发生于皮下的脂肪瘤由于相邻组织的关系,肿瘤常可见边界锐利清晰的薄层包膜,CT 增强后包膜可有强化,肿瘤较大时可引起相邻骨质吸收。肿瘤形态上可因发生部位不同有所差异:发生于皮下者病灶较小时常呈圆形,肿瘤增大时因胸廓受限常呈扁圆形(图 10-23);发生于胸膜外者在 CT 横断面可呈上下肋骨间隙中的哑铃形、葫芦形的脂肪密度肿块,一部分在肋间肌下,另一部分突向胸腔,肋间隙可扩大,这一点与胸膜脂肪瘤有不同,胸膜脂肪瘤很少突向胸壁(图 10-24);发生于肌内的胸壁脂肪瘤形态各异,因胸壁的肌肉多为阔肌,其在 CT 横断面上多呈条梭形(图 10-25)。

(2)脂肪肉瘤:一种由不同分化程度和异型性的脂肪细胞组成的恶性肿瘤,是最常见软组织肉肿瘤之一。

病理:肿瘤呈结节状或分叶状,肿瘤境界清楚,可有假包膜,发生在胸壁的脂肪肉瘤体积常不大。肿瘤切面观因组织学类型不同有较大差异。分化良好的脂肪肉瘤可类似脂肪瘤;黏液脂肪肉瘤则呈黏液样或胶样;分化差的脂肪肉瘤可呈鱼肉样或脑髓样,常伴出血、坏死和囊性变。镜下脂肪肉瘤形态多种多样,最主要的是在肿瘤组织中有胞质空泡的脂肪母细胞。

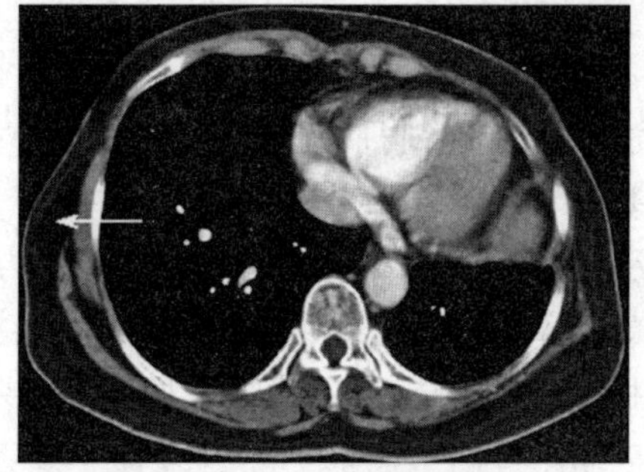

图 10-23　胸壁脂肪瘤(一)

右侧胸壁皮下内见扁圆形低密度影,密度均匀,边缘清晰,外缘可见薄层包膜。箭头所指

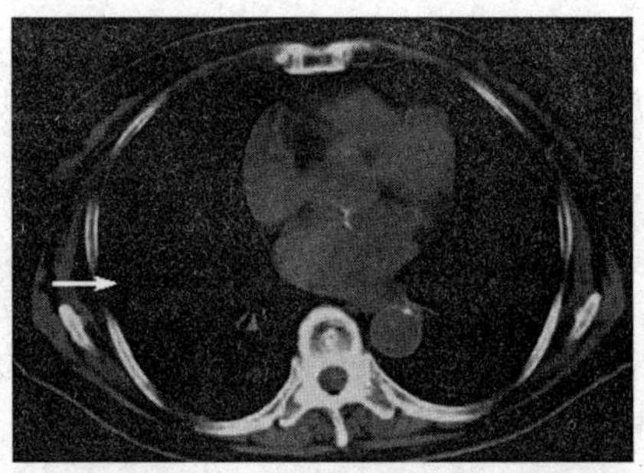

图 10-24 胸壁脂肪瘤(二)

右侧肋间肌内侧脂肪膨鼓,呈葫芦状,部分病灶突入胸腔。箭头所指

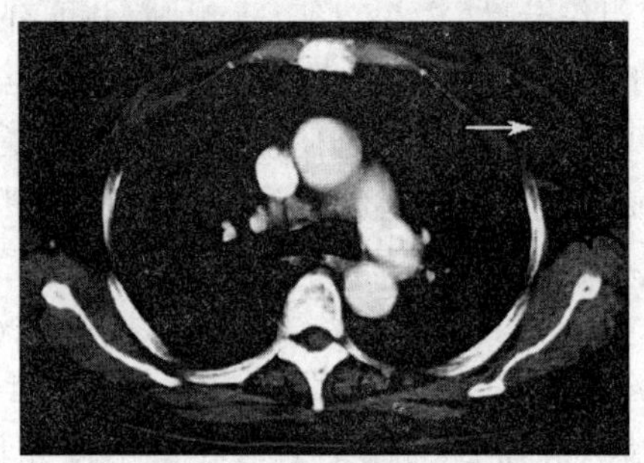

图 10-25 胸壁脂肪瘤(三)

左侧胸壁梭形低密度影,位于胸大肌与胸小肌之间。箭头所指

临床表现:脂肪肉瘤主要发生于成年人,发病高峰为 40～60 岁,很少发生在儿童,男性稍多于女性。主要发生在大腿及腹膜后,位于胸壁的发生率较低。胸壁脂肪肉瘤临床表现主要为病灶压迫、浸润周围组织引起的疼痛、触痛或功能障碍。

CT 表现:胸壁脂肪肉瘤在 CT 典型表现为肿瘤内部密度显著不均匀,内可见低密度的脂肪密度组织和不规则的软组织密度影混合存在,如软组织成分较多时,CT 上很难显示脂肪组织密度。肿瘤较大时,肿瘤内部出现出血、坏死或囊变时,软组织密度内可见液性坏死区。肿瘤包膜不清,边界毛糙模糊,相邻骨质可有侵犯破坏。增强 CT 扫描可见肿瘤内的软组织成分有强化。一般,脂肪肉瘤与脂肪瘤 CT 图像鉴别较容易,而且胸壁脂肪肉瘤肿瘤生长部位较深,很少发生在皮下,临床上肿瘤增大相对较快,但部分分化良好的脂肪肉瘤与脂肪瘤非常相似,需通过组织病理学检查确诊。

2.纤维组织肿瘤

纤维组织主要由细胞(成纤维细胞、脂肪细胞及未分化间充质细胞等)、纤维(胶原纤维、弹性纤维及网状纤维)和基质组成,它们在多种因素作用下,可发生多种增生性瘤样病变及肿瘤,根据细胞分化和成熟程度、肿瘤的生物学行为,可分为良性、纤维瘤病和恶性三类。良性病变主要包括纤维瘤、瘢痕疙瘩及弹性纤维瘤等;恶性病变包括纤维肉瘤、黏液纤维肉瘤及炎症型纤维肉瘤等;纤维瘤病生物学特性介于良、恶性之间,其常成浸润性生长,具有低度恶性,但极少转移。

胸壁纤维组织肿瘤主要来源于胸壁皮下组织、筋膜、肌腱和韧带等,发生在胸壁的纤维瘤病少见,以下简述较常见的几种肿瘤。

(1)纤维瘤和纤维肉瘤。

病理:纤维瘤镜下主要有分化成熟的成纤维细胞、纤维细胞及数量不等的胶原纤维构成。纤维肉瘤镜下可见有不同程度核分裂的瘤细胞及胶原纤维组成,肿瘤内瘤细胞和胶原纤维的比例决定其恶性程度,胶原纤维成分越少,肿瘤恶性程度越高。

临床表现:胸壁纤维瘤男女均可发病,可发生于成人和儿童,临床多表现为胸壁深部单个或多个圆形、椭圆形无痛结节或肿块,生长缓慢,如短期增大明显,应考虑恶变。纤维肉瘤多发生于四肢,发生于胸壁少见,其发生年龄多见于成年,男性多见,临床上早期生长缓慢,肿瘤较小呈结节状,一般无症状,后肿瘤可迅速增大,可出现疼痛、皮肤溃疡等,肿瘤术后易复发,较少有转移。

CT 表现:纤维瘤和纤维肉瘤 CT 平扫病灶密度均可与肌肉密度相同或稍高或稍低于肌肉密度(图 10-26)。纤维瘤密度多均匀,少数不均匀,内少见坏死、钙化、囊变及出血,而纤维肉瘤密度多不均匀,内可见斑点样钙化、坏死、囊变及出血。纤维瘤边缘多光整,境界多较清,而纤维肉瘤边缘多不光整,境界模糊。增强 CT 纤维瘤可有轻度强化或不强化,而纤维肉瘤有不规则、不均匀强化(图 10-27)。当肿瘤较大时,纤维瘤和纤维肉瘤均可引起周围组织受压、移位、变形及骨质破坏,但胸壁纤维肉瘤易侵犯胸腔、纵隔,CT 上可伴随胸腔积液等征象,并且其骨质破坏呈浸润性,不同于纤维瘤的压迫性骨质吸收。

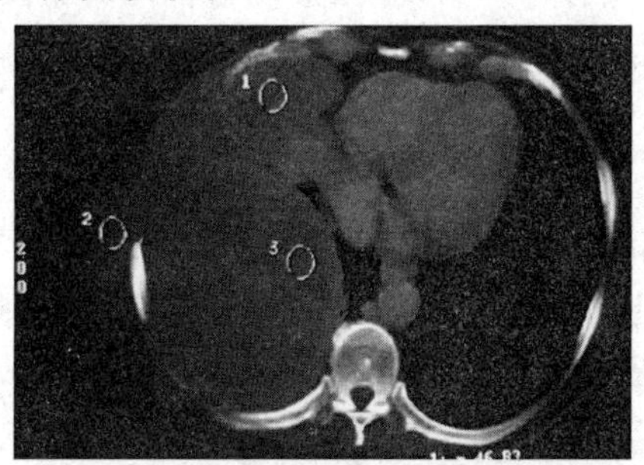

图 10-26　胸壁纤维肉瘤(一)

右侧胸壁巨大包块影,占据胸腔内外,CT 平扫,其密度与肌肉相同

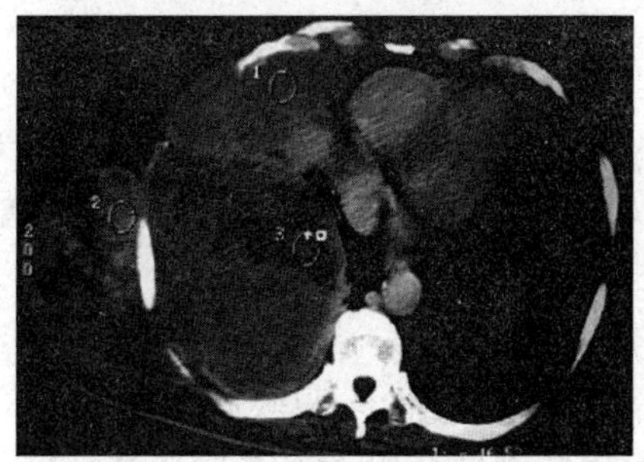

图 10-27　胸壁纤维肉瘤(二)

与图 10-26 为同一患者,增强扫描,密度不均,内有不规则坏死灶

CT 上纤维肉瘤常随肿瘤增大,肿瘤坏死、囊变及出血出现瘤内低密度区机会也增高,但部分纤维肉瘤基质内含黏液样物质的特殊类型,如黏液纤维肉瘤、低度恶性纤维黏液样肉瘤,肿瘤一般密度不均,低于肌肉密度,肿瘤较小时内部便可出现低密度区(图 10-28)。

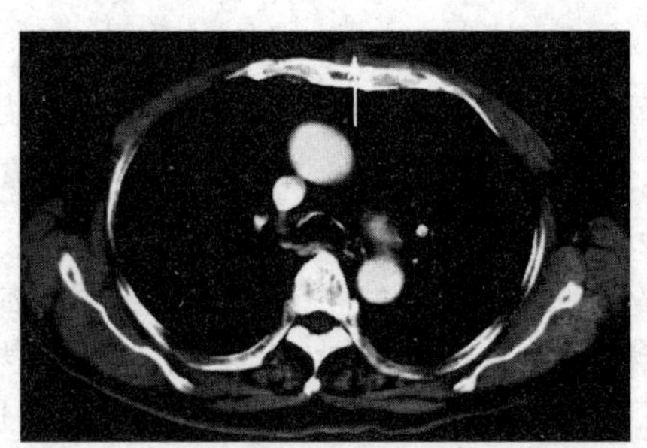

图 10-28　胸壁黏液型纤维肉瘤

胸骨前见一结节影，增强扫描密度不均，内可见低密度区

(2)弹性纤维瘤：弹性纤维瘤是一种富含大量弹性纤维的瘤样病变。绝大多数发生于 50 岁以上老年，而且女性占大多数。本病有特征性发生部位，为背部肩胛下区及侧胸壁，因此胸壁弹性纤维瘤不少见。胸壁弹性纤维瘤 CT 多表现为侧胸壁上肌肉密度肿块影，边缘不光整，境界不清，内可出现条状脂肪密度影。

(3)瘢痕疙瘩：瘢痕疙瘩是真皮和皮下的纤维组织增生性病变，常在皮损后出现，如注射、手术、接种及昆虫叮咬等，瘢痕体质者容易出现，但少数患者无明显损伤史，而胸壁瘢痕疙瘩常出现于胸部手术后，其 CT 表现为胸壁表浅部形态不规则的肌肉密度影或稍高于肌肉密度，边缘不清，境界模糊，常伴有胸部手术痕迹。

3.纤维组织细胞肿瘤

纤维组织细胞肿瘤是以成纤维细胞和组织细胞为基本细胞成分且可能起源于原始间叶细胞的一组软组织肿瘤，根据其细胞分化及生物学特性可分为良性、中间型及恶性三类，良性如纤维组织细胞瘤、网状组织细胞瘤及黄色瘤等，此类肿瘤细胞分化良好，手术切除后不复发也无转移；中间型如非典型纤维黄色瘤、巨细胞成纤维细胞瘤及丛状纤维组织细胞瘤等，它们具有局部浸润性，手术切除后易复发，但极少转移；恶性纤维组织细胞瘤恶性程度极高，手术切除后极易复发，转移常见。胸壁纤维组织细胞肿瘤 CT 表现类似于其他软组织肿瘤。以下简单阐述恶性纤维组织细胞瘤。

恶性纤维组织细胞瘤(malignant fibrous histiocytoma，MFH)大体形态肿瘤呈结节状或分叶状鱼肉样肿块，大小变异较大，胸壁 MFH 一般不是很大。肿瘤境界较清，可有假包膜。镜下可见多形性和组织结构多样性特点的瘤细胞，主要包括成纤维细胞、组织细胞、巨细胞、黄色瘤细胞和炎症细胞，细胞形态复杂、奇异。

(1)病理：恶性纤维组织细胞瘤是中老年人最常见的多形性软组织肉瘤，其发病年龄大多数在 40 岁以上，男性多于女性，好发于四肢、躯干、腹膜后及头颈部。临床上主要表现为局部肿块，肿瘤一般生长较慢，有文献认为接触放射线史者可继发恶性纤维组织细胞肿瘤。MFH 属于高度恶性肿瘤，术后复发率可达 55%～80%，转移常见，最主要为血行转移，因此胸壁恶性纤维组织细胞瘤肺内转移率很高。

(2)临床表现：胸壁恶性纤维组织细胞瘤可发生于胸壁任何部位，肿瘤形态不规则，可呈分叶状，边缘不光整，境界模糊，密度常为肌肉密度或稍高于肌肉密度，内密度不均匀，可见钙化、坏死、囊变及出血。增强 CT 可见肿瘤不规则强化。由于胸壁骨性组织密集及组织厚度不大，肿瘤常常早期侵犯骨质、胸腔及纵隔(图 10-29)，肿瘤可早期转移至肺内，因此观察胸部 CT 时应密切注意肺部改变。

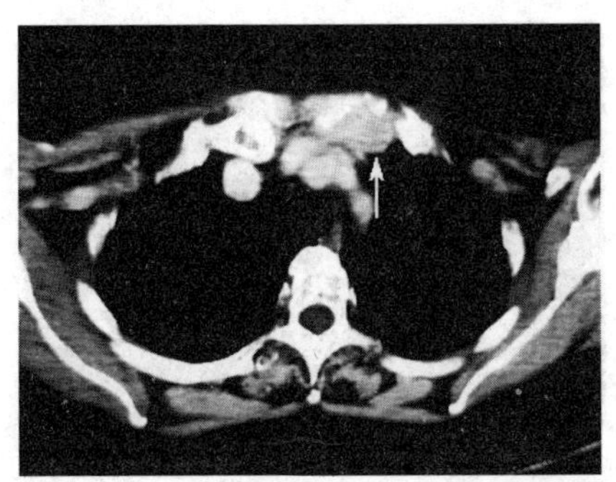

图 10-29　胸壁恶性纤维组织细胞瘤

左侧胸锁关节见一肿块影，侵犯胸骨。箭头所指

4.神经组织肿瘤

胸壁神经组织肿瘤以良性的神经鞘瘤和神经纤维瘤及恶性神经鞘瘤和恶性神经纤维瘤为主，它们主要来源于肋间神经。另外，周围型神经纤维瘤病可出现胸壁多发软组织结节、肿块。

(1)神经鞘瘤、神经纤维瘤：神经鞘瘤由 Schwann 细胞发生，又称施万瘤，或称神经鞘膜瘤，其可发生于颅神经、脊神经及周围神经，颅内主要发生于听神经。神经纤维瘤由神经内衣、神经外衣及神经膜细胞组成，发生在颅内少见，主要发生在周围神经部位。胸壁神经鞘瘤和神经纤维瘤主要发生于胸壁周围神经中的肋间神经。神经鞘瘤和神经纤维瘤任何年龄均可发生，神经鞘瘤好发于 30～50 岁，神经纤维瘤好发于 20～30 岁，二者男性发病率均稍高于女性。胸壁神经鞘瘤和神经纤维瘤临床上多表现为胸壁上缓慢生长的无痛肿块，较表浅的肿瘤可见局部皮肤有少量色素沉着。

临床表现：胸壁神经鞘瘤和神经纤维瘤 CT 平扫均可表现为边缘光整、境界清晰的稍低于肌肉密度肿块，增强 CT 软组织密度均可强化(图 10-30)。神经鞘瘤易出现囊变、出血及坏死，因此常可表现为低密度肿块，肿瘤内可出现钙化，神经纤维瘤很少出现囊变、出血及坏死，一般不出现钙化，如肿瘤内出现低密度区，提示恶变可能。因胸壁神经鞘瘤和神经纤维瘤主要来源于肋间神经，CT 表现上肿瘤大多生长于肋间，相邻肋骨可见压迫性骨质吸收，随着肿瘤体积增大易突入胸腔(图 10-31、图 10-32)，CT 上常与胸膜、肺内肿块较难鉴别。

(2)恶性神经鞘瘤(malignant peripheral nerve sheath tumor，MPNST)、恶性神经纤维瘤病理上肿瘤界限不清，没有包膜，浸润生长，或呈多结节状，伴有出血、坏死和囊性变。组织学上如见神经鞘瘤结构，诊断为恶性神经鞘瘤，如见神经纤维瘤结构，则诊断为恶性神经纤维瘤。

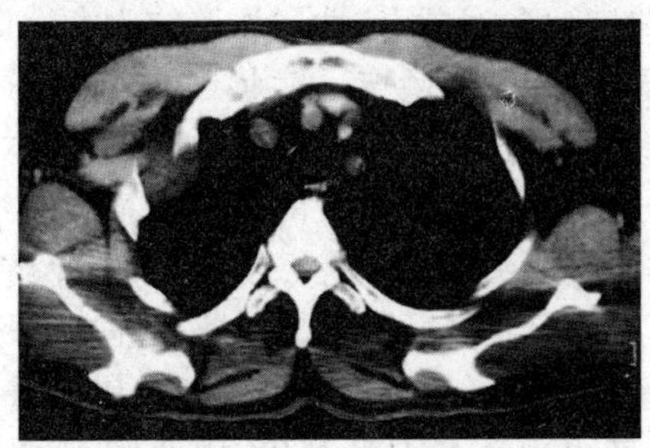

图 10-30　胸壁神经鞘膜瘤

右侧胸壁肋间隙见一结节影，密度均匀，边缘光整

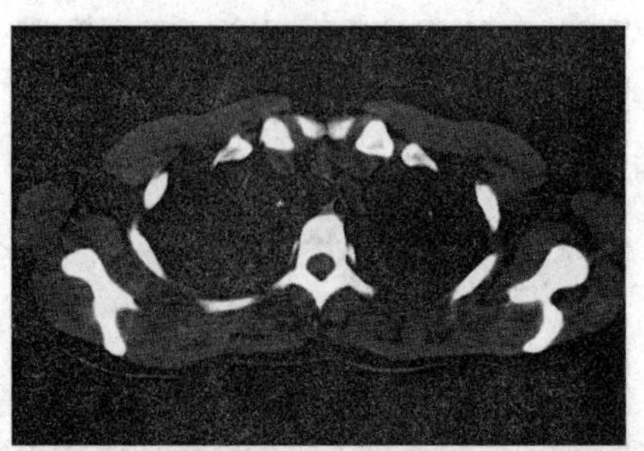

图 10-31　胸壁神经纤维瘤(一)

右侧胸壁肋间隙见一结节影,突入胸腔,密度均匀,边缘光整

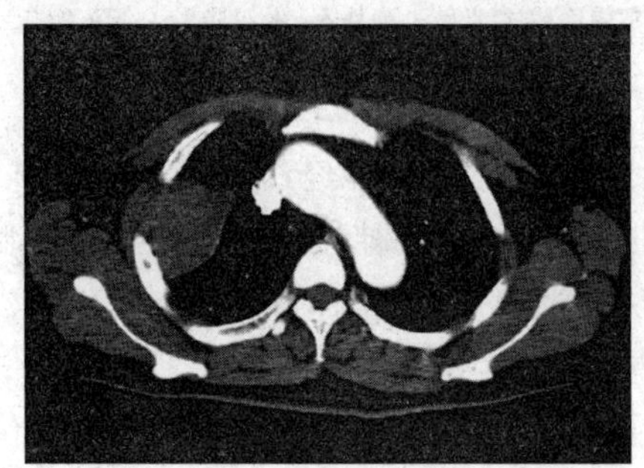

图 10-32　胸壁神经纤维瘤(二)

右侧胸壁包块影,突入胸腔,并有胸壁肌肉增厚

病理:可以是原发或者是神经鞘瘤、神经纤维瘤恶变而来,有学者认为神经鞘瘤恶变少见,而神经纤维瘤恶变可达 20%以上。任何年龄都可发生。此类肿瘤大多是低度恶性的肿瘤,局部浸润和复发。少数病例恶性程度高,浸润明显,可见远处转移。

临床表现:胸壁恶性神经鞘瘤和恶性神经纤维瘤平扫 CT 可表现为胸壁单发或多发的等于或低于肌肉密度占位,境界大多较清,内可见坏死、囊变、出血及钙化,增强 CT 可见不规则强化。肿瘤可侵犯肋骨、胸腔,出现骨质破坏及胸腔积液等。

(3)神经纤维瘤病:神经纤维瘤病是一种人类常染色体显性遗传性疾病,30%～50%的病例有家族史,其特征为皮肤色素沉着和多发性神经纤维瘤。1882 年,Von Recklinghausen 从临床表现与病理特征方面做了更全面的描述,故命名为 Von Recklinghausen 氏病。根据肿瘤发生部位可分 3 型:①中枢型,常并发神经胶质瘤和脑膜瘤。②周围型,以皮肤多发神经纤维瘤最突出。③内脏型,较少见,为内脏及自主神经系统的肿瘤。

临床表现:本病是一种慢性进行性疾病,男性发病率约为女性 2 倍。在婴儿的早期患者除皮肤有咖啡牛奶斑外,其他症状很少;随着年龄增长症状逐渐增多,主要表现为皮肤色素斑和多发性神经纤维瘤,超过 20 岁的患者可恶变。临床上,牛奶咖啡斑为本病的一个重要体征,为有诊断意义的皮损之一;皮肤肿瘤,即发生于皮肤及皮下的多发性神经纤维瘤,在儿童期即可出现,到青春期后明显发展,好发于躯干、四肢及头部;50%的患者有神经系统的症状;骨、肾上腺、生殖系统及血管也可发生肿瘤而引起相应的症状,如骨质破坏、高血压等。

CT 表现:CT 平扫肿瘤可呈肌肉密度或低于肌肉密度、境界清晰的结节、肿块。增强 CT 肿瘤可轻度强化或不强化。该病可出现全身多发肿瘤,因此胸部 CT 发现胸壁肿瘤后,应行全身 CT 扫描,可发现其他部位肿瘤。如有恶变倾向时,肿瘤可侵犯肌群、骨质、胸腹膜及纵隔等,能发现多部位相应的改变(图 10-33～图 10-38)。

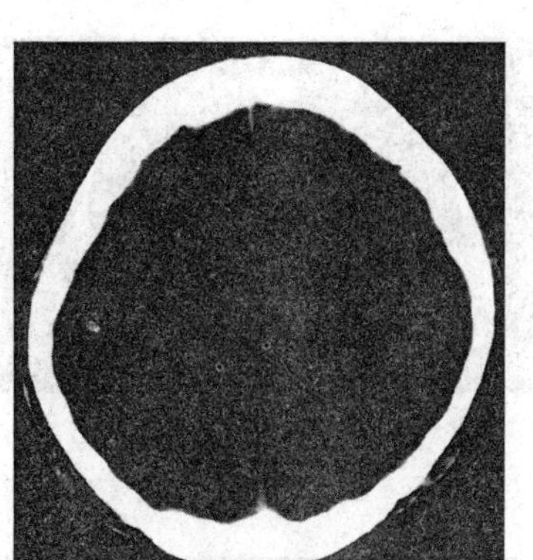

图 10-33　神经纤维瘤病(一)

头颅皮下多发小结节影

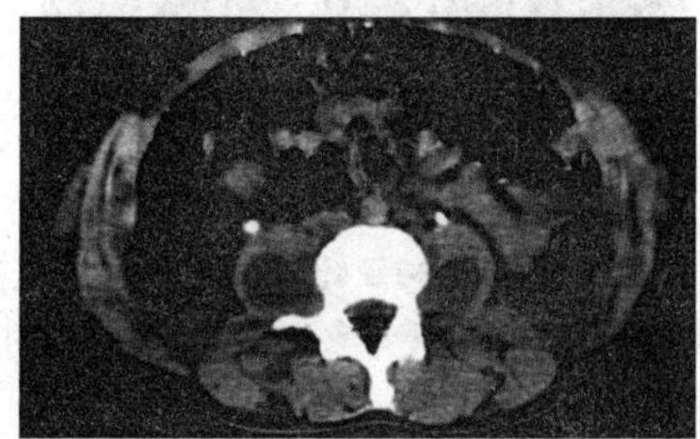

图 10-34　神经纤维瘤病(二)

与图 10-33 为同一患者，双侧腰大肌及双侧皮下多发结节影

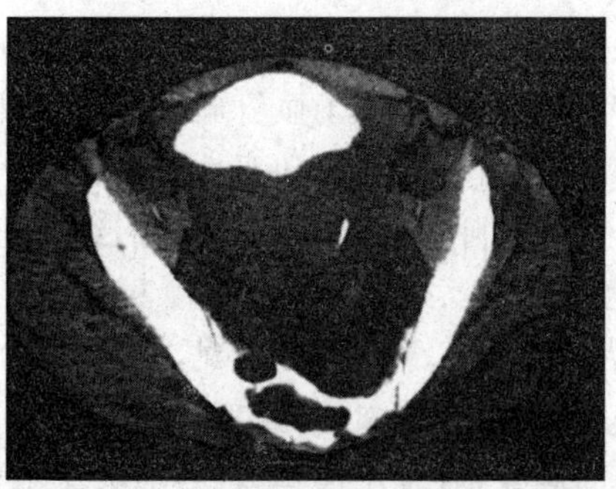

图 10-35　神经纤维瘤病(三)

与图 10-33 为同一患者，盆腔内多发包块，膀胱侵犯，骶骨骨质破坏，双侧皮下多发结节影

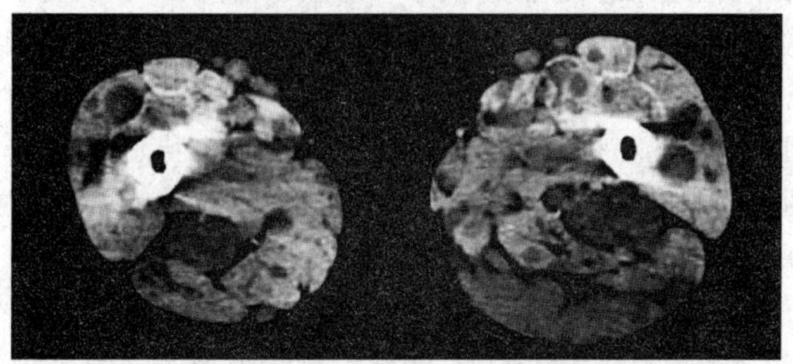

图 10-36　神经纤维瘤病(四)

与图 10-35 为同一患者，双侧大腿肌内多发不规则结节影

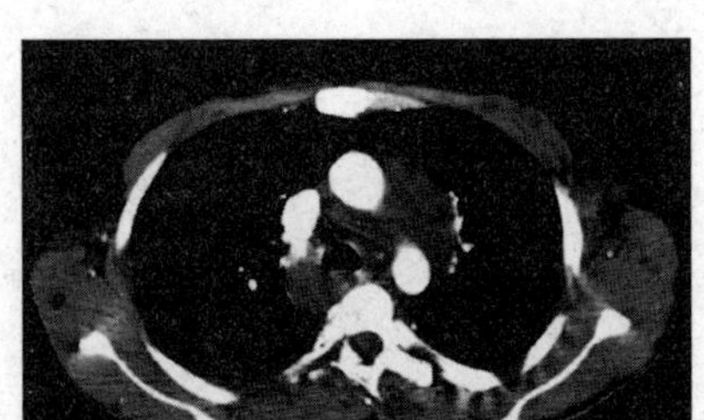

图 10-37 神经纤维瘤病(五)

与图 10-36 为同一患者,纵隔及双侧胸壁多发结节影

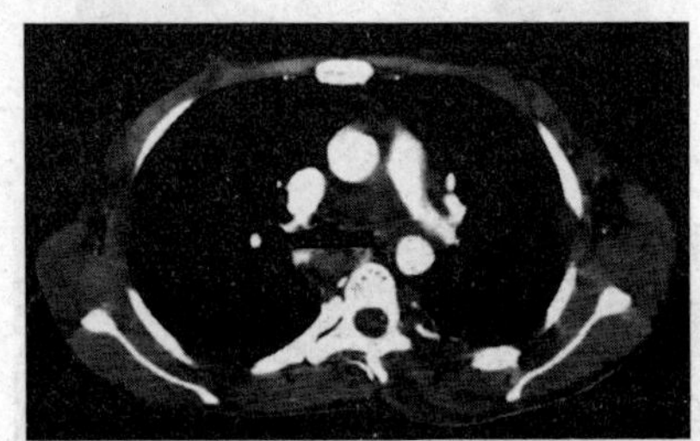

图 10-38 神经纤维瘤病(六)

与图 10-37 为同一患者,双侧胸壁多发结节、胸膜结节、纵隔结节影

5.脉管组织肿瘤

脉管组织包括血管和淋巴管,绝大多数脉管组织肿瘤起源于血管,以下简述起源血管及血管周围组织的胸壁软组织肿瘤。

(1)分类:胸壁起源于血管的肿瘤:临床类型常见有良性的毛细血管瘤和海绵状血管瘤,中间型的血管内皮瘤,恶性的血管肉瘤。胸壁起源于血管周围组织的肿瘤,临床类型主要包括良性的良性血管外皮瘤和球瘤,恶性的恶性血管外皮瘤和恶性球瘤。

(2)临床表现:胸壁起源于血管的肿瘤:毛细血管瘤和海绵状血管瘤好发于婴幼儿,浅表的肿瘤肤色上可有不同程度表现,触之一般柔软;深部的肿瘤多呈胸壁上皮下结节,触之较软。血管内皮瘤好发于中青年,多表现为胸壁皮下单发或多发结节,手术切除后可复发,但不转移。胸壁血管肉瘤,主要为皮肤血管肉瘤及乳腺血管肉瘤,好发于老年人,一般质地较硬。

胸壁起源于血管周围组织的肿瘤:好发于成年人,一般处于胸壁深部,血管外皮瘤体积较大,而球瘤体积较小,生长缓慢或不生长,发生恶变时体积可明显增大,其中恶性血管外皮瘤恶性程度极高,早期可转移,而恶性球瘤恶性程度低,手术切除可治愈,一般不发生转移。

(3)CT 表现:一般胸壁浅部血管瘤形态各异,深部胸壁血管瘤多呈圆形、类圆形或不规则形,平扫 CT 密度多低于肌肉密度,内可见钙化。典型血管瘤特征性表现为增强 CT 可见明显强化或瘤内、瘤周可见明显增粗的血管影,但部分实质性血管瘤,特别是起源于血管周围组织的肿瘤强化不一定明显(图 10-39)。当病灶体积较大,边缘不光整,境界模糊,内呈实质性低密度,增强 CT 可见不规则强化(图 10-40),病灶侵犯周围组织,应考虑恶性。

6.肌肉组织肿瘤

胸壁肌肉组织肿瘤主要由以下两组肿瘤,起源于皮肤竖毛肌的平滑肌源性肿瘤和起源于骨骼肌的横纹肌源性肿瘤,发生于胸壁不多见。

良性肿瘤 CT 上一般呈边缘光整,境界清晰的圆形、类圆形结节,平扫 CT 密度一般低于肌

肉密度，增强 CT 可有轻度强化。恶性肿瘤 CT 上一般呈边缘不光整、境界模糊、形态不规则的肿块，平扫 CT 密度呈不规则低密度肿块，内可见钙化、坏死等，增强后可有不规则强化，并常可见侵犯周围组织及远处转移表现。

7.其他肿瘤

(1)原发性软组织恶性淋巴瘤(primary malignant lymphoma of the soft tissue)：本病指原发于结缔组织、脂肪及骨骼肌内的恶性淋巴瘤，少见，多发生于老年人，好发于四肢及胸腹壁。发生于胸壁的原发性软组织恶性淋巴瘤 CT 表现无明显特征性(图 10-41)，可侵犯胸腔及周围组织(图 10-42)。

(2)皮样囊肿：皮样囊肿好发于前下纵隔，胸壁皮样囊肿罕见，此收集 1 例胸壁皮样囊肿，供读者参考，此例增强 CT 表现为前胸壁中线处突出于胸壁的皮下椭圆形软组织肿块，内密度均匀，密度稍低于肌肉密度，边缘光整，境界清晰(图 10-43)。

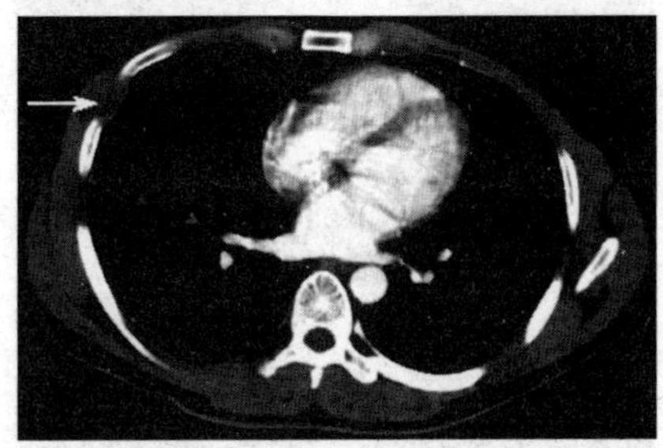

图 10-39　胸壁血管瘤

右侧胸壁结节影，增强扫描无明显强化。箭头所指

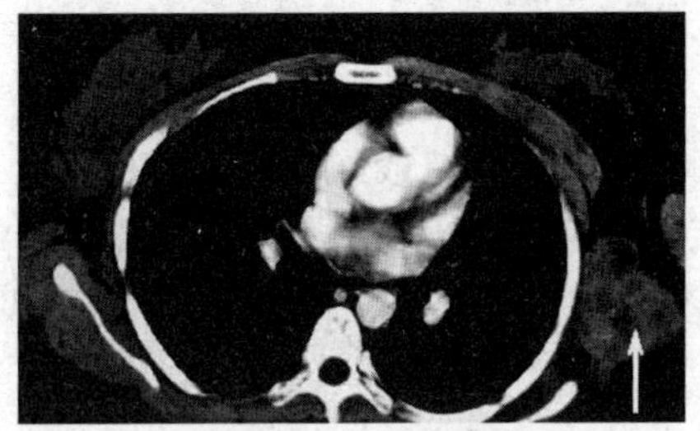

图 10-40　胸壁恶性血管外皮瘤

左侧腋窝肿块影，增强扫描密度不均匀。箭头所指

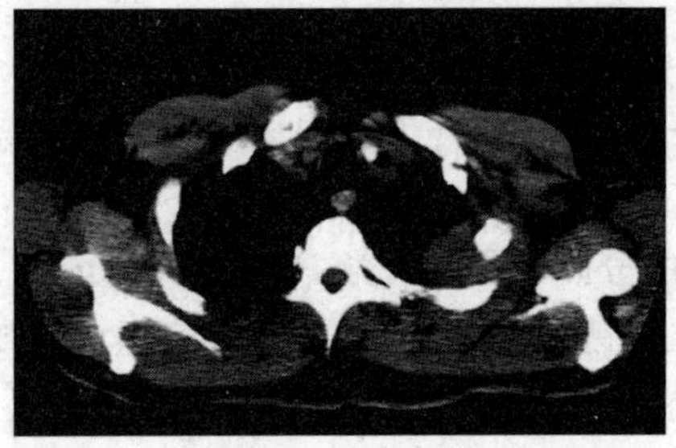

图 10-41　原发性软组织恶性淋巴瘤(一)

左侧胸壁结节影，边缘光整

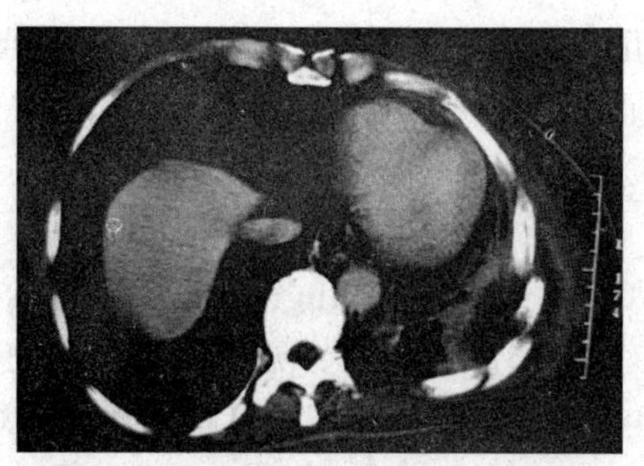

图 10-42　原发性软组织恶性淋巴瘤(二)

左侧胸壁包块影，密度不均，胸壁明显肿胀，并侵犯胸腔

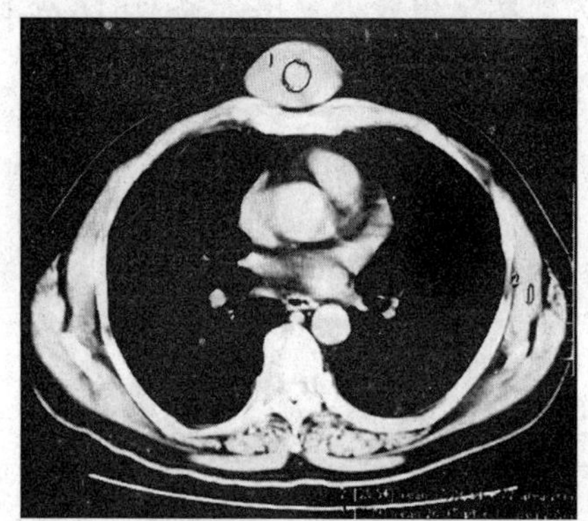

图 10-43　胸壁皮样囊肿

前胸壁圆形软组织密度影，密度均匀，边缘光整

(二)原发性骨源性肿瘤

胸壁骨性组织包括肋骨、胸骨及胸椎，一般胸椎归于脊椎部分讨论，在此只讨论肋骨和胸骨原发性肿瘤。胸壁骨性组织原发性肿瘤发生率远远低于转移性肿瘤，并且大部分发生于肋骨，而胸骨原发性肿瘤少见，但其大多数为恶性。以下简述几种胸壁原发性骨源性肿瘤。

1.骨软骨瘤

骨软骨瘤是最常见的良性骨肿瘤，又称外生骨疣，在胸壁常发生在肋骨上，常沿肋骨体的前后侧面或近前端出现特征性骨疣，带蒂的骨疣可深入胸腔或胸壁软组织，CT 对其定位及相邻组织的改变较 X 线平片有优势。

2.软骨瘤

软骨瘤根据发生部位可分为内生性、外生性和皮质旁三种类型，好发于四肢短骨，发生在肋骨和胸骨少见。

CT 上肿瘤常呈边缘锐利的分叶状骨性肿瘤，CT 对肿瘤内钙化提示较 X 线平片更加清晰，特别是内生性软骨瘤内的沙粒状钙化，外生性软骨瘤的特征性改变为软骨帽，CT 可更清晰提示肿瘤恶变时的肿瘤内软组织成分增多及周围组织改变。

3.骨化性纤维瘤

骨化性纤维瘤的肿瘤结构如纤维瘤，内可有不同量的骨组织。青年人好发，为肋骨常见原发性骨肿瘤，常发生在肋骨前段。

CT 上肿瘤可呈肋骨膨胀性改变，皮质变薄，边缘可锐利，亦可模糊，内主要为低密度的软组

织影，可伴条状、点状及网状致密影（图 10-44）。

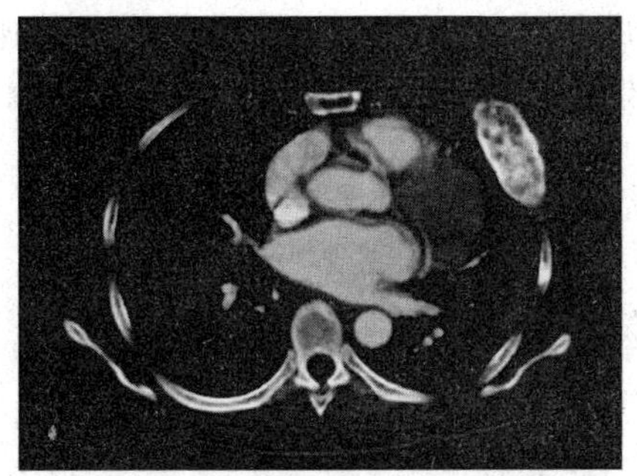

图 10-44　胸壁骨化性纤维瘤

左侧肋骨明显膨胀性改变，骨皮质变薄，内小斑状影

4.骨囊肿

骨囊肿多发生于四肢长骨，发生在短骨及扁骨少见，多发生于青少年，常伴病理性骨折。多为单房性，但也可为多房性。在胸壁上常发生于肋骨前端。

CT 上呈各种形状膨胀性改变，内可见液性密度区（图 10-45），多房者内见分隔的骨嵴（图 10-46）。

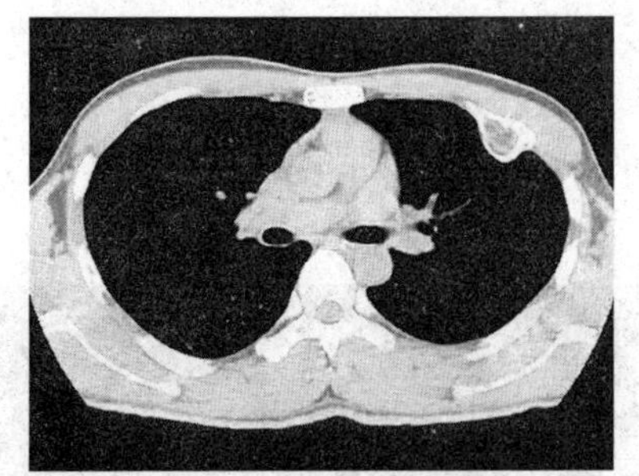

图 10-45　胸壁骨囊肿(一)

双侧肋骨前端膨胀性改变，内有液性密度影

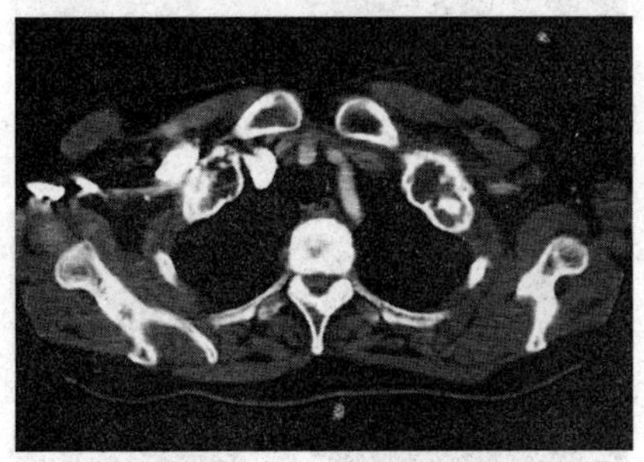

图 10-46　胸壁骨囊肿(二)

双侧肋骨前端膨胀，其内结构不规则

5.骨髓瘤

骨髓瘤可多发，亦可单发，好发于成年人，男性较女性多见，多累及扁平骨，因此胸壁骨髓瘤受累较多见。临床上常继发贫血、消瘦、骨痛及全身衰竭，半数病例尿液中可见本－周氏蛋白。CT 上可见胸骨、肋骨内多个囊性溶骨性破坏区，肿瘤较大时可突破骨皮质，产生病理性骨折。

6.Ewing 肉瘤

Ewing 肉瘤为一种圆细胞骨瘤，发病高峰在 10～20 岁，男性比女性多见，肋骨、胸骨可被累及。临床类似急性骨髓炎、多发性骨髓瘤。CT 上主要呈溶骨性改变，在确定病变范围方面更有帮助。

7.骨肉瘤

骨肉瘤主要发生于青少年，男性居多，最多见于四肢长骨，发生在胸壁骨肉瘤罕见，CT 上表现为浸润性骨破坏，伴有软组织肿块，与其他胸壁恶性肿瘤鉴别难，CT 主要观察肿瘤范围、周围组织及胸部转移灶。

(三)继发性胸壁肿瘤

继发性胸壁肿瘤占胸壁肿瘤的大多数，包括软组织源性和骨源性，可有全身恶性肿瘤转移至胸壁，多见于肺癌、乳癌、甲状腺癌及前列腺癌，亦可由肺癌、乳癌、胸膜间皮瘤、纵隔恶性肿瘤及肝癌等直接侵犯胸壁。

继发性胸壁肿瘤 CT 表现多样，大多数与其他原发性肿瘤难以鉴别，需紧密结合临床病史，另需观察肿瘤范围、分布、周围组织及原发肿瘤等情况。继发性胸壁软组织源性肿瘤，如为远处转移，可呈单发或多发大小不等结节、肿块，可分布于胸壁各层，若肿瘤较大时可侵犯周围骨质，形成溶骨性骨破坏；如为相邻部位的恶性肿瘤直接侵犯，形成软组织肿块常同时发生相邻骨质破坏。继发性胸壁骨源性肿瘤，以肋骨最为多见，可单发亦可多发，呈溶骨性、成骨性及混合性(图 10-47)，其中大多数为溶骨性和混合性，少数为成骨性如前列腺癌转移，转移瘤多伴软组织密度肿块(图 10-48、图 10-49)，肿瘤较大时与继发性胸壁软组织源性肿瘤难以鉴别。

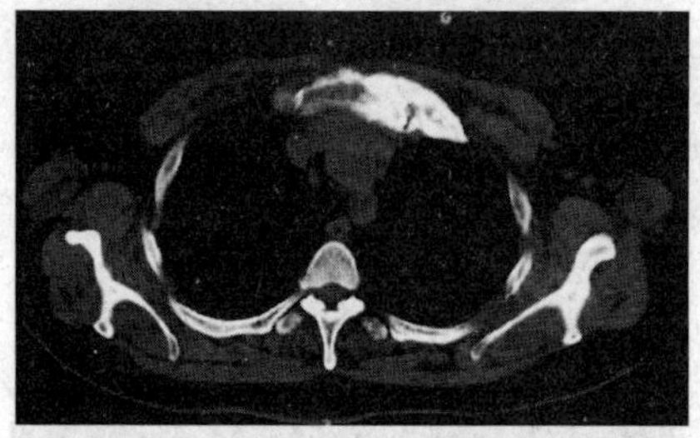

图 10-47　胸壁转移瘤(一)

胸骨及左侧肋软骨骨质增白，结构不规则

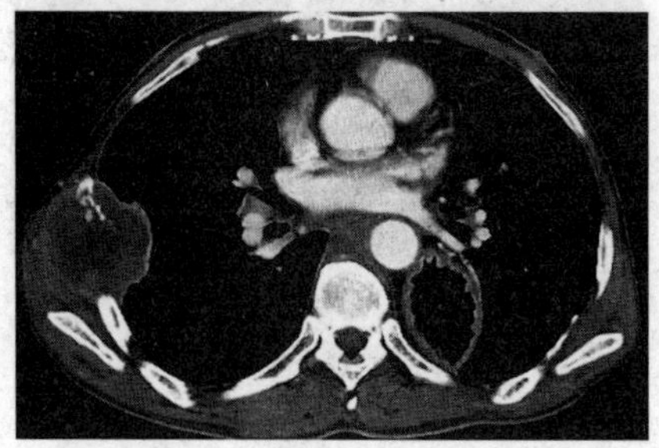

图 10-48　胸壁转移瘤(二)

胃癌术后右侧胸壁转移包块影，邻近肋骨骨质破坏

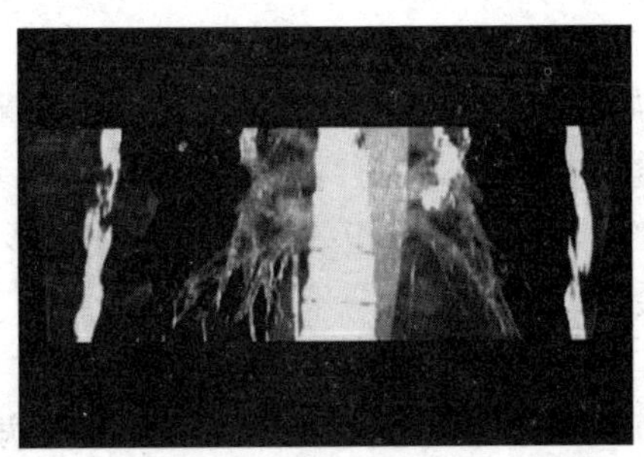

图 10-49　胸壁转移瘤(三)

与图 10-48 为同一患者,MIP 重建,右侧胸壁两个包块影,邻近肋骨骨质破坏

五、术后表现

肺、纵隔内脏器术后,CT 可发现胸壁各组织不同程度改变。胸壁软组织可出现不同程度受损,但部分微创手术胸壁软组织受损不一定能发现,如胸腔镜下手术。骨组织受损,其中肺部手术常伴单个、多个肋骨体部缺损,手术相邻部位的部分肋骨可出现因手术引起的医源性骨折,纵隔各内脏手术常伴胸骨受损。肺部术后,常可见术侧胸廓畸形、缩小,部分可出现健侧胸廓因健肺代偿性气肿而扩大。在创伤较大的胸部手术,如胸改术、开窗术,以上改变更加明显,并可伴有其他表现,如胸改后胸壁上可见不同物质的填充物,开窗术后可见胸壁部分缺损,胸腔与外界相通。

六、皮下气肿

胸壁皮下气肿可为自发性,亦可为医源性。胸壁皮下气肿由各类气胸突破纵隔胸膜,或纵隔气肿破裂进入胸壁皮下引起,先累及颈面部,后为前上、侧胸壁、双侧腋窝,严重者可累及腹壁,CT 表现为前上、侧胸壁皮下疏松组织内见弥漫的条状、线状及片状气影,一般为双侧对称。医源性及外伤性皮下气肿,为外伤、胸腔闭式引流术及肺穿刺术等致肺内气体进入胸壁皮下,皮下气肿一般较局限,CT 上表现为局部皮下可见少许点状、条状气影。另外高张性肺大疱误行胸腔闭式引流术或高压性气胸胸腔闭式引流不当,肺内高压的气体进入胸壁,皮下气肿范围可较大,甚至可表现如胸壁皮下气肿由各类气胸突破纵隔胸膜,或纵隔气肿破裂进入胸壁皮下引起的皮下气肿,但一般患侧较重。

七、CT 在胸壁疾病诊断方面的优劣

CT 对胸壁软组织的分辨率要远高于 X 线平片,通过测定病变的 CT 值可分辨气性、脂性、囊性、钙化及实质性等密度,另通过增强 CT 可提供病变血供情况,可初步对病变进行定性。与 MRI 比较 CT 对组织分辨率要差,除脂肪源性、血管性等少数表现典型的软组织病变有直接定性能力,对其他很多软组织肿瘤性质较难确定,需通过组织活检进行确诊,但对钙化的检出,CT 优于 MRI。

CT 对胸壁骨性病变的诊断能力是 MRI 无法比拟的。CT 较 X 线平片图像更加清晰,内部结构观察的更加细致。胸壁软组织肿瘤均可引起相邻骨质改变,而 CT 可分辨出大部分骨质改变为受压吸收还是侵犯、破坏。CT 对胸骨、胸锁关节显示要明显优于 X 线平片。虽然目前螺旋 CT 可制作出各种三维图像,但这些三维骨性图像分辨率仍低于 X 线平片,对诸多骨肿瘤定性能

力低于 X 线平片。

CT 横断面图像可清晰将胸壁各组织清晰分开，不产生组织重叠现象，对病变定位能力较 X 线平片有优势，MRI 可显示各方位图像，其对胸壁组织的定位能力较 CT 更有优势。另外，常规 CT 对肋骨扫描表现为分节性，还可因为容积效应出现各种伪影，不利于观察，只有通过对病变肋骨行倾斜角度扫描，才能使同一肋骨在同一平面显示。

CT 对胸壁软组织是否侵犯胸腔或肺内肿瘤是否侵犯胸壁，常仅凭胸膜外脂肪线改变情况来判断，而 MRI 对这方面较 CT 有优势。因胸壁疾病常和肺部疾病同时存在，而 MRI 对肺部成像有明显缺陷，因此 CT 对全面观察病变较 MRI 有优势。

综上所述，对胸壁疾病的影像学检查方法除 CT、X 线平片和 MRI 外，还包括 US 和放射性核素检查，它们各有优缺点，在胸壁疾病影像学诊断上应进行综合评估。

（孙铁峰）

第六节 纵隔占位性病变

一、纵隔淋巴结结核

纵隔淋巴结结核为小儿肺结核的常见表现，原发性肺结核患者的 90%可出现淋巴结核。由于成人对结核有抵抗力，纵隔淋巴结核的出现率大约在 4.4%。女性高于男性，比例为(1.9～2.8)：1。

(一)临床表现

主要为乏力、盗汗和咳嗽等全身症状，大多数患者仅有少量或无症状。

(二)病理表现

显微镜下，结核性淋巴结内主要为干酪性坏死、液化和肉芽组织增生。

(三)CT 表现

结核性淋巴结增大，典型特征为强化扫描后的中心低密度、周边强化的结节(图 10-50)。Jung 等发现，淋巴结结核在 CT 平扫图像上，可表现为低密度(＜30 HU)或软组织密度(＞35 HU)。强化后 CT 值为 101～157 HU，可表现出以下几种强化形式。

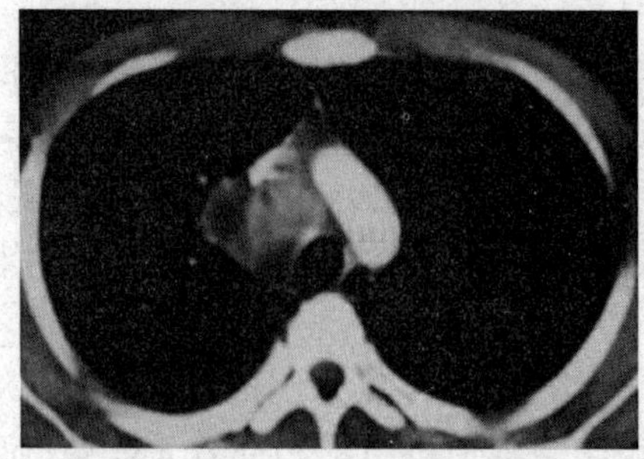

图 10-50 纵隔淋巴结结核

CT 强化扫描示气管前、腔静脉后间隙淋巴结增大、融合，边缘强化，中心见低密度坏死区

1.周边强化

增大淋巴结周边有均匀、薄层和完整的强化环。厚而不规则的完整或不完整的强化环；位于周边或中心的球状强化。淋巴结一般＞2.0 cm，强化区的 CT 值约为 100 HU。这类患者最常见，也往往有严重的全身症状(图 10-51)。

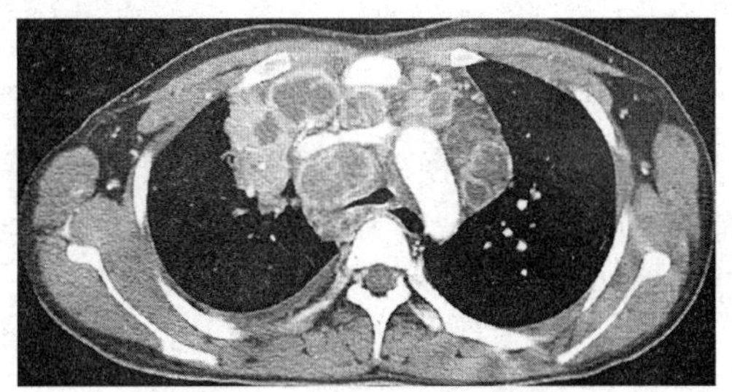

图 10-51 淋巴结结核

纵隔多发淋巴结增大，周边有强化环

2.不均匀强化

淋巴结内多个低密度区的存在，之间有不规则的强化和分隔或薄的斑片状强化(图 10-52)。

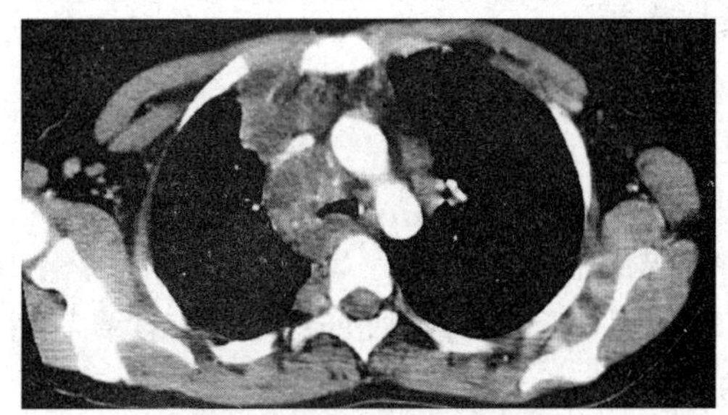

图 10-52 纵隔淋巴结结核

增强扫描纵隔淋巴结增大，不均匀强化

3.均匀强化不伴低密度区

均匀强化的淋巴结最大径常＜2.0 cm，症状少或无症状(图 10-53)。

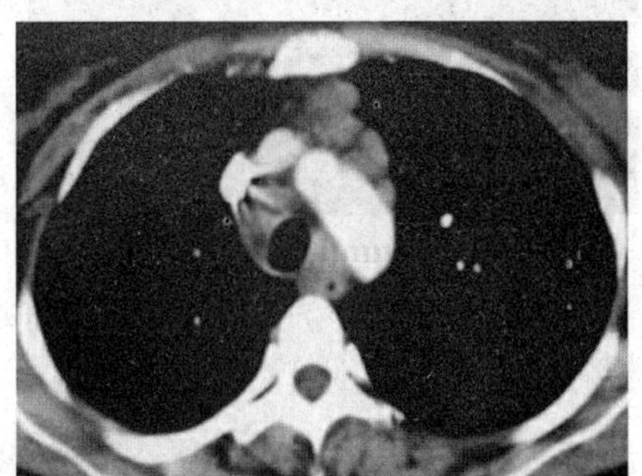

图 10-53 纵隔淋巴结结核

CT 强化扫描示血管前间隙多发淋巴结增大，密度均匀，部分融合，部分为边界清楚的软组织结节。中、后纵隔见增大淋巴结

4.不强化

淋巴结增大融合，其内低密度区伸至结外，周围的纵隔脂肪线消失。

淋巴结结核的活动性不同，在 CT 图像上的表现也有所差别。Moon 等发现：活动性淋巴结结核，大多数结内有多个低密度区或周边强化中心低密度，少为均匀强化，结内钙化灶的出现率为 19%，大约有 73%的患者有全身症状。而非活动性淋巴结结核的结内常无低密度改变，几乎 100%的表现为均匀密度，83%伴发钙化灶。活动性淋巴结较非活动性大。抗结核治疗后，淋巴结可缩小，结内低密度减少或消失，钙化增加。

(四)CT-病理对照

CT 图像上淋巴结显示为周边强化中心低密度，病理为淋巴结中心完全的坏死(干酪坏死或液化)。不均匀强化淋巴结为结内肉芽组织存在及炎性血管增生，干酪坏死少于周边强化者。

总之，CT 扫描有助于确定或证明淋巴结增大的存在，通过显示淋巴结的中心低密度周边强化的 CT 特征，来确诊纵隔结核性淋巴结炎。

二、结节病

结节病是一种不明原因的全身性疾病。女性好发。可累及全身多个器官、组织。绝大多数患者有胸部淋巴结的累及，并沿淋巴管累及肺内组织。

(一)病理表现

为非干酪样肉芽肿性炎性疾病。

(二)临床表现

乏力，轻咳等。

(三)CT 表现

结节病主要表现为肺门和纵隔的淋巴结增大(图 10-54)。60%～90%的结节病有肺门和纵隔淋巴结的增大，两者常同时出现，且为对称性表现。41%的结节病同时有肺和纵隔的异常，43%的患者单独表现为肺的异常。

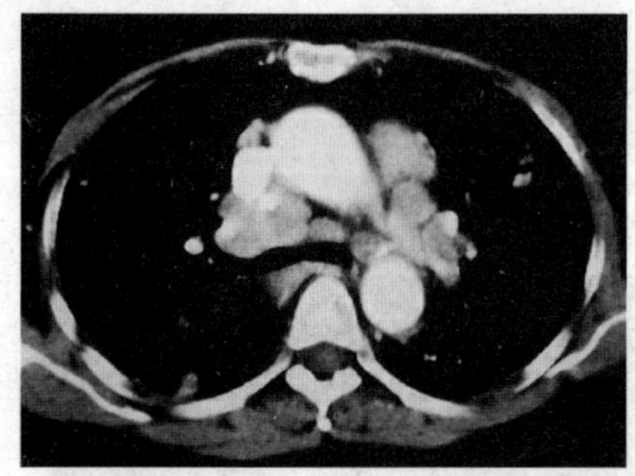

图 10-54　结节病(一)

CT 强化扫描示纵隔各间隙淋巴结增大及双肺门多发淋巴结增大，增大的淋巴结密度均匀，有融合

结节病引起的纵隔内淋巴结增大主要在气管旁、主肺动脉窗、隆突下和血管前间隙。其他间隙淋巴结也可增大，但相对少。增大的淋巴结可融合形成肿块，但不如淋巴瘤的淋巴结大，可见均匀性、点状或蛋壳样钙化，少有强化或有坏死的出现。

结节病可侵犯双肺实质，范围为 5%～85%。HRCT 能充分显示结节病的肺部异常改变，包括：磨玻璃样征、不规则线样影和小叶间隔增厚，其出现率分别为：83%、72%和 89%。肺内结节(图 10-55)包括沿支气管血管束的结节(100%)、胸膜下结节(100%)和小叶间隔的结节(89%)。此外也可见含气囊腔，出现率为 39%，肺内结构扭曲为 50%，两种征象可长期存在。

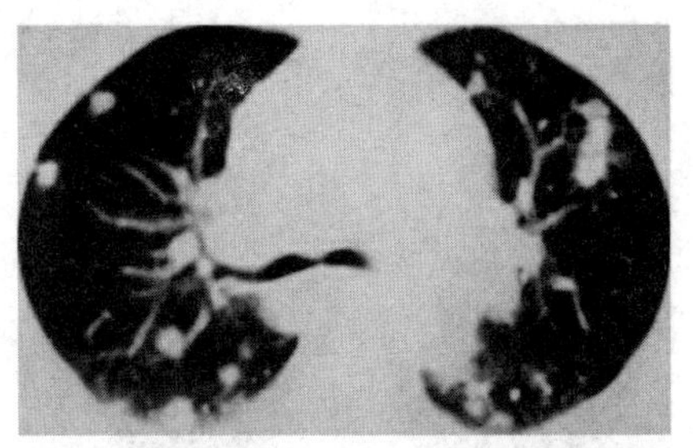

图 10-55　结节病(二)

肺窗示双肺多发结节,与血管纹理关系密切

磨玻璃样征是结节病最早的肺内征象,它代表活动性肺泡炎或广泛扩散的微小间质性肉芽肿,继而出现纤维化。不规则线样影被认为预后差的表现之一。Müller 等认为不规则线样影比有结节的患者肺功能差,但并不提示有不可恢复的纤维化存在。当不规则线伴有结构的扭曲、肺门和叶裂移位、囊性灶和收缩性肺不张时,肺纤维化可诊断。

总之,肺结节病可表现出肺门和纵隔淋巴结的增大及肺内结构的异常。淋巴结增大以肺门和纵隔淋巴结对称性增大为特征;肺的磨玻璃样征、肺结节、不规则线和增厚的小叶间隔代表疾病的可恢复性;囊性腔、结构扭曲为不可恢复性的 CT 表现。

三、淋巴瘤

恶性淋巴瘤为全身淋巴网状系统的原发性肿瘤,分为霍奇金淋巴瘤(Hodgkin disease,HD)和非霍奇金淋巴瘤(non-Hodgkin lymphoma,NHL),两者均可累及胸部淋巴结,HD 更易累及纵隔淋巴结。

(一)霍奇金淋巴瘤

HD 可发生在任何年龄,好发年龄为 30～40 岁。女性多于男性,男女之比为 1∶(1.39～1.94)。占新发恶性肿瘤的 0.5%～10%。80%的淋巴瘤伴有胸部纵隔的累及。

1.病理表现

淋巴瘤的肿瘤大体标本剖面呈鱼肉样,镜下瘤组织由胶原纤维带分隔成多个细胞结节,其内主要为增生的淋巴瘤细胞,且大小不等,并见特异的 R-S(Reed-Stemberg)细胞及陷窝细胞。可分为淋巴细胞突出型、结节硬化型、混合细胞型及淋巴细胞消减型。不同的组织类型预后有差别。

2.CT 表现

淋巴瘤累及纵隔,主要导致纵隔淋巴结的增大。其最常累及部位为血管前间隙、气管旁淋巴结,其次是肺门淋巴结(28%～44%)、隆突下(22%～44%)、心隔角(8%～10%)、内乳淋巴结(5%～37%)和后纵隔淋巴结(5%～12%)。若仅有一组淋巴结受累,多在血管前间隙。常多个淋巴结群同时受累。CT 扫描为检查纵隔淋巴瘤的首选手段,尤其是显示隆突下、内乳旁、主肺动脉窗的淋巴结。

CT 强化图像上常见表现如下。

(1)淋巴结增大呈密度均匀的软组织结节,可融合呈较大肿块,均匀强化(图 10-56)。

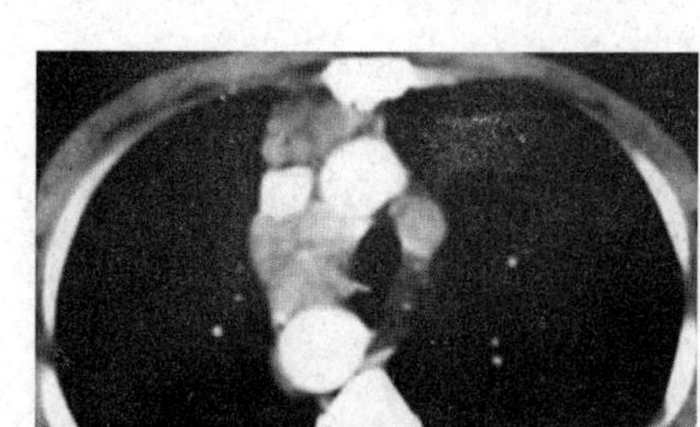

图 10-56 霍奇金淋巴瘤(一)

CT 增强扫描示纵隔多发淋巴结增大,融合,密度均匀

(2)多发增大淋巴结并存,且边界清楚、锐利(图 10-57)。

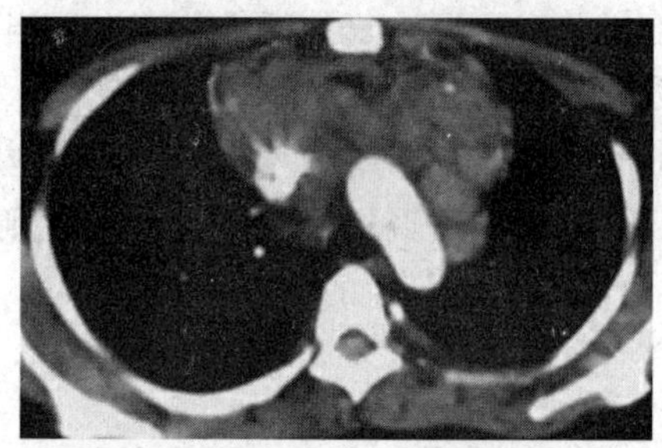

图 10-57 霍奇金淋巴瘤(二)

CT 增强扫描示多发增大淋巴结,部分融合,部分呈单个结节,且边界清楚,锐利

少见 CT 征象为增强后,增大淋巴结显示为低密度或坏死性或囊性结节(图 10-58)。更少见的征象表现在未治疗患者的淋巴结内出现细砂样钙化。

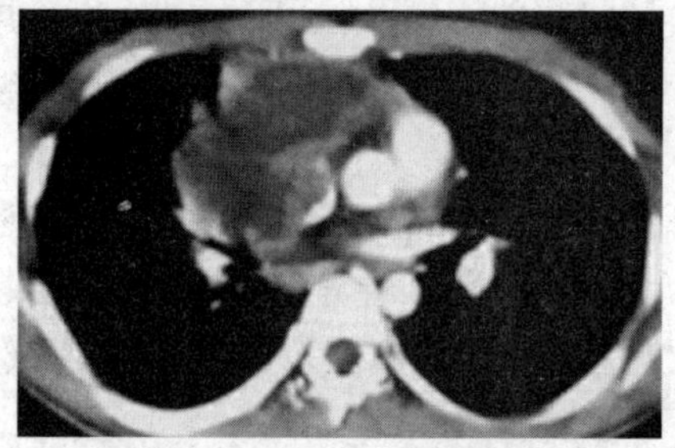

图 10-58 霍奇金淋巴瘤(三)

CT 增强扫描示前纵隔边缘不规则肿块,偏向右侧胸腔生长,密度不均匀,呈结节状、片状强化

(二)非霍奇金淋巴瘤

NHL 常发生在 55 岁左右年龄,较 HD 少累及胸部。在小儿淋巴瘤中,NHL 多于 HD 累及胸部。NHL 有 40%～50%的患者有胸部累及,仅为 HD 的一半。

1.病理表现

NHL 肉眼观瘤体较大,灰白色,有凝固坏死灶。在显微镜下,肿瘤的主要成分包括淋巴母细胞性淋巴瘤和大细胞淋巴瘤,前者由曲核和非曲核、中等大小的瘤细胞构成,后者由胞质丰富明亮、个体较大的瘤细胞构成,可呈实体癌巢或小叶状分布并被纤维组织包绕。

2.CT 表现

NHL 累及纵隔常只有一个淋巴结组。最常为上纵隔(74%)(血管前间隙和上份气管前)(图 10-59),其次为隆突下(13%)、肺门(9%)和心隔淋巴结(7%)。相对于 HD,NHL 更易累及后纵隔淋巴结(10%)(图 10-60)。

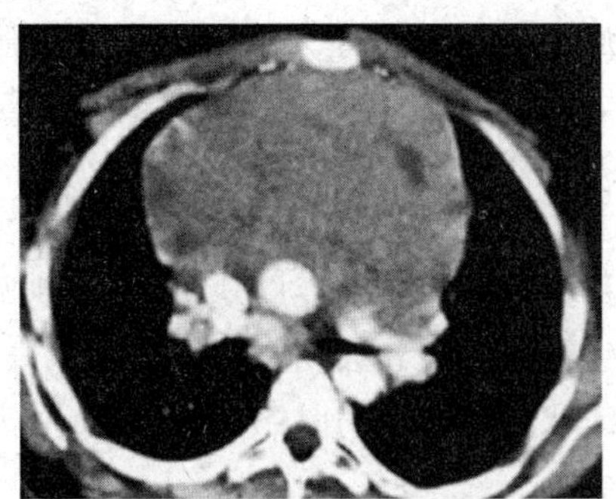

图 10-59　非霍奇金淋巴瘤(一)

CT 增强扫描示前纵隔实性肿块,边缘不规则,密度不均匀,内见点片状低密度区,周围不规则强化。肿块侵入血管间隙内

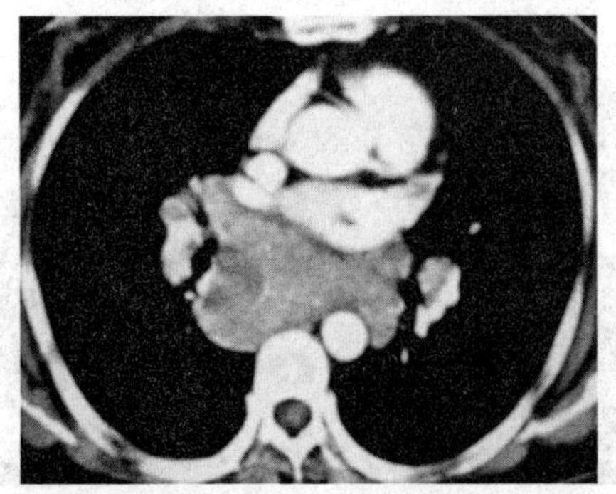

图 10-60　非霍奇金淋巴瘤(二)

CT 增强扫描示后纵隔实性肿块,密度均匀。双肺门淋巴结增大,均匀强化

NHL 可表现为多个边界清楚、密度均匀的增大淋巴结,也可为融合成团形成较大的孤立肿块,密度可均匀或不均匀。当较大的肿块形成时,密度多不均匀,有灶性坏死。淋巴结钙化为少见改变。结外累及多于 HD,包括肺(13%)、胸膜(20%)、心包(8%)和胸壁(5%)。HD 和 NHL 累及纵隔淋巴结,均优势累及气管旁及主肺动脉窗淋巴结,其次为隆突下及右肺门淋巴结。

3.鉴别诊断

需与纵隔淋巴结结核和淋巴结转移性肿瘤和结节病鉴别。结核性的淋巴结常>20 mm,呈中心低密度周边强化的强化方式,易累及气管右旁及右肺门淋巴结。转移性淋巴结的增大区域与肺内原发肿瘤的位置有关。多数转移性淋巴结增大呈均匀强化密度表现,少数淋巴结中心有液化坏死,常因原发病灶的位置而存在着不同的优势解剖分布。结节病的淋巴结呈对称性的双肺门淋巴结增大伴纵隔淋巴结增大,增大的淋巴结密度均匀,可有点状或蛋壳样钙化,极少发生坏死。

NHL 在前纵隔形成孤立的肿块时,有时较难与纵隔生殖细胞瘤和胸腺癌鉴别。

四、纵隔神经鞘膜瘤

神经源性肿瘤主要位于后纵隔，占成人纵隔肿瘤的 9%，小儿的 29%。主要来自周围神经、神经鞘和交感神经节。在成人的神经源性肿瘤中 75%是神经鞘瘤和神经纤维瘤，而小儿的 85%是交感神经源性肿瘤。神经鞘瘤又名雪旺氏瘤，来源于神经鞘细胞。

临床特征：30～40 岁为好发年龄，男女发病一致。大多数患者无症状，仅一小部分患者因肿瘤压迫或椎管内扩张而有感觉异常或疼痛。

(一)病理表现

起源于周围神经鞘细胞。神经鞘瘤为单发性肿块，圆形或卵圆形，包膜完整境界清楚，切面灰白或稍带黄色，实体性，部分为黏液变性和囊变。可由呈束状排列的长梭形瘤细胞或由疏松的黏液样组织及微小囊腔合并泡沫状组织细胞和淋巴细胞构成，分为束带型和网状型。

(二)CT 表现

神经鞘瘤位于椎体旁，或沿迷走神经、膈神经、喉返神经和肋间神经分布。CT 图像上为边界清楚、光滑、圆形或椭圆形的肿块，大多数为软组织密度，有不同程度的强化，常为环状强化(图 10-61)。也可为低密度表现(图 10-62)，其原因主要为：肿瘤内有富含液体的纤维细胞、脂肪细胞及肿瘤的囊性变。

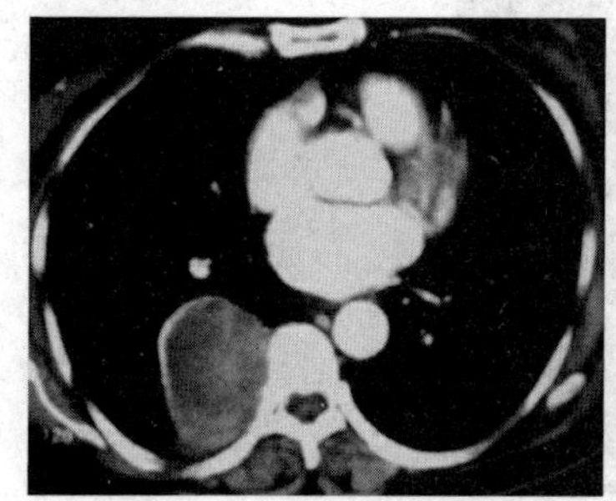

图 10-61　神经鞘瘤(一)

CT 增强扫描示后纵隔右旁类圆形肿块，边缘光滑，密度欠均匀，内见点、片状强化。邻近胸膜增厚。右侧胸腔少量积液

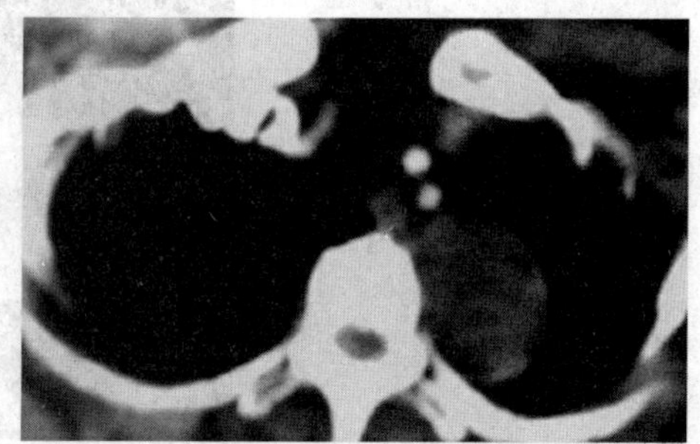

图 10-62　神经鞘瘤(二)

CT 增强扫描示左上纵隔旁肿块，密度较低(CT 值 16.6 HU)，边界清楚。肿块紧邻胸椎体左旁生长

T_1 加权肿瘤信号高于肌肉信号，T_2 加权肿瘤信号明显不均匀增高，形成中心高信号，周边低信号壁的肿块(图 10-63～图 10-65)。

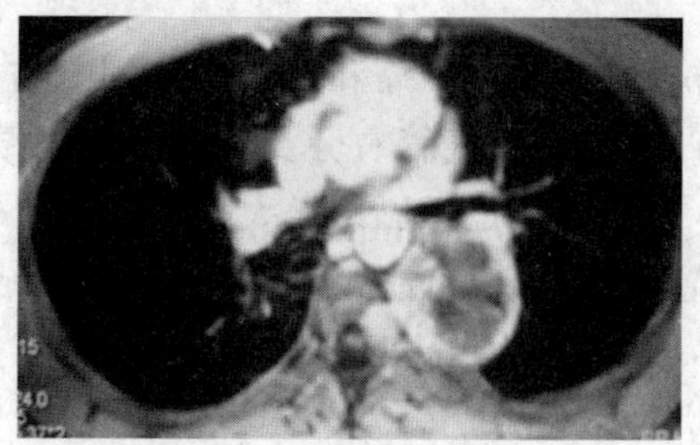

图 10-63　神经鞘瘤(三)

MRI 横断面，显示中纵隔左旁肿块，T_1 加权见肿瘤的不均匀强化，肿块呈多房样表现

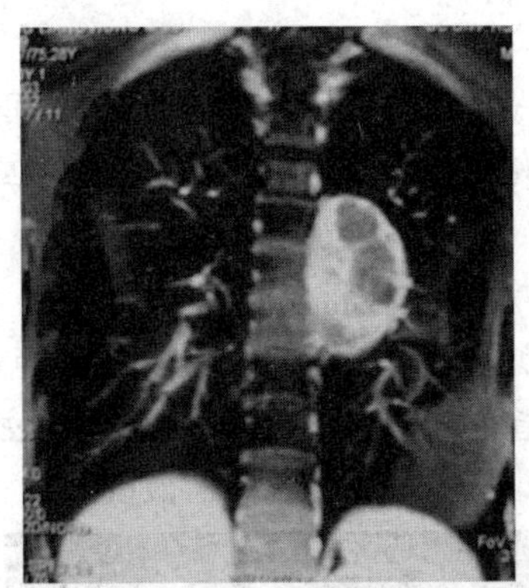

图 10-64　神经鞘瘤(四)

与图 10-63 为同一患者，MRI 冠状显示中纵隔左旁肿块，T_1加权见肿瘤的不均匀强化，肿块呈多房样表现

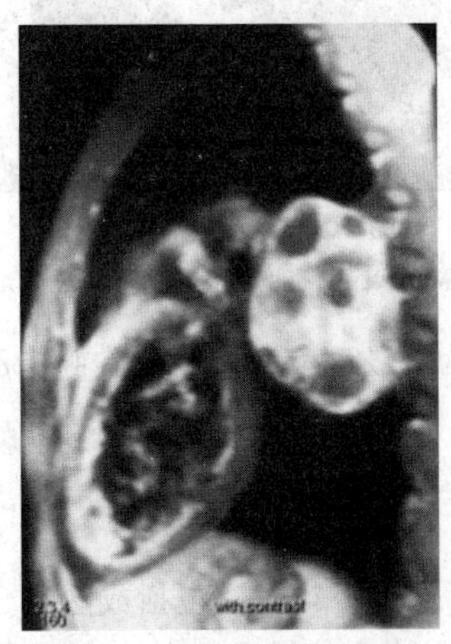

图 10-65　神经鞘瘤(五)

与图 10-64 为同一患者，MWI 矢状成像分别显示中纵隔左旁肿块，T_1加权见肿瘤的不均匀强化，肿块呈多房样表现

少见征象为肿瘤内的点状钙化，均可出现在良、恶性肿瘤。10%的神经鞘瘤可通过椎间孔伸入椎管内，形成哑铃状外观。

恶性神经鞘瘤不常见，占神经鞘瘤的 5%～15%，一半来自神经纤维瘤病，极少为神经鞘瘤发展而来。临床上有持续几个月或几年的疼痛、肿块和神经刺激症状。CT 鉴别良恶性较困难。恶性神经鞘瘤相对较大(>5 cm)、不规则、密度不均匀，中心可因坏死和出血表现为低密度，可侵蚀纵隔和胸壁结构，并可血行转移到肺，很少有淋巴结的转移。

五、胸腺脂肪瘤

胸腺脂肪瘤为纵隔少见的良性肿瘤，来源于胸腺或通过蒂与胸腺相连，约占胸腺肿瘤的 2%。可发生于任何年龄，最常见于小儿和青年人。几乎不伴有重症肌无力。

(一)病理表现

肿瘤大体标本与一般的皮下脂肪瘤无区别，呈黄色分叶状，有薄层完整的包膜，包含成熟脂肪组织和数量不等的胸腺组织，两者的比例在不同的个体不同。

(二)临床表现

大多不伴临床症状,常为胸片偶然发现。发现时常较大,可达 36 cm,突入胸腔。由于脂肪的柔韧性,肿块可伸进心膈角,在胸片上可误为心脏增大,胸膜或心包肿瘤、肺段不张,甚至肺隔离症。

(三)CT 和 MRI 表现

始终位于胸腺位置的脂肪密度肿块,有 3 种类型表现:①等量的脂肪和软组织混合存在的圆形或卵圆形肿块影,或片状影;②脂肪成分为主,伴岛状软组织密度影;③纯软组织肿块影。MRI 表现为 T_1 加权图像上的高信号区,与皮下脂肪信号相似(图 10-66)。

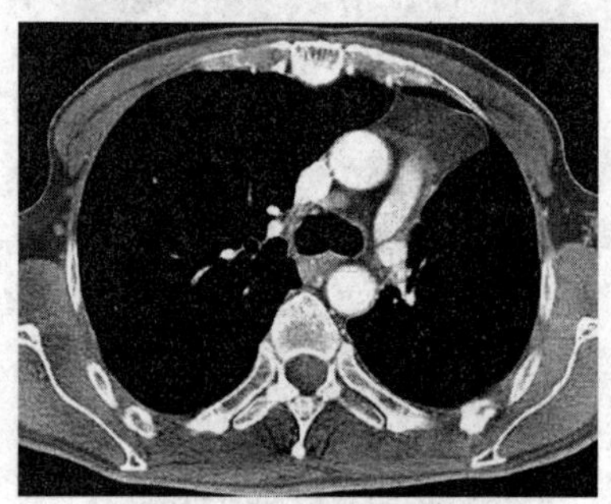

图 10-66 胸腺脂肪瘤

前纵隔片状脂肪密度影,密度不均,边缘光整

肿块邻近结构可受压,出现率为 50%。CT 是评价胸腺脂肪瘤的存在、范围及其对周围结构影响的有效检查手段。

六、纵隔畸胎瘤

畸胎瘤占纵隔生殖源性肿瘤的 60%～70%。包括成熟型、未成熟型和恶性畸胎瘤。可发生于任何年龄,以小儿和青年人最多,男女发病一致。畸胎瘤可发生于体内许多位置。位于纵隔内的分布比例为:前纵隔的血管前间隙占 80%,中后纵隔和多间隙占 20%。

(一)病理表现

病变较小无症状,病变较大时,可引起胸痛、咳嗽和呼吸困难。成熟型畸胎瘤含至少两个胚层的结构,为成熟的软骨、脂肪和成熟的鳞状和腺状上皮组织,为良性肿瘤。未成熟畸胎瘤含较少外胚层成分,有成熟的上皮、结缔组织和未成熟的神经外胚层组织,婴幼儿时为良性,成人时表现出进展和恶性。恶性畸胎瘤含恶性组织成分,包括各种肉瘤组织,预后差,几乎全是男性发病。

(二)CT 表现

畸胎瘤主要表现为前纵隔的肿块,少部分为弥漫的纵隔增宽或纵隔肿块与邻近实变的肺组织分界不清。肿瘤大多突向纵隔一侧生长,主要突向左侧胸腔。常累及纵隔一个间隙(86%),且多在前纵隔。典型表现为有完整包膜、边界清楚的混杂密度肿块,可呈分叶状或边缘光滑的球形。包含液体、脂肪、软组织、钙化多种成分。这些特点有别于胸腺瘤和淋巴瘤。钙化出现率为 20%～80%,表现为局灶、环状钙化,代表牙齿和骨结构的存在。脂肪的出现率为 50%(图 10-67)。特殊征象为脂肪与液体的分层界面在肿块内出现。液体、脂肪和钙化同时出现率为 39%,可合并软组织存在。不含脂肪或钙化的非特异囊肿占 15%。

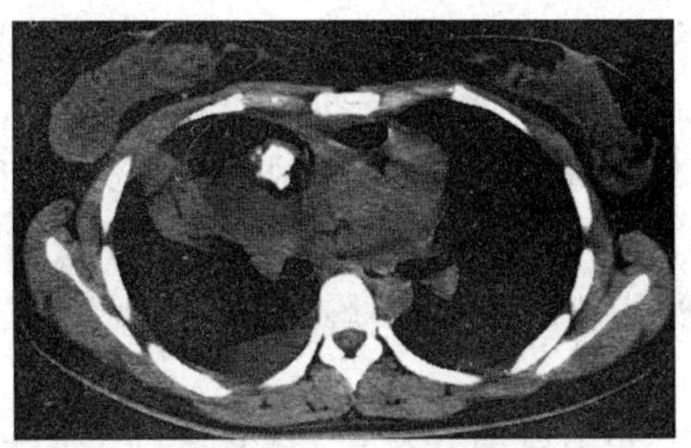

图 10-67　**纵隔畸胎瘤**

右前纵隔肿块影，密度不均，内有高密度的骨质，也为低密度的脂肪

成熟畸胎瘤成分多样，为边界清楚、分叶、不对称和含脂肪、液体、软组织和钙化的肿块（图 10-68）。软组织成分可表现为肿块周边线状影形成包膜（<3 mm），其次可表现为肿块中心的软组织分隔，将液体或其他组织分隔开，少部分为结节状软组织影，在强化 CT 图像上均有强化表现。成熟畸胎瘤可因肿瘤内胰腺或小肠黏膜分泌的消化酶的存在，致其破裂至邻近结构，如支气管、胸腔、肺，甚至心包。

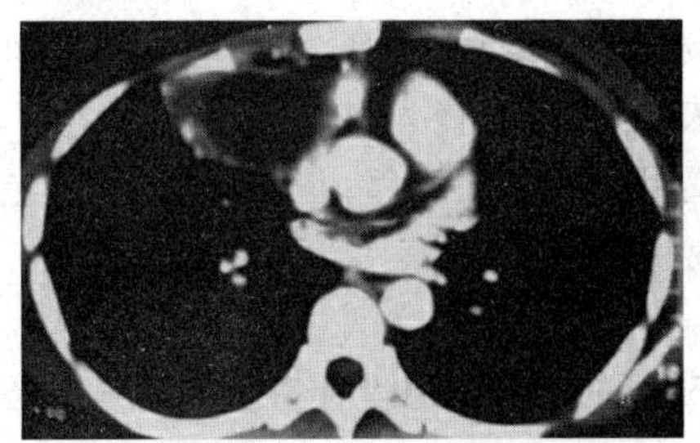

图 10-68　**成熟畸胎瘤**

CT 增强扫描示前纵隔肿块，突向右侧胸腔生长。

形态不规则，密度不均匀，边缘强化，内含脂肪成分

恶性畸胎瘤为结节状边界不清的实性软组织肿块，含脂少，可囊变，有较厚的强化包膜，可见出血和坏死（图 10-69）。

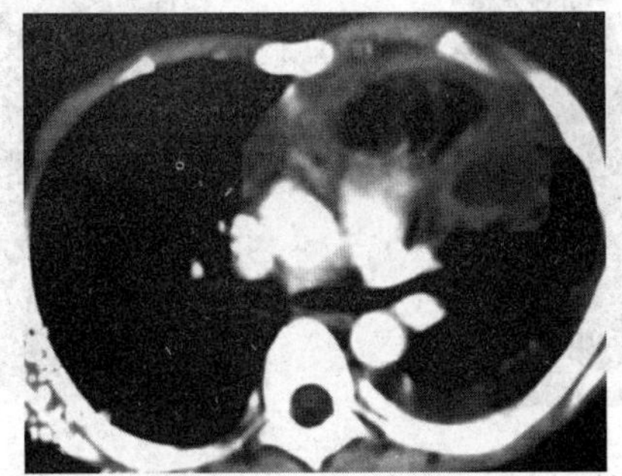

图 10-69　**恶性畸胎瘤**

CT 增强扫描示前中纵隔肿块突向左侧胸腔生长。形态不规则，密度不均匀，内含脂肪成分，与血管的脂肪间隙消失，伴左侧胸腔积液

七、胸腺瘤

胸腺位于前纵隔，成人大多萎缩，被脂肪代替。在未退化完全的胸腺左叶常大于右叶，但边

缘光滑、平整。当胸腺呈分叶状改变时应疑胸腺肿块的存在。胸腺肿块占纵隔肿瘤的 20%，包括：胸腺瘤、胸腺癌、胸腺类癌、胸腺囊肿、胸腺脂肪瘤和淋巴瘤。

胸腺瘤是纵隔最常见的原发肿瘤，占纵隔肿瘤的 15%。好发年龄为 50～60 岁，很少出现在 20 岁以前。25 岁以下年龄者，尽管胸腺有时很大，但此年龄段胸腺瘤较少，因而诊断应慎重。＞40 岁者，胸腺常为脂肪组织所代替，容易诊断胸腺瘤。

(一)病理表现

大体观肿瘤呈球形、卵圆形，可有结节状突出，瘤表面有纤维性包膜，切面瘤实质膨隆呈淡黄或灰红色，由纤维组织分隔形成分叶状或呈髓样均质形，可有坏死、囊变或出血。镜下瘤组织由上皮细胞和淋巴细胞组成。传统组织学分类包括上皮类、淋巴组织类和混合类。Marino，Müller-Hermelink 分类(根据形态学和组织学)为：①皮质型；②髓质型；③混合型。

根据 Ricci 报道，以髓质为主要成分的胸腺瘤多为良性，出现年龄较晚。以皮质为主要成分的胸腺瘤出现年龄较早，尽管经积极的治疗，5 年死亡率可达 50%，生存率 53%～87%。

组织学表现不能区分良、恶性胸腺瘤，恶性是指肿瘤侵及包膜或周围组织，因此胸腺瘤分为侵袭性与非侵袭性。3%胸腺瘤有侵袭性，可侵入邻近结构，而少有胸外的转移。侵犯内容包括：①邻近肺组织及胸壁侵犯；②局部纵隔结构：气管、上腔静脉等大血管；③胸膜和心包种植，可为一侧胸腔受累，也可种植在膈表面，并直接侵入腹腔。

胸腺瘤可分为 3 期。Ⅰ期：肿瘤与包膜相邻；Ⅱ期：肿瘤累及包膜和纵隔脂肪组织；Ⅲ期：肿瘤周围器官受侵和胸腔种植。

(二)临床表现

可无临床症状，有 30%～50%的胸腺瘤患者伴有重症肌无力。

(三)CT 表现

肿瘤大多为软组织密度的肿块，强化后密度均匀(图 10-70)，少数肿瘤表现肿块内的钙化(图 10-71)，或肿瘤囊变伴结节。80%的胸腺瘤位于前纵隔的血管前间隙、心脏上方；20%胸腺瘤因胸腺组织异位至颈部，而位于颈部或胸廓入口处，与甲状腺肿块相似。在 CT 图像上，肿瘤与纵隔结构直接接触，脂线消失，不能表明有浸润；而脂线清晰，则说明无局部浸润。

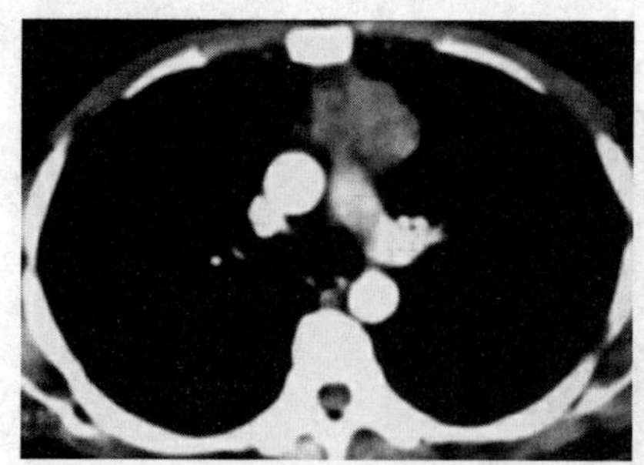

图 10-70 胸腺瘤(一)

CT 扫描示血管前间隙的肿块，密度均匀，边界清楚

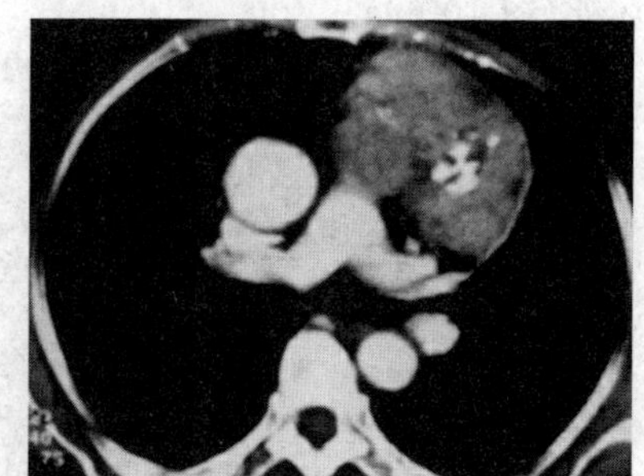

图 10-71 胸腺瘤(二)

CT 扫描示血管前间隙的软组织肿块，边界清楚，内见不规则形态的块状钙化

侵袭性胸腺瘤在 CT 图像上表现为形态不规则、密度不均匀的较大肿块，且侵入血管间隙，与血管间的脂肪间隙消失，并常出现胸腔积液和心包积液(图 10-72～图 10-74)。

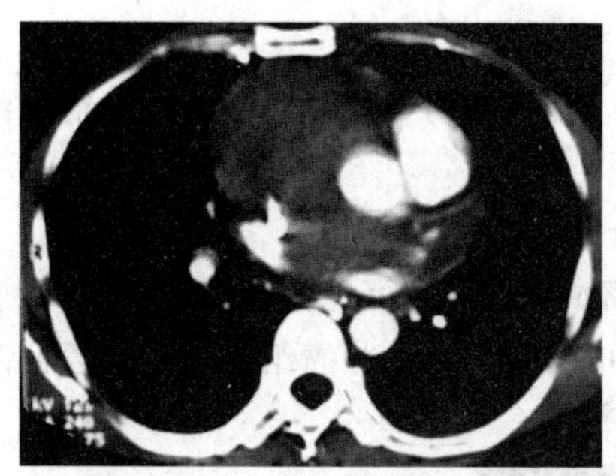

图 10-72　侵袭性胸腺瘤(一)

CT 增强扫描示前中纵隔肿块，密度不均匀，侵入血管间隙，血管受压，左侧少量胸腔积液

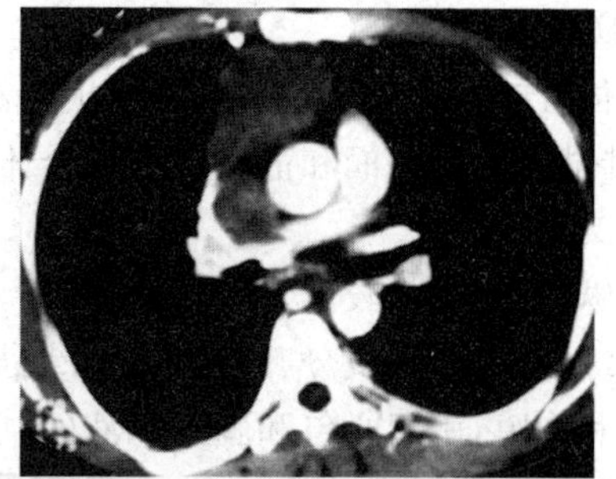

图 10-73　侵袭性胸腺瘤(二)

CT 增强扫描示前中纵隔肿块，密度不均匀，推压并侵入上腔静脉。右侧少量胸腔积液

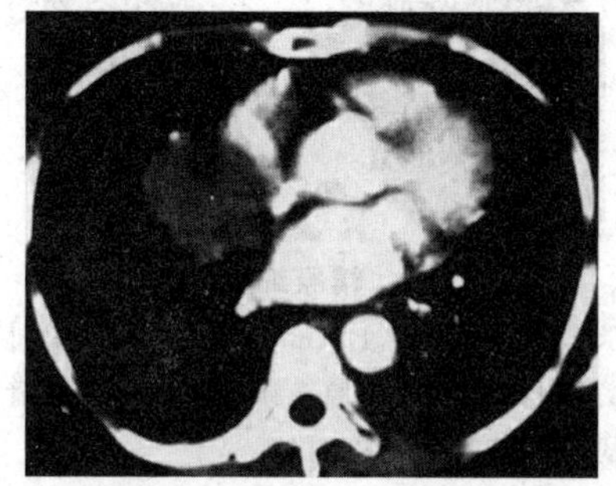

图 10-74　侵袭性胸腺瘤(三)

CT 增强扫描示前纵隔偏右生长的分叶状肿块，大小 4 cm×5 cm，密度不均，肿块突向右肺中叶。术前 CT 诊断误为右肺中叶癌

八、纵隔生殖源性肿瘤

原发性生殖细胞瘤占纵隔原发肿瘤的 10%～15%，也占所有前纵隔肿瘤的 10%～15%。生殖细胞瘤最常见于前纵隔，仅 5%位于后纵隔。

好发年龄为 20～40 岁。来源于前纵隔内胚胎组织迁徙过程受阻滞的生殖细胞。

生殖细胞瘤包括：良、恶性畸胎瘤、精原细胞瘤、内胚窦癌(卵黄囊瘤)、绒毛膜癌、胚胎瘤和混合型生殖细胞瘤。80%为良性，主要是畸胎瘤。良性肿瘤中男女发病率一致，但在恶性生殖细胞瘤中男性比例可达 99%。在恶性生殖细胞瘤中，精原细胞瘤占 30%～40%，胚胎瘤占 10%，恶性畸胎瘤为 10%、绒毛膜癌为 5%、内胚窦癌为 5%，余下的 30%～40%为混合型的恶性肿瘤。

目前 CT 有助于评价恶性生殖细胞瘤的进展、恶性程度，检测治疗效果。

(一)精原细胞瘤

原发的纵隔精原细胞瘤为恶性肿瘤，几乎全为男性发病，女性极少见。发病年龄范围较大，以 30～40 岁常见。

1.临床表现

胸痛为最常见症状，其次为呼吸道症状，如呼吸困难和咳嗽，以及较大肿块压迫或侵蚀上腔静脉引起的上腔静脉综合征。实验室检查，有 10%的单纯精原细胞瘤人绒毛膜促性腺激素(HCG)的升高，而无甲胎蛋白的升高。

2.病理表现

瘤体常较大而软，黄褐色，可有出血和坏死灶。镜下，由巢状分布的大多角细胞（精原细胞）构成，伴淋巴细胞浸润和散在分布的合体滋养层细胞。

3.CT 表现

前纵隔肿块，常较大，平扫密度均匀，强化后扫描呈不均匀强化，可见低密度区，但不含脂肪，肿块边缘不规则，呈浅分叶状生长，并明显推压前纵隔的血管，并可见肿瘤组织伸入血管间隙，侵蚀心包和胸膜，引起心包和胸腔积液（图 10-75、图 10-76）。

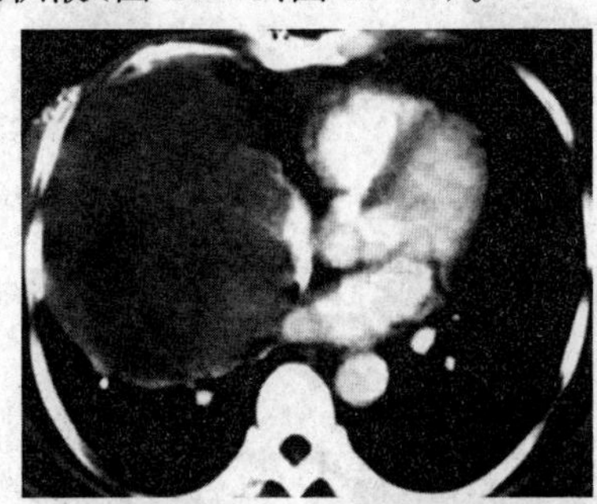

图 10-75　精原细胞瘤（一）

CT 增强扫描示前中纵隔肿块，12 cm×15 cm 大小，偏向右侧胸腔生长，软组织密度，较均匀。推压上腔静脉致其变形，与血管的脂肪间隙消失，心包增厚，右侧胸腔少量胸腔积液

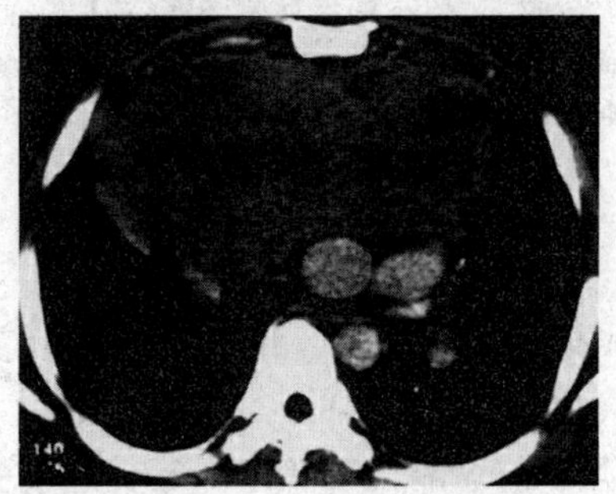

图 10-76　精原细胞瘤（二）

CT 增强扫描示前纵隔巨大软组织密度肿块，轻度强化，可见点、片状低密度坏死区

对放、化疗敏感。长期生存率可达 80%。

（二）非精原细胞瘤

非精原细胞瘤很少见，常以混合成分存在。内胚窦瘤由管状或乳头状分布的瘤细胞构成，在瘤组织内形成大小不等的腔隙，腔隙互相沟通呈网状排列，甲胎蛋白阳性。纵隔绒毛膜癌由单核的细胞滋养层及多核合体滋养层细胞构成，瘤组织内有丰富血窦和大片出血区，β-HCG阳性。

CT 表现如下述。

非精原细胞瘤均可表现为密度不均匀的肿块（图 10-77），还因坏死、出血、囊变形成边界不清的低密度肿块。不含脂肪，有棘状突起，呈浸润性，可见钙化。

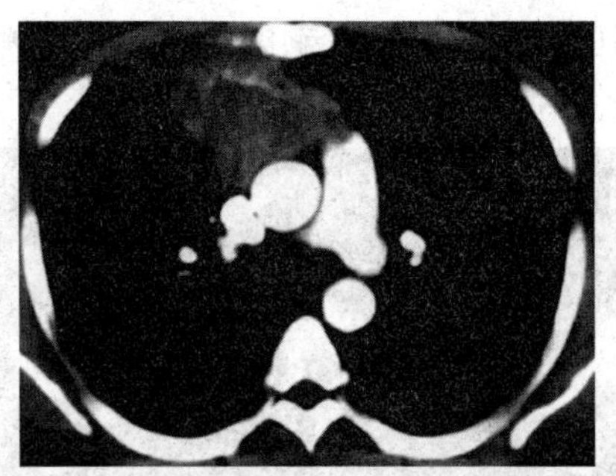

图 10-77　非精原细胞瘤(内胚窦癌、胚胎癌成分混合肿瘤)

CT 增强扫描示前纵隔软组织密度肿块,形态不规则,可见片状和线状强化

九、巨淋巴结增生

巨淋巴结增生(Castleman 病)是一种淋巴结瘤样增生性疾病,1954 年由 Castleman 首先报道。由于其组织学改变特殊,病因不明,故当时只能以人名命名,称为 Castleman 病。后来沿用的名称很多,如滤泡性淋巴网状瘤,血管性淋巴错构瘤,良性巨淋巴结,类胸腺瘤样局限性纵隔淋巴结肿大等。目前病因仍不清,但有两种学说:第一种认为霍奇金淋巴瘤的变异型,有潜在的恶性;第二种认为是由炎症或某些未知抗原引起的淋巴反应性增生。本病可发生于有淋巴结存在的任何部位,以纵隔最多见,占 70%,颈部约占 14%,腹膜后和盆腔占 4%,腋淋巴结占 2%。巨大淋巴结直径一般在 2～10 cm,最大者可达 21 cm,多数包膜完整,少数可侵犯包膜外另外淋巴结外病灶可无包膜。局限型一般为单发。系统型则为多灶性侵犯,甚至为全身性淋巴结病。组织学上分为 3 型:①血管透明型,占 80%～90%,滤泡内和滤泡间淋巴组织增生,滤泡中心含大量透明性的毛细血管;②浆细胞型,占 10%～20%,以显著成片的浆细胞浸润为主,周围绕以免疫母细胞;③中间型,为上述两种类型的混合存在,可见于多中心型。

(一)病理表现

无或轻微临床症状,病程缓慢,预后较好。浆细胞型常多发,发病较早,侵袭性较强,可合并其他系统疾病,病程发展快,预后不良。病变发展缓慢,病程较长,历时数年余,患者仅表现为非特异性临床症状,亦有报道全身同时多处病变并肝、脾大,呈恶性过程,短期内死亡,并认为这与免疫缺陷有关。

对于本病的良恶性问题,根据临床过程的不同将其分为 4 组:①稳定型;②慢性复发型;③进展型;④恶变型。局限型者见于稳定型和慢性复发型,多中心性者为进展型。

好发部位早期报道多发生于纵隔淋巴结,后来发现从浅表淋巴结到内脏均可发生。而且有报道发生于心胸腔、颅内、肌肉、咽部、肺、外阴等处者。目前根据侵犯部位不同,分为局限与系统。

发病年龄局限性者发病年龄在 20 岁左右,系统性者 57 岁左右。二者显然不同,男性多于女性。

(二)CT 表现

巨淋巴结增生的影像学特征为多个结节,大小不一,有的可达 5 cm 以上,平扫示肿块边缘光整,实质均匀,偶尔可见钙化及卫星结节,不侵及邻近组织。增强后肿块呈明显均匀强化,尤其是血管透明型病变,其强化程度与邻近大血管相似。肿块明显强化是因为肿块具有较多支供血血管和丰富的毛细血管所致。中心可见液化坏死区，尤其是侵袭性生长，周围可见小结节影(图 10-78、图 10-79)。

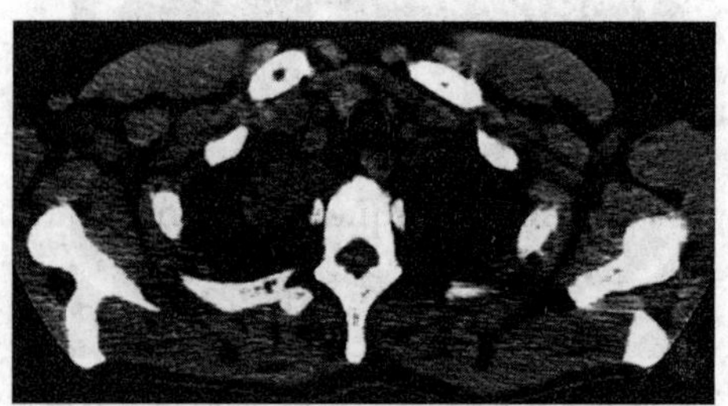

图 10-78　巨淋巴结增生症(一)

纵隔右侧见一肿块影，平扫与软组织密度相似

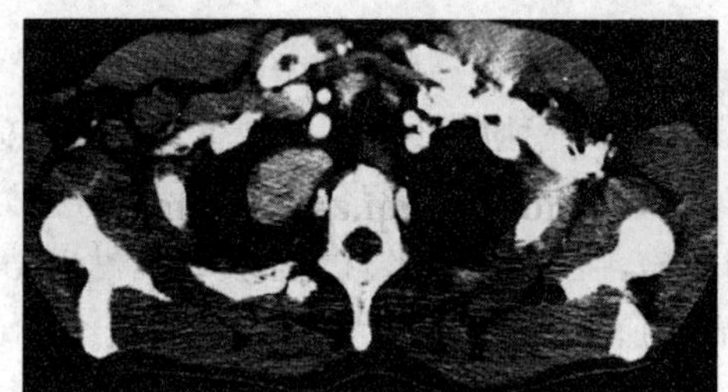

图 10-79　巨淋巴结增生症(二)

与图 10-78 为同一患者，增强扫描后，纵隔右侧肿块影明显强化

(三)鉴别诊断

巨淋巴结增生无特异性临床表现和影像学特征，最后的确诊仍需活检病理证实，但是当患者无或仅轻微症状，纵隔内和腹膜后出现单个慢性巨大肿块，CT 平扫示肿块边缘清楚，实质密度均匀，尤其是肿块呈显著强化和邻近大血管一致时，提示本病的可能。即使实质密度不均匀，中心液化坏死，但实质部分呈显著强化，与邻近大血管相似时，在鉴别诊断中仍然要考虑到本病的可能。

(孙铁峰)

第十一章　骨与关节疾病的CT诊断

第一节　骨关节常见疾病

一、创伤

四肢骨与关节创伤CT不作为常规的检查方法，但对骨盆、髋关节、肩关节、膝关节等关节，以及脊柱、颌面部骨外伤的检查非常重要，可以了解这些解剖结构比较复杂的部位有无骨折和骨折碎片的数目及位置，三维重建可以立体显示骨折的详情，如骨折内固定前的测量，关节骨折后骨块间的关系，关节面及角度的观察，手术前后骨折和关节修复情况的对比等，为临床治疗提供有力的支持。

（一）骨折

1.病理和临床概述

骨折可发于任何年龄，包括外伤性骨折和病理性骨折两类。外伤为骨折的最常见原因，其组织改变包括骨折解剖、骨折对软组织的损伤、软组织对骨折的影响。临床表现为疼痛、肿胀、畸形。本小节主要介绍外伤性骨折的CT表现。

2.诊断要点

（1）骨窗上线性骨折表现为骨皮质断裂线状密度减低影，边界锐利，常在多层面上显示，可伴有骨小梁的扭曲和紊乱，骨外形正常或有成角、错位、分离和重叠等；嵌入性骨折或压缩性骨折CT可显示线状或带状的密度增高影。对粉碎性骨折和关节附近韧带撕脱性骨折的碎骨片，CT能清楚显示其位置和数目。胸骨骨折轴位扫描易被漏诊，冠状位和矢状位重建容易诊断。髋臼骨折，髋臼骨折因髋臼解剖复杂，且骨折常为粉碎性。CT扫描能精确描述骨折粉碎程度，骨折片形状及相互立体关系，关节内游离骨块。矢状位和冠状位重建图像可用于显示关节面吻合情况及髋臼负重结构关系恢复情况。

（2）软组织窗位片上主要显示骨折线附近软组织改变，如水肿显示为肌间隙模糊，肌肉肿胀，密度正常或略低；局部血肿则为边界清楚或不清楚的高密度区，关节附近的骨折致关节囊内出血,可显示关节囊肿胀,关节囊内密度增高。

(3)骨折愈合过程中形成的骨痂,在CT上表现为原骨折线处骨皮质周围软组织内不定型的高密度影,内缘与骨皮质相连,部分病例可形成骨化性肌炎改变(图11-1)。

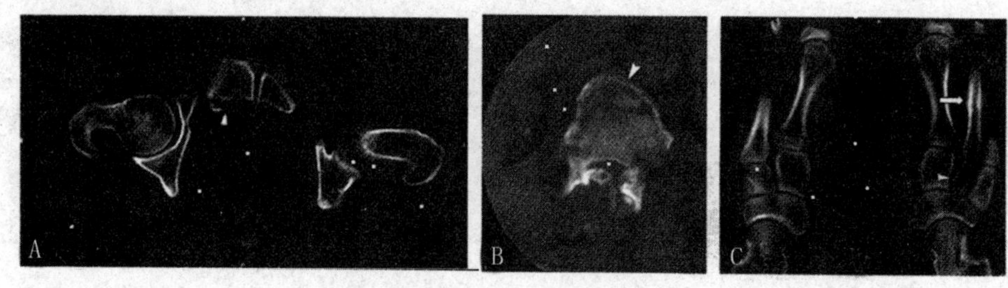

图11-1 骨折

A.骨盆骨折、右侧耻骨上支骨折,并出现骨碎片;B.腰椎爆裂性骨折,腰椎椎体、椎弓、棘突均断裂,骨折端进入椎管内;C.左侧第二跖骨陈旧性骨折(长箭)

3.鉴别诊断

(1)骨滋养动脉管影:CT横断位显示条状低密度影,边缘较光整、规则,范围局限,周围软组织无肿胀。

(2)干骺线:为横行低密度带,边缘呈不规则锯齿状,周围软组织间隙清晰。

4.特别提示

骨折检查首选普通X线摄片,CT常用于对判断解剖结构复杂部位的骨折和严重脊柱外伤、骨盆、髋关节、膝及肩关节的外伤和了解骨折碎片及其移位情况,也用于显示出血、血肿及发现外伤性的异物并加以定位。对于脊柱骨折特别是寰枢椎骨折,CT能准确确定骨折、碎骨片各种移位及椎管内容物损伤情况。对于骨盆骨折,CT不仅可清楚显示骨折情况,还可显示盆腔内脏器的损伤情况,提供全面的诊断资料。所以,X线平片与CT、三维重建图像结合使用,为骨折提供更全面的资料,可对骨折及其并发症作出更全面的评价,对治疗及愈后有积极的意义。

(二)脱位

1.病理和临床概述

脱位是由于关节囊、韧带、肌腱被暴力损伤,使构成关节的骨端错位而失去正常的解剖关系称脱位,可分为完全脱位和半脱位。临床常表现为肿胀、疼痛、关节畸形、活动障碍等。

2.诊断要点

对解剖结构复杂关节,CT无影像重叠且具有很高的分辨率,对关节脱位显示非常清楚。尤其对于普通X线难于发现的关节脱位,CT扫描及重建可显示得很清楚,如CT横断面扫描能显示胸锁关节的前、后脱位,CT对显示髋关节、膝关节和肩关节、肘关节和腕关节的脱位也非常好。

寰枢椎脱位显示骨折分离和脱位的征象,前后脱位CT图像可见到齿突与寰椎前结节距离增大,寰椎、枢椎两侧侧块前后移位。

髋关节脱位常合并股骨头或髋臼缘骨折及股骨头圆韧带窝的撕脱骨折,产生小骨片,CT扫描图像能清楚显示股骨头前脱位或后脱位情况,骨折情况,以及很小碎骨片的位置和移位程度。髋关节脱位时,由于关节内骨折,血液及髓内脂肪进入关节囊内形成关节积脂症。如另有气体进入关节囊内,则关节内同时存在3种成分,称为关节积气脂血症,此征象在诊断关节内骨折有重

要意义。增强扫描后可显示骨折脱位后周围大血管损伤的情况，尤其后脱位时对大血管的损伤（图 11-2）。

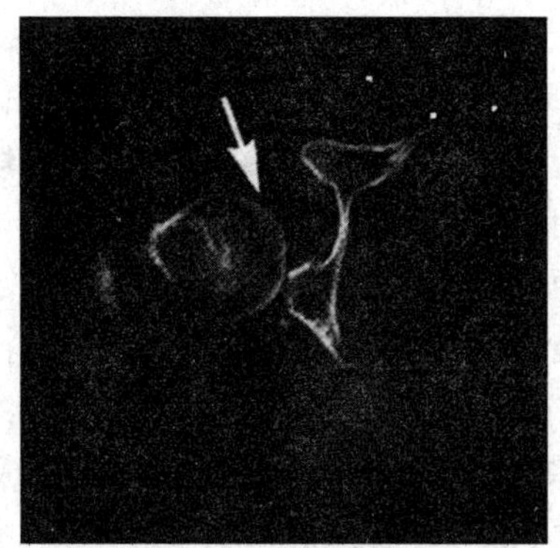

图 11-2 股骨头半脱位

CT 显示右侧股骨头向后脱位，髋关节软组织肿胀

3.鉴别诊断

根据病史多可确诊，必要时可以行双侧扫描对照。

4.特别提示

外伤性脱位多发生在活动范围较大、关节囊和周围韧带不坚韧，结构不稳固的关节，普通 X 线检查即可确诊，无须进行 CT 检查。但某些小关节和骨骼未完全骨化的关节脱位，特别是不完全脱位，X 线征象不明确，诊断困难，CT 能提供十分有益的帮助，并且能发现关节内碎片等，为治疗方案的确定提供依据。

二、炎性病变

骨关节感染是常见的细菌性骨感染疾病，分血源性和外源性，血源性有化脓性骨髓炎和关节炎；外源性为软组织感染直接侵犯骨和关节。感染细菌为结核分枝杆菌时，则为骨结核和关节结核。骨关节炎症 CT 检查主要为了提供比一般 X 线片更多的信息，为早期骨关节感染的诊断提供帮助。

(一)化脓性骨髓炎

1.病理和临床概述

化脓性骨髓炎是骨髓、骨和骨膜的化脓性炎症，较多见于儿童和少年。多侵犯长骨，以胫骨、股骨、肱骨和桡骨多见。病原菌多为金黄色葡萄球菌(占 72%～85%)，其他有溶血性葡萄球菌、链球菌、大肠埃及菌、肺炎链球菌等。病菌可经血行感染、邻近软组织或关节感染直接蔓延或通过开放性骨折或火器伤进入。根据病情发展和病理改变，化脓性骨髓炎可分为急性和慢性化脓性骨髓炎。前者临床起病急骤，可有寒战、高热、白细胞升高等症状。尚有患肢肿胀，压痛，患处有明显波动感等局部症状。急性化脓性骨髓炎延误诊治或治疗不当不彻底，常转为慢性化脓性骨髓炎。慢性骨髓炎中，有的脓肿病灶局限在骨内，形成慢性骨脓肿(又称 Brodie 脓肿)；极少数慢性骨髓炎，骨内炎症病变长期存在，发生广泛的骨质增生硬化，称为慢性硬化性骨髓炎(亦称 Garre 骨髓炎)。

2.诊断要点

对各时期的表现，CT 主要从骨髓改变、骨质改变、骨膜反应及周围软组织改变观察。①骨髓密度：急性期 CT 表现骨髓密度增加，CT 值为＋50 HU 左右(正常为－80 HU 左右)，偶尔骨髓腔内可见到气体、脂肪及积液。亚急性期 CT 表现为骨髓密度增高，CT 值为＋30 HU 左右。慢性期，骨髓密度呈高低不等混杂影，偶可见骨髓腔内极低密度的气体影。②骨质改变：早期骨破坏 CT 示骨小梁模糊或消失，偶可显示小灶性骨小梁缺失区，边缘不清，骨质增生不明显。亚急性期示骨皮质的破坏、缺损、新骨形成。慢性期 CT 示骨质破坏区内大小不一的高密度死骨，高密度的骨膜反应围绕骨皮质，骨皮质显著增厚。③骨膜反应：早期骨膜改变不明显，随后 CT 表现为环绕或部分附着骨皮质的弧线样钙质高密度影，略低于正常骨皮质密度，并能清晰显示骨破坏处和骨膜下形成的脓肿。慢性期，骨膜新生骨与骨皮质融合，明显增厚。④周围软组织：急性期软组织肿胀 CT 表现为患肢较对侧增粗，皮下脂肪层增厚、浑浊，肌肉间脂肪间隙不同程度变窄、移位、模糊或消失；肌肉组织肿胀，密度均匀减低。脓肿形成期，软组织脓肿 CT 表现典型，平扫时表现为软组织内低密度囊状影，增强后脓肿壁环形强化，中央脓腔液化部分仍为低密度，脓肿范围更清楚。⑤Brodie 脓肿：CT 显示位于干骺端中央或略偏一侧的低密度局限性骨质缺损区，呈圆形或卵圆形，病灶内常无死骨，边缘骨质硬化而密度增高，骨膜反应少见。⑥Garre骨髓炎：表现为骨膜增生，皮质增厚，髓腔狭窄或闭塞，呈局限或广泛的骨质硬化，与正常骨质无明显界限。在骨质硬化区一般无骨质破坏，亦无死骨形成(图 11-3)。

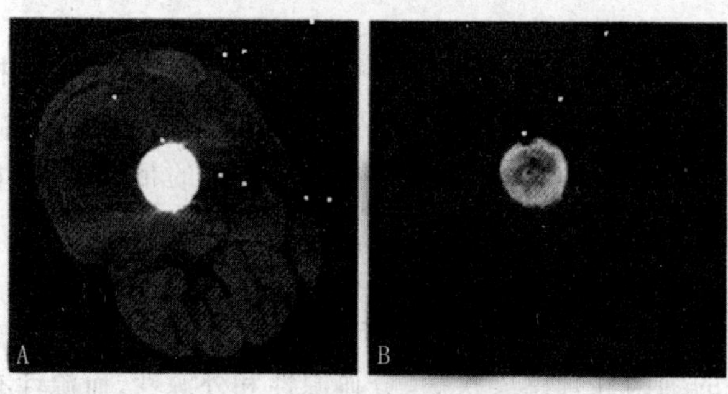

图 11-3　慢性化脓性骨髓炎

A.为软组织窗，可见股骨中段骨干增粗周围软组织肿胀，并见脓肿形成；B.为骨窗，可见髓腔密度增高、闭塞

3.鉴别诊断

(1)骨结核：好发小儿短管状骨，骨质破坏为主，一般无明显骨膜反应。

(2)Brodie 脓肿需与骨样骨瘤鉴别：CT 薄层扫描可以发现瘤巢，临床常有夜间疼痛病史，水杨酸类可缓解。

4.特别提示

X 线平片对化脓性骨髓炎的诊断具有很大价值，化脓性骨髓炎 CT 检查为了显示病变早期 X 线平片不能显示的一些细微变化，为早期骨关节感染的诊断提供帮助。同时可提供更多的信息，包括骨内和软组织的早期变化和骨皮质内缘的破坏与增生及细小的死骨等。MRI 在确定急性化脓性骨髓炎的髓腔侵犯和软组织感染的范围方面，明显优于 X 线和 CT。

(二)化脓性关节炎

1.病理和临床概述

细菌(以金黄色葡萄球菌最多)血行感染滑膜或因骨髓炎继发侵犯关节而致化脓性关节炎。以儿童和婴儿多见。病变可以累及任何关节，但以承重的大关节，膝关节和髋关节较多见，常单

发。炎症早期，滑膜充血、关节内多量渗出液，滑膜坏死，软骨和软骨下骨质发生破坏。愈合期，肉芽组织进入关节腔，最后发生纤维化或骨化，使关节形成纤维性强直或骨性强直。本病发病急，受累关节有红、肿、热、痛及功能障碍，并有炎症的全身症状。

2.诊断要点

CT主要表现为关节肿胀、积液和关节骨端的破坏。最早期表现为关节囊肿胀和关节间隙增宽。病变早期即可使关节软骨破坏，引起关节间隙狭窄，继而关节软骨下骨质发生破坏，多见于关节承重面。有时可见关节内脂肪-液平面征。愈合期，骨质破坏停止而出现修复。病变区骨质增生硬化，骨质疏松消失。如软骨与骨质破坏不甚明显，关节间隙可部分保留，严重者则形成骨性强直(图11-4)。

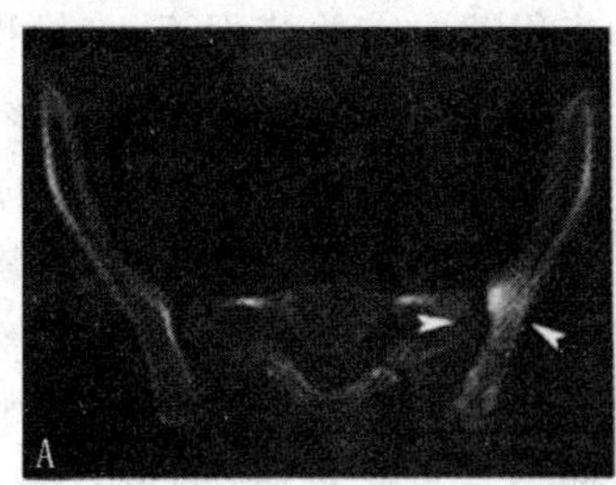

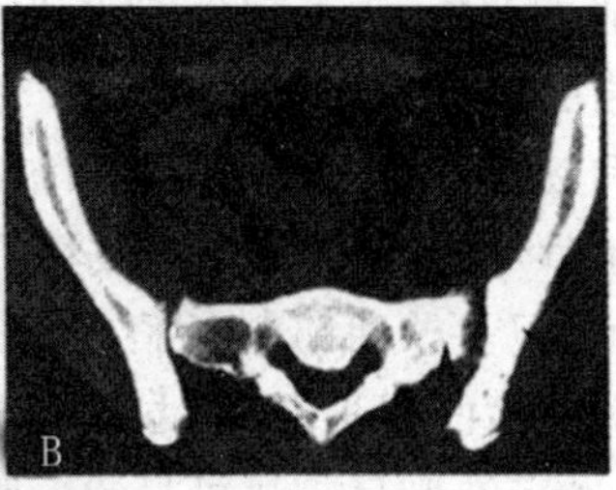

图11-4　左侧骶髂关节炎

A.为骨窗，可见骶髂关节骶骨、髂骨边缘模糊，可见虫蚀样破坏，关节间隙增宽，局部髂骨增生硬化；B.为软组织窗，可见周围软组织肿胀

3.鉴别诊断

(1)关节结核：关节结核表现非承重部位的骨质破坏，无明显骨质增生。

(2)痛风性关节炎、风湿性关节炎：多发生在小关节，对称性，根据临床表现可以鉴别。

4.特别提示

临床常首先选用X线平片检查，CT除可判断病变的范围，还可以进行CT导引下的经皮穿刺活检。

(三)骨结核

1.病理和临床概述

骨结核多起于松质骨和骨髓组织，以椎体、短管状骨及长骨的骨骺和干骺端好发，多见于儿童、少年。病理上分增殖型和干酪型。临床症状轻微，表现为酸痛不适，局部肿胀。病程长，病变局限。椎体结核见相应章节，本小节主要讲述长管状骨病变。

2.诊断要点

CT示骨骺和干骺端局限性类圆形、边缘较清楚的低密度骨质破坏区，其内可见多发小斑片状高密度死骨影，边界无明显骨质增生改变，骨膜反应少见或较轻微。病变很少向骨干发展，但可破坏骨皮质和骨膜，穿破软组织而形成瘘管，并引起继发感染。病骨周围软组织肿胀，结核性脓肿密度低于肌肉，注射对比剂后其边缘可有强化。

3.鉴别诊断

慢性骨脓肿，骨质破坏逐渐吸收，骨质增生明显，骨皮质增厚，髓腔狭窄。

4.特别提示

骨结核多为继发性，胸部摄片发现结核病变有利于诊断。

(四)关节结核

1.病理和临床概述

关节结核常继发于其他部位的结核,可分为滑膜型和骨型两种,以滑膜型多见。骨型结核由骨骺、干骺端蔓延及关节,侵犯滑膜及关节软骨;滑膜型结核是结核菌经血行先累及滑膜,病变往往持续数月至一年,再波及关节软骨及骨端。晚期两者无法分型。关节结核好发于儿童及青少年,常单发,最多见于持重大关节,髋关节和膝关节,两者共占关节结核80%左右。病变常先开始于不持重的关节边缘部分。关节结核以骨质破坏为主,并都可在附近软组织形成冷脓肿。临床上起病较缓慢,局部疼痛和肿胀,关节活动受限,久病者可伴有相关肌肉萎缩。

2.诊断要点

CT征象包括滑膜的改变、骨与软骨破坏和关节积液。①关节积液:少量积液CT显示困难,较多积液时关节间隙层面及上方层面见关节旁半圆形、卵圆形水样密度影,边缘光滑,完整。②骨质破坏:关节囊和韧带附着点是早期骨质破坏的好发部位,表现为轻微的骨缺损区,边界不清,周围有极少量新生骨形成,当滑膜结核破坏了关节软骨面后,关节边缘的软骨下骨皮质毛糙,虫蚀样骨缺损,CT轴像见关节面凹凸不平,并可见形成的小死骨,滑膜结核侵犯软骨全层后,关节面广泛骨质破坏,关节面凹凸不平,其中有小死骨形成。③滑膜的改变:早期滑膜及软骨的破坏平扫很难发现,CT关节造影后扫描可显示。晚期可见滑膜增厚,增强扫描均匀强化。并可显示周围软组织肿胀及冷脓肿(图11-5)。

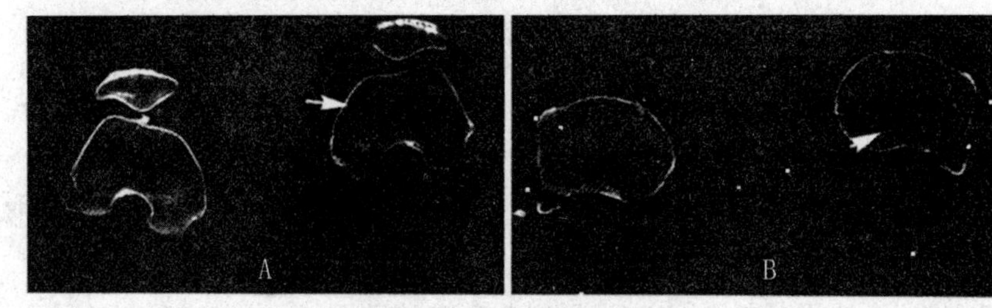

图11-5　左膝关节结核

CT轴位扫描可见左侧胫骨上段、股骨下端骨质疏松,见多发小斑点状骨质破坏区,边缘较清晰,周围软组织肿胀

3.鉴别诊断

需同化脓性关节炎、类风湿关节炎等鉴别。

4.特别提示

X线平片为首选检查,CT对关节软组织肿胀、关节积液和破坏区内死骨较敏感。而MRI则对关节周围水肿、关节积液和关节周围滑囊、肌腱的病理改变显示最佳。

三、骨巨细胞瘤

(一)病理和临床概述

骨巨细胞瘤是起源于骨髓结缔组织的间充质细胞,亦称破骨细胞瘤。本病较常见,多见于20～40岁的成人,无明显性别差异,分为良性、生长活跃和恶性。好发部位以股骨下端为多见,次为胫骨上端及桡骨下端,三处发病占全部的60%～70%;次为肱骨上端、腓骨上端、胫骨下端、股骨上端和掌骨、指骨。病变有明显的横向生长倾向,一般单发,偶可多发。病理上,根据单核瘤细胞和多核巨细胞的组织学特点,可分为Ⅰ、Ⅱ、Ⅲ三级。Ⅰ级表示良性,Ⅱ、Ⅲ级表示恶性。本病起病缓慢，主要临床表现为局部疼痛（常为间歇性钝痛），肿胀和压痛。组织学上虽属良性，但可发生转移。

（二）诊断要点

CT 平扫见位于骨端的囊性膨胀性低密度骨破坏区。病灶区骨皮质变薄，骨壳完整连续，多数也可见小范围的间断；骨壳外缘基本光滑，内缘多呈波浪状，为骨壳内面的骨嵴所致，一般无真性骨性间隔。骨破坏区边缘无新生骨形成的骨质增生硬化带。生长活跃的骨巨细胞瘤和恶性巨细胞瘤的骨壳往往不完整，并常可见骨壳外的软组织肿块影。骨破坏区内为软组织密度影，无钙化和骨化影；病灶内若有出血，密度可增高；病灶内若有坏死液化则可见更低密度区；巨细胞瘤伴病理性骨折时，CT 显示骨皮质断裂和软组织肿块。增强扫描肿瘤组织有较明显的强化，而坏死囊变区无强化。发生于腰骶椎的巨细胞瘤，巨大的分叶分房的软组织肿块可伸向腹腔、盆腔内达到巨大的程度，增强后 CT 扫描可显示肿块周边和肿块内分隔状的强化（图 11-6）。

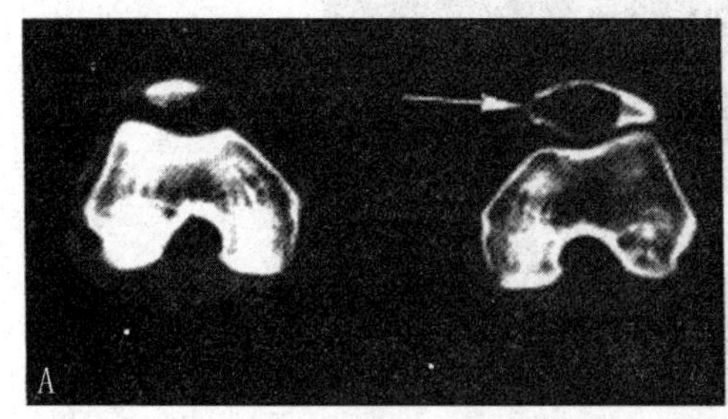

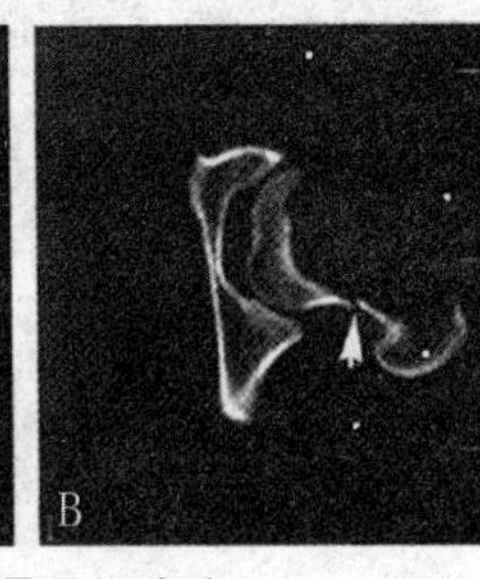

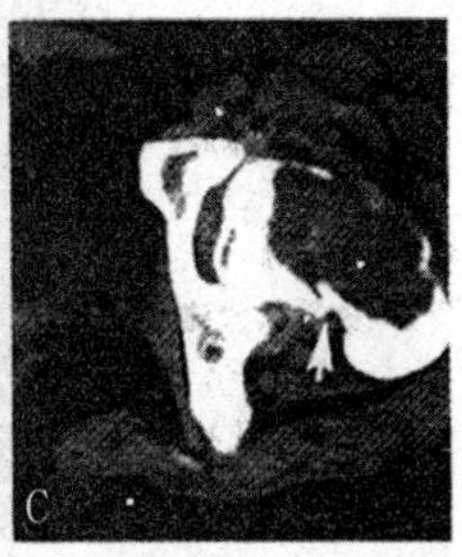

图 11-6　骨巨细胞瘤

A.左侧髌骨骨巨细胞瘤（Ⅰ级），可见髌骨内膨胀性生长的囊性病灶，骨皮质明显变薄；B、C.左股骨骨巨细胞瘤并病理性骨折

（三）鉴别诊断

1.动脉瘤样骨囊肿

原发性动脉瘤样骨囊肿好发于较小年龄，在骨成熟后病变可延入关节下区，如 CT 或 MRI 显示液-液平面，与动脉瘤样骨囊肿相符。

2.骨囊肿

病变常位于干骺端或近骨端，呈中小型骨质破坏，骨皮质对称性变薄，密度较低，发生骨折时见碎骨片陷落及液平面。

3.骨肉瘤

好发青少年，发生于干骺端，表现为骨质破坏，骨性基质，软组织肿块，针状、絮状骨膜反应及骨膜三角。

（四）特别提示

骨巨细胞瘤比较特殊，多数为良性，但亦有部分为生长活跃性，少数恶性，临床随访有助于鉴别。

四、骨软骨瘤

（一）病理和临床概述

骨软骨瘤可单发或多发，后者有家族遗传性。单发者是最常见的良性骨肿瘤。本病多见于儿童或青少年，常见于 10～30 岁。本病仅发生于软骨内化骨的骨骼，长骨干骺端为其好发部位，以股骨下端和胫骨上端最常见,约占50%,次为肱骨上端、桡骨下端、胫骨下端和腓骨两端。组织学上肿瘤由3种组织构成,即由骨质构成的瘤体、透明软骨帽和纤维组织包膜。临床上,肿瘤早期一般无症状,仅局部可扣及小的硬结。肿瘤增大时,可有轻度压痛和局部畸形,靠近关节可引起活动障碍。有柄型肿瘤,可因病理骨折而引起剧烈疼痛。

(二)诊断要点

(1)单发骨软骨瘤CT表现为与骨皮质相连的骨性突起,病灶呈分叶状或菜花状,其顶端由软骨帽覆盖,软骨帽内的钙化CT显示为圆形或菜花状不规则的高密度影。肿瘤较大时压迫邻近骨骼使之产生变形、移位、萎缩,一般无侵蚀,也无骨膜反应。

(2)多发性骨软骨瘤特点为病灶多发,且形状、大小不一;部分呈对称性生长;常有患骨发育异常(图11-7)。

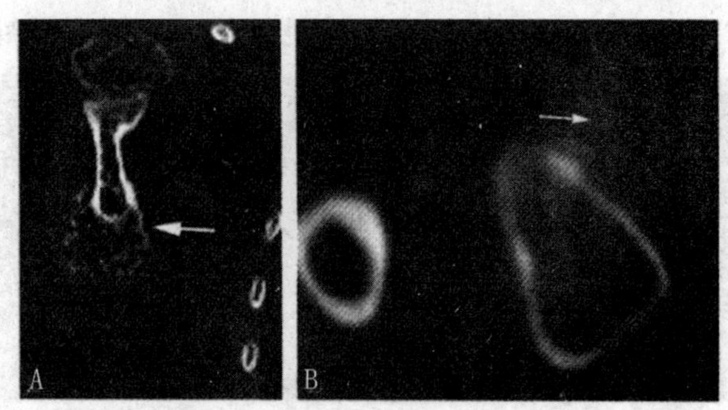

图11-7 骨软骨瘤

A.肱骨骨软骨瘤,右侧肱骨可见与骨皮质相连的骨性突起,病灶呈菜花状;B.蹋趾骨软骨瘤左侧蹲趾骨可见一骨性突起

(三)鉴别诊断

1.皮质旁骨肉瘤

表现为皮质旁软组织肿块,密度较高,伴有骨化,肿块与骨皮质间见分隔间隙。

2.皮质旁骨瘤

表现为骨皮质象牙样致密影,与载瘤骨间无间隙,无骨松质存在。

(四)特别提示

X线检查为首选检查。对于生长于复杂关节处或隐蔽部位的骨软骨瘤如肩胛骨内侧和向骨盆腔内生长的骨软骨瘤,CT横断面能很清楚的显示肿瘤的来源及基底部。一般不选用MRI检查。

五、软骨肉瘤

(一)病理和临床概述

软骨肉瘤是一种常见的恶性骨肿瘤,发病仅次于骨肉瘤,起源于软骨或成软骨结缔组织,可原发于骨,也可发生于骨髓的间叶组织或骨膜,亦可由软骨瘤、骨软骨瘤恶变而来。起自骨髓腔(骨髓和软骨瘤恶变者)为中心型,起源于骨膜或骨表面(软骨瘤恶变)为周围型。发病部位多见于膝关节附近的长骨干骺端,少数在骨干,腕、踝以下少见。扁骨中多见于骨盆,其次为肋骨、肩胛骨和胸骨等。临床上,多数发展慢,病程长,症状较骨肉瘤轻。本病预后较差,手术局部切除后极易复发。

(二)诊断要点

软骨肉瘤根据其发生部位可分为中央型和周围型。①中央型:CT平扫骨髓腔内高、低混合密度病灶,其中破坏后的残余骨、瘤骨、软骨钙化呈高密度,囊变呈低密度;病变的恶性特征为周围骨皮质破坏和肿瘤坏死。早期骨皮质尚未破坏,表现为轻度膨胀,多叶型溶骨性病灶,还可见到散在的条状钙化影,有时与内生软骨瘤较难鉴别。而晚期骨皮质被穿破,有骨膜反应,可形成软组织肿块,而且往往体积很大,密度不均,含斑点样钙化,肿块常呈分叶状、结节状,轮廓清楚。②周围型:软骨肉瘤多为骨软骨瘤恶变,与中央型软骨肉瘤表现相似,但它的整个病灶有蒂与相应骨皮质相连,病灶顶部有一层软骨帽,密度低于同层肌肉组织,软骨帽内有散在钙化,骨软骨瘤表面不清,软骨帽厚度为0.3～1.5 cm,也可伴有散在斑点状钙化之高密度影。在软组织内可见散在斑块状钙化,也可见粗而长的骨针(图11-8)。

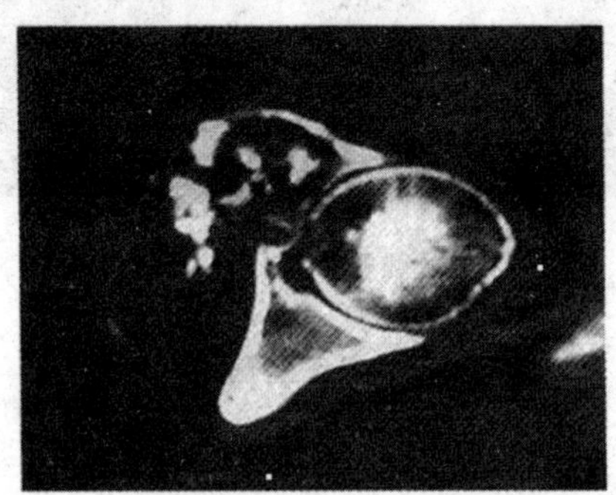

图11-8　髋臼软骨肉瘤

CT显示左侧髋臼前唇骨质膨胀性破坏,见较大软组织肿块,肿瘤基质内见多发斑点状及小斑片状钙化

(三)鉴别诊断

骨软骨瘤,生长缓慢,鉴别同前。

(四)特别提示

病程、病灶生长速度对病变的恶性程度鉴别有很大的意义。CT对评价钙化及瘤内骨化要比X线、MRI敏感。如果软骨瘤出现以下表现:①病程长,瘤体大;②近期生长迅速,疼痛明显,软组织肿块显著增大;③出现侵蚀性骨破坏,骨膜增生,钙化斑点模糊或产生大量棉絮状钙化;高度提示恶变为软骨肉瘤。

六、脊索瘤

(一)病理和临床概述

脊索瘤起源于残留在骨内的迷走脊索组织,是一种生长缓慢,较少发生转移的低度恶性肿瘤,好发于颅底蝶枕部和骶尾部(占55%)。肿瘤大小不一,切面分叶状,中间有纤维隔,肿瘤质地较软者,偏良性;质地较硬且有钙化者,恶性度较高。镜下可见囊泡性细胞(印戒样细胞)。脊索瘤可发生于任何年龄(7个月至82岁),骶尾部多发生于50～60岁,男女比例约为2∶1。临床上,常见症状为骶尾部疼痛,进行性排便困难和骶后部肿块。本节主要描述发生于骶尾部和脊柱其他部位的脊索瘤。

(二)诊断要点

CT平扫示骶尾部骨质破坏,表现为局部软组织肿块,肿块内常出现点片状高密度影,为破坏残余骨和钙化灶,整个病灶边缘比较清楚。骶尾部脊索瘤的骨质破坏主要向前发展,甚至下部骶骨和尾骨完全破坏,肿瘤可在周围软组织内生长,形成分叶状低、等或略高密度、边缘光滑而密度尚均匀的软组织肿块,常推移或侵犯直肠、臀肌和骨盆肌,病灶范围大小不等,多数较大可达10 cm以上。CT增强示肿瘤边缘部分强化较明显,肿瘤中央部分也有轻度强化(图11-9)。

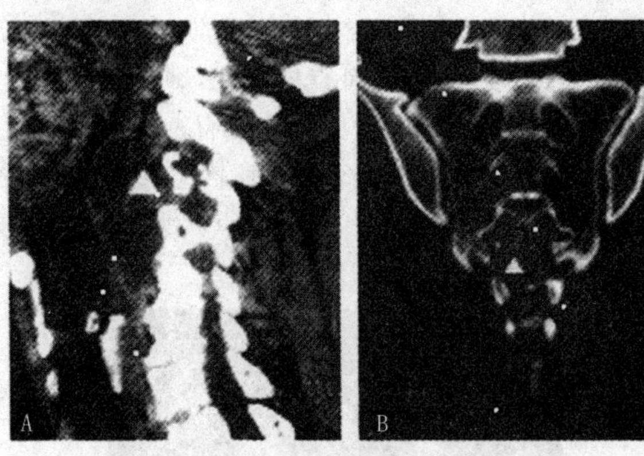

图11-9 脊索瘤

A.第3颈脊索瘤重建图像软组织窗见第3颈椎骨质破坏,局部出现低、等密度软组织肿块,边界清楚;B.骶椎脊索瘤 $S_{3\sim4}$ 可见骨质破坏,边缘不规则,边界清楚,其内可见点片状高密度影

(三)鉴别诊断

巨细胞瘤,常位于骶骨上部,病灶呈膨胀性,病灶内无钙化。

(四)特别提示

手术后肿瘤复发仅出现在软组织内,而缺乏骨异常的证据。MRI对显示肿瘤向椎管内的侵犯更有效。鉴别困难时需活检病理诊断。

七、骨肉瘤

(一)病理和临床概述

骨肉瘤是起源于骨的间叶组织以瘤细胞能直接形成骨样组织和骨质为特征的最常见的原发性恶性骨肿瘤。镜下肿瘤是由明显间变的瘤细胞、肿瘤性骨样组织及骨组织组成,有时亦可见有数量不等的瘤软骨。临床上,骨肉瘤多见于青少年。好发于四肢长骨,以股骨下端和胫骨上端最为常见,次为肱骨和股骨近端。扁骨和不规则骨中以髂骨最多。发生于骨外软组织者,称骨外骨肉瘤。临床上还有皮质旁骨肉瘤、骨膜骨肉瘤、原发性多源性骨肉瘤、毛细血管扩张型骨肉瘤、继发性骨肉瘤等特殊类型。骨肉瘤一般都有局部进行性疼痛、肿胀和功能障碍三大主要症状,以疼痛最为常见,初为间歇性隐痛,可迅速转变为持续性难忍的剧痛,尤以夜间为甚。实验室检查血碱性磷酸酶常增高。

(二)诊断要点

成骨型、溶骨型和混合型骨肉瘤CT表现虽然多种多样,一般表现为如下。①骨质破坏:表现为松质骨的虫蚀样、斑片状破坏甚至大片状缺损。②骨质增生:表现为松质骨不规则斑片状高密度影和骨皮质增厚(图11-10)。③髓腔内软组织肿块:肿瘤侵犯髓腔,使低密度的髓内组织密度提高,其CT值20～40 HU,含有钙化时CT值可达+100 HU以上;肿瘤可沿骨长轴蔓延,也可在髓内形成跳跃性转移灶,髓腔内浸润灶一般在增强后无明显强化。④周围软组织肿块:常偏于病骨一侧或围绕病骨生长，其边缘大多模糊而与周围正常肌肉、神经和血管等分界不清，却很少累及关节，增强扫描可见肿瘤明显强化，从而可区别于周围受压的软组织。⑤骨膜增生：骨皮质外缘凸出，粗糙不规则，并可见长短不一的骨针指向周围软组织肿块，在CT上表现为高密度，轴位多平面重建时能见到骨膜三角。⑥此外，CT检查易于显示骨肉瘤引起的轻微病理骨折和骨质破坏。骨皮质尤其是骨内膜的破坏等细小变化有利于早期诊断。

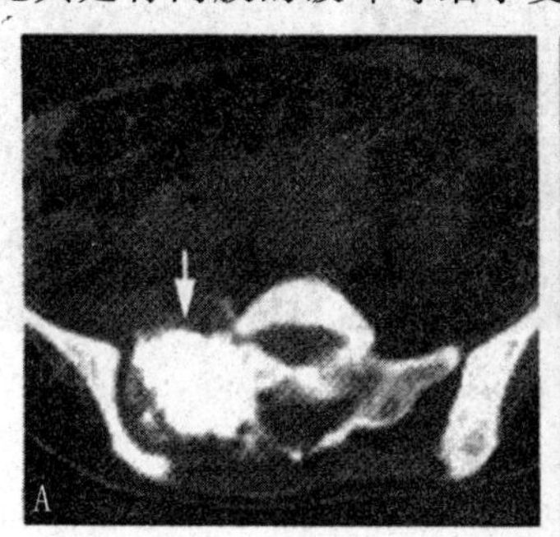

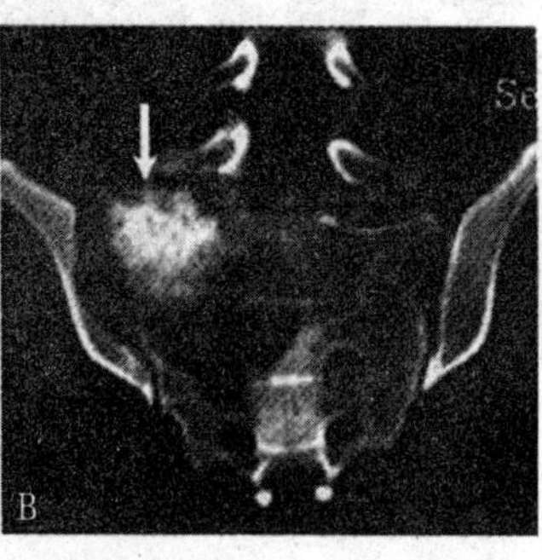

图 11-10　骶骨右侧成骨肉瘤

CT显示骶骨右侧侧块可见团块样高密度影，伴有斑片状骨质破坏区，周围可见偏于瘤骨一侧的软组织影，边缘模糊

（三）鉴别诊断

（1）硬化性骨髓炎：骨皮质增厚，髓腔闭塞，层状连续的骨膜反应。

（2）成骨型转移瘤：常为肺癌、前列腺癌及乳腺癌转移，年龄较大，好发于脊柱、骨盆等。

（3）中心型软骨肉瘤：肿块内钙化多。

（4）单房性骨巨细胞瘤。

（5）骨纤维肉瘤：鉴别困难。

（6）溶骨性骨转移癌：骨质破坏为主，无明显增生，常有原发病史。

（四）特别提示

实际工作中以X线平片检查为首选。CT能更准确地判断肿瘤的侵犯范围。MRI的优点是对于X线平片阴性的骨肉瘤亦有信号改变，对于软组织的侵犯显示更佳，同时利于对疗效的观察。

八、骨髓瘤

（一）病理和临床概述

骨髓瘤是一种单克隆的浆细胞恶性肿瘤，瘤细胞来自骨髓的原始网织细胞。单发性病灶常称为浆细胞瘤，多发性病灶称为多发性骨髓瘤，以后者多见。本病平均发病年龄为45岁。好发部位为颅骨、脊柱、肋骨及骨盆，少见部位包括肱骨及股骨的近端。患者常因全身无力和背部疼痛就诊，疼痛进行性加重。临床检查患者呈贫血病容，头颅及背部肿物及胸腔积液是常见表现。半数以上病例尿中出现本周蛋白，对诊断有重要意义。

（二）诊断要点

（1）孤立性浆细胞瘤CT常表现为溶骨性或膨胀性的骨质破坏和骨皮质破坏，连续性中断（图11-11），且常见软组织肿块。

（2）多发性骨髓瘤典型CT表现为多骨受累，病骨内多发性、边缘锐利的小圆形低密度区，边缘很少硬化，破坏灶内骨小梁消失，病变较晚有骨皮质破坏。椎体骨髓瘤可见肿块突入椎管硬膜下腔形成椎管阻塞。颅骨骨髓瘤表现为板障内多发的更低密度灶，内外板完整或破坏，肿瘤突破骨皮质可在周围软组织内形成肿块。

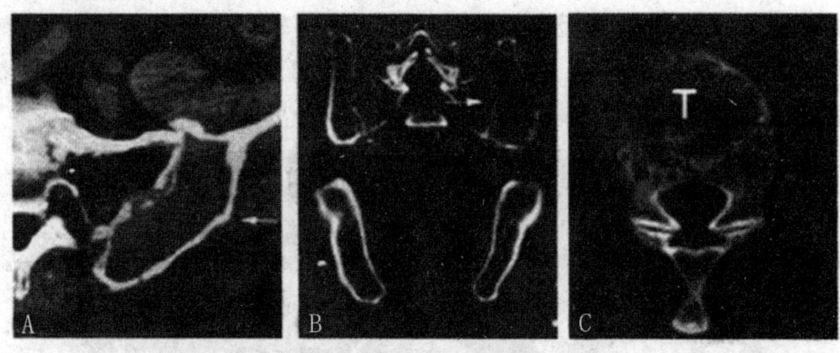

图 11-11　骨髓瘤

A、B.左侧髂翼浆细胞性骨髓瘤左侧髂翼单发膨胀性的骨质破坏，骨皮质连续性中断；C.椎体多发性骨髓瘤椎体内见较大骨质破坏区，破坏灶内骨小梁消失，尚存有骨嵴；椎体内伴有多发性、边缘锐利的小圆形低密度区

（三）鉴别诊断

1.脊柱转移瘤

转移瘤常破坏椎弓根，而骨髓瘤早期椎弓根正常，核素扫描时骨髓瘤无摄取增加，转移瘤常有摄取增加。

2.椎体血管瘤

一般单发，栅栏样改变为其特征。

（四）特别提示

实验室检查和骨髓穿刺活检对诊断和分型有指导意义，对病灶的侵犯程度，可核素扫描。CT 扫描检查可观察疗效。病灶与骨痛部位颇相符合，当常规 X 线检查阴性时，CT 可在此部位发现早期病灶。

九、转移瘤

（一）病理和临床概述

转移瘤是恶性骨肿瘤中最常见者，主要经血流从远处骨外原发肿瘤如癌、肉瘤转移而来。骨转移瘤以癌最多见，占 85%～90%，其中乳腺癌骨转移的发生率最高；肉瘤占 10%～15%。骨转移大多数集中发生在红骨髓丰富的躯干骨，四肢骨较少发生。转移瘤的肉眼所见无显著的特异性，瘤巢多见干骺松质骨内，可引起溶骨性破坏，有的可伴有反应性骨质增生。镜下转移瘤的形态结构，一般与其原发瘤相同。常在中年以后发病。临床主要表现为进行性加重的深部疼痛、病理性骨折及血清碱性磷酸酶、血钙增高。

（二）诊断要点

1.溶骨型转移瘤

多在骨干或邻近的干骺端，病灶可多发或单发，表现为松质骨和/或皮质骨的低密度缺损区，边缘较清楚，无硬化，周围常伴有较小的软组织肿块，但一般无骨膜增生，脊椎转移瘤可见椎体、椎弓根、附件的广泛性破坏，但椎间隙保持完整。

2.成骨型转移瘤

病变多发生在腰椎与骨盆的骨松质内，常多发，呈斑点状、片状、棉团状或结节状边缘模糊的高密度灶，边缘较模糊，周围一般无软组织肿块，少有骨膜反应，椎体不压缩变扁。

3.混合型转移瘤

兼有溶骨型和成骨型的骨质改变。

4.其他

骨转移瘤的软组织肿物平扫显示为密度均匀的影像，其间可以有残留骨存在。增强扫描后可有不同程度强化，一般为均匀性强化。肿物侵犯周围软组织，与正常肌肉分界不清(图 11-12)。

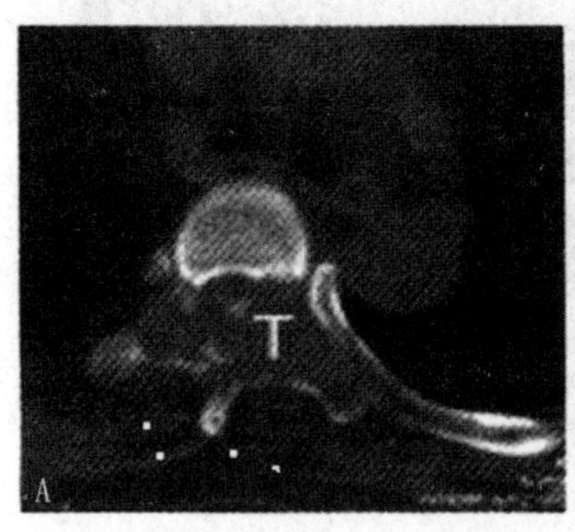

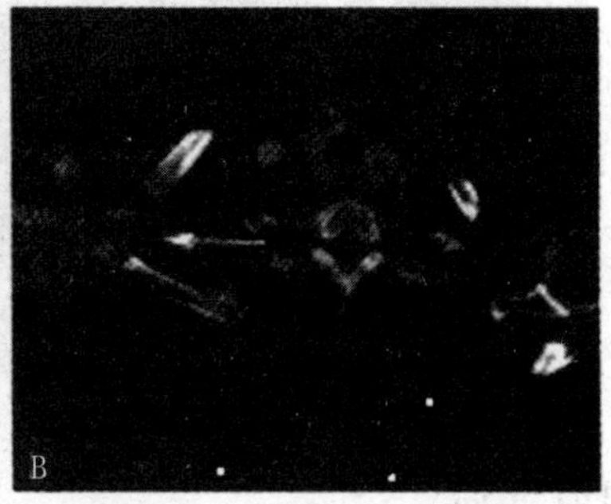

图 11-12　转移瘤

A.胸椎溶骨性转移瘤，第 1、2 胸椎可见椎体后部、椎弓根、附件的广泛性破坏，邻近的肋骨亦有破坏，伴有软组织肿块，其内可见残存骨；B.右侧肱骨头溶骨性转移表现为骨质内的低密度缺损区，边缘较清楚，无硬化，周围伴有软组织肿块

(三)鉴别诊断

1.骨质疏松

多见于老年患者，每个椎体表现相仿，无明显骨质破坏或增生。

2.原发性骨肿瘤

一般单发多见，有时鉴别困难。

(四)特别提示

CT 能敏感显示转移瘤病灶，能清楚显示骨外局部软组织肿块的范围、大小及与邻近脏器的关系。个别不典型的病变或转移瘤的早期 X 线尚未能显示病征的，应做 MRI 或核素显像检查确诊。MRI 对含脂肪的骨髓组织中的肿瘤及其周围水肿非常敏感。因此能检出 X 线平片、CT 甚至核素骨显像不易发现的转移灶，能发现尚未引起明显骨质破坏的骨转移瘤，为临床及时诊断和评估预后提供可靠的信息。

(孙昊洋)

第二节　软组织病变

肢体的软组织来源于胚胎的中胚层，其组织结构多种多样(如肌肉、筋膜、肌腱、腱鞘、滑囊、滑膜、神经、血管等)，病变亦远较内、外胚层复杂。对于那些与其周围组织的密度无显著差别的病变。则应选择其他检查方法(如 CT、MRI)或直接做活组织检查确诊。CT 有较高的密度分辨率,各种组织均有其相对的 CT 值,可根据病灶密度的较小差别为诊断提供有效的信息。同时可清楚而明确地显示肿瘤的边界、范围,对某些有骨改变的软组织肿瘤,分辨原发或继发也有一定鉴别能力。MRI 对显示软组织的病变优于 CT,属最佳选择(图 11-13)。

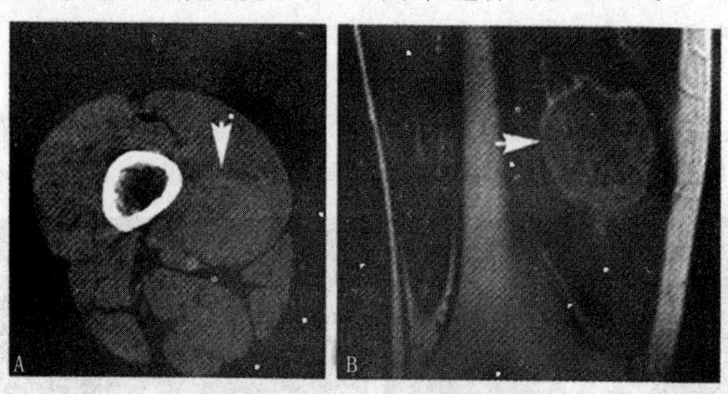

图 11-13 右侧大腿平滑肌肉瘤

A.为 CT 扫描图像;B.为 MRI 扫描图像,肿块内信息的显示不如 MRI 丰富

一、肌肉内血管瘤

(一)病理和临床概述

肌肉内血管瘤是发生在骨骼肌内呈弥漫生长的血管瘤。多见于 10～40 岁,80%～90%在 30 岁左右。最常见于四肢,其次为面部及躯干。可局限于某一组或某一块肌肉内,有时可侵及肌腱。肿瘤大小不一,以 3～5 cm 者居多。根据血管腔大小、血管壁的厚薄可分为,毛细血管瘤、海绵状血管瘤、静脉血管瘤和混杂血管瘤。以海绵状血管瘤多见,病史多在 1 年以上。临床症状和体征无特殊,多为无痛性软组织肿块。手术易复发(20%)。

(二)诊断要点

CT 表现为形态规则或不规则、边界清晰或不清晰的软组织肿块,平扫呈等密度或混杂密度肿块影,与肿瘤内成分相关,病灶内有低密度脂肪及点状、蚯蚓状高密度静脉石和钙化影,并可见纤维间隔和小的血管等;增强扫描可见明显强化。肿瘤较大时可见扭曲、紊乱、成团的血管。有学者认为,伴有钙化和静脉石的多发不规则形、条索状、低密度影是血管瘤特征性改变(图 11-14)。

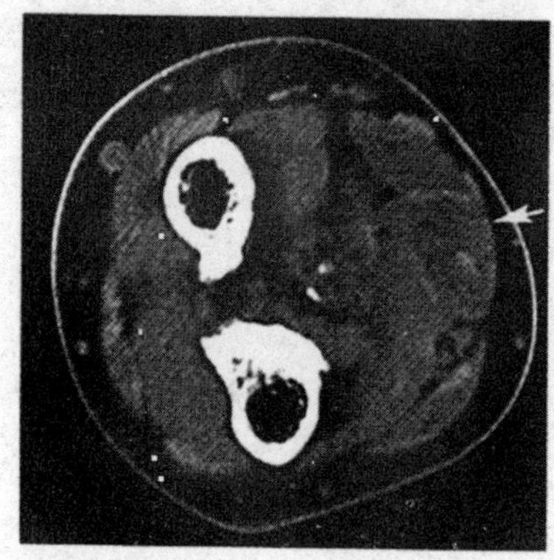

图 11-14 肌血管瘤

CT 检查示表现为形态不规则、边界不清晰的软组织肿块,平扫呈混杂密度肿块影

(三)鉴别诊断

脂肪瘤;纤维瘤;神经源性肿瘤;软组织恶性肿瘤,出现肌肉内血管瘤特征表现能诊断,否则很难鉴别。

(四)特别提示

CT 常不能清晰显示病变范围及与正常组织的关系;大多数软组织肿瘤无特征性的 CT 表现,使诊断及鉴别诊断困难。MRI 是血管瘤最简单、最良好的检查方法,CT 诊断困难时,可做 MRI 检查。

二、骨化性肌炎

(一)病理和临床概述

骨化性肌炎为一种肌肉及其邻近结构的局限性的、含有非肿瘤性的钙化和骨化的病变,其原因尚不清楚,可能为外伤引起的变性,出血或坏死。可发生于任何易受外伤的部位,但以肘部和臀部多见。此种骨化与软组织的慢性炎症和组织变性有关。患者的临床表现多有明显的外伤史。有些患者外伤史不明显,而常因四肢肿胀就诊。早期并可扪及软性包块,疼痛感。后期,肿块可缩小,并逐渐变硬,多无明显症状。

(二)诊断要点

CT 典型表现为软组织内见有骨结构块影,病灶周边为高密度钙化、骨化环,而病灶中央为低密度区,呈现明显的带状现象,这种离心性分布的带状现象是局限性骨化性肌炎的 CT 特征;周围无软组织肿块影,病灶周围肌肉组织呈受压萎缩性改变。病灶邻近骨骼无破坏及骨膜反应,而且病灶与邻近骨骼之间有一低密度带隔开。这种特点有助于区别局限性骨化性肌炎与恶性肿瘤(图 11-15)。

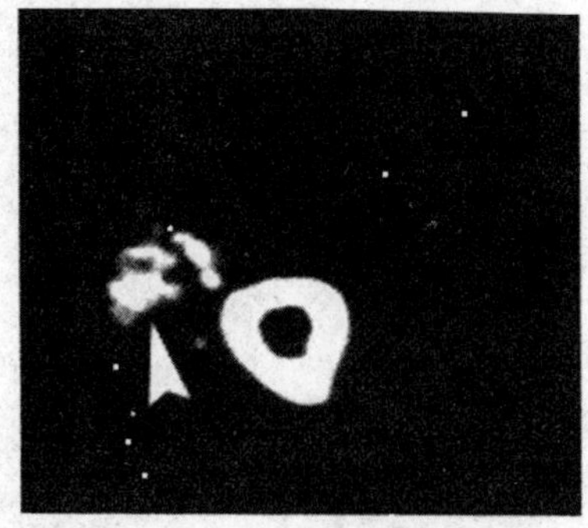

图 11-15　骨化性肌炎

CT 显示右上臂肱骨旁肌肉内可见不规则骨化影,周边有骨化环,肱骨骨质未见异常

(三)鉴别诊断

骨外骨肉瘤;骨外软骨肉瘤;皮质旁骨肉瘤;骨外(软组织)软骨瘤,局限性骨化性肌炎表现为离心性分布的带状现象,无明显软组织肿块,借此可以区别。

(四)特别提示

对于肌肉内的钙化,X 线检查不如 CT 敏感。MRI 对软组织的病变范围的确定优于前两者。

三、神经鞘瘤或神经纤维瘤

(一)病理和临床概述

神经鞘瘤又称神经鞘膜瘤、雪旺氏细胞瘤;瘤组织主要由神经鞘细胞组成,含少量胶原和基质组织,好发于 20～50 岁,生长缓慢,多见于头、颈部软组织、四肢屈面、躯干、纵隔、腹膜后等处。神经纤维瘤含有较丰富的胶原组织,好发于 20～40 岁,生长缓慢,为良性肿瘤。神经纤维瘤如果多发则是神经纤维瘤病,特征为中枢及末梢神经多发性肿瘤,以及皮肤咖啡色素斑和血管、内脏损害,常伴有全身多种畸形。临床上,神经鞘瘤和神经纤维瘤均为皮下的软组织肿块,沿着神经长轴分布,压迫后有酸麻感。

(二)诊断要点

神经鞘瘤和神经纤维瘤的 CT 表现均为软组织内圆形或类圆形低密度灶,边界清楚,密度较均匀,有时可见有完整的包膜,增强扫描有中度强化。两者在 CT 上均无特殊性改变。椎管内神经纤维瘤 CT 典型表现为椎体、附件骨质破坏,椎间孔扩大,以及哑铃型或葫芦样外形等软组织密度肿物。肿瘤椎管内部分可压迫硬膜囊和脊髓,肿瘤椎管外部分常表现为椎旁肿块影。增强扫描可见肿物有明显强化(图 11-16)。

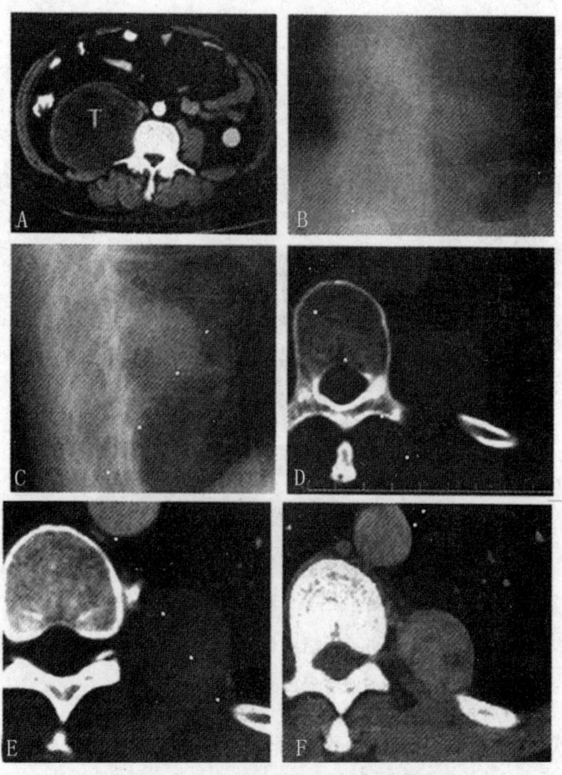

图 11-16　神经鞘和神经纤维瘤

A.腰椎旁神经纤维瘤,第 2 腰椎旁可见一边界清楚的肿块,内见囊状液化区,有分割,肿块轻度强化;B～F.52 岁男性患者,体检发现左侧脊柱旁肿块,手术证实为左侧肋间神经鞘瘤,胸片及 CT 表现;D～F.分别为平扫、动脉期、静脉期改变

(三)鉴别诊断

(1)恶性神经纤维瘤:病变进展迅速,边界不清,密度不均匀,较早发生远处转移。

(2)肌肉内血管瘤。

(四)特别提示

神经鞘瘤和神经纤维瘤CT上无法区别。但在MRI图像上纤维瘤的T_1加权和T_2加权图像上均为低信号,可资鉴别,而且神经纤维瘤和鞘膜瘤好发于神经干走行部位。

四、脂肪瘤和脂肪肉瘤

(一)病理和临床概述

脂肪瘤为软组织肿瘤中最常见的一种,多发生于肩、颈、背部及四肢皮下、肌间及肌内等软组织内。一般为单发,也可多发,多是良性生长方式;另一种侵袭性脂肪瘤呈浸润性生长,向周围组织浸润而边界不规则,手术后易复发,常需与脂肪肉瘤鉴别。脂肪肉瘤是成人中占第二位的恶性软组织肿瘤,占所有恶性软组织肿瘤的16%～18%。脂肪肉瘤多发于腹膜后和下肢,其恶性程度相差悬殊,大致可分为以下5类:①脂肪瘤样型(纤维型);②黏液型;③圆细胞型;④多形性型;⑤未分化型。

(二)诊断要点

1.脂肪瘤

CF扫描可显示特征性脂肪密度影,呈一个或多个包膜完整的极低密度区,CT值－130～－80 HU,与皮下脂肪CT值相等;病变密度均匀,边缘清楚锐利,形态规则,内有线样略高密度分隔,境界清楚,周围软组织受压。增强扫描病变显示明显增强(图11-17)。

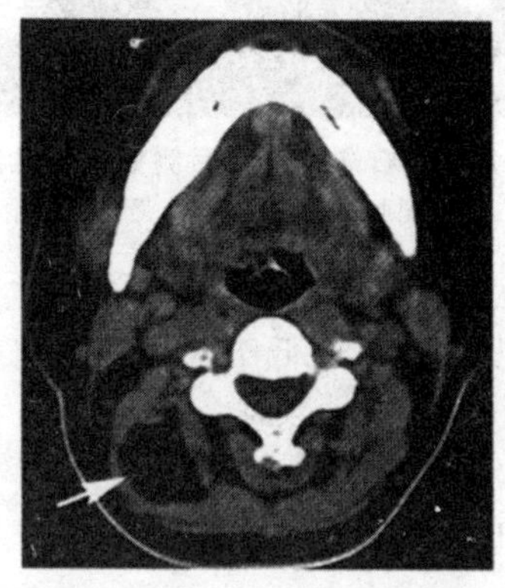

图11-17　颈部脂肪瘤

CT检查示右后颈部见单个低密度肿块影,边界锐利,CT值约－110 HU

2.侵袭性脂肪瘤

可见分隔脂肪瘤位于深部软组织,可向肌肉与肌间扩展,并有局部浸润,边界不清晰。侵袭性脂肪瘤内部以海绵状或蜂窝状的软组织密度相间隔,增强扫描明显强化。

3.脂肪肉瘤

CT表现与肿瘤分化程度、脂肪含量多少有关。CT值变化很大,从脂肪、水到软组织密度不等,但低于肌肉密度。形态学上,分化较好的脂肪肉瘤,形态规则,边界清楚;分化差的脂肪肉瘤,形态不规则,边界模糊,密度不均,并向周围软组织、骨关节结构呈浸润生长。增强扫描可见明显增强效应。

(三)鉴别诊断

侵袭性脂肪瘤同脂肪肉瘤难以鉴别;其他软组织恶性肿瘤,主要通过观察瘤内的CT值鉴别诊断。

(四)特别提示

CT 检查应该确定肿物的位置、范围及与周围血管和神经的关系，以利于决定手术治疗方案。CT 分辨欠清楚的病灶，可行 MRI 进一步检查。

五、纤维瘤

(一)病理和临床概述

纤维瘤是一种起源于纤维结缔组织的良性肿瘤。纤维瘤可以发生于体内任何部位，其中以四肢(尤以小腿)及躯干皮肤和皮下组织最为常见，常单发。因纤维瘤内含成分不同，可以有纤维肌瘤、纤维腺瘤、纤维脂肪瘤等。镜下：肿瘤细胞由成纤维细胞和纤维细胞组成，间质胶原纤维丰富。多无临床症状，皮肤及皮下组织的肿瘤呈圆形或椭圆形硬块，直径由几毫米至 1～2 cm，棕褐色至红棕色，表面光滑或粗糙，无自觉症状，偶有痒感，瘤体增长到一定程度才出现压迫症状和体征(图 11-18)。

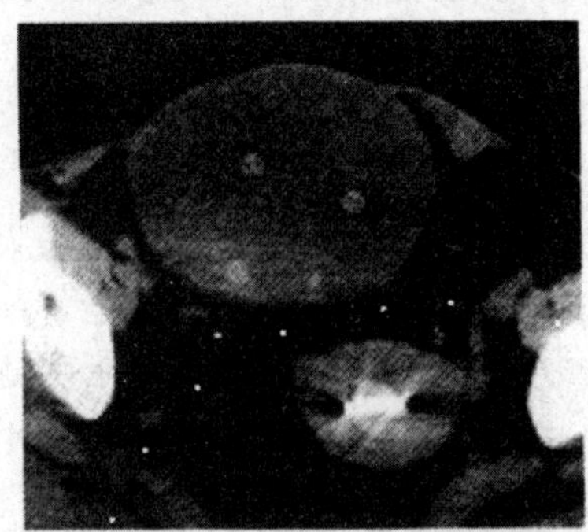

图 11-18　右侧腹直肌后侧韧带纤维瘤

右侧腹直肌后方软组织肿块。密度均匀，强化程度中等，边缘清晰

(二)诊断要点

CT 平扫病灶边缘清楚，形态规则，密度略低于或与肌肉相当，密度均匀，可以有包膜。增强扫描病灶中度强化。

(三)鉴别诊断

血管瘤；纤维瘤恶变时需与其他软组织恶性肿瘤鉴别。

(四)特别提示

纤维瘤内成分含量不同因而种类繁多。与其他良性肿瘤相比较 CT 检查缺乏特殊改变，诊断较困难，MRI 检查可提供更多的信息。

(范家韶)

第三节　脊柱炎性病变

一、脊柱结核

(一)病理和临床概述

骨关节结核 80%以上继发于肺或胸膜结核，其中脊椎结核占 40%～50%。好发于青壮年及儿童,多见于20～30岁。病变常累及多个椎体,好发于胸腰椎交界附近,在儿童中以胸椎最多见。患者可有如下症状和体征:脊柱活动障碍及强迫姿势症状出现最早;疼痛中腰背痛最常见,疼痛性质及程度不一;脊柱畸形与发病部位、骨破坏程度及年龄等因素有关;冷脓肿及窦道形成因发病部位而各异。按照骨质最先破坏的部位,可分为中心型、边缘型、韧带下型及附件型。

(二)诊断要点

CT扫描检查能很好显示脊柱结核三大基本X线征象:椎体骨质破坏,椎间隙狭窄和椎旁冷脓肿,对大的骨破坏的范围、数目、位置,小的X线不能显示的骨破坏均能很好显示。椎体骨质破坏可引起椎体塌陷并向后突,CT显示椎管狭窄。CT能清楚显示椎旁脓肿的范围、大小、数量、位置;对于胸、腰椎的椎前脓肿无一遗漏。

需注意的是观察椎管内有无脓肿占位,还需注意观察椎旁脓肿与周围脏器的关系。例如,腰大肌脓肿可以将肾脏向上、向外推挤至移位,牵扯肾血管和输尿管而影响肾功能。结核性脓肿的位置因发病部位而异,呈液性密度,注射对比剂后周缘有环形强化。CT还可发现椎管内硬膜外脓肿(图11-19)。

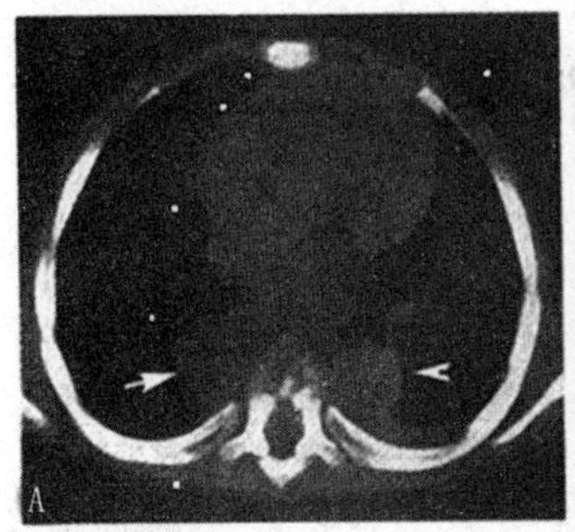

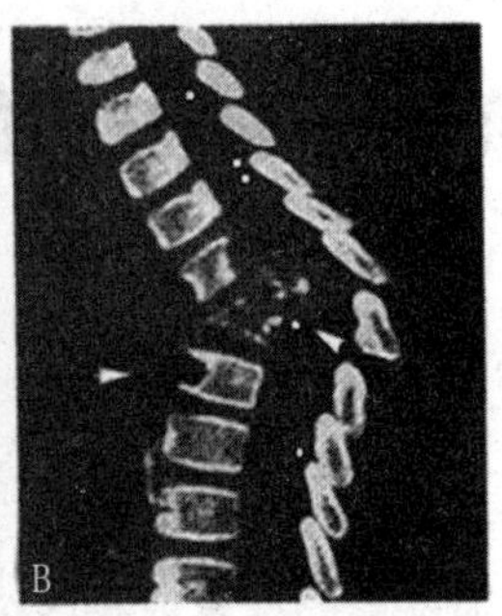

图11-19　脊柱结核

A、B两图CT检查分别显示椎旁冷脓肿、椎体骨质破坏,矢状位可以更好显示椎管改变和脊柱畸形

(三)鉴别诊断

溶骨性转移瘤,椎间盘无破坏,以椎弓根破坏为主,椎旁软组织一般无肿块;其他注意同脊椎化脓性骨髓炎、椎体压缩性骨折、先天性椎体融合(融椎)等鉴别。

(四)特别提示

CT所显示的椎体骨破坏的范围明显大于X线平片所能显示的范围,尤其是椎体后缘有无骨质破坏或碎骨片,有无突向椎管内移位,以及椎弓根有无破坏,椎体小关节有无分离等。对脓肿位置的判断明显优于X线平片。

二、化脓性炎症

(一)病理和临床概述

脊椎化脓性骨髓炎比较少见,近年来在国外有增多趋势,认为同吸毒增多有关。本病多为血行感染,也可因脊椎手术直接感染或脊柱附近的脓肿蔓延而来。病原菌主要是金黄色葡萄球菌。多发生于腰椎,以下依次为胸椎、颈椎和骶椎。一般发生于成人。临床表现同椎间盘炎类似。急性发病者,起病突然,神志模糊,局部剧痛,脊柱运动受限及棘突叩击痛亦常见。一般需要1年左右症状方可消失。如在椎管内形成脓肿,经肉芽组织吸收,可引起截瘫或顽固性下肢神经根痛等严重并发症。

(二)诊断要点

CT表现为脊椎骨质破坏,主要位于松质骨,以及脊椎周围软组织肿胀或脓肿形成,同时可能有椎间盘炎改变。骨质破坏开始时边缘模糊,数周以后破坏区边缘逐渐清楚,周围常出现骨质硬化。化脓病变在椎体比较局限者,发病慢,症状轻,骨破坏轻微,预后亦较好。晚期,有病椎体可发生椎体间形成骨桥连接。椎间隙变窄者,则上下椎体骨质增生硬化,椎间盘完全破坏者,可发生椎体骨性融合。

(三)鉴别诊断

脊柱结核,椎间隙破坏明显,相邻椎体成角畸形,冷脓肿范围更广。

(四)特别提示

CT改变出现远较普通X线检查为早,因此临床如怀疑此病,应尽早进行CT检查,以免延误治疗。

(范家韶)

第四节　脊柱退行性变与外伤性病变

一、椎管狭窄

(一)病理和临床概述

椎管狭窄指各种原因引起的椎管诸径线缩短,压迫硬膜囊、脊髓或神经根导致相应神经功能障碍的一类疾病。椎管狭窄症包括椎管中央狭窄、侧隐窝狭窄及椎间孔狭窄。多于50～60岁出现症状,男性多于女性,最常发生于腰椎;颈椎次之,胸椎少见。病情发展缓慢,呈渐进性发展,临床症状与脊髓、神经根、血管受压有关。腰椎管狭窄,表现为腰背痛、间歇跛行、下肢感觉、运动障碍等。颈椎管狭窄主要表现为颈后、肩背部疼痛、上肢无力及放射性痛等。胸椎管狭窄以 $T_{8\sim11}$ 为多见,起病隐袭,早期症状为下肢麻木、无力、随病情加重可出现脊髓半切或横贯性损害的表现。

(二)诊断要点

椎管狭窄时,其正常形态消失,增生骨质向后突出椎管,使其呈三叶形,硬膜外脂肪消失、硬膜囊变形。椎管碘水造影后CT扫描可见蛛网膜下腔细窄,显影较淡甚至不显影,整个硬膜囊变扁,呈新月形,一般2～4个脊椎受累。CT扫描可以清晰显示椎管狭窄的程度,颈椎管前后径<10 mm时,腰椎管前后径≤11.5 mm即可诊断为椎管狭窄。椎管狭窄时,有时可引起侧隐窝狭窄,当≤2 mm时神经根受压,即可诊断为侧隐窝狭窄。椎管狭窄还可在CT图像上观察到椎管内结构的受压、变形等改变(图11-20)。

(三)鉴别诊断

诊断明确。

(四)特别提示

CT检查有利于发现引起椎管狭窄的原因、部位和程度,有助于手术方案的制定。CT和MRI扫描可观察到脊柱骨质增生、韧带肥厚、钙化、椎弓发育畸形、椎管前后径或侧隐窝前后径

缩短、硬膜囊及脊髓、脊神经受压变形等，诊断多无困难。

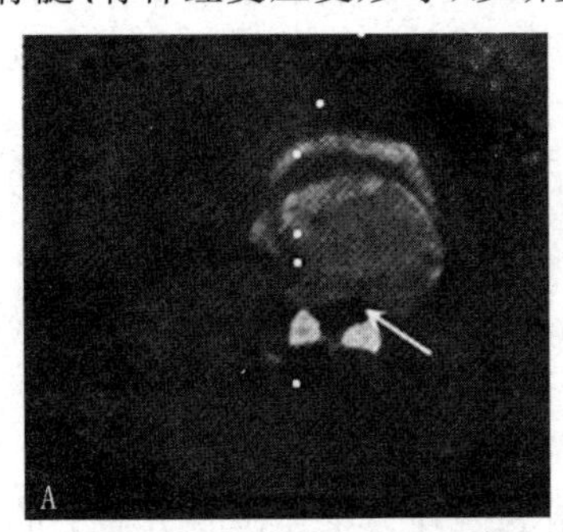
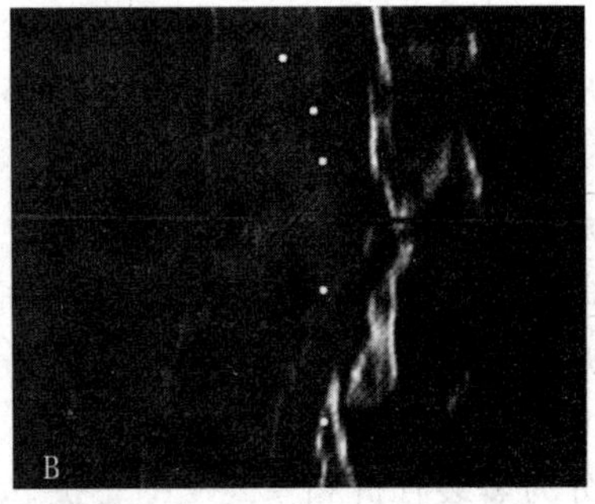

图 11-20　椎管狭窄

A.外伤椎体骨折后移所致椎管狭窄；B.重建图像可清晰

二、椎间盘突出或膨隆

(一)病理和临床概述

椎间盘突出或膨隆，是指椎间盘的髓核及部分纤维环向周围组织突出，压迫相应脊髓或神经根所致的一种病理状态。它与椎间盘退行性变、损伤等因素有关，以腰椎间盘突出最为常见，颈椎次之，胸椎甚少见。椎间盘突出多见于青壮年，男性略多于女性，常由慢性损伤所致，急性外伤可使症状加重，主要为神经根或脊髓的压迫症状，表现为慢性腰背痛并明显向双下肢放射，有时出现椎旁及下肢肌肉痉挛、肌肉萎缩、活动受限。椎间盘膨隆多无症状。

(二)诊断要点

根据椎间盘突出程度由轻至重可分为椎间盘变性、椎间盘膨隆、椎间盘突出、椎间盘脱出及游离型椎间盘突出。①椎间盘变性：椎间盘内可见到气体影，以腰骶部多见；②椎间盘膨隆：CT表现为椎体后缘对称性均匀一致的轻度弧形向后的软组织密度影，边缘光滑，硬膜外脂肪层清晰，硬膜囊无受压、变形；③椎间盘突出：表现为局部突出于椎体后缘的弧形软组织密度影，边缘光滑，突出缘与纤维环后缘呈钝角相交；④椎间盘脱出：髓核突破纤维环和后纵韧带形成，脱出缘模糊、不规则，与纤维环后缘呈锐角相交，椎间盘脱出可使相应部位的脊膜囊和神经根变形、移位；⑤游离型椎间盘突出：突入椎管内的髓核形成游离碎片，而相应椎间盘后缘可显示正常或稍后凸，游离碎片密度较高，常位于相应椎间盘上或上几个层面的椎管内，压迫该部位的硬脊膜囊及神经根。

(三)鉴别诊断

椎间盘突出一般能明确诊断，游离型椎间盘突出需注意其游离碎片的位置，MRI 矢状位检查显示更清晰。

(四)特别提示

椎间盘突出时往往可出现钙化，CT 扫描可较好地显示各类钙化情况。椎间盘突出症多有典型的 CT 表现，鉴别困难时，可进一步结合 MRI 检查。

三、脊柱骨折

(一)病理和临床概述

脊柱骨折患者多有高处坠落史或由重物落下冲击头肩部的外伤史。由于脊柱受到突然的纵轴性暴力冲击，使脊柱骤然过度前屈，使受应力的脊椎发生骨折。常见于活动范围较大的脊椎，如$C_{5、6}$，$T_{11、12}$，$L_{1、2}$等部位，以单个椎体多见。外伤患者出现局部肿胀、疼痛，活动功能障碍，甚至神经根或脊髓受压等症状。有些还可见脊柱局部轻度后突成角畸形。由于外伤机制和脊柱支重的关系，骨折断端常重叠或嵌入。

（二）诊断要点

椎体内出现微密线及椎体局部轮廓不连续，常为压缩性骨折的征象。当有碎骨片游离突向椎管内，其前缘为一模糊凸面，后缘为锐利凸面，具有特征性，冠状及矢状位上观察碎骨片移位更全面准确。

椎体骨折可分为爆裂骨折和单纯压缩骨折。前者表现为椎体垂直方向上的粉碎性骨折，正常的外形与结构丧失，骨折片向前后上下各个方向移位，以及椎体的楔形改变。后者仅表现为椎体密度增高而见不到骨折线，在矢状重建像上见椎体变扁呈楔形，常伴有上下椎间盘的压缩损伤。有时可伴脊髓损伤改变(图 11-21)。

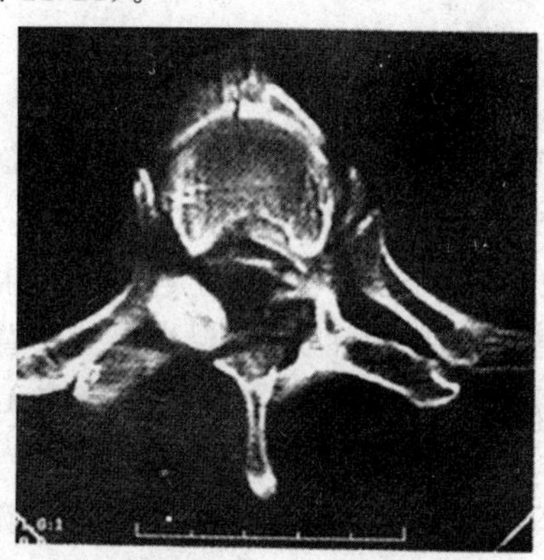

图 11-21　T_{11}骨折

CT 检查示椎体骨折，累及后缘，部分小骨片突入椎管，椎板骨折，脊髓受压迫

（三）鉴别诊断

脊椎病变所致的椎体压缩变形；脊椎转移瘤所致的椎体骨折，常累及椎弓根，常伴有软组织肿块。

（四）特别提示

脊椎骨折，特别是爆裂骨折，在 X 线平片的基础上应进一步做 CT 检查，必要时还需做 MRI 检查。CT 可以充分显示脊椎骨折、附件骨折和椎间小关节脱位、骨折类型、骨折片移位程度、椎管变形和狭窄，以及椎管内骨碎片或椎管内血肿等。CT 还可以对脊髓外伤和神经根情况作出判断。但对显示韧带断裂(包括前纵韧带、后纵韧带、棘间韧带和棘上韧带等)脊髓损伤、神经根撕脱和硬膜囊撕裂等情况不及 MRI。

（范家韶）

第十二章 颅脑疾病的MRI诊断

第一节 颅脑外伤

一、硬膜外血肿

(一)临床表现与病理特征

硬膜外血肿位于颅骨内板与硬脑膜之间，约占外伤性颅内血肿的 30%。出血来源：脑膜中动脉，脑膜中动脉经棘孔入颅后，沿着颅骨内板的脑膜中动脉沟走行，在翼点分两支，均可破裂出血；上矢状窦或横窦，骨折线经静脉窦致出血；障静脉或导血管，颅骨板障内有网状板障静脉和穿透颅骨导血管，损伤后出血沿骨折线流入硬膜外形成血肿；膜前动脉和筛前、筛后动脉；膜中静脉。

急性硬膜外血肿患者常有外伤史，临床容易诊断。慢性硬膜外血肿较少见，占 3.5%～3.9%。其发病机制、临床表现及影像征象与急性血肿有所不同。临床表现以慢性颅内压增高症状为主，症状轻微而持久，如头痛、呕吐及视盘水肿。通常无脑局灶定位体征。

(二)MRI 表现

头颅 CT 是最快速、最简单、最准确的诊断方法。其最佳征象为高密度双凸面脑外占位。在 MRI 可见血肿与脑组织之间的细黑线，即移位的硬脑膜(图 12-1)。急性期硬膜外血肿在多数序列与脑皮质信号相同。

(三)鉴别诊断

包括脑膜瘤、转移瘤及硬膜结核瘤。脑膜瘤及硬膜结核瘤均可见明显强化的病灶，而转移瘤可能伴有邻近颅骨病变。

二、硬膜下血肿

(一)临床表现与病理特征

硬膜下血肿发生于硬脑膜和蛛网膜之间，是最常见的颅内血肿。常由直接颅脑外伤引起，间接外伤亦可。1/3～1/2 为双侧性血肿。外伤撕裂了横跨硬膜下的桥静脉，导致硬膜下出血。

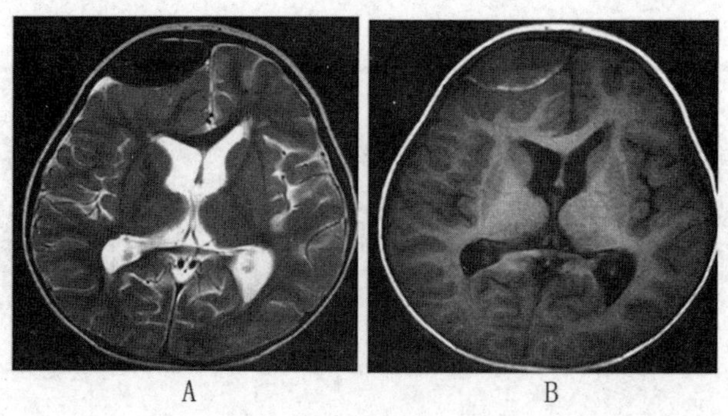

图 12-1　硬膜外血肿

A、B.轴面 T_2WI 及 T_1WI 显示右额硬膜外双凸状异常信号，其内可见液平面，右额皮质受压明显

依照部位不同及进展快慢，临床表现多样。慢性型自外伤到症状出现之间有一静止期，多由皮质小血管或矢状窦房桥静脉损伤所致。血液流入硬膜下间隙并自行凝结。因出血量少，此时可无症状。3 周以后血肿周围形成纤维囊壁，血肿逐渐液化，蛋白分解，囊内渗透压增高，脑脊液渗入囊内，致血肿体积增大，压迫脑组织而出现症状。

（二）MRI 表现

CT 诊断主要根据血肿形态、密度及一些间接征象。一般表现为颅骨内板下新月形均匀一致高密度。有些为条带弧状或梭形混合性硬膜外、下血肿，CT 无法分辨。MRI 在显示较小硬膜下血肿和确定血肿范围方面更具优势。冠状面、矢状面 MRI 有助于检出位于颞叶之下中颅凹内血肿、头顶部血肿、大脑镰及靠近小脑幕的血肿（图 12-2）。硬膜在 MRI 呈低信号，有利于确定血肿在硬膜下或是硬膜外。在 FLAIR 序列，硬膜下血肿表现为条弧状、月牙状高信号，与脑回、脑沟分界清楚。

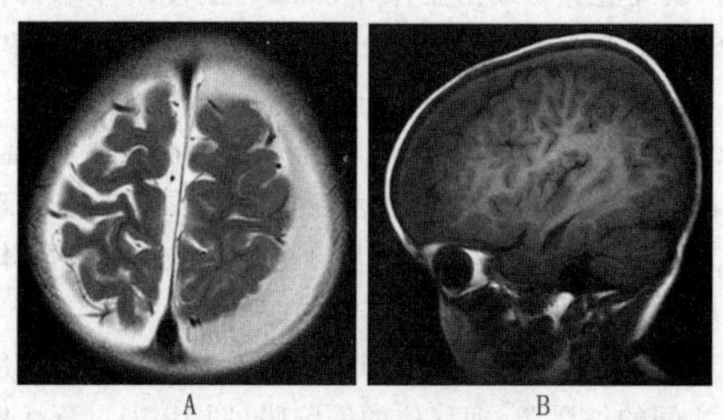

图 12-2　硬膜下血肿

A.轴面 T_2WI；B.矢状面 T_1WI 显示左侧额顶骨板下新月形血肿信号

（三）鉴别诊断

主要包括硬膜下水瘤，硬膜下渗出及由慢性脑膜炎、分流术后、低颅压等所致硬脑膜病。

三、外伤性蛛网膜下腔出血

（一）临床表现与病理特征

本病为颅脑损伤后由于脑表面血管破裂或脑挫伤出血进入蛛网膜下腔，并积聚于脑沟、脑裂

和脑池。因患者年龄、出血部位、出血量多少不同，临床表现各异。轻者可无症状，重者昏迷。绝大多数病例外伤后数小时内出现脑膜刺激征，表现为剧烈头痛、呕吐、颈项强直等。少数患者早期可出现精神症状。腰椎穿刺脑脊液检查可确诊。

相关病理过程包括：血液流入蛛网膜下腔使颅内体积增加，引起颅内压升高；血性脑脊液直接刺激脑膜致化学性脑膜炎；血性脑脊液直接刺激血管或血细胞产生多种血管收缩物质，引起脑血管痉挛，导致脑缺血、脑梗死。

(二)MRI 表现

CT 可见蛛网膜下腔高密度，多位于大脑外侧裂、前纵裂池、后纵裂池、鞍上池和环池。但 CT 阳性率随时间推移而减少，外伤 24 小时内 95%以上，1 周后不足 20%，2 周后几乎为零。而 MRI 在亚急性和慢性期可以弥补 CT 的不足(图 12-3)。在 GRE T_2WI，蛛网膜下腔出血呈沿脑沟分布的低信号。本病急性期在常规 T_1WI、T_2WI 无特异征象，在 FLAIR 序列则显示脑沟、脑裂、脑池内条弧线状高信号。

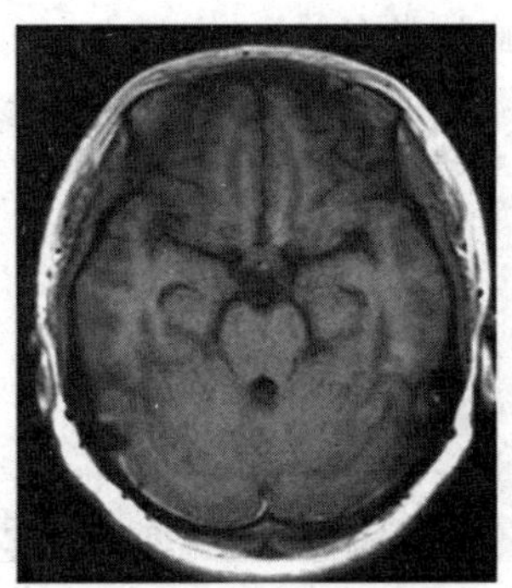

图 12-3　蛛网膜下腔出血

轴面 T_1WI 显示颅后窝蛛网膜下腔线样高信号

四、弥漫性轴索损伤

(一)临床表现与病理特征

脑弥漫性轴索损伤(DAI)又称剪切伤，是重型闭合性颅脑损伤病变，临床症状重，死亡率和致残率高。病理改变包括轴索微胶质增生和脱髓鞘改变，伴有或不伴有出血。因神经轴索折曲、断裂，轴浆外溢而形成轴索回缩球，可伴有微胶质细胞簇形成。脑实质胶质细胞不同程度肿胀、变形，血管周围间隙扩大。毛细血管损伤造成脑实质和蛛网膜下腔出血。

DAI 患者表现为意识丧失和显著的神经学损害。大多数在伤后立即发生原发性持久昏迷，无间断清醒期或清醒期短。昏迷的主要原因是广泛性大脑轴索损伤，使皮质与皮质下中枢失去联系，故昏迷时间与轴索损伤的数量和程度有关。临床上将 DAI 分为轻、中、重 3 型。

(二)MRI 表现

CT 见脑组织弥漫性肿胀，灰白质分界不清，其交界处有散在斑点状高密度出血灶，伴有蛛网膜下腔出血。脑室、脑池受压变小，无局部占位征象。MRI 特征如下。①弥漫性脑肿胀：双侧大脑半球皮髓质交界处出现模糊不清的长 T_1、长 T_2 信号，在 FLAIR 序列呈斑点状不均匀中高信号。脑组织呈饱满状，脑沟、裂、池受压变窄或闭塞，且为多脑叶受累。②脑实质出血灶：单发或多发，直径多<2.0 cm，均不构成血肿，无明显占位效应。主要分布于胼胝体周围、脑干上端、

小脑、基底核区及皮髓质交界部。在急性期呈长 T_1、短 T_2 信号(图 12-4),在亚急性期呈短 T_1、长 T_2 信号,在 FLAIR 呈斑点状高信号。③蛛网膜下腔和/或脑室出血:蛛网膜下腔出血多见于脑干周围,尤其是四叠体池、环池,以及幕切迹和/或侧脑室、第三脑室。在出血超急性期或急性期,平扫 T_1WI、T_2WI 显示欠佳,但在亚急性期,呈短 T_1、长 T_2 信号,在 FLAIR 呈高信号。④合并其他损伤:DAI 可合并硬膜外、硬膜下血肿,颅骨骨折。

(三)鉴别诊断

1.DAI 与脑挫裂伤鉴别

前者出血部位与外力作用无关,出血好发于胼胝体、皮髓质交界区、脑干及小脑等处,呈类圆形或斑点状,直径多<2.0 cm;后者出血多见于着力或对冲部位,呈斑片状或不规则形,直径可>2.0 cm,常累及皮质。

2.DAI 与单纯性硬膜外、硬膜下血肿鉴别

DAI 合并的硬膜外、下血肿表现为“梭形”或“新月形”稍高信号,但较局限,占位效应不明显。可能与其出血量较少和弥漫性脑肿胀有关。

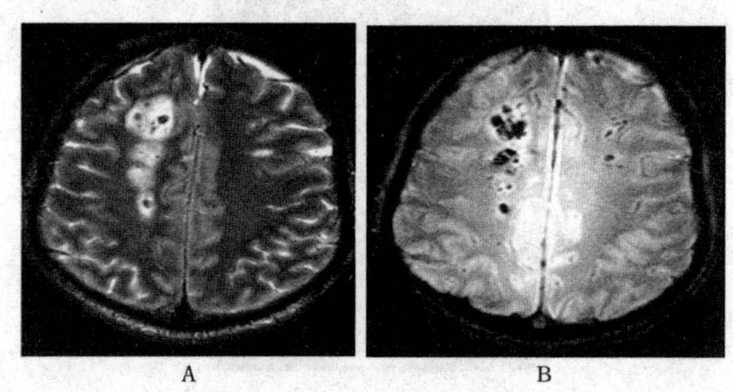

A　　B

图 12-4　弥漫性轴索损伤

A.轴面 T_2WI 显示双额灰白质交界区片状长 T_2 异常信号,混杂有点状出血低信号;B.轴面 GRE 像显示更多斑点状出血低信号

五、脑挫裂伤

(一)临床表现与病理特征

脑挫裂伤是最常见的颅脑损伤之一。脑组织浅层或深层有散在点状出血伴静脉淤血,并脑组织水肿者为脑挫伤,凡有软脑膜、血管及脑组织断裂者称脑裂伤,两者习惯上统称脑挫裂伤。挫裂伤部位以直接接触颅骨粗糙缘的额颞叶多见。脑挫裂伤病情与其部位、范围和程度有关。范围越广、越接近颞底,临床症状越重,预后越差。

(二)MRI 表现

MRI 征象复杂多样,与挫裂伤后脑组织出血、水肿及液化有关。对于出血性脑挫裂伤(图 12-5),随着血肿内的血红蛋白演变,即含氧血红蛋白→去氧血红蛋白→正铁血红蛋白→含铁血黄素,病灶的 MRI 信号也随之变化。对于非出血性脑损伤病灶,多表现为长 T_1、长 T_2 信号。由于脑脊液流动伪影,或与相邻脑皮质产生部分容积效应,位于大脑皮质、灰白质交界处的病灶不易显示,且难鉴别水肿与软化。FLAIR 序列抑制自由水,显示结合水,在评估脑挫裂伤时,对确定病变范围、检出重要功能区的小病灶、了解是否合并蛛网膜下腔出血有重要的临床价值。

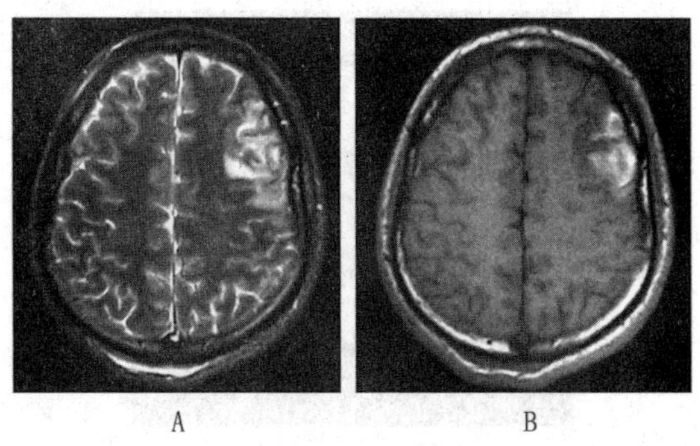

A　　B

图 12-5　脑挫裂伤

A、B.轴面 T_2WI 及 T_1WI 显示左额叶不规则形长 T_2 混杂信号及短 T_1 出血信号

（孙铁峰）

第二节　囊肿与脑脊液循环异常

一、蛛网膜囊肿

（一）临床表现与病理特征

颅内蛛网膜囊肿是指脑脊液样无色清亮液体被包裹在蛛网膜所构成的袋状结构内形成的囊肿，分先天性囊肿和继发性囊肿。颅内蛛网膜囊肿可发生于各个年龄段，以儿童及青少年多见。患者可终身无症状，常因头部外伤、体检或其他原因行头颅影像学检查而发现。常见症状为颅内压增高、脑积水、局灶性神经功能缺失、头围增大或颅骨不对称畸形等。

（二）MRI 表现

MRI 检查时，T_1WI 示低信号，T_2WI 示高信号，与脑脊液信号相同（图 12-6），呈边界清楚的占位病灶，增强时无强化，周围脑组织无水肿，部分脑组织受压移位。与 CT 相比，MRI 为三维图像，且无颅骨伪像干扰。对中线部位、颅后窝及跨越两个颅窝的病变，以及了解病变与脑实质、脑池的关系，MRI 检查可以获得 CT 检查不能得到的信息（图 12-7）。

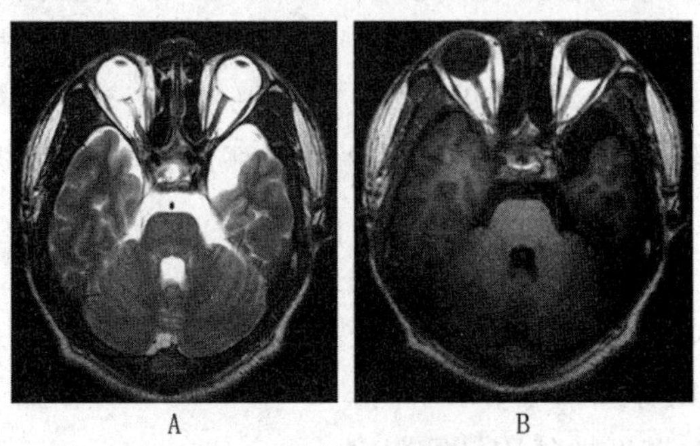

A　　B

图 12-6　蛛网膜囊肿

A、B.轴面 T_2WI 及 T_1WI 显示左侧颞极长圆形长 T_1、长 T_2 脑脊液信号，边界清楚，相邻颞叶受推移

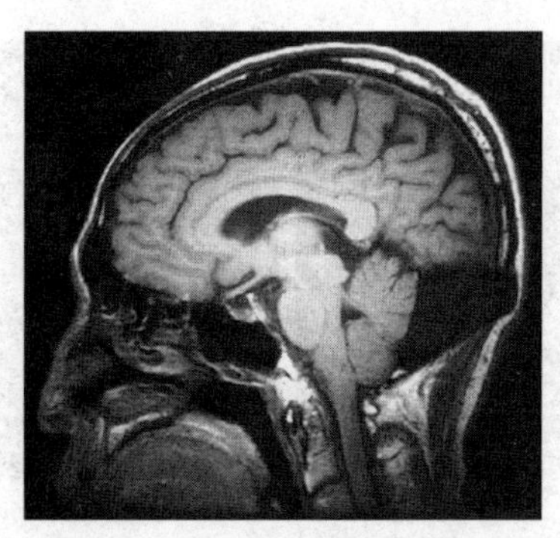

图 12-7 枕大池蛛网膜囊肿

矢状面 T_1WI 显示枕大池内团状脑脊液信号影，膨胀性生长，相邻小脑及颅后窝骨板受压

(三)鉴别诊断

本病诊断主要靠 CT 或 MRI，应与脂肪瘤、皮样或表皮样囊肿相鉴别。它们的 CT 值均为负值可资区别；囊性胶质瘤囊壁边有瘤结节则易于区别；血管网织细胞瘤通常亦为“大囊小结节”，且结节于囊壁边为其特征。

二、表皮样囊肿

(一)临床表现与病理特征

表皮样囊肿来自外胚层，又称胆脂瘤或珍珠瘤，是胚胎发育过程中外胚层残余组织异位所致。囊壁为正常表皮，内含角质物，有时含胆固醇结晶。占颅内肿瘤的 0.2%～1.8%。多发生于桥小脑角、岩斜区，手术全切除较为困难。

临床症状与病变部位有关。①桥小脑角型：最常见，早期三叉神经痛，晚期出现桥小脑角征，脑神经功能障碍，如面部疼痛，感觉减退、麻木，共济失调；②岩斜区型：常为三叉神经痛及三叉神经分布区感觉运动障碍，由于肿瘤生长缓慢、病情长，且呈囊性沿间隙生长，以致肿瘤大而临床表现轻；③脑实质内型：大脑半球常有癫痫发作及颅内压增高，颅后窝者多出现共济失调及后组脑神经麻痹。

(二)MRI 表现

肿瘤多发生于额、颞叶邻近颅底区表浅部位，如桥小脑角、鞍上池、岩斜区，形态不规则，边缘不光整。肿瘤沿蛛网膜下腔匐行生长，呈“见缝就钻”特性。由于表皮样囊肿内的胆固醇和脂肪大多不成熟，且含量较少，所以决定表皮样囊肿 MR 信号的主要因素是上皮组织。表皮样囊肿在 T_1WI 呈低信号，T_2WI 高信号，信号明显高于脑组织和脑脊液，包膜在 T_1 和 T_2 相均呈高信号。增强扫描时，病灶无强化(图 12-8)，或其边缘及局部仅有轻、中度强化。

(三)鉴别诊断

1.低级星形细胞瘤

虽病灶边界清晰，无水肿，无强化，可囊变及钙化，但病变常位于白质内，病灶以稍长 T_1、稍长 T_2 信号为主，形态多规则等征象与本病不同。

2.间变性星形细胞瘤与多形性胶质母细胞瘤

以不均匀长 T_1、长 T_2 信号及囊变、坏死和出血为特征，与本病类似，但其血管源性水肿明显，呈不规则花环状明显强化，易与本病区别。

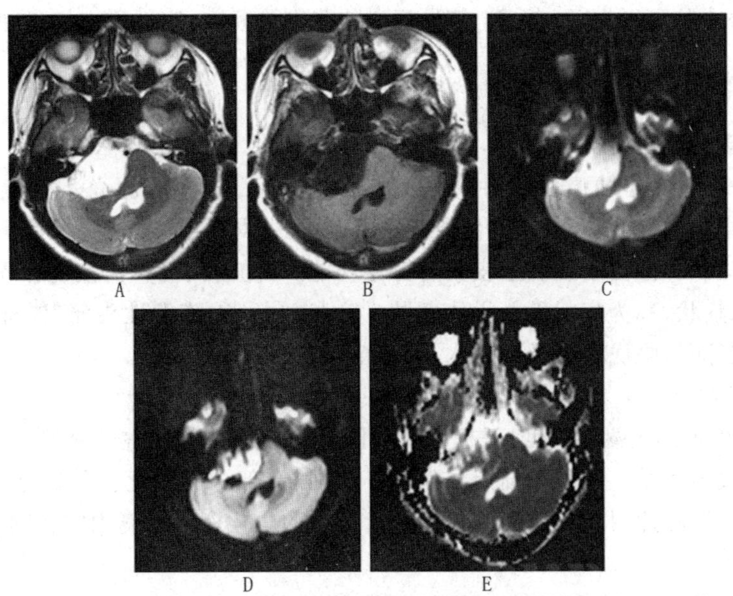

图 12-8　表皮样囊肿

A、B.轴面 T_2WI 及 T_1WI 增强像显示右侧脑桥小脑角区囊性异常信号，信号欠均匀，病灶未见明显强化；C.轴面 DWI(b＝0)，病灶呈稍高信号；D.轴面 DWI(b＝1 000)；E.轴面 ADC 图，可见病灶信号不均匀，弥散降低

3.恶性多形性黄色星形细胞瘤

常位于颞叶表浅部位，囊实性肿块有出血及坏死，信号不均，瘤内可含有脂肪信号与本病类似，但水肿及强化明显，脑膜常受累等征象有助于两者鉴别。

4.同心圆性硬化

表皮样囊肿偶有同心圆形等 T_1、略长 T_2 信号，但同心圆性硬化多发生于脑白质，脑白质内及脑干白质内常伴有小圆形长 T_1、长 T_2 信号病灶，类似多发性硬化斑等特点，有助于诊断与鉴别诊断。

三、皮样囊肿

(一)临床表现与病理特征

颅内皮样囊肿是罕见的先天性肿瘤，起源于妊娠 3～5 周外胚层表面，与神经管分离不完全而包埋入神经管内，胎儿出生后形成颅内胚胎肿瘤，占颅内肿瘤的 0.2%。常发生在中线部位硬脑膜外、硬脑膜下或脑内，位于颅后窝者占 2/3，以小脑蚓部、第四脑室及小脑半球为多。常见于 30 岁年龄组，无性别差异。

临床表现与其占位效应和自发破裂有关。皮样囊肿的胆固醇粒子进入蛛网膜下腔可引起脑膜刺激症状。癫痫和头痛最常见。囊壁破裂后可引起化学性脑膜炎、血管痉挛、脑梗死等。少数囊壁通过缺损的颅骨与皮肤窦相通，感染后可引起脑脓肿。

(二)MRI 表现

囊肿呈囊状，边界清楚，信号强度较低。但由于其内含有毛发等不同成分，信号不均匀，以 T_2WI 为著。注射 Gd-DTPA 后囊肿无强化(图 12-9)，部分囊壁轻度强化。皮样囊肿破裂后，病灶与周围组织分界欠清，蛛网膜下腔或脑室内出现脂肪信号。脂肪抑制像可见高信号消失

(图 12-10)。在桥小脑角区短 T_1 短 T_2 信号病变的鉴别诊断中,应考虑皮样囊肿。

四、松果体囊肿

(一)临床表现与病理特征

松果体囊肿是一种非肿瘤性囊肿,是一种正常变异。囊肿起源尚不清楚,大小一般 5～15 mm。囊肿壁组织学分 3 层,外层为纤维层,中层为松果体实质,内层为胶质组织,无室管膜细胞。患者大多无症状。但由于囊肿上皮具有分泌功能,可随时间延长而使囊肿逐渐增大,产生占位效应,出现临床症状,称为症状性松果体囊肿。症状包括:①阵发性头痛,伴有凝视障碍;②慢性头痛,伴有凝视障碍、眼底水肿及脑积水;③急性脑积水症状。

(二)MRI 表现

MRI 表现为松果体区囊性病变,呈椭圆形或圆形,边缘光滑、规整。囊壁薄、均匀完整,于各扫描序列同脑皮质等信号。增强扫描部分囊壁环状强化,部分不强化。其强化机制是由于囊壁中残余的松果体实质碎片引起或是囊肿邻近血管结构的强化所致。囊内容物同脑脊液信号相似(图 12-11)。

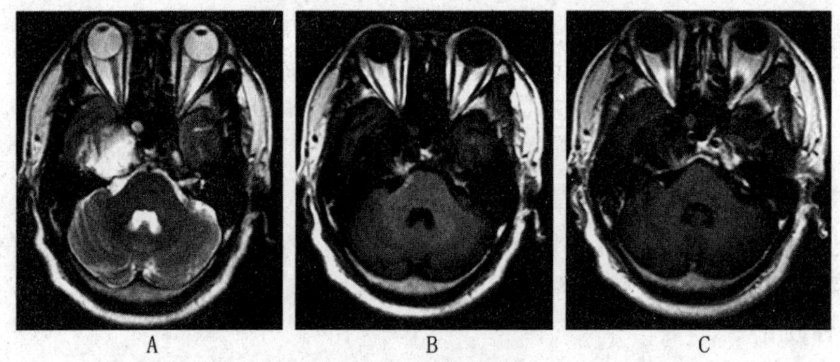

图 12-9　皮样囊肿

A、B.轴面 T_2WI 及 T_1WI 显示右侧颞叶内侧片状混杂信号,内见斑片状短 T_1 信号,边界清楚;C.轴面增强 T_1WI 显示病灶无强化

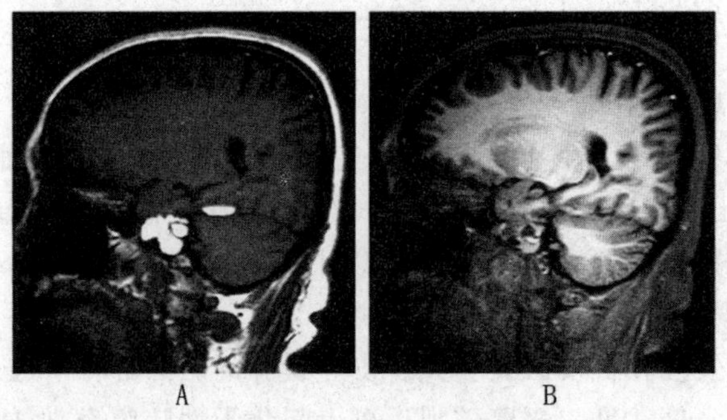

图 12-10　皮样囊肿

A.矢状面 T_1WI 显示岩骨尖及小脑幕团状及片状短 T_1信号;B.矢状面 T_1WI 脂肪抑制像显示异常短 T_1信号被抑制,提示脂性病灶

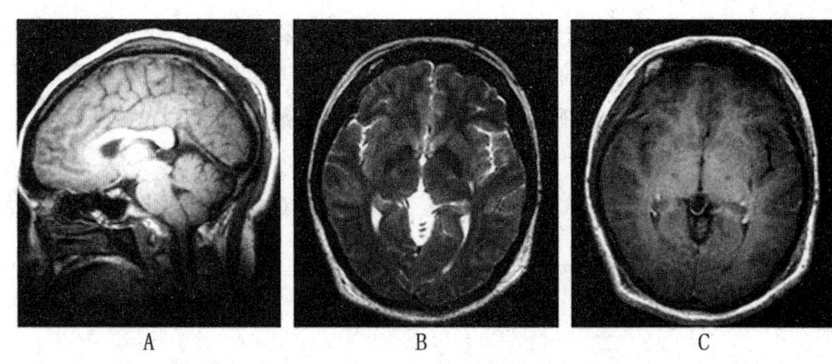

图 12-11　松果体囊肿

A、B.矢状面 T_1WI 及轴面 T_2WI 显示松果体区小圆形囊性信号，边界清楚；C.轴面增强 T_1WI 显示囊性病灶后缘略显强化

(三)鉴别诊断

主要有蛛网膜囊肿、松果体瘤囊变、第三脑室后表皮样囊肿、皮样囊肿及单发囊虫病。

1.蛛网膜囊肿

其信号特征与松果体囊肿相似，但前者无壁，且 T_2 FLAIR 序列呈低信号，与后者不同。

2.松果体瘤液化囊变

其囊壁厚且不规则，有壁结节，增强扫描时囊壁及壁结节明显强化，与松果体囊肿壁的强化不同。

3.第三脑室后表皮样囊肿和皮样囊肿

其信号特征与松果体囊肿不同，特别在 T_2 FLAIR 和 DWI 序列。

4.单发囊虫病

有临床感染史，MRI 可显示囊壁内头节，结合实验室检查鉴别不难。

(郭文文)

第三节　脑白质病

脑白质病可分为髓鞘形成异常和脱髓鞘病两大部分。在此分述如下。

髓鞘形成异常是一组髓鞘形成障碍的疾病，其原因包括染色体先天缺陷或某些特异酶缺乏，导致正常代谢障碍，神经髓鞘不能正常形成。与脱髓鞘疾病不同，髓鞘形成异常通常不伴有特异性炎性反应，而且病变范围广泛、弥漫。该组疾病包括中枢神经系统海绵状变性、异染性脑白质营养不良及先天性皮质外轴索再生障碍症等异常。

一、中枢神经系统海绵状变性

(一)临床表现与病理特征

本病又称 Canavan-Van Bogaert 病、脑白质海绵状硬化症。是一种较罕见的家族遗传性疾病，呈常染色体隐性遗传。以犹太人多见。病理改变为慢性脑水肿、广泛的空泡形成、大脑白质海绵状变性。以皮质下白质及深部灰质受累为主，中央白质相对较轻。髓磷脂明显缺失。星形细胞肿胀、增生。临床表现为出生后10个月内起病，以男婴多见，发病迅速，肢体松弛，举头困难，而后肌张力增高，去大脑强直与抽搐发作，视神经萎缩及失明。稍大儿童可有巨脑。常在2～3岁时死亡。5岁以后发病以智力障碍为主，可有小脑性共济失调。

(二)MRI表现

MRI显示大脑白质长 T_1、长 T_2 异常信号，广泛、弥漫、对称，不强化。头颅巨大、颅缝分开。晚期脑萎缩，脑室扩大。

二、肾上腺脑白质营养不良

(一)临床表现与病理特征

本病又称性连锁遗传谢尔德病。为染色体遗传的过氧化物酶体病变。由于全身性固醇或饱和极长链脂肪酸在细胞内异常堆积，致使脑和肾上腺发生器质与功能性改变。由于是在髓鞘形成以后又被破坏，严格讲本病属于脱髓鞘病变。病理检查见大脑白质广泛性、对称性脱髓鞘改变，由枕部向额部蔓延，以顶颞叶变化为著。可累及胼胝体，但皮质下弓形纤维往往不被侵及。脱髓鞘区可见许多气球样巨噬细胞，经 Sudan Ⅳ染色为橘红色。血管周围呈炎性改变，并可有钙质沉积。电镜下，巨噬细胞、胶质细胞内有特异性的层状胞质含体。肾上腺萎缩及发育不全可同时存在。晚期，脑白质广泛减少，皮质萎缩，脑室扩大。

根据发病年龄及遗传染色体不同分为3种类型。①儿童型：最常见。为X性连锁隐性遗传。仅见于男性，通常在4～8岁发病。表现为行为改变、智力减退及视觉症状，可有肾上腺功能不全症状(异常皮肤色素沉着)。病程进行性发展，发病后数年内死亡。②成人型：较常见。属性染色体隐性遗传，见于20～30岁男性。病程长，有肾上腺功能不全、性腺功能减退，小脑共济失调和智力减退。③新生儿型：为常染色体隐性遗传。于出生后4个月内出现症状。临床表现有面部畸形、肌张力减低及色素性视网膜炎。精神发育迟缓，常有癫痫发作。一般在2岁前死亡。

(二)MRI表现

顶枕叶白质首先受累，继之向前累及颞、顶、额叶白质。有时累及胼胝体压部及小脑。病灶周边可有明显强化。经与病理对照发现，这种周边强化实际上代表炎性活动，而疾病后期的无强化，则反映完全性髓鞘结构丧失。在 T_2WI，双侧枕叶白质内可见片状高信号，并向视放射及胼胝体压部扩展(图12-12)。在部分病例，病变可通过内囊，外囊及半卵圆中心向前发展，但较少累及皮质下弓状纤维。偶有病变最先发生在额叶，并由前向后发展。在成人型病例，MRI表现无特异性，可见白质内长 T_1、长 T_2 局灶性异常信号，可有轻度脑萎缩。

三、类球状脑白质营养不良

(一)临床表现与病理特征

本病又称 Krabbe 病，属于溶酶体异常，为常染色体隐性遗传疾病。由于β-半乳糖苷酶缺乏，使脑苷酯类代谢障碍，导致髓鞘形成不良。病理检查见大脑髓质广泛而对称性的缺乏髓鞘区，轴索常受累，并可累及小脑及脊髓，病变区星形胶质细胞增生明显，其特征性改变为在白质小血管周围常见丛集的所谓类球状细胞。这种细胞为体积较大的多核类上皮细胞，胞体内含大量脑苷酯类物质。发病有家族遗传史，首发症状见于生后2～6个月(婴儿型)。临床表现为发育迟缓、躁动、过度兴奋、痉挛状态。检查可见痴呆、视神经萎缩、皮质盲、四肢痉挛性瘫痪。一般在3～5年内死亡。偶有晚发型。

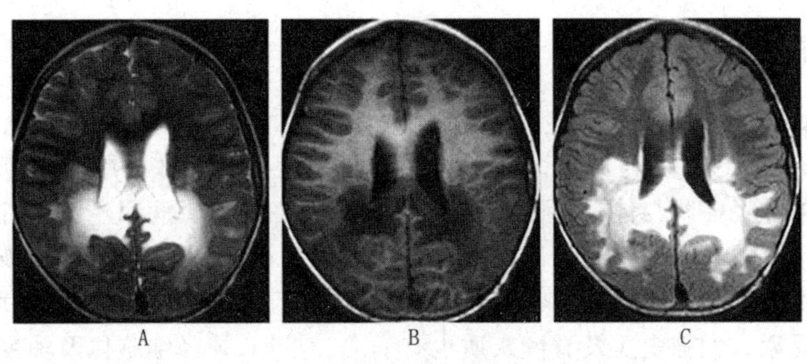

图 12-12　肾上腺脑白质营养不良

A、B.轴面 T_2WI 及 T_1WI 显示双侧颞后枕叶对称性片状长 T_1、长 T_2信号，胼胝体受累；C.轴面 FLAIR 像显示病变白质为高信号

(二)MRI 表现

在疾病早期，丘脑、尾状核、脑干、小脑和放射冠可见对称性弥漫性长 T_2 异常信号。中期可见室周斑状异常信号。晚期呈弥漫性脑白质萎缩。

四、异染性脑白质营养不良

(一)临床表现与病理特征

又称脑硫脂沉积病、异染性白质脑病。为常染色体隐性遗传疾病，脑脂质沉积病之一。因芳香基硫酸酯酶 A 缺乏，导致硫脂在巨噬细胞和胶质细胞内的异染颗粒里异常沉积而发病。病理改变为大脑半球、脑干及小脑白质内广泛脱髓鞘，以少枝胶质细胞脱失明显。用甲苯胺蓝染色可见颗粒状的红黑色异染物质广泛分布。临床表现可根据发病年龄分为以下 4 型。①晚期婴儿型：最常见，1～2 岁时开始不能维持正常姿势，肌张力下降，运动减少，以后智力减退，由软瘫转为硬瘫，并可有小脑共济失调、眼震、视神经萎缩、失语，逐渐去脑强直、痴呆，多于 5 岁前死于继发感染；②少年型：于 4～5 岁起病，进展缓慢，常有人格改变及精神异常；③婴儿型：生后 6 个月内发病，又称 Austin 病；④成人型：16 岁后发病。

(二)MRI 表现

不具特异性。MRI 显示脑白质内弥漫性融合性长 T_1、长 T_2 信号(图 12-13)。早期病变以中央白质区为主，并累及胼胝体。晚期累及皮质下白质，脑萎缩。无强化，无占位效应。

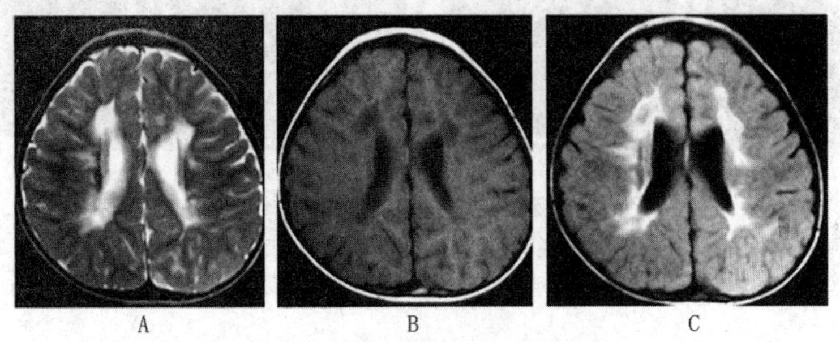

图 12-13　异染性脑白质营养不良

A、B.轴面 T_2WI 及 T_1WI 显示双侧室旁片状长 T_1、长 T_2信号；C.轴面 FLAIR 像显示双侧室旁高信号病变

五、多发性硬化(MS)

(一)临床表现与病理特征

MS是一种慢性进行性疾病，特征是在大脑及脊髓发生多处播散的脱髓鞘斑块，从而引起多发性与变化不一的神经症状与体征，且有反复加重与缓解的特点。病因不清，可能与自身免疫反应或慢性病毒感染有关。病理检查见散在的脱髓鞘斑块或小岛，少突胶质细胞破坏，伴有血管周围炎症。病变主要发生于白质内，尤其是脑室周围、视神经、脊髓侧柱与后柱(颈胸段常发生)，中脑、脑桥、小脑也受累。大脑皮质及脊髓灰质也有病变。早期，神经细胞体及轴突可保持正常；晚期，轴突破坏，特别是长神经束轴突，继而胶质纤维增生，表现为“硬化”。不同时期病灶可同时存在。

MS多见于20～40岁，女性多于男性。部分病例发病前有受寒、感冒等诱因及前驱症状。症状特点是多灶性及各病灶性症状此起彼伏，恶化与缓解相交替。按主要损害部位可分为脊髓型、脑干小脑型及大脑型。①脊髓型，最常见，主要为脊髓侧束、后束受损的症状，有时可呈脊髓半侧损害或出现脊髓圆锥、前角病损的症状，脊髓某一节段受到大的硬化斑或多个融合在一起的硬化斑破坏时，可出现横贯性脊髓损害征象。②脑干或脑干小脑型，也较常见，病损部位主要在脑干与小脑，脑干以脑桥损害多见，临床表现包括Charcot征、运动障碍、感觉障碍及脑神经损害，后者以视神经损害最常见。③大脑型，少见，根据病变部位及病程早晚，可有癫痫发作、运动障碍及精神症状。

(二)MRI表现

MS斑块常见部位包括脑室周围、胼胝体、小脑、脑干和脊髓。MRI显示MS的早期脱髓鞘病变优于CT，敏感度超过85%。FLAIR序列，包括增强后FLAIR序列，是目前显示MS斑块最有效的MR序列之一。MS斑块呈圆形或卵圆形，在T_2 FLAIR序列呈高信号，在T_1WI呈等或低信号。注射对比剂后增强扫描时，活动性病灶表现为实性或环状强化(图12-14)，而非活动性病灶往往不强化。对于不典型病例，需要综合临床表现、免疫生化及影像检查结果，方可正确诊断。

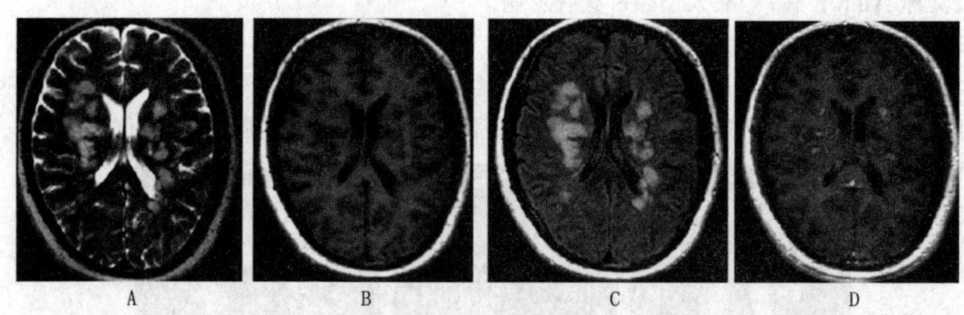

图12-14　多发性硬化

A、B.轴面T_2WI及T_1WI显示双侧室旁白质内多发的斑块状长T_1、长T_2异常信号；C.轴面FLAIR像显示双侧室旁白质内高信号病灶更明显；D.轴面增强T_1WI显示斑点和斑片状强化病灶

六、弥漫性硬化

(一)临床表现与病理特征

弥漫性硬化又称Schilder病，是一种罕见的脱髓鞘疾病。常见于儿童，故也称儿童型多发性

硬化。病理改变为大脑白质广泛性脱髓鞘，呈弥漫不对称分布，常为一侧较明显。病变多由枕叶开始，逐渐蔓延至顶叶、颞叶与额叶，或向对侧扩展。白质髓鞘脱失由深至浅融合成片，可累及皮质。脑干、脊髓也可见脱髓鞘后形成的斑块。晚期因髓质萎缩出现第三脑室及侧脑室扩大，脑裂、脑池增宽。

患者多在10岁前发病，起病或急或缓。根据受累部位不同出现不同症状。枕叶症状：从同侧偏盲至全盲，从视力减退至失明，瞳孔功能与眼底常无改变；顶颞叶症状：失听、失语、失用与综合感觉障碍；额叶症状：智力低下、情感不稳、行为幼稚。也可出现四肢瘫或偏瘫，癫痫大发作或局限性运动性发作。

（二）MRI表现

病灶大多位于枕叶，表现为长 T_2 异常信号；在 T_1WI，病灶可为低信号、等信号或高信号；注射对比剂后病灶边缘可强化。病变晚期主要表现为脑萎缩。

七、急性播散性脑脊髓炎

（一）临床表现与病理特征

常发生于病毒感染（如麻疹、风疹、天花、水痘、腮腺炎、百日咳、流感）或细菌感染（如猩红热）之后，也可发生于接种疫苗（如狂犬病、牛痘）之后。病理改变为脑与脊髓广泛的炎性脱髓鞘反应，以白质中小静脉周围的髓鞘脱失为特征。病变区血管周围有炎性细胞浸润、充血、水肿，神经髓鞘肿胀、断裂及脱失，形成点状软化坏死灶，并可融合为大片软化坏死区，可有胶质细胞增生。病灶主要位于白质，但也可损及灰质与脊神经根。临床急性起病，儿童及青壮年多发，发病前1～2周有感染或接种史。首发症状多为头痛、呕吐，体温可再度升高。中枢神经系统受损广泛，出现大脑、脑干、脑膜及脊髓症状与体征。

（二）MRI表现

双侧大脑半球可见广泛弥散的长 T_1、长 T_2 异常信号，病灶边界清楚，可累及基底核区及灰质。急性期因水肿使脑室受压、变小。注射对比剂后，病灶无强化，或呈斑片状、环状强化。较大孤立强化病灶的影像表现可类似肿瘤，应结合病史进行鉴别。晚期灰白质萎缩，脑沟裂及脑室增宽。

八、胼胝体变性

（一）临床表现与病理特征

本病又称Marchiafava-Bjgnami病。病因不清。最早报道发生于饮红葡萄酒的意大利中老年人。但无饮酒嗜好者也可发生。病理改变特征为胼胝体中央部脱髓鞘，坏死及软化灶形成。病变也可侵及前、后联合或其他白质区。病灶分布大致对称，病灶周边结构保持完好。临床表现为局限性或弥漫性脑部受损症状及体征，如进行性痴呆，震颤、抽搐等。病情渐进发展无缓解，对各种治疗无明显反应。一般数年内死亡。

（二）MRI表现

特征性MRI表现为胼胝体内长 T_1、长 T_2 异常信号（图12-15），边界清楚、局限。注射对比剂后病变区可强化。病变常累及脑室额角前白质，表现为长 T_1、长 T_2 异常信号区。晚期胼胝体萎缩。

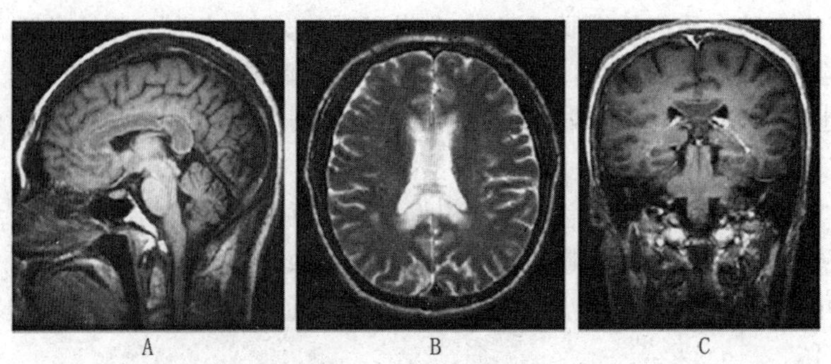

图 12-15 胼胝体变性

A、B.矢状面 T_1WI 及轴面 T_2WI 显示胼胝体长 T_1、长 T_2 异常信号;C.冠状面增强 T_1WI 显示胼胝体病变无明显强化

九、脑桥中央髓鞘溶解症

(一)临床表现与病理特征

本病可能与饮酒过度、营养不良及电解质或酸碱平衡紊乱(特别是快速纠正的低血钠)有关。病理改变为以脑桥基底的中央部开始的髓鞘溶解,并呈离心性扩散,神经细胞及轴索可不受损害,神经纤维束之间存在巨噬细胞,其作用为吞噬溶解的髓鞘及脂肪颗粒。病变严重者,整个脑桥均受累,并可累及中脑及脑桥外结构,如内囊、丘脑、基底核、胼胝体及半卵圆中心。典型患者为中年酒徒。此外,本病也可发生于患恶性肿瘤、慢性肺部疾病或慢性肾衰竭者。患者多表现为严重的代谢障碍,脑神经麻痹及长束征。病程进展很快,存活率低。

(二)MRI 表现

MRI 在检出脑桥病灶、评估轴索(皮质脊髓束)保留及发现脑桥外病灶方面均优于 CT。在 T_2WI,病变呈高信号,无占位效应。在 T_1WI,脑桥中心部呈低信号区,脑桥边缘仅剩薄薄的一层(图 12-16)。通常不累及被盖部。有时可见中脑、丘脑和基底核受累。病灶强化表现多变,可无强化或轻度环状强化。病变后期脑桥萎缩。

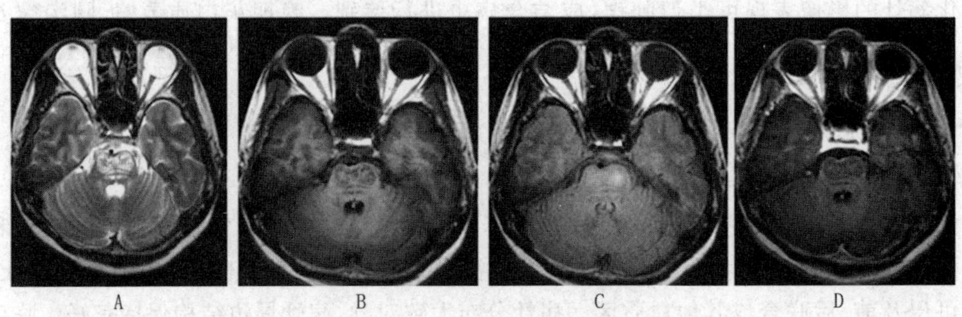

图 12-16 脑桥中央髓鞘溶解

A、B.轴面 T_2WI 及 T_1WI 显示脑桥片状不均匀稍长 T_1、稍长 T_2 信号;C.轴面 FLAIR 像显示脑桥病灶为稍高信号;D.轴面增强 T_1WI 显示脑桥病灶强化不明显

(郭文文)

第四节　脑血管疾病

一、高血压脑出血

(一)临床表现与病理特征

高血压脑动脉硬化为脑出血的常见原因,出血多位于幕上,小脑及脑干出血少见。患者多有明确病史,突然发病,出血量一般较多,幕上出血常见于基底核区,也可发生在其他部位。脑室内出血常与尾状核或基底神经节血肿破入脑室有关,影像学检查显示脑室内血肿信号或密度,并可见液平面。脑干出血以脑桥多见,由动脉破裂所致,由于出血多,压力较大,可破入第四脑室。

(二)MRI 表现

高血压动脉硬化所致脑内血肿的影像表现与血肿发生时间密切相关。对于早期脑出血,CT 显示优于 MRI。急性期脑出血,CT 表现为高密度,尽管由于颅底骨性伪影使少量幕下出血有时难以诊断,但大多数脑出血可清楚显示,一般出血后 6～8 周,由于出血溶解,在 CT 表现为脑脊液密度。血肿的 MRI 信号多变,并受多种因素影响,除血红蛋白状态外,其他因素包括磁场强度、脉冲序列、红细胞状态、凝血块的时间、氧合作用等。

MRI 的优点是可以观察出血的溶解过程。了解出血的生理学改变,是理解出血信号在 MRI 变化的基础。简单地说,急性出血由于含氧合血红蛋白及脱氧血红蛋白,在 T_1WI 呈等至轻度低信号,在 T_2WI 呈灰至黑色(低信号);亚急性期出血(一般指 3 天至 3 周)由于正铁血红蛋白形成,在 T_1WI 及 T_2WI 均呈高信号(图 12-17)。随着正铁血红蛋白被巨噬细胞吞噬、转化为含铁血黄素,在 T_2WI 可见在血肿周围形成一低信号环。以上出血过程的 MRI 特征,在高场强磁共振仪显像时尤为明显。

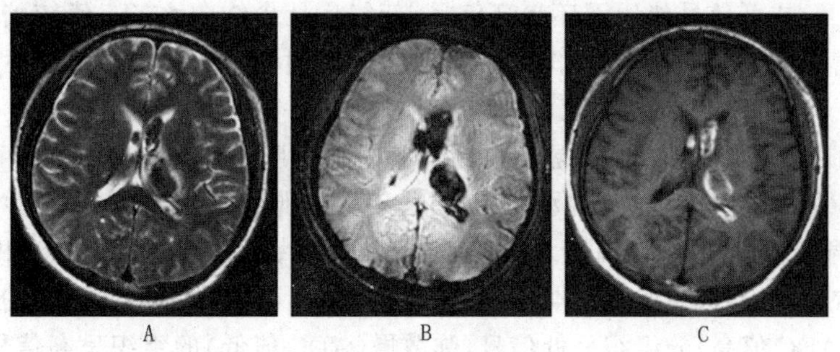

图 12-17　脑出血

A.轴面 T_2WI;B.轴面梯度回波像;C.轴面 T_1WI;MRI 显示左侧丘脑血肿,破入双侧侧脑室体部和左侧侧脑室枕角

二、超急性期脑梗死与急性脑梗死

(一)临床表现与病理特征

脑梗死是常见疾病,具有发病率、死亡率和致残率高的特点,严重威胁人类健康。伴随

着脑梗死病理生理学的研究进展，特别是提出“半暗带”概念和开展超微导管溶栓治疗后，临床需要在发病的超急性期及时明确诊断，并评价缺血脑组织血流灌注状态，以便选择最佳治疗方案。

MRI检查是诊断缺血性脑梗死的有效方法。发生在6小时内的脑梗死称为超急性期脑梗死。梗死发生4小时后，由于病变区持续性缺血缺氧，细胞膜离子泵衰竭，发生细胞毒性脑水肿。6小时后，血-脑屏障破坏，继而出现血管源性脑水肿，脑细胞出现坏死。1～2周后，脑水肿逐渐减轻，坏死脑组织液化，梗死区出现吞噬细胞，清除坏死组织。同时，病变区胶质细胞增生，肉芽组织形成。8～10周后，形成囊性软化灶。少数缺血性脑梗死在发病24～48小时后，可因血液再灌注，发生梗死区出血，转变为出血性脑梗死。

(二)MRI表现

常规MRI用于诊断脑梗死的时间较早。但由于常规MRI特异性较低，往往需要在发病6小时以后才能显示病灶，而且不能明确病变的范围及半暗带大小，也无法区别短暂性脑缺血发作(TIA)与急性脑梗死，因此其诊断价值受限。随着MRI成像技术的发展，功能性磁共振检查提供了丰富的诊断信息，使缺血性脑梗死的诊断有了突破性进展。

在脑梗死超急性期，T_2WI上脑血管出现异常信号，表现为正常的血管流空效应消失。T_1WI增强扫描时，出现动脉增强的影像，这是最早的表现。它与脑血流速度减慢有关，此征象在发病3～6小时即可发现。血管内强化一般出现在梗死区域及其附近，皮质梗死较深部白质梗死更多见。基底核、丘脑、内囊、大脑脚的腔隙性梗死一般不出现血管内强化，大范围的脑干梗死有时可见血管内强化。

由于脑脊液的流动伪影及与相邻脑皮质产生的部分容积效应，常规T_2WI不易显示位于大脑皮质灰白质交界处、岛叶及脑室旁深部脑白质的病灶，且不易鉴别脑梗死分期。FLAIR序列由于抑制脑脊液信号，同时增加T_2权重成分，背景信号减低，使病灶与正常组织的对比显著增加，易于发现病灶。FLAIR序列的另一特点是可鉴别陈旧与新鲜梗死灶。陈旧与新鲜梗死灶在T_2WI均为高信号。而在FLAIR序列，由于陈旧梗死灶液化，内含自由水，T_1值与脑脊液相似，故软化灶呈低信号，或低信号伴周围环状高信号；新鲜病灶含结合水，T_1值较脑脊液短，呈高信号。但FLAIR序列仍不能对脑梗死作出精确分期，同时对于<6小时的超急性期病灶，FLAIR的检出率也较差。DWI技术在脑梗死中的应用解决了这一问题。

DWI对缺血改变非常敏感，尤其是超急性期脑缺血。脑组织急性缺血后，由于缺血、缺氧、Na^+-K^+-ATP酶泵功能降低，导致钠水滞留，首先引起细胞毒性水肿，水分子弥散运动减慢，表现为ADC值下降，继而出现血管源性水肿，随后细胞溶解，最后形成软化灶。相应地在急性期ADC值先降低后逐渐回升，在亚急性期ADC值多数降低。DWI图与ADC图的信号表现相反，在DWI弥散快(ADC值高)的组织呈低信号，弥散慢(ADC值低)的组织呈高信号。人脑发病后2小时即可在DWI发现直径4 mm的腔隙性病灶。急性期病例T_1WI和T_2WI均可正常，FLAIR部分显示病灶，而在DWI均可见脑神经体征相对应区域的高信号。发病6～24小时后，T_2WI可发现病灶，但病变范围明显$<$DWI，信号强度明显低于DWI。发病24～72小时后，DWI与T_1WI、T_2WI、FLAIR显示的病变范围基本一致。72小时后进入慢性期，随诊观察到T_2WI仍呈高信号，而病灶在DWI信号下降，且在不同病理进程中信号表现不同。随时间延长，DWI信号继续下降，表现为低信号，此时ADC值明显升高。因此，DWI不仅能对急性脑梗死定性分析，还可通过计算ADC与rADC值做定量分析，鉴别新鲜和陈旧脑梗死，评价疗效及预后。

DWI、FLAIR、T_1WI、T_2WI 敏感性比较：对于急性脑梗死，FLAIR 序列敏感性高，常早于 T_1WI、T_2WI 显示病变，此时 FLAIR 成像可取代常规 T_2WI；DWI 显示病变更为敏感，病变与正常组织间的对比更高，所显示的异常信号范围均不同程度大于常规 T_2WI 和 FLAIR 序列，因此 DWI 敏感性最高。但 DWI 空间分辨率相对较低，磁敏感性伪影影响显示颅底部病变（如颞极、额中底部、小脑），而 FLAIR 显示这些部位的病变较 DWI 清晰。DWI 与 FLAIR 技术在评价急性脑梗死病变中具有重要的临床价值，两者结合应用能准确诊断早期梗死，鉴别新旧梗死病灶，指导临床溶栓灌注治疗。

PWI 显示脑梗死病灶比其他 MRI 更早，且可定量分析 CBF。在大多数病例，PWI 与 DWI 表现存在一定差异。在超急性期，PWI 显示的脑组织血流灌注异常区域大于 DWI 的异常信号区，且 DWI 显示的异常信号区多位于病灶中心。缺血半暗带是指围绕异常弥散中心的周围正常弥散组织，它在急性期灌注减少，随病程进展逐渐加重。如不及时治疗，于发病几小时后，DWI 所示异常信号区域将逐渐扩大，与 PWI 所示血流灌注异常区域趋于一致，最后发展为梗死灶。同时应用 PWI 和 DWI，有可能区分可恢复性缺血脑组织与真正的脑梗死（图 12-18、图 12-19）。

MRS 可区分水质子信号与其他化合物或原子中质子产生的信号，使脑梗死的研究达到细胞代谢水平。这有助于理解脑梗死的病理生理变化，早期诊断，判断预后和疗效。急性脑梗死 31P-MRS 主要表现为 PCr 和 ATP 下降，Pi 升高，同时 pH 降低。发病后数周 ^{31}P-MRS 的异常信号改变可反映梗死病变不同演变的代谢状况。脑梗死发生 24 小时内，^{1}H-MRS 显示病变区乳酸持续性升高，这与葡萄糖无氧酵解有关。有时可见 NAA 降低，或因髓鞘破坏出现 Cho 升高。

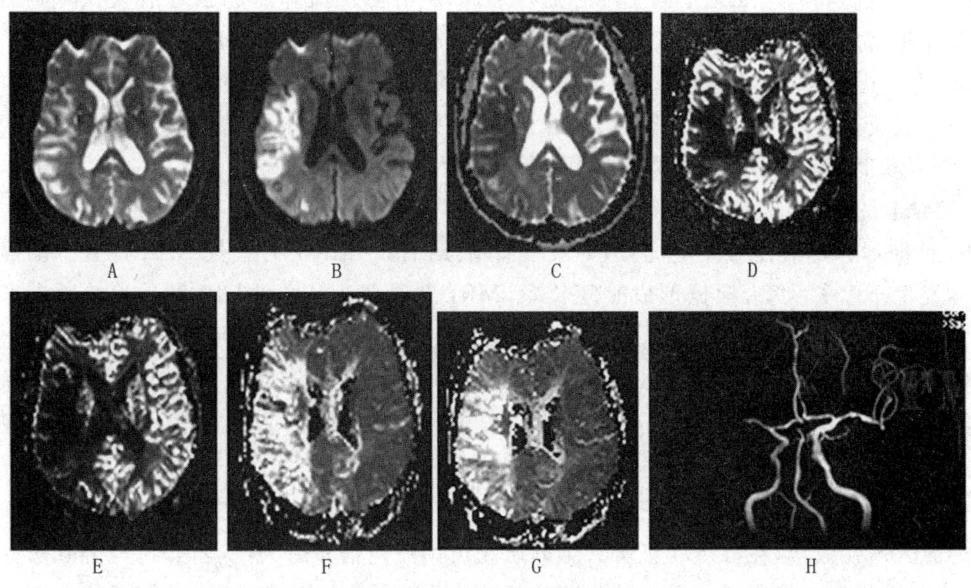

图 12-18　超急性期脑梗死

A.轴面 DWI(b=0)，右侧大脑中动脉分布区似见高信号；B.DWI(b=1 500)显示右侧大脑中动脉分布区异常高信号；C.ADC 图显示相应区域低信号；D.PWI 显示 CBF 减低；E.PWI 显示 CBV 减低；F.PWI 显示 MTT 延长；G.PWI 显示 TTP 延长；H.MRA 显示右侧 MCA 闭塞

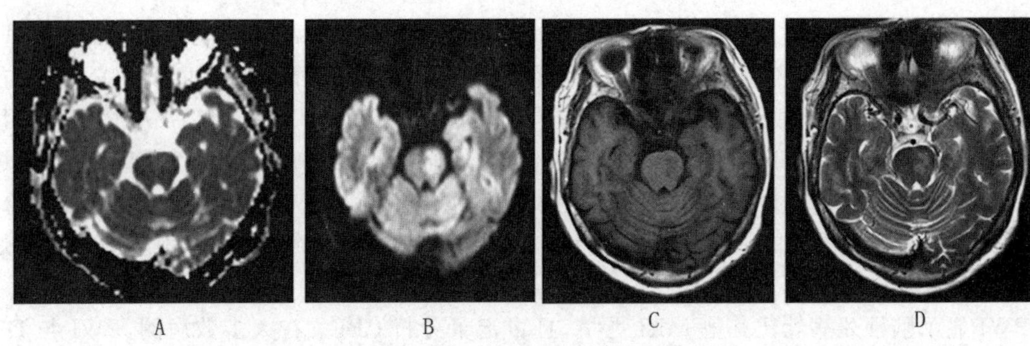

图 12-19　脑桥急性脑梗死

A.轴面 ADC 图未见明显异常信号；B.DWI 显示左侧脑桥异常高信号；C.轴面 T_1WI，左侧脑桥似见稍低信号；D.在 T_2WI，左侧脑桥可见稍高信号

三、静脉窦血栓

（一）临床表现与病理特征

脑静脉窦血栓是一种特殊类型的脑血管病，分为非感染性与感染性两大类。前者多由外伤、消耗性疾病、某些血液病、妊娠、严重脱水、口服避孕药等所致，后者多继发于头面部感染，以及化脓性脑膜炎、脑脓肿、败血症等疾病。主要临床表现为颅内高压，如头痛、呕吐、视力下降、视盘水肿、偏侧肢体无力、偏瘫等。

本病发病机制和病理变化不同于动脉血栓形成，脑静脉回流障碍和脑脊液吸收障碍是主要改变。若静脉窦完全阻塞并累及大量侧支静脉，或血栓扩展到脑皮质静脉时，出现颅内压增高和脑静脉、脑脊液循环障碍，导致脑水肿、出血、坏死。疾病晚期，严重的静脉血流淤滞和颅内高压将继发动脉血流减慢，导致脑组织缺血、缺氧，甚至梗死。因此，临床表现多样性是病因及病期不同、血栓范围和部位不同，以及继发脑内病变综合作用的结果。

（二）MRI 表现

MRI 诊断静脉窦血栓有一定优势，一般不需增强扫描。MRV 可替代 DSA 检查。脑静脉窦血栓最常发生于上矢状窦，根据形成时间长短，MRI 表现复杂多样（图 12-20），给诊断带来一定困难。急性期静脉窦血栓通常在 T_1WI 呈中等或明显高信号，T_2WI 显示静脉窦内极低信号，而静脉窦壁呈高信号。随着病程延长，T_1WI 及 T_2WI 均呈高信号；有时在 T_1WI，血栓边缘呈高信号，中心呈等信号，这与脑内血肿的演变一致。T_2WI 显示静脉窦内流空信号消失，随病程发展甚至萎缩、闭塞。

需要注意，缩短 TR 时间可使正常人脑静脉窦在 T_1WI 信号增高，与静脉窦血栓混淆。由于磁共振的流入增强效应，在 T_1WI 正常人脑静脉窦可由流空信号变为明亮信号，与静脉窦血栓表现相同。另外，血流缓慢可使静脉窦信号强度增高；颞静脉存在较大逆流，可使部分发育较小的横窦呈高信号；乙状窦和颈静脉球内的涡流也常在 SE 图像呈高信号。因此，对于疑似病例，应通过延长 TR 时间、改变扫描层面，以及 MRV 检查进一步鉴别。

MRV 可反映脑静脉窦的形态和血流状态，对诊断静脉窦血栓具有一定优势。静脉窦血栓的直接征象为受累静脉窦闭塞、不规则狭窄和充盈缺损。由于静脉回流障碍，常见脑表面及深部静脉扩张、静脉血淤滞及侧支循环形成。但是，当存在静脉窦发育不良时，MRI 及 MRV 诊断本

病存在困难。对比剂增强 MRV 可得到更清晰的静脉图像，弥补这方面的不足。大脑除了浅静脉系统，还有深静脉系统。后者由 Galen 静脉和基底静脉组成。增强 MRV 显示深静脉比 MRV 更清晰。若 Galen 静脉形成血栓，可见局部引流区域（如双侧丘脑、尾状核、壳核、苍白球）水肿，侧脑室扩大。一般认为 Monro 孔梗阻由水肿造成，而非静脉压升高所致。

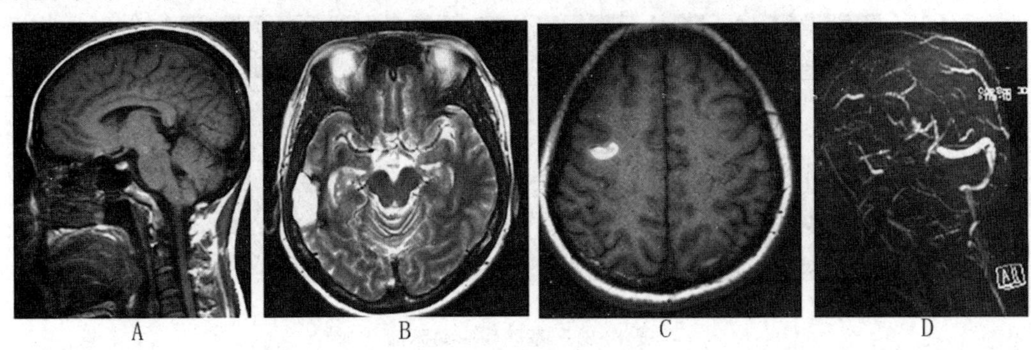

图 12-20　静脉窦闭塞

A.矢状面 T_1WI 显示上矢状窦中后部异常信号；B.轴面 T_2WI 显示右颞部长 T_2 信号，周边见低信号（含铁血红素沉积）；C.轴面 T_1WI 显示右额叶出血灶；D.MRV 显示上矢状窦、右侧横窦及乙状窦闭塞

四、动脉瘤

（一）临床表现与病理特征

脑动脉瘤是脑动脉的局限性扩张，发病率较高。患者主要症状有出血、局灶性神经功能障碍、脑血管痉挛等。绝大多数囊性动脉瘤是先天性血管发育不良和后天获得性脑血管病变共同作用的结果，此外，创伤和感染也可引起动脉瘤，高血压、吸烟、饮酒、滥用可卡因、避孕药、某些遗传因素也被认为与动脉瘤形成有一定关系。

动脉瘤破裂危险因素包括瘤体大小、部位、形状、多发、性别、年龄等。瘤体大小是最主要因素，基底动脉末端动脉瘤最易出血，高血压、吸烟、饮酒增加破裂危险性。32%～52%的蛛网膜下腔出血为动脉瘤破裂引起。治疗时机不同，治疗方法、预后和康复差别很大。对于未破裂的动脉瘤，目前主张早期诊断及早期外科手术。

（二）MRI 表现

动脉瘤在 MRI 呈边界清楚的低信号，与动脉相连。血栓形成后，动脉瘤可呈不同信号强度（图 12-21），据此可判断血栓的范围、瘤腔的大小及是否并发出血。瘤腔多位于动脉瘤的中央，呈低信号，如血液滞留可呈高信号。血栓因血红蛋白代谢阶段不同，其信号也不同。

动脉瘤破裂时常伴蛛网膜下腔出血。两侧大脑间裂的蛛网膜下腔出血常与前交通动脉瘤破裂有关，外侧裂的蛛网膜下腔出血常与大脑中动脉动脉瘤破裂有关，第四脑室内血块常与小脑后下动脉动脉瘤破裂有关，第三脑室或双侧侧脑室内血块常与前交通动脉瘤和大脑中动脉动脉瘤破裂有关。

五、血管畸形

（一）临床表现与病理特征

血管畸形与胚胎发育异常有关，包括动静脉畸形、毛细血管扩张症、海绵状血管瘤（最常见的隐匿性血管畸形)、脑静脉畸形或静脉瘤等。各种脑血管畸形中,动静脉畸形最常见,为迂曲扩张的动脉直接与静脉相连,中间没有毛细血管。畸形血管团大小不等,多发于大脑中动脉系统,幕上多于幕下。由于动静脉畸形存在动静脉短路,使局部脑组织呈低灌注状态,形成缺血或梗死。畸形血管易破裂,引起自发性出血。临床表现为癫痫发作、血管性头痛、进行性神经功能障碍等。

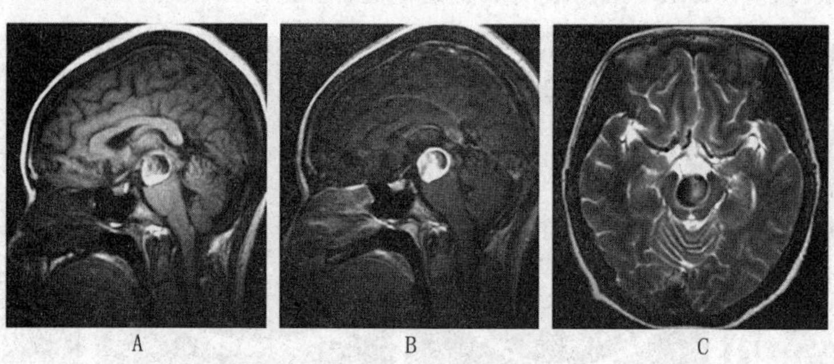

A　　B　　C

图 12-21　基底动脉动脉瘤

A.矢状面 T_1WI 显示脚间池圆形混杂信号,可见流动伪影;B.增强 T_1WI 可见动脉瘤瘤壁强化明显;C.轴面 T_2WI 显示动脉瘤内混杂低信号

(二)MRI 表现

脑动静脉畸形时,MRI 显示脑内流空现象,即低信号环状或线状结构(图 12-22),代表血管内高速血流。在注射 Gd 对比剂后,高速血流的血管通常不增强,而低速血流的血管往往明显增强。GRE 图像有助于评价血管性病变。CT 可见形态不规则、边缘不清楚的等密度或高密度点状、弧线状血管影,钙化。

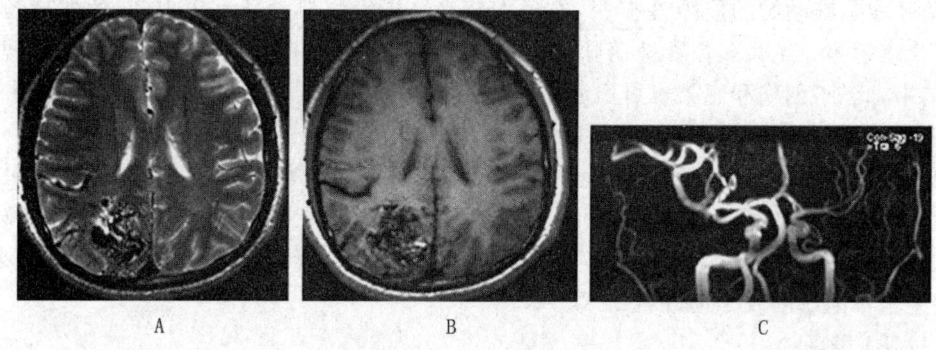

A　　B　　C

图 12-22　动静脉畸形

A.轴面 T_2WI 显示右顶叶混杂流空信号及增粗的引流静脉;B.轴面 T_1WI 显示团状混杂信号;C.MRA 显示异常血管团、供血动脉、引流静脉

中枢神经系统的海绵状血管瘤并不少见。典型 MRI 表现为,在 T_1WI 及 T_2WI,病变呈高信号或混杂信号,部分病例可见桑葚状或网络状结构;在 T_2WI,病灶周边由低信号的含铁血黄素构成。在 GRE 图像,因磁敏感效应增加,低信号更明显,可以提高小海绵状血管瘤的检出率。MRI 的诊断敏感性、特异性及对病灶结构的显示均优于 CT。部分海绵状血管瘤具有生长趋势,MRI 随诊可了解其演变情况。毛细血管扩张症也是脑出血的原因之一。CT 扫描及常规血管造影时,往往为阴性结果。MRI 检查显示微小灶性出血,提示该病;由于含有相对缓慢的血流,注射对比剂后可见病灶增强。

脑静脉畸形或静脉瘤较少引起脑出血,典型 MRI 表现为注射 Gd 对比剂后,病灶呈“水母

头”样，经中央髓静脉引流（图 12-23）。合并海绵状血管瘤时，可有出血表现。注射对比剂前，较大的静脉分支在 MRI 呈流空低信号。有时，质子密度像可见线样高或低信号。静脉畸形的血流速度缓慢，MRA 成像时如选择恰当的血流速度，常可显示病变。血管造影检查时，动脉期表现正常，静脉期可见扩张的髓静脉分支。

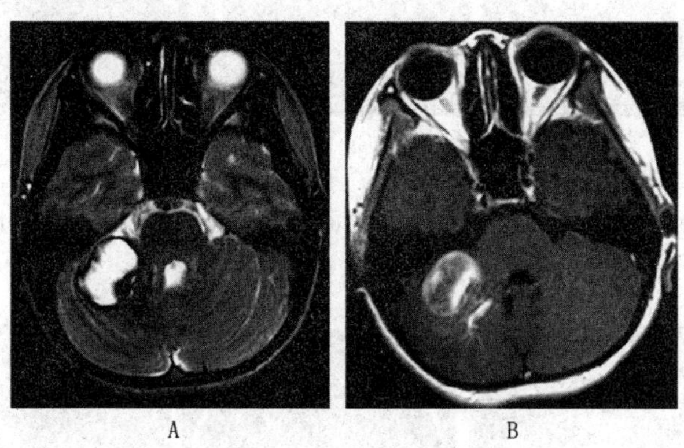

图 12-23　静脉畸形

A.轴面 T_2WI 显示右侧小脑异常高信号，周边有含铁血黄素沉积（低信号环）；B.轴面 T_1WI 增强扫描，可见团状出血灶及“水母头”样静脉畸形

（孙昊洋）

第五节　颅脑肿瘤

一、星形细胞瘤

（一）临床表现与病理特征

神经胶质瘤是中枢神经系统最常见的原发性肿瘤，约占脑肿瘤的 40%，呈浸润性生长，预后差。在胶质瘤中，星形细胞瘤最常见，约占 75%，幕上多见。按照 WHO 肿瘤分类标准，星形细胞瘤分为Ⅰ级、Ⅱ级、Ⅲ级（间变性）、Ⅳ级（多形性胶质母细胞瘤）。

（二）MRI 表现

星形细胞瘤的恶性程度和分级不同，MRI 征象也存在差异。低度星形细胞瘤边界多较清晰，信号较均匀，水肿及占位效应轻，出血少见，无强化或强化不明显。高度恶性星形细胞瘤边界多模糊，信号不均匀，水肿及占位效应明显，出血相对多见，强化明显（图 12-24、图 12-25）。高、低度恶性星形细胞瘤的信号强度虽有一定差异，但无统计学意义。常规 T_1WI 增强扫描能反映血-脑屏障破坏后对比剂在组织间隙的聚集程度，并无组织特异性。血-脑屏障破坏的机制是肿瘤破坏毛细血管，或病变组织血管由新生的异常毛细血管组成。肿瘤强化与否，在反映肿瘤血管生成方面有一定的局限性。

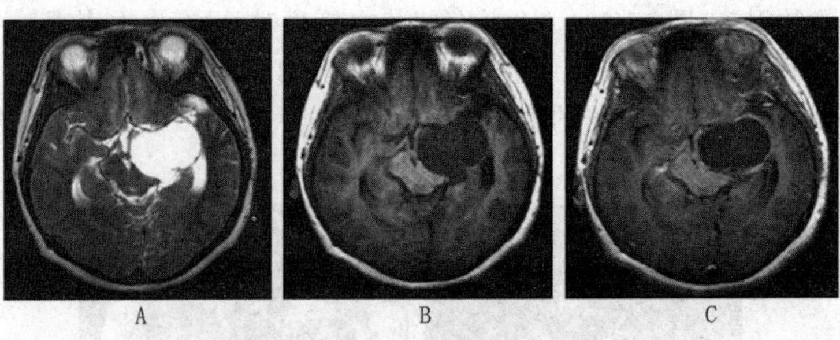

图 12-24　星形细胞瘤

A、B.轴面 T_2WI 及 T_1WI 显示左侧颞叶内侧团状长 T_2、长 T_1 异常信号，边界清晰，相邻脑室颞角及左侧中脑大脑脚受压；C.增强扫描 T_1WI 显示肿瘤边缘线样强化

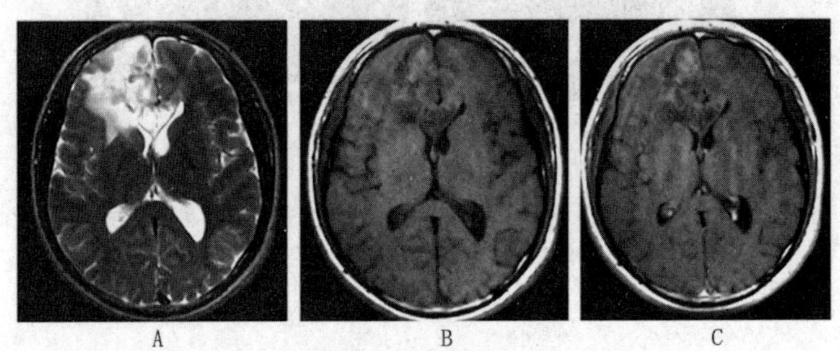

图 12-25　星形细胞瘤

A、B.轴面 T_2WI 及 T_1WI 显示右侧额叶及胼胝体膝部混杂异常信号，周边可见水肿，右侧脑室额角受压；C.增强扫描 T_1WI 显示肿瘤不均匀强化

虽然常规 MRI 对星形细胞瘤的诊断准确率较高，有助于制订治疗方案，但仍有局限性。因治疗方法的选择，应以病理分级不同而异。一些新的扫描序列，如 DWI、PWI、MRS 等，有可能对星形细胞瘤的诊断、病理分级、预后及疗效作出更准确的评价。

PWI 可评价血流的微循环，即毛细血管床的血流分布特征。PWI 是在活体评价肿瘤血管生成最可靠的方法之一，可对星形细胞瘤的术前分级及肿瘤侵犯范围提供有价值信息。胶质母细胞瘤和间变胶质瘤实质部分的相对脑血流容积（rCBV）明显高于Ⅰ、Ⅱ级星形细胞瘤。

MRS 利用 MR 现象和化学位移作用，对一系列特定原子核及其化合物进行分析，是目前唯一无损伤性研究活体组织代谢、生化变化及对化合物定量分析的方法。不同的脑肿瘤，由于组成成分不同、细胞分化程度不同、神经元破坏程度不同，MRS 表现存在差异。MRS 对星形细胞瘤定性诊断和良恶性程度判断具有一定特异性。

二、胶质瘤病

(一)临床表现与病理特征

为一种颅内少见疾病，主要临床症状有头痛、记忆力下降、性格改变及精神异常，病程数周至数年不等。病理组织学特点是胶质瘤细胞（通常为星形细胞）在中枢神经系统内弥漫性过度增生，病变沿血管及神经轴突周围浸润性生长，神经结构保持相对正常。病灶主要累及脑白质，累及大脑灰质少见；病灶区域脑组织弥漫性轻微肿胀，边界不清；肿瘤浸润区域脑实质结构破坏不明显，坏死、囊变或出血很少见。

(二)MRI 表现

肿瘤细胞多侵犯大脑半球的 2 个或 2 个以上部位,皮质及皮质下白质均可受累,白质受累更著,引起邻近脑中线结构对称性的弥漫性浸润,尤以胼胝体弥漫性肿胀最常见。病变多侵犯额颞叶,还可累及基底核、脑干、小脑、软脑膜及脊髓等处。MRI 特点为,在 T_1WI 呈片状弥散性低信号,在 T_2WI 呈高信号,信号强度较均匀(图 12-26)。T_2WI 显示病变更清楚。病灶边界模糊,常有脑水肿表现。病变呈弥漫性浸润生长,受累区域脑组织肿胀,脑沟变浅或消失,脑室变小。由于神经胶质细胞只是弥漫性瘤样增生,保存了原有的神经解剖结构,因此 MRI 多无明显灶性出血及坏死。

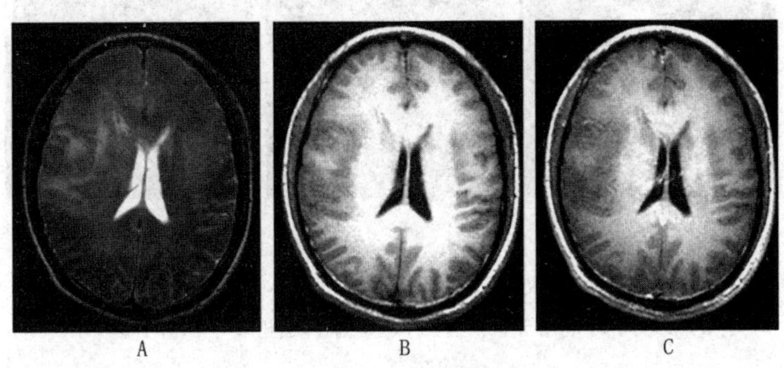

图 12-26　胶质瘤病

A、B.轴面 T_2WI 及 T_1WI 显示双侧额颞叶及胼胝体膝部片状稍长 T_1、稍长 T_2 异常信号,弥漫性浸润生长,边界不清;C.轴面增强扫描 T_1WI 显示肿瘤强化不明显

(三)鉴别诊断

脑胶质瘤病是肿瘤性质的疾病,但肿瘤细胞在脑组织中浸润性散在生长,不形成团块,影像表现不典型,易误诊。鉴别诊断主要应排除下列疾病。

1.多中心胶质瘤

本病系颅内同时原发 2 个以上胶质瘤,各瘤体间彼此分离,无组织学联系。脑胶质瘤病为胶质瘤细胞弥漫浸润性生长,影像表现为大片状。

2.其他恶性浸润胶质瘤

如多形性胶质母细胞瘤。此类胶质瘤有囊变、坏死,MRI 信号不均匀,占位效应明显,增强扫描时有不同形式的明显强化。

3.各种脑白质病及病毒性脑炎

脑胶质瘤病早期影像与其有相似之处,有时无法鉴别。但大多数患者在应用大量的抗生素和激素类药物后,病情仍进行性加重,复查 MRI 多显示肿瘤细胞浸润发展,肿瘤增大,占位效应逐渐明显,可资鉴别。

三、室管膜瘤

(一)临床表现与病理特征

室管膜瘤起源于室管膜或室管膜残余部位,比较少见。本病主要发生在儿童和青少年,5 岁以下占 50%,居儿童期幕下肿瘤第三位。男性多于女性。其病程与临床表现主要取决于肿瘤的部位,位于第四脑室者病程较短,侧脑室者病程较长。常有颅内压增高表现。

颅内好发部位依次为第四脑室、侧脑室、第三脑室和导水管。幕下占 60%～70%,特别是第四脑室。脑实质内好发部位是顶、颞、枕叶交界处，绝大多数含有大囊，50%有钙化。病理学诊断主要依靠瘤细胞排列呈菊形团或血管周假菊形团这一特点。肿瘤细胞脱落后，可随脑脊液种植转移。

(二)MRI 表现

(1)脑室内或以脑室为中心的肿物，以不规则形为主，边界不整，或呈分叶状边界清楚的实质性占位病变(图 12-27)。

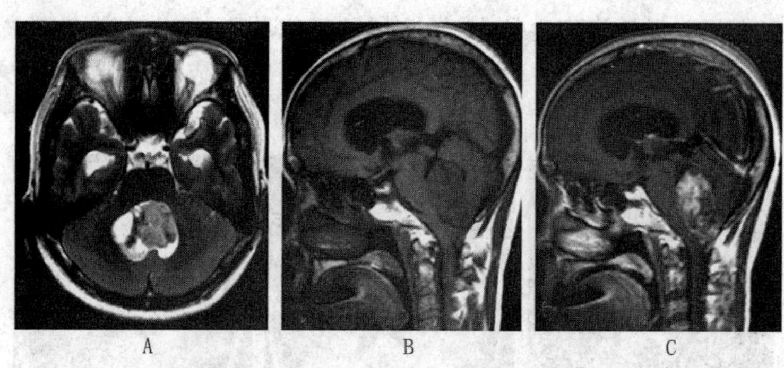

图 12-27　室管膜瘤

A.轴面 T_2WI 显示第四脑室内不规则形肿物，信号不均匀；B、C.矢状面 T_1WI 和增强 T_1WI 显示肿瘤突入小脑延髓池，强化不均匀，幕上脑积水

(2)脑室内病变边缘光滑，周围无水肿，质地略均质，其内可有斑点状钙化或小囊变区；脑实质内者以不规则形为主，常见大片囊变区及不规则钙化区，周围有水肿带。

(3)脑室系统者常伴不同程度的脑积水，脑实质者脑室系统受压改变。

(4)实质成分在 CT 主要为混杂密度，或略高密度病灶；在 T_1WI 呈略低信号，T_2WI 呈略高信号或高信号，增强扫描不均匀强化。

(三)鉴别诊断

室管膜瘤需要与以下疾病鉴别。

1.局限于四脑室的室管膜瘤应与髓母细胞瘤鉴别

前者多为良性，病程长，发展慢，病变多有囊变及钙化；后者为恶性肿瘤，起源于小脑蚓部，常突向四脑室，与脑干间常有一间隙(内含脑脊液)，其表现较光滑，强化表现较室管膜瘤更明显，病程短，发展快，囊变及钙化少见，病变密度/信号多均匀一致。此外，髓母细胞瘤成人少见，其瘤体周围有一环形水肿区，而室管膜瘤不常见。

2.脉络丛乳头状瘤

好发于第四脑室，肿瘤呈结节状，边界清楚，悬浮于脑脊液中，脑积水症状出现更早、更严重，脑室扩大明显，其钙化与强化较室管膜瘤明显。

3.侧脑室室管膜瘤应与侧脑室内脑膜瘤鉴别

后者多位于侧脑室三角区，形状较规则，表面光整，密度均匀，强化明显。室管膜下室管膜瘤常发生于孟氏孔附近，大多完全位于侧脑室内，境界清楚，很少侵犯周围脑组织，脑水肿及钙化均少见，强化轻微或无。

4.大脑半球伴有囊变的室管膜瘤需与脑脓肿鉴别

后者起病急，常有脑膜脑炎临床表现，病灶强化与周围水肿较前者更显著。

5.星形细胞瘤及转移瘤

发病年龄多在 40 岁以上，有明显的花环状强化，瘤周水肿与占位效应重。

四、神经元及神经元与胶质细胞混合性肿瘤

包括神经节细胞瘤、小脑发育不良性节细胞瘤、神经节胶质瘤、中枢神经细胞瘤。这些肿瘤的影像表现,特别是 MRI 表现各具有一定特点。

(一)神经节细胞瘤

1.临床表现与病理特征

为单纯的神经元肿瘤,无胶质成分及恶变倾向,组织结构类似正常脑,缺乏新生物特征。大多数为脑发育不良,位于大脑皮质或小脑。单侧巨脑畸形时可见奇异神经元,伴星形细胞数量及体积增加。

2.MRI 表现

在 T_2WI 为稍高信号,T_1WI 为低信号,MRI 确诊困难。合并其他脑畸形时,T_1WI 可见局部灰质变形,信号无异常或轻度异常,T_2WI 呈等或低信号,PD 呈相对高信号。CT 平扫可为高密度或显示不明显。注射对比剂后,肿瘤不强化或轻度强化。

(二)神经节胶质瘤

1.临床表现与病理特征

临床主要表现为长期抽搐及高颅压症状,生存时间长,青年多见。本病发病机制目前有两种学说。①先天发育不全学说:在肿瘤形成前即存在神经细胞发育不良,在此基础上,胶质细胞肿瘤性增生,刺激或诱导幼稚神经细胞分化,形成含神经元及胶质细胞的真性肿瘤;②真性肿瘤学说:神经节胶质瘤以分化良好的瘤性神经节细胞与胶质细胞(多为星形细胞,偶为少枝细胞)混合为特征。

神经节胶质瘤可能具有神经内分泌功能。实性、囊性各约 50%,囊伴壁结节,生长缓慢,部分有恶变及浸润倾向。

2.MRI 表现

典型影像表现为幕上发生,特别是额叶及颞叶的囊性病灶(图 12-28),伴有强化的壁结节。肿瘤在 T_1WI 呈低信号团块,囊性部分信号更低。在质子密度像,肿瘤囊腔如含蛋白成分高,其信号高于囊壁及肿瘤本身。在 T_2WI 囊液及肿瘤均为高信号,局部灰白质界限不清。注射 Gd-DTPA后,病变由不强化至明显强化,以结节、囊壁及实性部分强化为主。1/3 病例伴有钙化,CT 可清楚显示,MRI 不能显示。

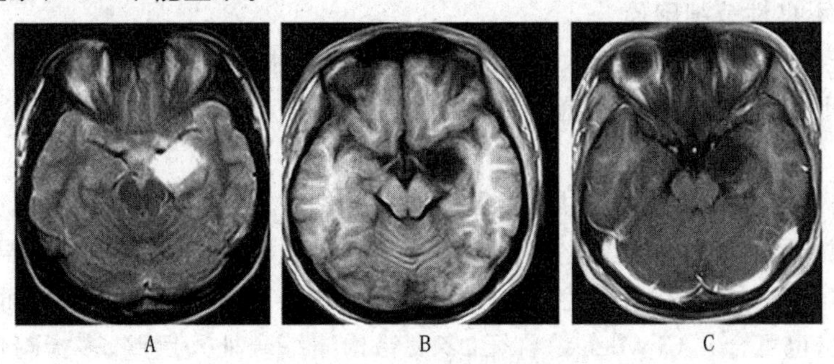

图 12-28　神经节胶质瘤

A、B.轴面 T_2WI 及 T_1WI 显示左侧颞叶内侧不规则形长 T_1、长 T_2 异常信号,边界欠清;C.轴面 T_1WI 增强扫描,病变强化不明显

3.鉴别诊断

神经节胶质瘤的影像学诊断应与以下疾病鉴别。①蛛网膜囊肿位于脑外，CSF 信号。②表皮样囊肿位于脑外，信号类似。

(三)中枢神经细胞瘤

1.临床表现与病理特征

本病常见于青年人(平均年龄 31 岁)，临床症状少于 6 个月，表现为头痛及高颅压症状。占原发脑肿瘤 0.5%，1982 年由 Hassoun 首次报道，具有特殊的形态学及免疫组织学特征。

肿瘤来源于 Monro 孔之透明隔下端，呈现分叶状，局限性，边界清楚。常见坏死、囊变灶。部分为富血管，可有出血。肿瘤细胞大小一致，分化良好，似少枝胶质细胞但胞质不空，似室管膜瘤但缺少典型之菊花团，有无核的纤维(Neuropil)区带。电镜下可见细胞质内有内分泌样小体。有报道称免疫组化显示神经元标记蛋白。

2.MRI 表现

中枢神经细胞瘤位于侧脑室体部邻近莫氏孔，宽基附于侧室壁。在 T_1WI 呈不均匀等信号团块，肿瘤血管及钙化为流空或低信号；在 T_2WI，部分与皮质信号相等，部分呈高信号；注射 Gd-DTPA后，强化不均匀(图 12-29)；可见脑积水。CT 显示丛集状、球状钙化。

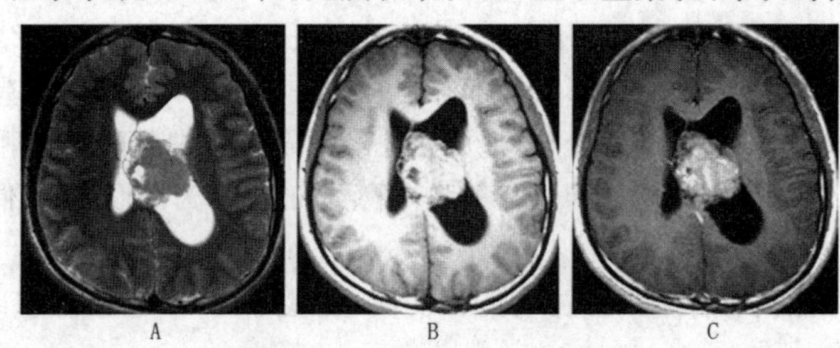

图 12-29　中枢神经细胞瘤

A、B.轴面 T_2WI 及 T_1WI 显示左侧脑室不规则形团块，信号不均匀，透明隔右移；C.轴面增强 T_1WI 显示病变中度不均匀强化

3.鉴别诊断

应包括脑室内少枝胶质细胞瘤，室管膜下巨细胞星形细胞瘤，低级或间变星形细胞瘤，室管膜瘤。

4.小脑发育不良性节细胞瘤

(1)临床表现与病理特征：本病又称 LD 病，结构不良小脑神经节细胞瘤。为一种低级小脑新生物，主要发生在青年人，且以小脑为特发部位。临床表现为颅后窝症状，如共济障碍，头痛，恶心，呕吐等。

正常小脑皮质构成：外层为分子层，中层为浦肯野细胞层，内层为颗粒细胞层。本病的小脑脑叶肥大与内颗粒层及外分子层变厚有关。中央白质常明显减少，外层存在怪异的髓鞘，内层存在许多异常大神经元。免疫组化染色提示大多数异常神经元源自颗粒细胞，而非浦肯野细胞。本病可单独存在，也可合并 Cowden 综合征(多发错构瘤综合征)、巨脑、多指畸形、局部肥大、异位症及皮肤血管瘤。

(2)MRI 表现：MRI 显示小脑结构破坏和脑叶肿胀，边界清楚，无水肿。病变在 T_1WI 呈低信号，在 T_2WI 呈高信号，注射对比剂后无强化。脑叶结构存在，病灶呈条纹状(高低信号交替

带)为本病特征(图 12-30)。可有邻近颅骨变薄,梗阻性脑积水。

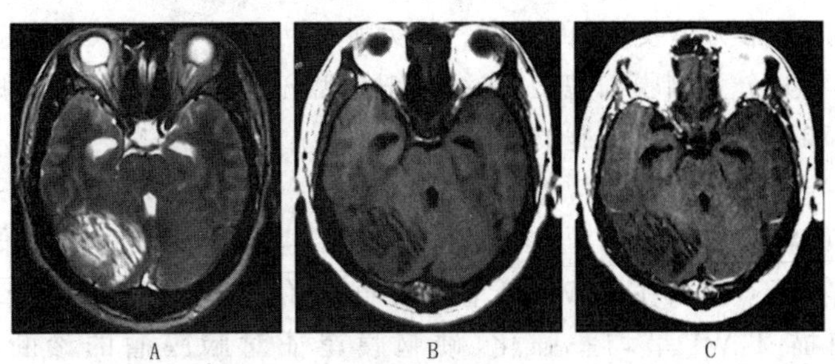

A　　B　　C

图 12-30　小脑发育不良性节细胞瘤

A、B.轴面 T_2WI 及 T_1WI 显示右侧小脑条纹状长 T_1、长 T_2 异常信号,边界清楚;C.轴面增强 T_1WI 显示病变强化不明显

五、胚胎发育不良神经上皮肿瘤

(一)临床表现与病理特征

胚胎发育不良神经上皮肿瘤(dysembryoplastic neuroepithelial tumor,DNET)多见于儿童和青少年,常于 20 岁之前发病。患者多表现为难治性癫痫,但无进行性神经功能缺陷。经手术切除 DNET 后,一般无须放疗或化疗,预后好。

(二)MRI 表现

DNET 多位于幕上表浅部位,颞叶最常见,占 62%～80%,其次为额叶、顶叶和枕叶。外形多不规则,呈多结节融合脑回状,或局部脑回不同程度扩大,形成皂泡样隆起。MRI 平扫,在 T_1WI 病灶常呈不均匀低信号,典型者可见多个小囊状更低信号区;在 T_2WI 大多数肿瘤呈均匀高信号,如有钙化则显示低信号。病灶边界清晰,占位效应轻微,水肿少见(图 12-31),是本病影像特点。T_1WI 增强扫描时,DNET 表现多样,多数病变无明显强化,少数可见结节样或点状强化。

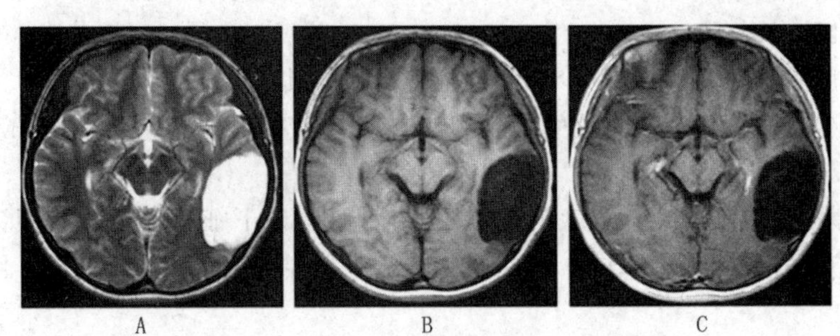

A　　B　　C

图 12-31　胚胎发育不良神经上皮肿瘤

A、B.轴面 T_2WI 及 T_1WI 显示左侧颞叶囊性异常信号,边界清楚,周边无水肿;C.轴面增强 T_1WI 显示病变强化不明显

六、脑膜瘤

(一)临床表现与病理特征

肿瘤起病慢,病程长,可达数年之久。初期症状及体征可不明显,以后逐渐出现颅内高压及局部定位症状和体征。主要表现为剧烈头痛、喷射状呕吐、血压升高及眼底视盘水肿。

脑膜瘤起源于蛛网膜颗粒的内皮细胞和成纤维细胞，是颅内最常见非胶质原发脑肿瘤，占颅内肿瘤的15%～20%。常为单发，偶可多发。较大肿瘤可分叶。WHO 1989年分类，根据细胞形态和组织学特征，将其分为脑膜细胞型、成纤维细胞型、过渡型、乳头型、透明细胞型、化生型脑膜瘤、脊索样脑膜瘤和富于淋巴浆细胞的脑膜瘤。

（二）MRI表现

多数脑膜瘤在T_1WI和T_2WI信号强度均匀，T_1WI呈灰质等信号或略低信号，T_2WI呈等或略高信号。少数信号不均匀，在T_1WI可呈等信号、高信号、低信号。由于无血-脑屏障破坏，绝大多数在增强扫描T_1WI呈均一强化，硬脑膜尾征对脑膜瘤的诊断特异性高达81%（图12-32）。MRI可以显示脑脊液/血管间隙，广基与硬膜相连，骨质增生或受压变薄膨隆，邻近脑池、脑沟扩大，静脉窦阻塞等脑外占位征象。

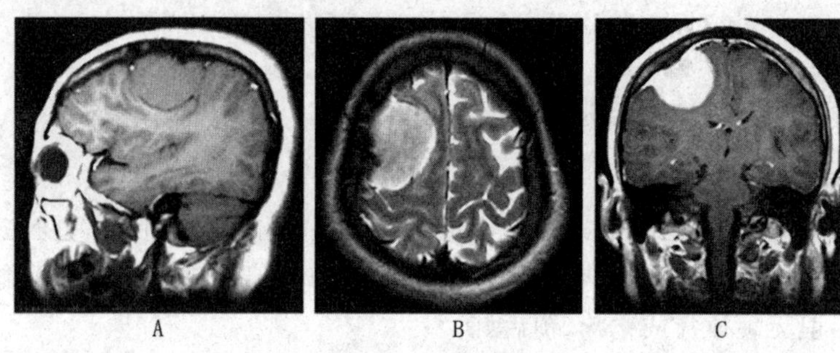

A　　B　　C

图12-32　脑膜瘤

A、B.矢状面T_1WI及轴面T_2WI显示右侧额叶凸面等T_1、等T_2占位病变，边界清楚，相邻皮质受压、移位；C.冠状面增强T_1WI显示肿物明显均匀强化，可见硬膜“尾征”

约15%的脑膜瘤影像表现不典型，主要包括以下几种情况：①少数脑膜瘤可整个肿瘤钙化，即弥漫性钙化的沙粒型脑膜瘤，在T_1WI和T_2WI均呈低信号，增强扫描显示轻度强化；②囊性脑膜瘤；③多发性脑膜瘤，常见部位依次为大脑凸面、上矢状窦旁、大脑镰旁、蝶骨嵴、鞍上及脑室内。

（三）鉴别诊断

常见部位的脑膜瘤，诊断不难。少见部位脑膜瘤须与其他肿瘤鉴别。

（1）位于大脑半球凸面、完全钙化的脑膜瘤应与颅骨致密骨肿瘤鉴别：增强MRI检查时，前者有强化，后者无强化。

（2）鞍上脑膜瘤主要应与突入鞍上的垂体巨腺瘤鉴别：以下征象提示脑膜瘤：鞍结节有骨硬化表现，无蝶鞍扩大，矢状面MRI显示肿瘤中心位于鞍结节上方而非垂体腺上方，鞍隔位置正常。

（3）侧脑室内脑膜瘤应与脉络丛乳头状瘤及室管膜瘤鉴别：鉴别要点：侧脑室内脉络丛乳头状瘤和室管膜瘤主要发生于儿童和少年，而脑膜瘤常见于中年人；脉络丛乳头状瘤可有脑脊液分泌过多，表现为脑室普遍扩大，而脑膜瘤仅有同侧侧脑室颞角扩大；脉络丛乳头状瘤表面常呈颗粒状，脑膜瘤边缘较圆滑；室管膜瘤强化欠均匀，脑膜瘤强化较均匀。

七、脉络丛肿瘤

（一）临床表现与病理特征

脉络丛肿瘤（choroid plexus tumors，CPT）是指起源于脉络丛上皮细胞的肿瘤，WHO中枢

神经系统肿瘤分类(2007)将其分为良性的脉络丛乳头状瘤(choroid plexus papilloma,CPP)、非典型脉络丛乳头状瘤(atypical CPP)和恶性的脉络丛癌(choroid plexus carcinoma,CPC)3类,分属Ⅰ级、Ⅱ级和Ⅲ级肿瘤。绝大多数为良性,恶性仅占10%~20%。CPT好发部位与年龄有关,儿童多见于侧脑室,成人多见于第四脑室。脑室系统外发生时,最多见于桥小脑角区。CPT的特征是脑积水,原因主要有:①肿瘤直接导致脑脊液循环通路梗阻(梗阻性脑积水);②脑脊液生成和吸收紊乱(交通性脑积水)。CPT发生的脑积水、颅内压增高及局限性神经功能障碍多为渐进性,但临床上部分患者急性发病,应引起重视。

(二)MRI表现

MRI检查多可见"菜花状"的特征性表现,肿瘤表面不光滑不平整,常呈粗糙颗粒状;而肿瘤信号无特征,在T_1WI多呈低或等信号,在T_2WI呈高信号,强化较明显(图12-33)。CT平扫多表现为等或略高密度病灶,类圆形,部分呈分叶状,边界清楚,增强扫描呈显著均匀强化。

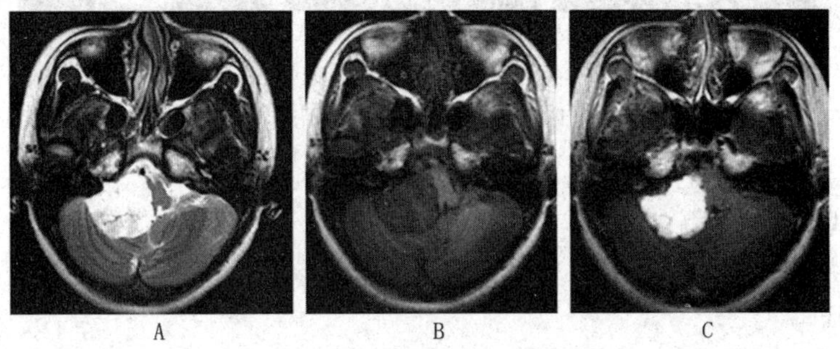

图12-33　脉络丛乳头状瘤

A、B.轴面T_2WI及T_1WI显示肿瘤位于右侧桥小脑角区,信号欠均匀,"菜花状"外观,边界清楚;C.轴面增强T_1WI显示肿物强化明显

(三)鉴别诊断

1.与室管膜瘤鉴别

后者囊变区较多见,且多有散在点、团状钙化,增强扫描时中等均匀或不均匀强化;发生于幕上者,年龄较大,发生于幕下者年龄较小,与前者正好相反。

2.与脑室内脑膜瘤鉴别

后者除具有脑膜瘤典型特征外,脑积水不如前者显著,好发于成年女性,以侧脑室三角区多见。

八、髓母细胞瘤

(一)临床表现与病理特征

髓母细胞瘤是一种高度恶性小细胞瘤,极易沿脑脊液通道转移。好发于小儿,特别是10岁左右儿童,约占儿童脑瘤的20%。本病起病急,病程短,多在3个月之内。由于肿瘤推移与压迫第四脑室,导致梗阻性脑积水,故多数患者有明显颅内压增高。

肿瘤起源于原始胚胎细胞残余,多发生于颅后窝小脑蚓部,少数位于小脑半球。大体病理检查可见肿瘤呈灰红色或粉红色,柔软易碎,边界清楚,但无包膜,出血、钙化及坏死少。镜下肿瘤细胞密集,胞质少,核大且浓染,肿瘤细胞可排列成菊花团状。

(二)MRI表现

MRI不仅能明确肿瘤大小、形态及其与周围结构的关系,还能与其他肿瘤鉴别诊断。MRI

检查时，肿瘤的实质部分多表现为长 T_1、长 T_2 信号，增强扫描时实质部分显著强化(图 12-34)；第四脑室常被向前推移，变形变窄；大部分合并幕上脑室扩张及脑积水。MRI 较 CT 有一定优势，能清楚显示肿瘤与周围结构及脑干的关系；矢状面或冠状面 MRI 易显示沿脑脊液种植的病灶。

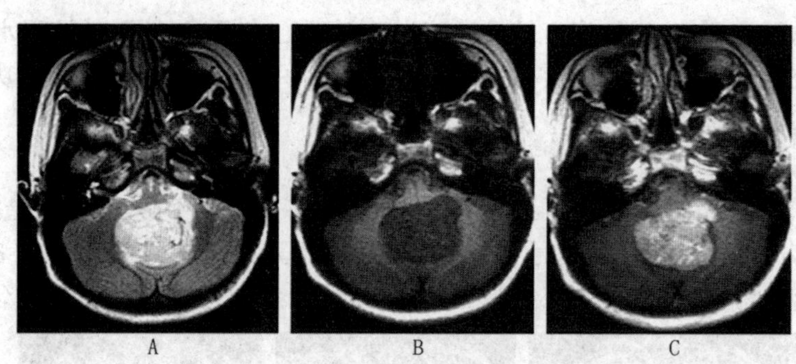

A　　B　　C

图 12-34　髓母细胞瘤

A、B.轴面 T_2WI 及 T_1WI 显示肿瘤位于小脑蚓部，形态欠规则，边界清楚，第四脑室前移；C.轴面增强 T_1WI 显示肿物不均匀强化

(三)鉴别诊断

本病需与星形细胞瘤、室管膜瘤、成血管细胞瘤及脑膜瘤相鉴别。

1.星形细胞瘤

星形细胞瘤是儿童最常见的颅内肿瘤，其病灶大多位于小脑半球，肿块边缘形态欠规则，幕上脑室扩大较少见，T_1WI 呈低信号，T_2WI 呈高信号，增强扫描时不如髓母细胞瘤强化明显。

2.室管膜瘤

位于第四脑室内，肿块周围可见脑脊液，呈环形线状包绕，肿瘤内囊变及钙化较多见，肿物信号常不均匀。

3.脑膜瘤

第四脑室内脑膜瘤于 T_1WI 呈等信号，T_2WI 呈高信号，增强扫描时均匀强化，可见脑膜尾征。

4.成血管细胞瘤

常位于小脑半球，表现为大囊小结节，囊壁无或轻度强化，壁结节明显强化。

九、生殖细胞瘤

(一)临床表现与病理特征

生殖细胞瘤主要位于颅内中线位置，占颅内肿瘤的 11.5%，常见于松果体和鞍区，以松果体区最多。发生在基底核和丘脑者占 4%～10%。鞍区及松果体区生殖细胞瘤来源于胚胎时期神经管嘴侧部分的干细胞，而基底核及丘脑生殖细胞瘤来自第三脑室发育过程中异位的生殖细胞。

本病男性儿童多见，男女比例约 2.5∶1。好发年龄在 12～18 岁。早期无临床表现。肿瘤压迫周围组织时，出现相应神经症状。鞍区肿瘤主要出现视力下降、下丘脑综合征及尿崩症；松果体区出现上视不能、听力下降；基底核区出现偏瘫；垂体区出现垂体功能不全及视交叉、下丘脑受损表现。患者均可有头痛、恶心等高颅压表现。因松果体是一个神经内分泌器官，故肿瘤可能影响内分泌系统。性早熟与病变的部位和细胞种类相关。

(二)MRI 表现

生殖细胞瘤的发生部位不同,MRI 表现也不相同,分述如下。

1.松果体区

瘤体多为实质性,质地均匀,圆形、类圆形或不规则形态,可呈分叶状或在胼胝体压部有切迹,边界清楚。一般呈等 T_1、等或稍长 T_2 信号(图 12-35)。大多数瘤体显著强化,少数中度强化,强化多均匀。少数瘤体内有单个或多个囊腔,使强化不均匀。

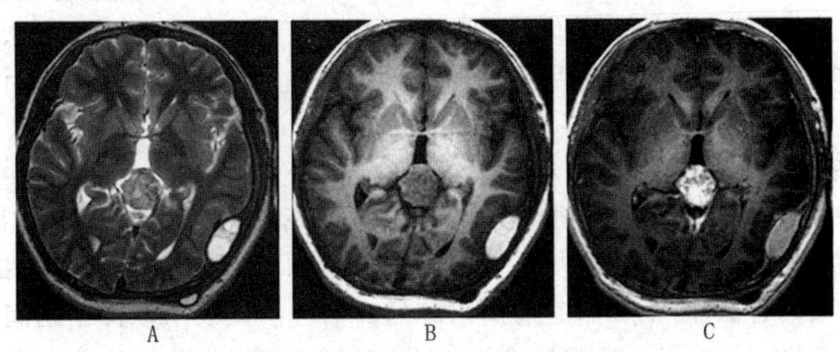

图 12-35　生殖细胞瘤

A、B.轴面 T_2WI 及 T_1WI 显示肿瘤位于第三脑室后部,类圆形,呈等 T_1、等 T_2 异常信号,信号欠均匀,边界清楚;C.轴面增强 T_1WI 显示肿瘤强化明显,但不均匀

2.鞍区

根据肿瘤具体部位,分为 3 类。Ⅰ类:位于第三脑室内,包括从第三脑室底向上长入第三脑室,瘤体一般较大,常有出血、囊变和坏死。Ⅱ类:位于第三脑室底,仅累及视交叉、漏斗、垂体柄、视神经和视束,体积较小,形态多样。可沿漏斗垂体柄分布,呈长条状;或沿视交叉视束分布,呈椭圆形。一般无出血、囊变、坏死,MRI 多呈等或稍长 T_1、稍长 T_2 信号,明显或中等程度均匀强化。Ⅲ类:仅位于蝶鞍内,MRI 显示鞍内等 T_1、等或长 T_2 信号,明显或中度均匀强化。MRI 信号无特征,与垂体微腺瘤无法区别。

3.丘脑及基底核区

肿瘤早期在 T_1WI 为低信号,T_2WI 信号均匀,显著均匀强化,无中线移位,边缘清晰。晚期易发生囊变、坏死和出血,MRI 多呈混杂 T_1 和混杂长 T_2 信号,不均匀强化。肿瘤体积较大,但占位效应不明显,瘤周水肿轻微。肿瘤可沿神经纤维束向对侧基底核扩散,出现斑片状强化;同侧大脑半球可有萎缩。

(三)鉴别诊断

鞍区生殖细胞瘤主要累及神经垂体、垂体柄及下丘脑。瘤体较大时,易与垂体瘤混淆。垂体瘤也呈等 T_1、等 T_2 信号,但多为直立性生长,而生殖细胞瘤向后上生长,可资鉴别。瘤体仅于鞍内时,MRI 显示垂体饱满,后叶 T_1 高信号消失,表现类似垂体微腺瘤。但垂体腺瘤为腺垂体肿瘤,瘤体较小时仍可见后叶 T_1 高信号,可资鉴别。另外,如发现瘤体有沿垂体柄生长趋势,或增强扫描时仅见神经垂体区强化,均有助于生殖细胞瘤诊断。

十、原发性中枢神经系统淋巴瘤

(一)临床表现与病理特征

中枢神经系统淋巴瘤曾有很多命名,包括淋巴肉瘤、网织细胞肉瘤、小胶质细胞瘤、非霍奇金淋巴瘤(NHL)等。肿瘤分原发性和继发性二类。原发性中枢神经系统淋巴瘤是指由淋巴细胞起源,且不存在中枢神经系统以外淋巴瘤病变。继发性中枢神经系统淋巴瘤是指原发于全身其他部位,后经播散累及中枢神经系统。近年来,根据免疫功能状态,又将淋巴瘤分为免疫功能正常及免疫功能低下型。后者主要与人体免疫缺陷病毒(HIV)感染,器官移植后免疫抑制剂使用及先天遗传性免疫缺陷有关。

中枢神经系统淋巴瘤可在任何年龄发病,高峰在40～50岁。有免疫功能缺陷者发病年龄较早。男性多于女性,比例为2∶1。临床症状包括局灶性神经功能障碍,如无力、感觉障碍、步态异常或癫痫发作。非局灶性表现包括颅内压增高,如头痛、呕吐、视盘水肿,或认知功能进行性下降。

(二)MRI表现

中枢神经系统淋巴瘤主要发生在脑内,病灶大多位于幕上,以深部白质为主要部位。多数病灶邻近脑室。病灶形态多为团块状,较典型表现如同"握拳"者。位于胼胝体压部的病灶沿纤维构形,形如蝴蝶,颇具特征(图12-36)。瘤周水肿的高信号不仅表示该部位脑间质水分增加,还有肿瘤细胞沿血管周围间隙浸润播散的成分。另一特征为瘤周水肿与肿瘤体积不一致。多数肿瘤体积相对较大,具有较明显占位效应,但周边水肿相对轻微。非免疫功能低下者发生淋巴瘤时,瘤体内囊变、坏死少见。本病也可发生在中枢神经系统的其他部位,脑外累及部位包括颅骨、颅底、脊髓等。

(三)鉴别诊断

中枢神经系统淋巴瘤的鉴别诊断主要包括以下疾病。

1.转移癌

多位于灰白质交界处,MRI多为长T_1、长T_2信号,而淋巴瘤多为低或等T_1、等T_2信号;注射对比剂后,转移癌呈结节状明显强化,病灶较大者常有中心坏死,而在淋巴瘤相对少见;转移癌周围水肿明显,一些患者有中枢神经系统以外肿瘤病史。

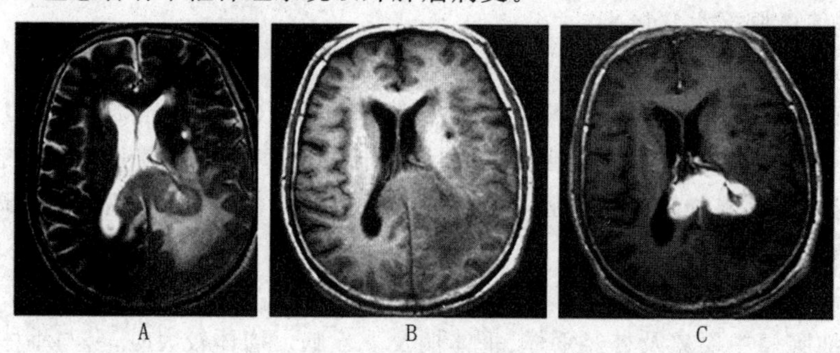

图12-36 淋巴瘤

A、B.轴面T_2WI及T_1WI显示肿瘤位于胼胝体压部,累及双侧侧脑室枕角,周边可见水肿;C.轴面增强T_1WI显示瘤体形似蝴蝶,强化明显,边界清楚

2.胶质瘤

MRI多为长T_1、长T_2信号,浸润性生长特征明显,境界不清,某些类型胶质瘤(如少枝胶质细胞瘤)可有钙化,而中枢神经系统淋巴瘤很少钙化。胶质母细胞瘤强化多不规则,呈环形或分枝状。

3.脑膜瘤

多位于脑表面邻近脑膜部位，形态类圆形，边界清楚，有周围灰质推挤征象。而在中枢神经系统的淋巴瘤少见这种现象。脑膜瘤特征为CT高密度，MRI等T_1、等T_2信号；注射对比剂后均匀强化，有脑膜增强"尾征"。

4.感染性病变

发病年龄相对年轻，部分有发热病史。MRI增强扫描时，细菌性感染病变多为环状强化，多发性硬化多为斑块状强化。近年来HIV感染上升，由此引起的免疫功能低下型淋巴瘤增多，此淋巴瘤病灶常多发，环状强化多见，肿瘤中心坏死多见。

十一、垂体瘤

（一）临床表现与病理特征

垂体腺瘤是常见良性肿瘤，起源于脑腺垂体，为脑外肿瘤，约占颅内肿瘤的10%。发病年龄，一般在20～70岁，高峰在40～50岁，10岁以下罕见。临床症状包括占位效应所致非特异性头痛、头晕、视力下降、视野障碍等。根据分泌的激素水平不同，可有不同内分泌紊乱症状。PRL腺瘤表现为月经减少、闭经、泌乳等。ACTH及TSH腺瘤对垂体正常功能影响最严重，引起肾上腺功能不全及继发甲状腺功能低下。GH腺瘤表现为肢端肥大症。部分患者临床表现不明显。

依据生物学行为，垂体腺瘤分为侵袭性垂体腺瘤和微腺瘤。垂体腺瘤生长、突破包膜，并侵犯邻近的硬脑膜、视神经、骨质等结构时称为侵袭性垂体腺瘤。后者的组织学形态属于良性，而生物学特征却似恶性肿瘤，且其细胞形态大部分与微腺瘤无法区别。直径＜10 mm者称为微腺瘤。

（二）MRI表现

肿块起自鞍内，T_1WI多呈中等或低信号，当有囊变、出血时呈更低或高信号。T_2WI多呈等或高信号，有囊变、出血时信号更高且不均匀。增强扫描时，除囊变、出血、钙化区外，肿瘤均有强化。

MRI显示垂体微腺瘤具有优势。诊断依据可参考：典型临床表现，实验室化验检查有相关内分泌异常；高场强3 mm薄层MRI示垂体内局限性信号异常（低、中信号为主）；鞍底受压侵蚀、垂体柄偏移；垂体上缘局限性不对称性隆起、垂体高度异常。依据病灶部位，可对各种微腺瘤进行功能诊断。腺垂体内5种主要内分泌细胞通常按功能排列：分泌PRL和GH的细胞位于两侧，分泌TSH和促性腺激素的细胞位于中间；分泌ACTH的细胞主要在中间偏后部位。这种解剖关系与垂体腺瘤的发生率相符。注射Gd-DTPA后即刻扫描，微腺瘤的低信号与正常垂体组织对比明显，冠状面T_1WI显示更清晰（图12-37）。在动态增强扫描早期，肿瘤信号低于正常垂体信号，晚期信号强度则高于或等于正常垂体信号。

MRI可预测肿瘤侵袭与否。垂体腺瘤浸润性生长的指征包括：垂体腺瘤突破鞍底，向蝶窦内突出；海绵窦正常形态消失，边缘向外膨隆，海绵窦与肿瘤间无明显分界，在增强扫描早期见肿瘤强化等海绵窦受侵表现（图12-38）；颈内动脉被包绕，管径缩小、变窄，或颈内动脉分支受累；斜坡骨质信号异常，边缘不光整等表现。

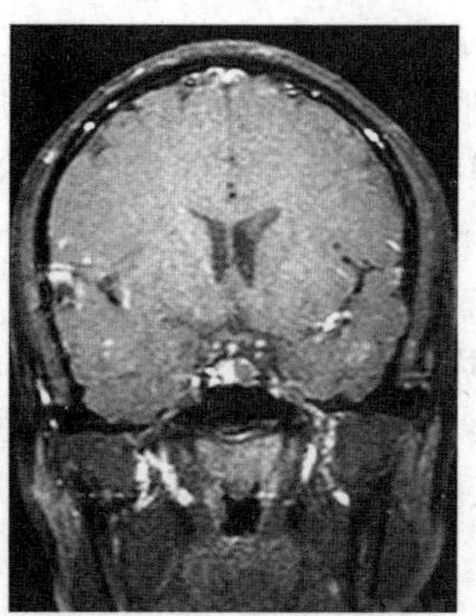

图 12-37　垂体微腺瘤

冠状面动态增强扫描 MRI 显示垂体膨隆，左侧强化延迟

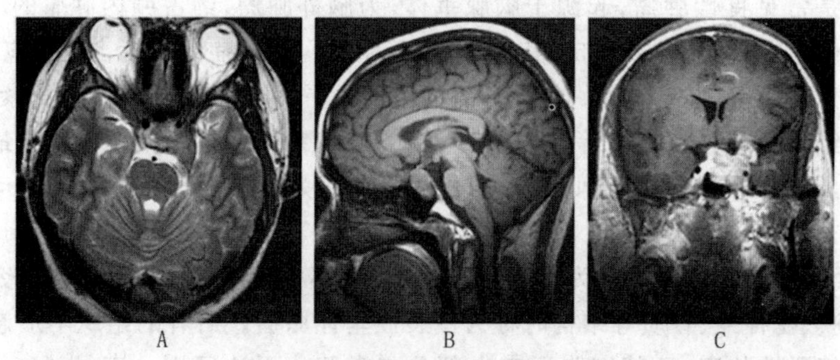

图 12-38　侵袭性垂体瘤

A.轴面 T_2WI 显示肿瘤为等 T_2 信号，累及左侧海绵窦；B.矢状面 T_1WI 显示肿瘤位于鞍内及鞍上，触及视交叉；C.冠状面增强 T_1WI 显示鞍底下陷，相邻结构受累

(三)鉴别诊断

绝大多数垂体大腺瘤具有典型 MRI 表现，可明确诊断。但鞍内颅咽管瘤及鞍上脑膜瘤与巨大侵袭性生长的垂体腺瘤有时鉴别较难。

1.颅咽管瘤

鞍内颅咽管瘤，或对来源于鞍内、鞍上不甚明确时，以下征象有利于颅咽管瘤诊断：①MRI 显示囊性信号区，囊壁相对较薄，伴有或不伴有实质性部分；②CT 显示半数以上囊壁伴蛋壳样钙化，或瘤内斑状钙化；③在 T_1WI 囊性部分呈现高信号，或含有高、低信号成分，而垂体腺瘤囊变部分为低信号区。

2.鞍上脑膜瘤

脑膜瘤在 MRI 信号强度及强化表现方面颇似垂体瘤。少数鞍上脑膜瘤可向鞍内延伸，长入视交叉池，与垂体瘤难以区分。以下 MRI 所见有利于脑膜瘤诊断：①显示平直状鞍隔，无“腰身征”；②鞍结节或前床突有骨质改变；③肿瘤内存在流空信号，尤其是显示肿瘤内血管蒂，为脑膜瘤佐证。

十二、神经鞘瘤

(一)临床表现与病理特征

神经鞘瘤来源于神经鞘膜的施万细胞，是可以发生于人体任何部位的良性肿瘤，25%～45%

在头颈部。脑神经发生的肿瘤中，以神经鞘瘤多见，以听神经、三叉神经发生率最高。颅后窝是Ⅳ～Ⅻ对脑神经起源或脑神经出颅前经过的区域，脑神经肿瘤大部分发生于此。这些肿瘤的临床症状与相应脑神经的吻合性不高，肿瘤可能表现为其他脑神经和小脑的症状。仅从临床角度考虑，有时难以准确判断肿瘤的真正起源。

神经鞘瘤的病理特征是肿瘤于神经干偏心生长，有完整包膜，瘤内组织黄色，质脆。生长过大时，瘤体可出现液化和囊变。瘤细胞主要是梭形 Schwan 细胞，按其排列方式分为 Antoni A 型和 Antoni B 型，以前者为主。

(二)MRI 表现

MRI 为颅后窝神经肿瘤检查的首选。大多数神经鞘瘤诊断不难。因为大多数肿瘤边界清楚，MRI 提示脑实质外肿瘤，且多数肿瘤为囊实性。神经鞘瘤 MRI 信号的特点是，T_1WI 实性部分呈等或稍低信号，囊性部分呈低信号；T_2WI 实性部分呈稍高或高信号，囊性部分信号更高；增强扫描时，实性部分明显强化，囊性部分不强化，肿瘤整体多呈环状或不均匀强化(图 12-39)。$<$1.5 cm 的鞘瘤可呈均匀实性改变，且与相应脑神经关系密切，有助于诊断。

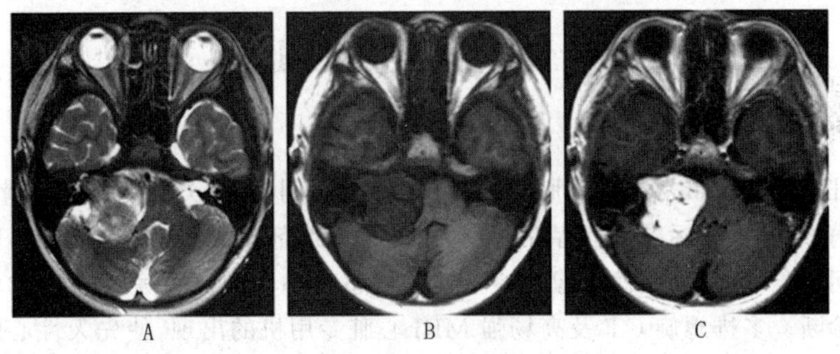

图 12-39　听神经瘤

A、B.轴面 T_2WI 及 T_1WI 显示肿瘤位于右侧桥小脑角区，呈等 T_1、混杂 T_2 信号，形态不规则，右侧听神经明显增粗；C.轴面增强 T_1WI 显示肿瘤明显强化，边界清楚，瘤内可见坏死灶

(孙昊洋)

第十三章　心血管疾病的MRI诊断

第一节　先天性心脏病

先天性心脏病是儿童最常见的心脏疾病，每年新增病例约20万人。长期以来，心血管造影是先天性心脏病诊断的“金标准”，但存在有创性、受对比剂剂量和投照体位限制，以及解剖结构的影像重叠等问题。目前，无创性影像学检查方法如超声心动图已可完成大多数较为简单的先天性心脏病的诊断。多排螺旋CT及高场强MRI心脏专用机的出现，使先天性心脏病的诊断有了突破性进展。心脏MRI较之多排螺旋CT具有无X线辐射、无严重对比剂反应的优势，正在成为先天性心脏病最佳的无创性检查技术。

一、房间隔缺损

房间隔缺损(atrial septal defect，ASD)是指因胚胎期原始房间隔发育、融合、吸收异常导致的房间孔残留。发病率占先天性心脏病的12%～22%。

(一)临床表现与病理特征

ASD早期可无症状，活动量也无明显变化。部分患儿发育缓慢，心慌气短，并易患呼吸道感染。青少年期逐渐形成肺动脉高压，随着肺动脉压力的逐步增高，可出现心房水平右向左分流，发展为Eisen menger综合征，可出现发绀、咯血及活动后昏厥等症状。听诊于胸骨左缘2～3肋间可闻及2～3级收缩期吹风样杂音，肺动脉第二音亢进。心电图示P波高尖，电轴右偏。

ASD可分为Ⅰ孔型(也可称原发孔型，属于部分型心内膜垫缺损)和Ⅱ孔型(也称继发孔型)。Ⅱ孔型ASD为胚胎发育第四周时，原始第一房间隔吸收过度和/或第二房间隔发育不良所导致的房间孔残留。根据发生部位可分为中央型(缺损位于房间隔中央卵圆窝处)、下腔型(缺损位于房间隔后下方与下腔静脉相延续)、上腔型(缺损位于房间隔后上方)及混合型(常为巨大缺损)，以中央型最为常见，约占75%。由于左心房平均压1.1～1.3 kPa(8～10 mmHg)高于右心房平均压0.5～0.7 kPa(4～5 mmHg)，ASD时即出现房水平左向右分流，使右心房、室及肺动脉内血流量增加，右心房室因容量负荷增加而增大，肺动脉增粗。

（二）MRI 表现

MRI 表现为房间隔的连续性中断。但因房间隔结构菲薄，黑血序列或常规 SE 序列受容积效应的影响，常不能明确诊断且容易漏诊。在亮血序列横轴面或垂直于房间隔的心室长轴位（即四腔位）可明确缺损的类型及大小，是显示 ASD 的最佳体位和序列。还可在薄层（以 3～5 mm 为宜）的心脏短轴像和冠状面显示 ASD 与腔静脉的关系，并确定 ASD 大小。其他征象包括继发的右心房室增大、右心室壁增厚及主肺动脉扩张（图 13-1）。

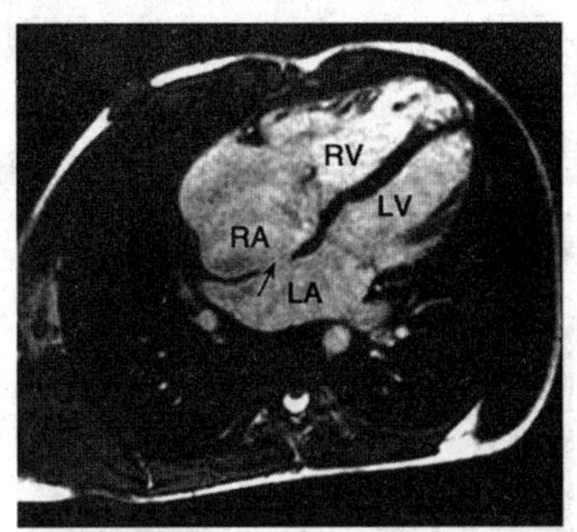

图 13-1　房间隔缺损

True FISP 亮血序列四腔心 MRI，箭头指示 RA 和 LA 之间的房间隔信号连续性中断，右心房及右心室增大

（三）鉴别诊断

本病病理改变相对简单，只要扫描层面适当，对于具备 GRE 亮血序列的高场强 MRI 设备，诊断不难。

二、室间隔缺损

室间隔缺损（ventricular septal defect，VSD）是指胚胎第 8 周，心室间隔发育不全或停滞，从而形成左、右心室间的异常交通。占先天性心脏病的 20%～25%。

（一）临床表现与病理特征

患儿发育差，心悸、气短、易感冒及易发生肺内感染。听诊于胸骨左缘 3～4 肋间可闻及收缩期杂音，部分病例心前区可触及收缩期震颤，心电图示双室肥厚。发生肺动脉高压后，肺动脉瓣区第二心音亢进、分裂，患儿活动后口唇、指趾发绀。

VSD 分类方法较多，根据病理解剖并结合外科治疗实际，可分为 3 型。①漏斗部 VSD：可分为干下型和嵴内型。干下型位置较高，紧邻肺动脉瓣环，缺损上缘无肌组织，缺损在左心室面位于主动脉右窦下方，易合并右瓣脱垂，造成主动脉瓣关闭不全。嵴内型位于室上嵴内，与肺动脉瓣环之间有肌肉相隔。②膜周部 VSD：根据缺损累及范围可分为嵴下型、单纯膜部缺损和隔瓣后型。嵴下型缺损累及膜部和一部分室上嵴；单纯膜部缺损仅限于膜部室间隔，周边为纤维组织，缺损较小；隔瓣后型位置较嵴下型更靠后，被三尖瓣隔瓣所覆盖，又称流入道型缺损。③肌部 VSD：可位于肌部室间隔的任何部位，靠近心尖者为多，部分为多发。

正常生理状态下，右心室内压力约为左心室内压力的 1/4。VSD 时，由于存在左、右心室间巨大的压力阶差，即产生心室水平的左向右分流，致使左、右心室容量负荷增大，心腔扩大。分流所造成的肺循环血量增加使肺血管内阻力升高，血管内膜及中层增厚，使肺动脉及右心室压力逐渐升高，造成肺动脉高压。当右心室压力接近左心室压力时，心室水平即出现双向，甚至右向左为主的双向分流，患者出现发绀，即Eisenmenger综合征。

(二)MRI 表现

MRI 可直接显示 VSD 及其缺损大小和部位，并可对并发于不同类型 VSD 的主动脉瓣脱垂及膜部瘤等作出诊断。连续横轴面扫描是显示 VSD 大小、部位的基本体位。根据缺损类型，还可辅以其他体位，以更好地显示缺损形态，判断缺损的扩展方向。例如，隔瓣后 VSD 于四腔位显示最佳。干下型及嵴内型 VSD 若加做左心室短轴位扫描，对显示缺损最为有利，同时还应行左心室双口位电影扫描以判断是否并发主动脉瓣脱垂所造成的主动脉瓣关闭不全。而斜矢状面扫描有助于判断肺动脉根部下方有无室上嵴肌性结构的存在，是鉴别膜周部和嵴上型缺损的重要方法。此外，MRI 还可显示左、右心室腔扩大，室壁肥厚，主肺动脉扩张等间接征象(图 13-2)。

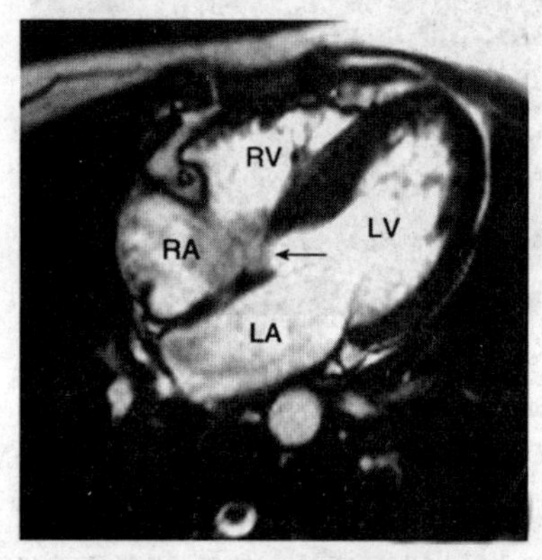

图 13-2　室间隔缺损

True FISP 亮血序列四腔心位 MRI，箭头指示室间隔连续性中断，右心房及右心室增大

(三)鉴别诊断

绝大多数单纯 VSD 只要按上述检查方法扫描，即可定性定位诊断。但 VSD 常与其他先天性心血管畸形形成复合畸形，或者构成复杂畸形的组成部分。此时判断是单纯 VSD 还是合并其他畸形，或是复杂心血管畸形，有赖于更为全面的磁共振检查(包括 MRA)及诊断医师对先天性心脏病的理解及经验。

三、动脉导管未闭

动脉导管由胚胎左侧第六主动脉弓的背部发育演变而来，胎儿期为连接主动脉与肺动脉的正常血管结构。胎儿肺脏处于不张状态，肺动脉内血液经动脉导管流入主动脉完成胎儿的全身血液循环。动脉导管中层为弹力纤维结构，胎儿出生后肺膨胀肺血管床阻力下降，肺循环形成，动脉导管即开始收缩并逐渐闭锁，退化为动脉韧带。动脉导管绝大多数于半年内闭锁，少数可延迟至一年，持续不闭锁者即为动脉导管未闭(patent ductus arteriosus，PDA)。本病可单发，也可与 VSD、三尖瓣闭锁、主动脉弓缩窄等合并发生，更为主动脉弓离断的必要组成部分。PDA 的发病率占先天性心脏病的 12%～15%，男女比例约 1∶3。

(一)临床表现与病理特征

在动脉导管管径较细，主-肺动脉间分流量少时，患儿可无明显临床症状。动脉导管管径粗，分流量大时，可出现活动后心悸、气短及反复的呼吸道感染。大多数患儿听诊于胸骨左缘 2～3 肋间可闻及双期粗糙的连续性杂音，并可触及震颤，心电图示左心室肥厚、双室肥厚。合并肺动

脉高压时杂音常不典型，甚至无杂音，但肺动脉第二音亢进明显，并可出现分界性发绀及杵状指。

动脉导管位于主动脉峡部的小弯侧与主肺动脉远端近分叉部之间。根据导管形态，一般分为4型。①管型：动脉导管的主动脉端与肺动脉端粗细基本相等，也可称圆柱型；②漏斗型：动脉导管的主动脉端粗大扩张，而肺动脉端逐渐移行变细，呈漏斗状，此型最为常见；③缺损型：动脉导管甚短或无长度，状如缺损，也称窗型；④动脉瘤型：此型甚为少见，动脉导管如动脉瘤样扩张膨大，考虑与动脉导管中层弹力纤维发育不良有关。

正常情况下，主动脉与肺动脉间存在着相当悬殊的压力阶差。PDA时，体循环血液将通过未闭之动脉导管持续向肺循环分流，致使左心室容量负荷增加，导致左心室肥厚扩张。长期的肺循环血流量增加将引起广泛肺小动脉的器质性改变，造成肺动脉压力进行性升高，右心室因阻力负荷增加而肥厚扩张。当肺动脉压接近甚或超过主动脉压时，将出现双向或右向左为主的双向分流，此时临床上出现发绀，往往以分界性发绀(即下肢发绀更重)更为常见。

(二)MRI表现

黑血序列横轴面及左斜矢状面可显示主动脉峡部与左肺动脉起始部间经动脉导管直接连通。亮血序列显示动脉导管更敏感，对于细小或管状扭曲的动脉导管，可薄层(3～5 mm)扫描后逐层观察。心脏MRI电影可显示分流方向，并粗略估计分流量。3D CE MRA可清晰显示动脉导管形态，明确分型，测量动脉导管主动脉端及肺动脉端的径线。此外，横轴面MRI还可显示左心房室增大，升主动脉、主肺动脉及左、右肺动脉扩张等间接征象(图13-3)。

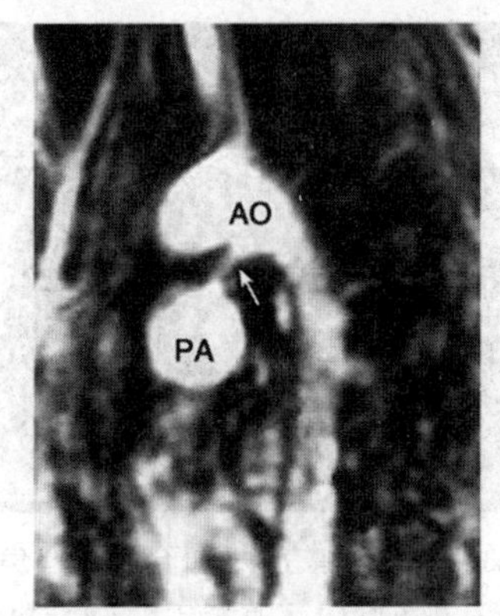

图13-3　动脉导管未闭

CE MRA经MPR斜矢状面重组图像，箭头显示主肺动脉远端与主动脉弓降部间呈漏斗形的未闭动脉导管

(三)鉴别诊断

PDA的MRI检查方法多样，综合使用可对该病作出明确诊断，不存在过多鉴别诊断问题。

四、心内膜垫缺损

心内膜垫缺损(complete endocardial cushion defect，ECD)亦称房室通道畸形，是由于胚胎期腹背侧心内膜垫融合不全，原发孔房间隔发育停顿或吸收过多和室间孔持久存在所致的一组先天性心内复杂畸形群，包括原发孔ASD及室间隔膜部、二尖瓣前瓣、三尖瓣隔瓣的发育异常。发病率占先天性心脏病的0.9%～6%。

(一)临床表现与病理特征

患儿一般发育差，心悸气短，易患呼吸道感染。胸骨左缘3～4肋间闻及3级收缩期杂音，可出现肺动脉瓣区第二音亢进，大部分病例心尖二尖瓣听诊区亦可闻及3级全收缩期杂音。心电图有较为特异性表现，多为一度房室传导阻滞，P-R间期延长，或右束支传导阻滞。

根据病理特征，ECD一般分为4型。①部分型ECD：Ⅰ孔型ASD合并不同程度的房室瓣断裂，房室瓣环下移，二尖瓣和三尖瓣均直接附着在室间隔上，瓣下无VSD；②完全型ECD：Ⅰ孔型ASD，房室瓣完全断裂，左右断裂的房室瓣形成前共瓣及后共瓣，前后共瓣不附着于室间隔而是形成漂浮瓣叶，以腱索与室间隔相连，瓣下有VSD；③过渡型ECD：介于部分型和完全型之间，房室瓣部分直接附着部分借腱索附着于室间隔上，瓣下只有很小的VSD；④心内膜垫型VSD：包括左心室右心房通道及心内膜垫型VSD。

ECD是由于心内膜垫发育异常所致的一系列心内复合畸形。病理改变不同，血流动力学改变也不同。单纯Ⅰ孔型ASD的临床表现与Ⅱ孔型ASD大致相同，而完全型ECD则会因房室间隔缺损及共同房室瓣关闭不全造成严重的肺循环高压，进而导致心力衰竭。

（二）MRI表现

亮血序列横轴面或四腔位MRI显示房间隔下部连续性中断（即Ⅰ孔型ASD），缺损无下缘，直抵房室瓣环。二尖瓣前叶下移，左心室流出道狭长。完全型ECD表现为十字交叉消失，左右心房室瓣环融成一体，形成一共同房室瓣，其上为Ⅰ孔型ASD，其下为膜部VSD。左心室-右心房通道则表现为左心室、右心房间直接相通。间接征象包括以右心房室增大为主的全心扩大、右心室壁增厚、中心肺动脉扩张等。MRI电影显示房室瓣区异常反流信号（图13-4）。

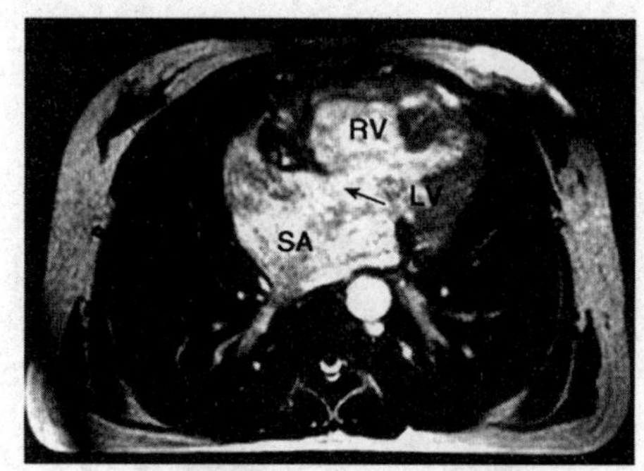

图13-4 心内膜垫缺损（合并单心房）

True FISP序列横轴面亮血图像，显示心脏十字交叉结构消失，房间隔缺如，左右心房室瓣融合为共同大瓣（该病例房间隔完全缺如，为单心房SA）

（三）鉴别诊断

表现为单纯Ⅰ孔型ASD的部分型ECD应与Ⅱ孔型ASD鉴别。掌握两型ASD的发生部位，鉴别不难。

五、先天性肺动脉狭窄

先天性肺动脉狭窄（pulmonary stenosis，PS）甚为常见，占先天性心脏病的10%～18%，居第四位。

（一）临床表现与病理特征

轻度至中度狭窄患儿，早期并无临床症状。常在体检时发现杂音进而作出诊断。随着年龄增长可逐渐出现运动后心悸气短等症状。重度狭窄者早期即可出现上述症状，伴卵圆孔未闭者可出现活动后发绀。听诊于胸骨左缘2～3肋间肺动脉瓣听诊区可闻及收缩期喷射状杂音，可伴

震颤，肺动脉第二音减弱或消失。心电图呈右心室肥厚改变，三尖瓣关闭不全时伴右心房扩大。

PS根据狭窄部位不同可分为4型。①瓣膜型狭窄：最为常见，约占先天性心脏病的10%。瓣膜在交界处融合成圆锥状，向肺动脉内凸出，中心为圆形或不规则形瓣口。瓣膜增厚，瓣口处显著。瓣叶多为3个，少数为2个。漏斗部正常或因肌肥厚造成继发狭窄，肺动脉主干有不同程度的狭窄后扩张。部分病例可有瓣膜及瓣环发育不全，表现为瓣环小，瓣叶僵硬、发育不全。常合并ASD、VSD、PDA等。②瓣下型狭窄：单纯瓣下型狭窄即漏斗部狭窄较为少见，可分为隔膜型狭窄和管状狭窄。前者表现为边缘增厚的纤维内膜，常在漏斗部下方形成纤维环或膜状狭窄；后者由右心室室上嵴及壁束肌肥厚形成，常合并心内膜纤维硬化。③瓣上型狭窄：可累及肺动脉干、左右肺动脉及其分支，单发或多发。占先天性心脏病2%～4%。半数以上病例合并间隔缺损、PDA等其他畸形。④混合型狭窄：上述类型并存，以肺动脉瓣狭窄合并漏斗部狭窄常见。

肺动脉的狭窄导致右心系统排血受阻，右心室阻力负荷增大，右心室压增高，右心室肥厚。轻至中度狭窄病例通常不影响心排血量。重度狭窄心排血量下降，肺血流量减少。重症病例由于右心室压力增高，右心室肥厚，顺应性下降，继而三尖瓣关闭不全，右心房压力增高，伴有卵圆孔时即可出现心房水平右向左分流。

（二）MRI表现

黑血及亮血序列轴面、斜冠状面和左前斜垂直室间隔心室短轴像可显示右心室流出道、主肺动脉、左右肺动脉主干的狭窄部位、程度和累及长度。单纯瓣膜狭窄时可见主肺动脉的狭窄后扩张。MRI电影可显示肺动脉瓣环发育情况、瓣叶数量及狭窄程度，可见与心血管造影表现相似的粘连的瓣口开放受限形成的“圆顶”征及低信号血流喷射征。CE MRA不仅可直接显示右心室流出道，测量中心肺动脉狭窄程度，还可通过重组图像逐一显示段级以上周围肺动脉狭窄，其评价肺动脉发育情况的能力已接近传统的心血管造影（图13-5）。

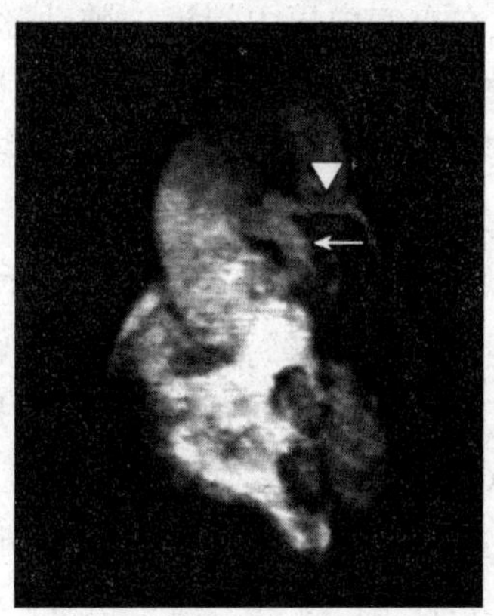

图13-5　先天性肺动脉狭窄

CE MRA后MIP重组正面观，显示肺动脉瓣环、主肺动脉及左肺动脉重度狭窄，长箭头所指为主肺动脉，短箭头所指为左肺动脉

（三）鉴别诊断

MRI可作出准确的分型诊断并评估病变的严重程度，还可显示并发畸形，是诊断本病最有效的无创性检查手段，一般不存在过多的鉴别诊断。

六、法洛四联症

法洛四联症（tetralogy of Fallot，TOF）是最常见的发绀，属先天性心脏病，占先天性心脏病的12%～14%。该病属于圆锥动脉干的发育畸形，为圆锥动脉干分隔、旋转异常及圆锥间隔与窦部室间隔对合不良所致。Fallot 于 1898 年首先对其病理解剖及临床特征进行了系统的阐述，故该病以其姓氏命名。

(一)临床表现与病理特征

患儿出生半年内即表现发绀，气促，喜蹲踞，好发肺内炎症。重症者活动后缺氧昏厥。查体见杵状指趾，听诊于胸骨左缘 2～4 肋间可闻及较响亮的收缩期杂音，胸前区可触及震颤，肺动脉第二音明显减弱，心电图示右心室肥厚。

TOF 包括 4 种畸形。①肺动脉狭窄：本病均有漏斗部狭窄，并以漏斗部并肺动脉瓣狭窄常见，还可出现肺动脉瓣上狭窄、主肺动脉干发育不全及左右肺动脉分叉部狭窄。漏斗部狭窄常较局限，严重者形成纤维环状漏斗口，其与肺动脉瓣间可形成大小不等的第三心室，有时漏斗部弥漫狭窄呈管状。瓣膜狭窄表现为瓣膜的融合粘连，成人患者瓣膜增厚，可有钙化及赘生物。约半数以上患者肺动脉瓣为二瓣畸形，瓣叶冗长。②高位 VSD：TOF 的 VSD 有两种类型，第一种最常见，占 90%以上，是在圆锥动脉干发育较好，漏斗部形态完整的情况下，因胚胎发育时圆锥间隔前移与窦部室间隔对合不良所致，缺损位于室上嵴下方，为嵴下型 VSD。第二种为肺动脉圆锥的重度发育不良，造成漏斗部间隔部分缺如，形成漏斗部 VSD，缺损还可位于肺动脉瓣下，形成干下型 VSD。③主动脉骑跨：主动脉根部向前、向右方移位造成主动脉骑跨于 VSD 上方，但主动脉与二尖瓣前叶间仍存在纤维联系。骑跨一般为轻～中度，一般不超过 75%。④右心室肥厚：为 VSD 及肺动脉瓣狭窄的继发改变，肥厚程度超过左心室。卵圆孔未闭和Ⅱ孔型 ASD 是 TOF 最常见的并发畸形，发生率为 60%～90%。此外，约 30%的患者合并右位主动脉弓及右位降主动脉，头臂动脉呈镜面型，部分病例合并永存左上腔静脉和 PDA。

本病的 VSD 一般较大，因此左右心室内压力接近。肺动脉狭窄造成的右心室排血受阻是心室水平右向左分流、体循环血氧饱和度下降及肺动脉内血流量减少等血流动力学异常的根本原因。肺动脉狭窄越重，肺血流量越少，右向左分流量越大，右心室肥厚越重。

(二)MRI 表现

横轴面和斜冠状面黑血、亮血 MRI，结合 MRI 电影可显示右心室漏斗部及肺动脉瓣，并观察肺动脉瓣环、主肺动脉及左右肺动脉起始部的发育情况。横轴面、四腔心黑血、亮血 MRI 可观察高位 VSD 的大小和部位，判断右心室壁肥厚的程度，薄层扫描可观察并存的肌部小 VSD。横轴面和心室短轴像可显示升主动脉扩张，判断主动脉骑跨程度。此外，CE MRA 重组图像可直观显示两大动脉的空间关系，包括主肺动脉，左、右肺动脉主干及分支的发育情况和狭窄程度(图 13-6)。

(三)鉴别诊断

本病主动脉骑跨程度较大时，应与经典的右心室双出口鉴别。此时应在垂直室间隔流出道的左心室长轴位(即左心室双口位)扫描亮血 MRI 或电影 MRI，以确定主动脉窦与二尖瓣前叶之间是否存在纤维连接，并以此除外法洛四联症右心室双出口。

七、完全型大动脉错位

完全型大动脉错位(complete transposition of great arteries，TGA)是常见的发绀，属先天性心脏病之一，常引起婴幼儿早期死亡。约占先天性心脏病的 8%。

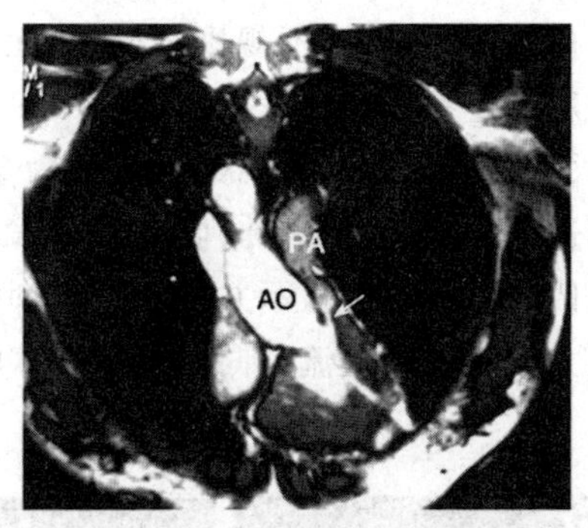

图 13-6 法洛四联症

电影 MRI 斜横轴面,显示右心室流出道、肺动脉瓣环及瓣上重度狭窄,右心室肥厚

(一)临床表现与病理特征

该病以生后重度发绀、气促和早期发生心力衰竭为临床特征。生后半年几乎所有病例发生杵状指(趾)。听诊肺动脉第二音亢进,合并 VSD 的病例胸骨左缘下部可闻及收缩期杂音。心电图表现为左、右心室肥厚或双心室肥厚。

TGA 为胚胎早期圆锥部旋转和吸收异常所致的大动脉起始部畸形。其胚胎学基础是主动脉下圆锥保留,肺动脉下圆锥吸收,以及与正常方向相反的圆锥逆向旋转形成的房室连接相适应情况下(即右、左心房分别与右、左心室连接),主动脉和肺动脉分别起自形态学的右和左心室,即心室与大动脉连接不相适应。主动脉瓣及瓣下圆锥向前上方旋转移动,肺动脉瓣口后下方移动,使主动脉位于肺动脉前方。根据旋转程度不同,主动脉位于肺动脉右前方者形成右位型异位(约占 60%),主动脉位于肺动脉左前方者则形成左位型异位(约占 40%)。

由于 TGA 表现为心房与心室间的相适应连接,以及心室与大动脉间的不相适应连接(即接受回心体静脉血液的右心室发出主动脉,接受氧合肺静脉血的左心室发出肺动脉),所以体、肺循环形成两个相互隔绝的循环系统。因无氧合血液供应心、脑、肾等脏器,生后必然伴有体、肺循环间的分流通道,如 VSD、ASD、卵圆孔未闭及 PDA 等维持生命。因全身各器官均严重缺氧,使心排量增大,心脏负荷加重,心脏增大及心力衰竭发生较早。

根据并存畸形及临床特点,该病分为两型:①单纯 TGA:约占 1/2。室间隔完整,体、肺循环借助卵圆孔未闭或 ASD、PDA 沟通。患儿低氧血症严重,大部分早期夭亡。②合并 VSD 的 TGA:VSD 大小不一,约 1/3 为小 VSD,此时体、肺循环仍主要借助卵圆孔未闭或 ASD、PDA 沟通,患者多早期夭折。大 VSD 可发生于膜周部、嵴上内或肌部室间隔(常为多发)。约 5%合并肺动脉瓣或瓣下狭窄,还可合并肺动脉瓣和肺动脉发育不全,少数病例合并 ECD。

(二)MRI 表现

MRI 诊断的关键在于明确两大动脉的空间位置关系及其与左右心室的连接关系。MRI 可显示心内细微解剖结构,因此可依据左、右心室的形态特征判断与主、肺动脉相连接者是否为解剖学的右心室及左心室,再通过 MRI 所显示的左、右心房形态特征判断房室间是否为相适应连接,并明确房室位置关系。

心脏各房室的 MRI 判断标准如下:①右心室,肌小梁粗糙,存在肌性流出道。②左心室,肌小梁细腻光滑,无肌性流出道。③右心房,其右心耳呈基底宽大的钝三角形,梳状肌结构多且明显。④左心房,其左心耳狭长呈拇指状,形态较不规则。此外,无其他心内畸形时也可根据腔静脉与右心房连接、肺静脉与左心房相连参考判定左右心房。

黑血及亮血 MRI 标准横轴面,结合冠状面、矢状面 MRI 为基本观察层面,可以显示两大动脉与左、右心室的连接异常及相适应的房室连接,并判断主动脉瓣下的肌性流出道及肺动脉瓣与二尖瓣前叶的纤维连接。此外,四腔位可明确显示并存的房、室间隔缺损,CE MRA 可显示并存的 PDA。MRI 电影可显示缺损大小、位置、血流方向及是否并存肺动脉狭窄,并进行心功能评价(图 13-7)。

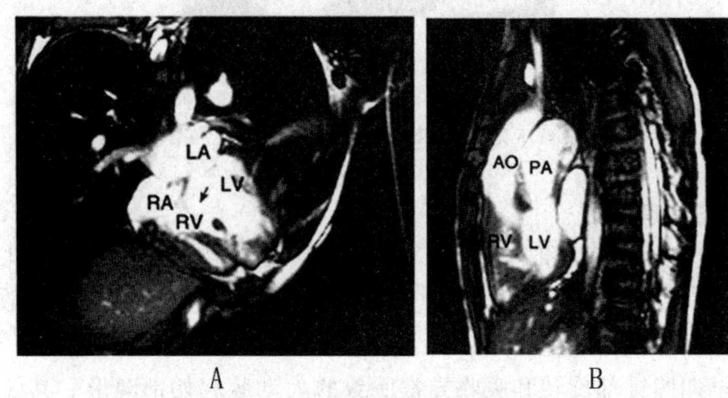

图 13-7　完全型大动脉错位

A.True FISP 亮血序列四腔心层面显示房室连接关系正常,箭头显示室间隔缺损

B.主动脉与右心室连接,位于前方,肺动脉与左心室连接,位于后方

(三)鉴别诊断

MRI 可明确诊断本病。充分显示各种解剖畸形后,一般无过多的鉴别诊断。

(郭文文)

第二节　缺血性心脏病

缺血性心脏病是指由于冠状动脉阻塞所造成的心肌缺血、心肌梗死及由此导致的一系列心脏形态及功能改变。心脏 MRI 可对缺血性心脏病进行全面的检查,包括形态学、局部及整体心功能评价、心肌灌注成像、心肌活性检查,正在成为一项能够全面、准确地评价缺血性心脏病的现代影像技术。

一、心肌缺血

心脏的血液供应主要由冠状动脉提供,冠状动脉各支分布供应不同的心脏节段,前降支供应左心室前壁、室间隔中段和尖段,回旋支供应左心室后壁,右冠状动脉供应右心室及左心室下壁、室间隔基底段。左心室下壁尖段由前降支和右冠状动脉双重供血,左心室侧壁尖段由回旋支和前降支双重供血。冠状动脉阻塞是心肌缺血的根本原因。严重缺血时,心肌缺氧所造成的各类致痛因子如缓激肽、前列腺素等的释放将导致心绞痛。

（一）临床表现与病理特征

临床表现为心前区可波及左肩臂、或至颈咽部的压迫或紧缩性疼痛，也可有烧灼感。其诱因常为剧烈体力活动或情绪激动，也可由寒冷、吸烟、心动过速等诱发。疼痛出现后逐步加重，一般于5分钟内随着停止诱发症状的活动或服用硝酸甘油缓解逐步消失。根据临床特征的不同，心绞痛可分为稳定型心绞痛、变异型心绞痛及不稳定型心绞痛。但无论哪种类型的心绞痛，其疼痛强度均较心肌梗死轻，持续时间较短。

心肌缺血最常见的原因是由动脉粥样硬化斑块造成的冠状动脉狭窄，这类狭窄大多分布于心外膜下的大冠状动脉。动脉硬化斑块早期由血管内皮细胞受损、平滑肌细胞增殖内移发展而来，进而发生内皮下脂质沉积、纤维结缔组织增生。斑块阻塞面积在40%以下时，基本不影响心肌灌注，一般无临床症状。随着斑块阻塞面积的加大，在冠状动脉轻至中度狭窄（阻塞面积达到50%～80%）时，静息状态下狭窄冠脉远端的阻力血管将发生不同程度的扩张以维持相当的心肌灌注，静息状态下无明显临床表现。重度的冠脉狭窄（阻塞面积90%左右）则静息时亦无法保证适当的心肌灌注，在静息时就可出现灌注异常，临床上出现静息痛。除冠状动脉粥样硬化外，心肌缺血还有以下病因：①冠状血管神经、代谢及体液调节紊乱导致的冠状动脉痉挛；②冠状动脉微血管内皮功能状态异常导致的心肌灌注下降；③冠状动脉炎症、先天发育畸形及栓子栓塞。

（二）MRI表现

心肌缺血严重（即缺血性心肌病）时，可出现心肌内广泛或局灶性纤维结缔组织增生、局部或整体心肌变薄、心腔扩大等改变。MRI可显示相应形态异常。但在大多数情况下，心肌缺血仅表现为功能性心肌灌注异常。根据缺血程度不同，MRI心肌灌注可表现为：①静息状态各段心肌灌注正常，负荷状态心内膜下心肌或全层心肌透壁性灌注减低或缺损（图13-8）；②静息状态缺血心肌灌注减低或延迟，负荷状态灌注缺损（图13-9）；③静息状态缺血心肌灌注缺损（图13-10）。灌注异常区域多数与冠脉供血区相吻合，与核素心肌灌注检查的符合率达87%～100%，与目前仍作为冠心病诊断“金标准”的X线冠状动脉造影的诊断符合率达79%～87.5%。此外，严重心肌缺血时（如长时间心肌严重缺血，心肌细胞结构完整但局部室壁减弱或消失，称心肌冬眠；短暂心肌严重缺血，心肌结构未损害但收缩功能需较长时间恢复，称心肌顿抑），MRI心脏电影可发现心室壁运动异常，平行于室间隔长轴位、垂直于室间隔长轴位及无间隔连续左心室短轴位检查可准确判断运动异常的室壁范围。

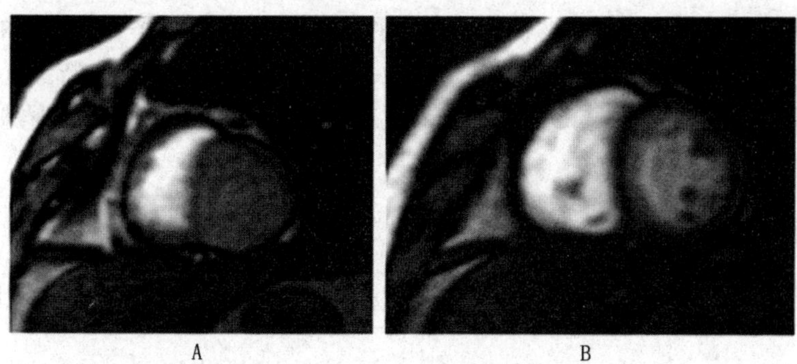

A　　B

图13-8　心脏短轴位左心室中部层面静息及负荷心肌灌注成像

A.静息灌注成像，显示心肌灌注均匀一致；B.腺苷负荷后心肌灌注成像，显示间隔壁心肌灌注减低

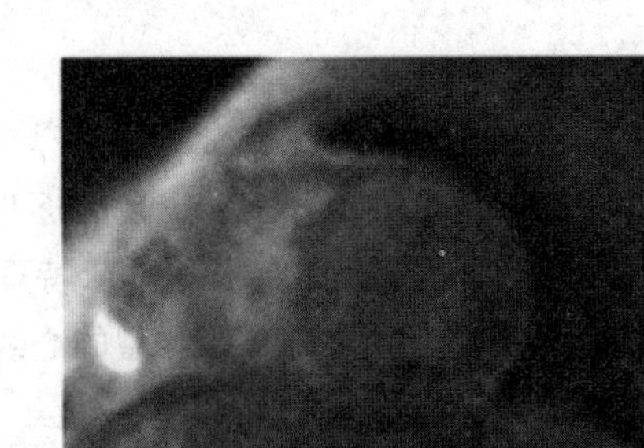
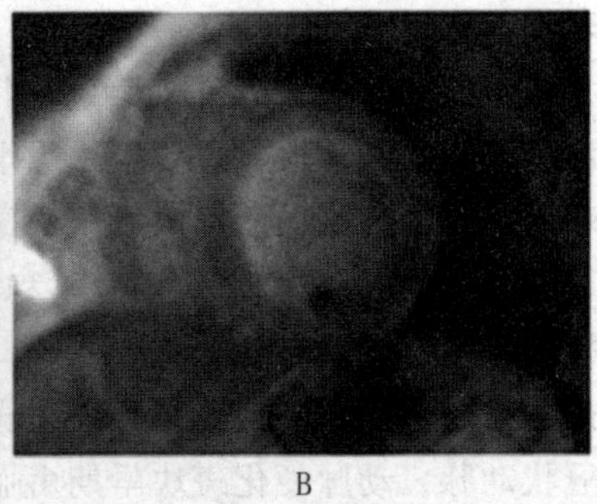

A　　　　B

图 13-9　心脏短轴位左心室中部层面静息及负荷心肌灌注成像

A.静息灌注成像，显示下壁灌注减低；B.负荷后灌注成像，显示该区域灌注减低更为明显，为灌注缺损表现

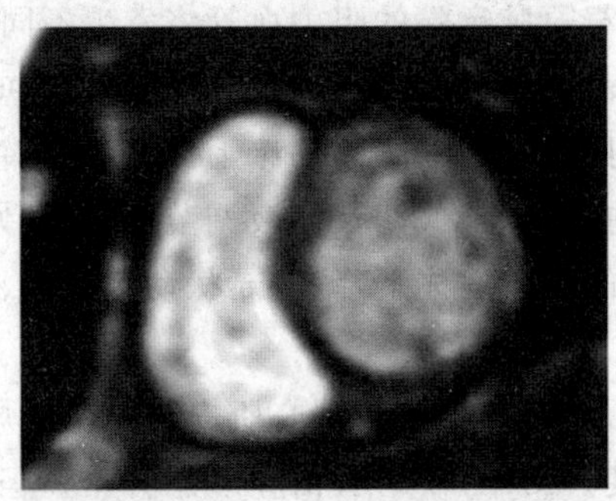

图 13-10　心脏短轴位左心室中部层面心肌灌注成像

静息时即可显示下间隔壁灌注缺损

(三)鉴别诊断

心肌缺血的 MRI 检查包括形态、灌注、运动功能等诸多方面。其他心脏疾病，如扩张型心肌病也表现为心腔扩大、心室壁变薄，肥厚型心肌病也会出现室壁运动减弱，甚至小范围的心肌灌注异常，但结合临床表现和综合 MRI 检查，与心肌缺血鉴别不难。

(四)专家指点

MRI 诊断心肌缺血的核心是心肌灌注成像。MRI 心肌灌注的基础及相关临床研究始于 20 世纪80 年代中期，至 20 世纪 90 年代中后期已取得相当的成绩。20 世纪 90 年代后期 MRI 设备在快速梯度序列多层面成像方面取得突破，一次注射对比剂后覆盖整个左心室的多层面首过灌注成像成为可能(虽然还存在扫描间隔)，使 MRI 心肌灌注可用于临床诊断。近年来 MRI 心脏专用机进入临床，提高了成像速度(可完成无间隔的心脏成像)及时间、空间分辨率，有望成为诊断心肌缺血的“金标准”。

二、心肌梗死

继发于冠状动脉粥样硬化斑块破裂及血栓形成基础上的急性冠状动脉闭塞是心肌梗死最常见的原因。

(一)临床表现与病理特征

急性心肌梗死的主要症状是持久的胸骨后剧烈疼痛。典型者为胸骨后挤压性或压榨性疼痛，往往放射至颈部或左上肢。疼痛持续 15～30 分钟或更长，与心绞痛比较，疼痛程度重且时间长为其特点。其他临床表现有呼吸短促、出汗、恶心、发热，白细胞计数、血清酶增高及心电图改变等。急性心肌梗死的并发症包括恶性心律失常、休克、左心室室壁瘤形成、室间隔穿孔、乳头肌断裂及心力衰竭等。病程>6 周以上者为陈旧性心肌梗死，临床表现除可能继续存在的心肌缺血症状外，主要为急性心肌梗死并发症的相应表现。

当冠状动脉闭塞持续 20～40 分钟后，随着缺血缺氧的进一步发展，细胞膜的完整性破坏，心肌酶漏出，心肌细胞发生不可逆性的损伤，即发生梗死。8～10 天后，坏死的心肌纤维逐渐被溶解，肉芽组织在梗死区边缘出现，血管和成纤维细胞继续向内生长，同时移除坏死的心肌细胞。到第 6 周梗死区通常已经成为牢固的结缔组织瘢痕，其间可散布未受损害的心肌纤维。心肌梗死一般首先发生在缺血区的心内膜下心肌，后逐渐向心外膜下及周边扩展。根据梗死范围，病理上分为 3 型。①透壁性心肌梗死：梗死范围累及心室壁全层；②心内膜下心肌梗死：仅累及心室壁心肌的内 1/3 层，并可波及乳头肌；严重者坏死灶扩大、融合，形成累及整个心内膜下心肌的坏死，称为环状梗死；③灶性心肌梗死：病灶较小，临床上多无异常表现，生前常难以发现；病理呈不规则分布的多发性小灶状坏死，分布常不限于某一支冠状动脉的供血范围。

(二)MRI 表现

1.心肌信号

在 SE 序列 MRI，心肌为类似骨骼肌信号强度的中等信号，有别于周围心外膜下脂肪的高信号和相邻心腔内血流呈“黑色”的低信号。急性心肌梗死时，坏死心肌及周围水肿使相应区域的 T1 及 T2 延长，在 T2WI 呈高信号。急性心梗 24 小时内即可在 T2WI 观察到信号强度增加，并可维持至第 10 天。但由于急性梗死灶周围存在水肿带，所以高信号范围大于真实的梗死区域。在亚急性期(心肌梗死发生 72 小时内)心肌信号异常范围与实际梗死区域大致相当。慢性期(梗死发生 6 周以上)由于梗死后瘢痕形成，水分含量较正常心肌组织降低，在 SE 序列呈低信号。T2WI 较 T1WI 明显。

2.心肌厚度

节段性室壁变薄是陈旧性心肌梗死的形态特征，坏死心肌吸收、纤维瘢痕形成是心肌变薄的病理基础，陈旧透壁性心肌梗死后室壁变薄更明显。前降支阻塞可造成左心室前、侧壁和/或前间壁变薄，右冠状动脉阻塞则造成左心室后壁和/或下壁变薄。MRI 可直接显示心肌组织，心外膜面和心内膜面边界清晰，可精确测量心肌变薄。电影 MRI 通过测量室壁厚度判断存在心肌梗死的标准为：病变区域室壁厚度小于或等于同一层面正常心肌节段室壁厚度的 65%；判断透壁性心肌梗死的标准为：病变区域舒张末期室壁厚度大于 5.5 mm。

3.室壁运动功能改变

电影 MRI 是评价心脏整体及局部舒缩功能的最佳影像技术。通过无间隔连续左心室短轴位、平行于室间隔左心室长轴位及垂直于室间隔左心室长轴位电影 MRI，可精确评价急性及慢性心肌梗死的一系列功能变化，如整体或局部室壁运动状态、收缩期室壁增厚率、EF 值、心腔容积等。

4.心肌灌注成像

可显示心肌梗死后的组织坏死或瘢痕形成所致的灌注减低及缺损。由于急性心肌梗死时常存在心肌的再灌注，灌注检查可无异常表现。因此，单纯心肌灌注成像无法准确诊断急性梗死心肌。

5.对比增强延迟扫描心肌活性检查

心肌梗死区域表现为高信号。MRI 的高空间分辨率,使其可精确显示梗死透壁程度。后者分为以下 3 种类型:①透壁强化:表现为全层心肌高信号,多为均匀强化;②非透壁强化:为心内膜下心肌或心内膜下至中层心肌区域强化,而心外膜下至中层或心外膜下心肌信号正常(存活心肌);③混合性强化:同一心肌段内透壁和非透壁强化并存。

如果在大面积延迟强化区域内观察到信号减低区,就需与存活心肌鉴别。病理研究表明,这一位于延迟强化区域中心或紧贴心内膜下,被称为"无再灌注区"或"无复流区"的信号减低区,为继发于心肌梗死的严重微血管损伤,毛细血管内存在大量的红细胞、中性粒细胞及坏死心肌细胞,阻塞与充填使对比剂不能或晚于周围结构进入这一区域。它并非存活心肌,而是重度的不可恢复的心肌坏死。其与存活心肌的影像鉴别要点如下:①"无再灌注区"周围常有高强化区环绕且常位于心内膜下,在连续的短轴像可以观察这一征象;②在首过心肌灌注成像中,这一区域没有首过强化;③在上述表现不明显,仍难与存活心肌鉴别时,可在延长延迟时间后再次扫描,如延迟至 30~40 分钟。此时由于组织间隙的渗透作用,"无再灌注区"将出现强度不等的延迟强化。

6.并发症 MRI

(1)室壁瘤:分为假性室壁瘤和真性室壁瘤。前者常发生于左心室下壁及后壁,为透壁性梗死心肌穿孔后周围心包等包裹形成,瘤口径线小于瘤体直径为其主要特征,电影 MRI 可见瘤体通过一瘤颈与左心室腔相通,瘤内可见血流信号;后者为梗死心肌几乎完全被纤维瘢痕组织替代,丧失收缩能力,在心室收缩期和/或舒张期均向心腔轮廓外膨出,常位于前壁及心尖附近,瘤壁菲薄(可至1 mm),瘤口径线大于瘤体直径。电影 MRI 显示左心室腔局部室壁明显变薄,收缩期矛盾运动,或收缩期及舒张期均突出于左心室轮廓外的宽基底囊状结构。

(2)左心室附壁血栓:为附着于心室壁或充填于室壁瘤内的团片样充盈缺损(GRE 序列)。SE 序列血栓的信号强度随血栓形成的时间(即血栓的年龄)而异,亚急性血栓 T1WI 常表现为中等至高信号,T2WI 呈高信号,而慢性血栓在 T1WI 和 T2WI 均呈低信号。

(3)室间隔穿孔:表现为肌部室间隔连续性中断,以横轴面及四腔位显示清晰,电影 MRI 可见心室水平异常血流信号。

(4)乳头肌断裂:平行于室间隔长轴位或垂直于室间隔长轴位电影 MRI 可显示继发于乳头肌断裂的二尖瓣关闭不全所致左心房反流信号。

(5)心功能不全:连续短轴像结合长轴位电影 MRI 可评价继发于心肌梗死的左心室局部及整体运动功能异常,测量各种心功能指数。

(郭文文)

第三节　心　肌　病

心肌病是一类伴有特定的形态、功能、电生理等方面改变的心肌疾病。1980 年世界卫生组织及国际心脏病学会联合会心肌病定义分类委员会将心肌病定义为"原因不明的心肌疾病",并将其分为扩张型、肥厚型及限制型 3 类。

一、扩张型心肌病

扩张型心肌病在心肌病中发病率最高，多见于40岁以下中青年，临床症状缺乏特异性。

(一)临床表现与病理特征

起病初期部分病例可有心悸气短，但大多数病例早期表现隐匿且发展缓慢。随着病程发展，临床表现为心脏收缩能力下降所致的充血性心力衰竭，各类心律失常，以及心腔内血栓引起的体动脉栓塞。听诊一般无病理性杂音。心电图可显示双侧心室肥厚、各类传导阻滞及异常Q波等。

病理改变为心室腔扩大，主要累及左心室，有时累及双侧心室。室壁通常正常，部分病例可出现与心腔扩张不相匹配的室壁增厚。心室肌小梁肥大，肉柱呈多层交织、隐窝深陷，常见附壁血栓。心腔扩大显著者，可造成房室瓣环扩大，导致房室瓣关闭不全。心肌细胞萎缩与代偿性心肌细胞肥大并存，可见小灶性液化性心肌溶解，或散在小灶性心肌细胞坏死，以及不同程度的间质纤维化。总体而言病理所见缺少特异性。

(二)MRI表现

1.心肌信号变化

本病于SE序列T1WI、T2WI心肌多表现为较均匀等信号，少数病例T2WI可呈混杂信号。心腔内附壁血栓在T2WI多呈高信号。

2.心腔形态改变

以电影MRI短轴位及心腔长轴位观察，一般心室横径增大较长径明显；仅有左心室腔扩大者为左心室型，室间隔呈弧形凸向右心室；仅有右心室扩大者为右心室型，室间隔呈弧形凸向左心室；左右心室均扩大者为双室型。

3.心室壁改变

部分病例早期受累心腔心室壁可稍增厚，晚期则变薄或室壁厚薄不均，左心室的肌小梁粗大。

4.心脏功能改变

电影MRI显示左心室或双侧心室的心肌收缩功能普遍下降，收缩期室壁增厚率减低，呈弥漫性改变，EF值多在50%以下(图13-11)。

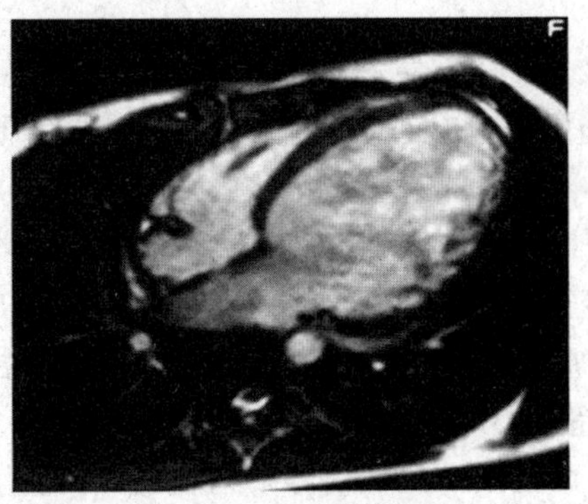

图13-11　扩张型心肌病

True FISP亮血序列四腔心层面见左心室腔扩大，左心室游离壁肌小梁肥厚

(三)鉴别诊断

本病有时需与晚期缺血性心脏病(心腔扩大时)相鉴别。缺血性心脏病有长期慢性的冠心病

病史。在形态学方面，冠心病陈旧心肌梗死多呈节段性室壁变薄，病变区域左心室肌小梁稀少、心肌内壁光滑；而扩张型心肌病的室壁厚度改变广泛均一，左心室心肌小梁肥厚。

二、肥厚型心肌病

肥厚型心肌病好发于青壮年，心肌肥厚是其主要病变形态。病因可能与遗传有关。约半数患者为家族性发病，属常染色体显性遗传。

（一）临床表现与病理特征

男女发病率无明显差别。早期症状主要为心慌、气短，缺少特征。相当数量病例无症状或症状轻微，常在体检时发现。晚期可发生心力衰竭、晕厥甚至猝死。心前区可闻及收缩期杂音并可触及震颤。心电图表现为左心室肥厚（部分表现为双室肥厚）、传导阻滞等。

心肌肥厚可以累及心室任何区域，但以左心室的肌部室间隔最为常见，非对称性室间隔肥厚（即室间隔向左心室腔凸出明显，室间隔与左心室后壁厚度比≥1.5）为该病的特征性表现。功能改变为舒张期肥厚心肌的顺应性降低，收缩功能正常甚至增强。基底部和中部室间隔肥厚引起左心室流出道梗阻，根据压力阶差可分为梗阻性与非梗阻性肥厚型心肌病。病理改变包括心肌细胞肥大、变性、间质结缔组织增生等。有时见心肌细胞错综排列（细胞间联结紊乱、重叠、迂曲、交错和异常分支），正常的心肌细胞排列消失。心肌壁内小冠状动脉可发生管腔变窄、管壁肥厚等。

（二）MRI表现

MRI征象包括以下几种。

1.心肌信号变化

在SE序列T1WI、T2WI肥厚心肌一般呈等信号，与正常心肌相同。有时，肥厚心肌在T2WI呈混杂信号，提示病变区域缺血纤维化。

2.心室壁肥厚

可累及两侧心室的任何部位，但以室间隔最常见，还可累及左心室游离壁、心尖、乳头肌等。病变部位心肌显著肥厚，常超过15 mm。测量室壁厚度应在短轴像心室舒张末期进行。本病几乎不累及左心室后壁，故以肥厚心肌/左心室后壁厚度≥1.5为诊断标准，其特异性达94%。

3.心腔形态改变

以垂直于室间隔长轴位及双口位（左心室流入道和流出道位于同一层面）和短轴位电影MRI观察，左心室腔窄小，室间隔肥厚时心室腔呈“倒锥形”，心尖肥厚时心室腔呈“铲形”。

4.心脏功能改变

病变部位肥厚心肌的收缩期增厚率减低，而正常部位收缩期增厚率正常或增强。心脏整体收缩功能正常或增强，EF值多正常或增加。晚期心功能不全时，EF值下降。室间隔部的肥厚心肌向左心室流出道凸出可造成左心室流出道梗阻，此时于双口位电影MRI可见收缩期二尖瓣前叶向室间隔的前向运动，即超声心动图检查中的“SAM征”，进一步加重流出道梗阻。收缩期于左心室流出道至主动脉腔内可见条带状低信号喷射血流，左心房内可见由二尖瓣反流引起的反流低信号。

5.心肌灌注及心肌活性检查

病变部位心肌纤维化并常伴局部小冠状动脉损害，可造成负荷心肌灌注减低，提示心肌缺血。心肌活性检查时，部分病变部位可出现点片状高信号，反映灶性纤维化（图13-12）。

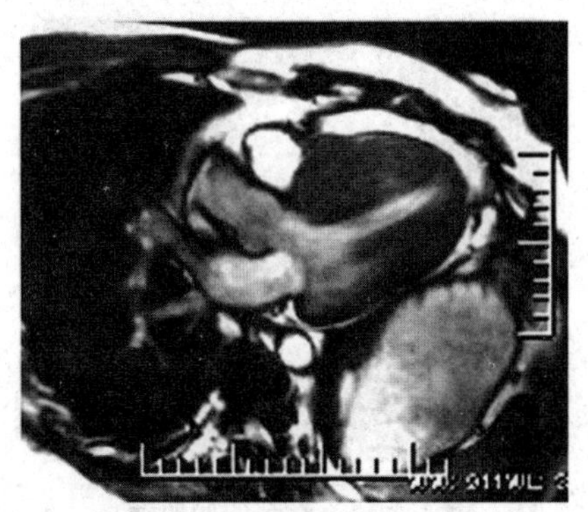

图 13-12　肥厚型心肌病

电影 MRI 双口层面见室间隔肥厚并向左心室流出道突出

(三)鉴别诊断

本病需与高血压性心脏病引起的心肌肥厚相鉴别。高血压性心脏病的左心室肥厚均匀，无左心室流出道狭窄，无二尖瓣反向运动，收缩期室壁增厚率正常，不难鉴别。

三、限制型心肌病

限制型心肌病国内相当少见。因心肌顺应性降低，两侧心室或某一心室舒张期容积减小，致心室充盈功能受限。根据受累心室不同可分为右心室型、左心室型及双室型，以右心室型最常见。

(一)临床表现与病理特征

轻者常无临床症状。右心房压升高时出现全身水肿、颈静脉曲张、肝淤血及腹水等右心功能不全的症状。左心房压升高时出现左心功能不全表现。有时表现为心悸、胸痛及栓塞症等。心电图表现无特征性，最常见异常 Q 波，心房颤动等心房异常。

病理表现缺乏特异性。可有病变区域结缔组织和弹力纤维增生，心肌细胞肥大，错综排列，心内膜增厚等。由于心室舒张功能受限及心室容积减少，心室舒张末期压力升高，进而导致受累心室心功能不全，甚至全心衰竭。

(二)MRI 表现

MRI 征象包括以下几种。

1.右心室型

黑血及亮血 MRI 显示横轴面右心室流入道缩短、变形，心尖部闭塞或圆隆，流出道扩张；心室壁厚薄不均，以心内膜增厚为主；心内膜面凹凸不平；右心房明显扩大，上下腔静脉扩张；电影 MRI 可见三尖瓣反流及右心室室壁运动幅度减低；SE 序列 MRI 常可见心包积液和/或胸腔积液。

2.左心室型

表现为以心内膜增厚为主的心室壁不均匀增厚，左心室腔变形，心尖圆钝；心内膜面凹凸不平，有钙化时可见极低信号；左心房明显扩大；电影 MRI 可见二尖瓣反流。

3.双心室型

兼有上述两者的征象，一般右心室征象更明显(图 13-13)。

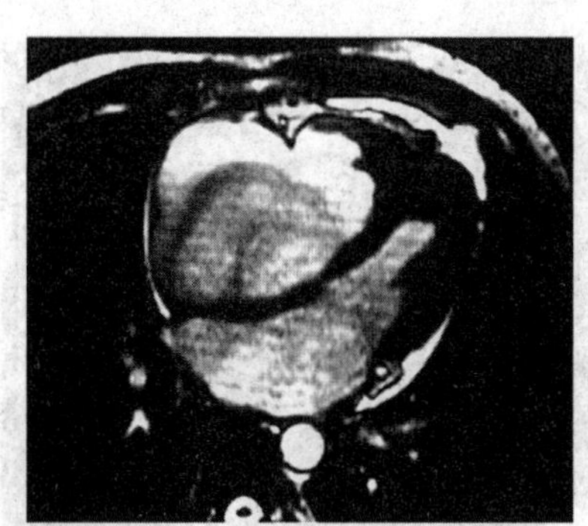

图 13-13 限制型心肌病

True FISP 亮血序列显示右心室心尖部闭塞并室壁增厚，心内膜面凹凸不平

(三)鉴别诊断

该病有时需与缩窄性心包炎、先天性心脏病三尖瓣下移畸形相鉴别。缩窄性心包炎时，MRI 显示心包局限或广泛性增厚。限制型心肌病可见特征性的心尖变形、闭塞及心室壁不均匀增厚，与其他疾病鉴别不难。

(郭文文)

第四节 胸主动脉疾病

胸主动脉疾病并不少见，且逐年增多。这与人口老龄化，医学影像技术进步和临床医师对本病的认识提高有关。主要疾病包括主动脉夹层、胸主动脉瘤、主动脉壁间血肿、穿透性动脉硬化溃疡、胸主动脉外伤等。现就临床较为常见的前两种疾病加以讨论。

一、主动脉夹层

主动脉夹层(AD)是一类病情凶险、进展快、病死率高的急性胸主动脉疾病，其死亡率及进展风险随着时间的推移而逐步降低。急性 AD 指最初的临床症状出现 2 周以内，而慢性 AD 指症状出现 2 周或 2 周以上。国外报道，未经治疗的急性 Stanford A 型主动脉夹层，最初 48～72 小时期间每小时的死亡率为 1%～2%，即发病 2～3 天内死亡率约 50%，2 周内死亡 80%。

(一)临床表现与病理特征

胸部背部剧烈疼痛且无法缓解是急性 AD 最常见的初发症状，心电图无 ST-T 改变。疼痛多位于胸部的正前后方，呈刺痛、撕裂痛或刀割样疼痛。常突然发作，很少放射到颈、肩及左上肢，这与冠心病心绞痛不同。患者常因剧痛出现休克貌，但血压不低或升高。部分患者疼痛不显著，可能与起病缓慢有关。随着病情发展，部分患者出现低血压，为心脏压塞、急性重度主动脉瓣反流、夹层破裂所致。大约 38%的患者两上肢血压及脉搏不一致，此为夹层累及或压迫无名动脉及左锁骨下动脉所造成的“假性低血压”。胸部 AD 体征无特征性，累及升主动脉时可闻及主动脉瓣关闭不全杂音，主动脉弓部分支血管受累可致相应动脉搏动减弱或消失，夹层破入心包腔引起心脏压塞时听诊闻及心包摩擦音。此外，AD 累及冠状动脉引发急性心肌梗死，夹层破裂入

胸腔或内膜撕裂后主动脉壁通透性改变可造成单侧或双侧胸腔积液，累及肾动脉可造成血尿、无尿和急性肾衰竭，累及腹腔动脉、肠系膜上下动脉时出现急腹症及肠坏死。

典型AD始发于主动脉内膜和中层撕裂，主动脉腔内血液在脉压驱动下，经内膜撕裂口穿透病变中层，分离中层并形成夹层。由于管腔内压力不断推动，分离在主动脉壁内推进不同的长度。广泛者可自升主动脉至腹主动脉分叉部，并累及主动脉各分支血管，甚至闭塞分支血管。典型夹层为顺向分离，即自近端内膜撕裂口处向主动脉远端扩展，但有时从内膜撕裂口逆向进展。

主动脉壁分离层之间充盈血液，形成一个假腔，出现所谓“双腔主动脉”。剪切力导致内膜片(分离主动脉壁的内层部分)进一步撕裂，形成内膜再破口或出口。血液的持续充盈使假腔进一步扩张，内膜片则突入真腔，真腔可受压变窄或塌陷。内膜撕裂口多发生在主动脉内壁流体动力学压力最大处，即升主动脉(窦上数厘米处)外右侧壁，或降主动脉近端(左锁骨下动脉开口以远)动脉韧带处。少数发生在腹主动脉等处。

高血压和马方综合征是AD的主要诱因。有一组74例AD患者中，有高血压病史者44例(占59.5%)、马方综合征者9例(占12.2%)。胸主动脉粥样硬化性病变是否为AD的诱因，目前存在争议。国外一组17例AD患者中，11例高血压者均有广泛而严重的主动脉粥样硬化。在这组74例AD患者中，16例有粥样硬化改变，其中13例有高血压病史，3例血压正常但均为高龄患者(67～78岁)。先天性心血管疾病，如主动脉瓣二叶畸形和主动脉缩窄，妊娠期内分泌变化等也与AD发生有关。

AD主要有两种分型。Debakey分型根据原发内破口起源位置及夹层累及范围：DebakeyⅠ型，破口位于升主动脉，夹层范围广泛；Debakey Ⅱ型，破口位于升主动脉，夹层范围局限于升主动脉；Debakey Ⅲ型，升主动脉未受累，破口位于左锁骨下动脉远端，其中，夹层范围局限者为Ⅲ甲，广泛者为Ⅲ乙(图13-14)。Stanford分型仅依赖病变累及范围：凡夹层累及升主动脉者均为A型，余者为B型。

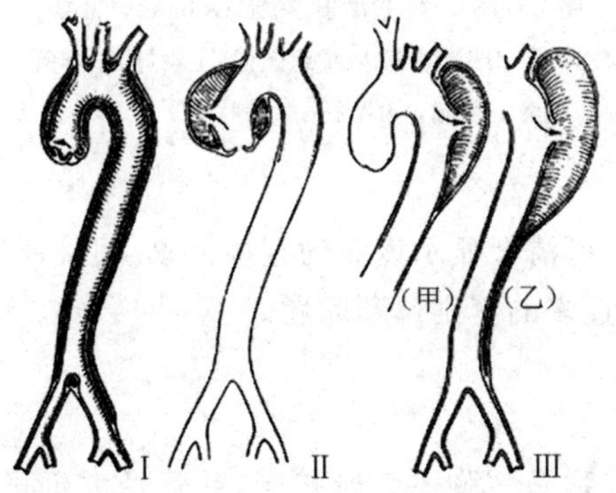

图13-14　胸主动脉夹层Debakey分型模式图

(二)MRI表现

1.内膜片

是AD的直接征象，在MRI呈线状结构，将主动脉分隔为真腔和假腔；内膜片沿主动脉长轴方向延伸，于横轴面显示清晰，与主动脉腔信号相比可呈低信号或高信号。

2.真腔和假腔

形成“双腔主动脉”，是AD的另一直接征象；通常真腔小，假腔大；在升主动脉，假腔常位于右侧(即真腔外侧)；在降主动脉，常位于左侧(同样是真腔外侧)；在主动脉弓部，常位于真腔前上方；内膜片螺旋状撕裂时，假腔可位于任何方位；假腔可呈多种形态，如半月形、三角形、环形和多腔形；根据 MRI 序列和血流速度不同，真假腔的信号强度可以相同，亦可不同。

3.内膜破口和再破口

在黑血和亮血 MRI 表现为内膜连续性中断；MRI 电影可见破口处血流往返，或假腔内血流信号喷射征象；CE MRA 显示破口优于亮血与黑血序列。

4.主要分支血管受累

直接征象为内膜片延伸至血管开口或管腔内，引起受累血管狭窄和闭塞，间接征象为脏器或组织缺血、梗死或灌注减低；MPR 是观察分支血管受累的最佳方法。

5.并发症和并存疾病

MRI 可显示主动脉瓣关闭不全、左心功能不全、心包积液、胸腔积液、主动脉破裂或假性动脉瘤，以及假腔血栓形成等异常（图 13-15）。

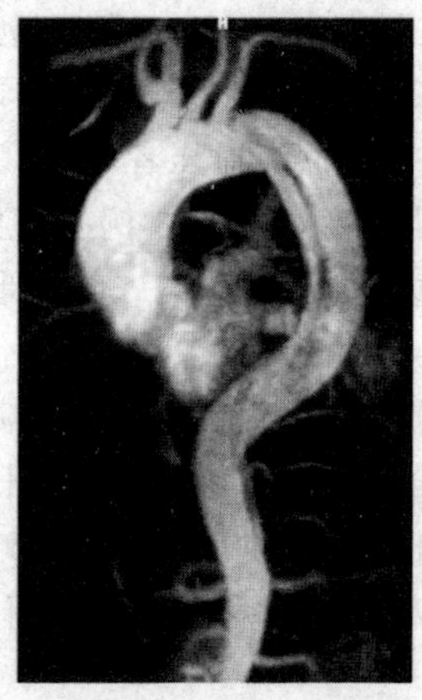

图 13-15　胸主动脉夹层 Debakey Ⅲ型

CE MRA 后 MIP 斜矢状面重组图像，主动脉自弓降部以远增宽，呈双腔主动脉，内膜片呈螺旋状撕裂

（三）鉴别诊断

综合运用各项 MRI 技术，可清晰显示该病的直接征象、间接征象及各类并发症，作出准确的定性诊断及分型诊断，不存在过多的鉴别诊断问题。

二、胸主动脉瘤

胸主动脉瘤是指局限性或弥漫性胸主动脉扩张，其管径大于正常主动脉 1.5 倍或以上。按病理解剖和瘤壁的组织结构分为真性和假性动脉瘤。前者是由于血管壁中层弹力纤维变性、失去原有坚韧性，形成局部薄弱区，在动脉内压力作用下，主动脉壁全层扩张或局限性向外膨突；后者是指因主动脉壁破裂或内膜及中层破裂，造成出血或外膜局限性向外膨突，瘤壁由血管周围结缔组织、血栓或血管外膜构成，常有狭窄的瘤颈。

（一）临床表现与病理特征

本病临床表现变化差异较大且复杂多样，主要取决于动脉瘤大小、部位、病因、压迫周围组织器官的程度及并发症。轻者无任何症状和体征。有时胸背部疼痛，可为持续性和阵发性的隐痛、闷胀痛或酸痛。突发性撕裂或刀割样疼痛类似于 AD 病变，常提示动脉瘤破裂，病程凶险。动脉

瘤压迫周围结构可出现气短、咳嗽、呼吸困难、肺炎和咯血等呼吸道症状，也可有声音嘶哑、吞咽困难、呕血和胸壁静脉曲张。胸部体表可见搏动性膨突及收缩期震颤，可闻及血管性杂音。如病变累及主动脉瓣，可有主动脉瓣关闭不全、左心功能不全的表现。

病因可分为动脉粥样硬化性、感染性、创伤性、先天性、大动脉炎性、梅毒性、马方综合征和白塞病等，以粥样硬化性主动脉瘤最常见。任何主动脉瘤均有进展、增大的自然过程，破裂是其最终后果。瘤体越大，张力越大，破裂可能越大。主动脉瘤倍增时间缩短或形状改变，是破裂前的重要变化。

（二）MRI 表现

（1）在 SE 序列，横轴面和冠状面 MRI 显示胸主动脉呈囊状或梭囊状扩张的低信号，以及动脉瘤内血栓、瘤壁增厚及瘤周出血。脂肪抑制 MRI 有助于区别脂肪组织与血肿或粥样硬化增厚。矢状面或斜矢状面可确定瘤体部位及累及范围。

（2）亮血与黑血序列 MRI 的优点是成像速度快，图像分辨率和对比度高，伪影少。

（3）对 CE MRA 原始图像重组，可形成 MIP 和 MPR 图像。MIP 类似于传统 X 线血管造影，可显示主动脉瘤形态、范围、动脉瘤与主要分支血管的关系。MPR 可多角度连续单层面显示主动脉瘤详细特征，包括瘤腔形态、瘤腔内血栓、瘤壁特征、瘤周出血或血肿、瘤周软组织结构，以及瘤腔与近端和远端主动脉及受累分支血管的关系（图 13-16）。

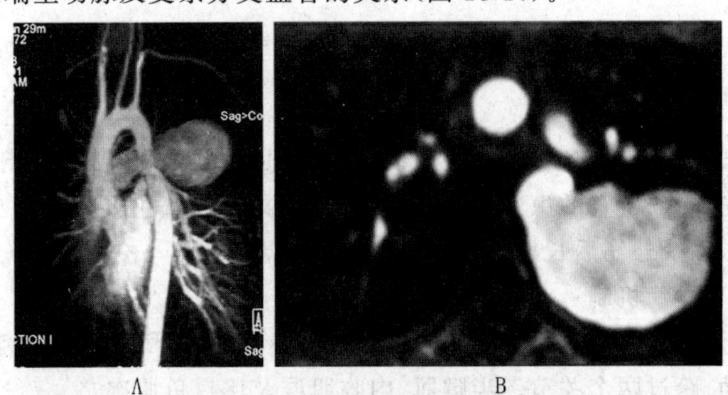

图 13-16　胸主动脉假性动脉瘤

CE MRA 后左前斜 MIP（A 图）及横轴面 MPR 重组图像（B 图），降主动脉后部可见巨大假性动脉瘤

（三）鉴别诊断

MRI 与多排螺旋 CT 同是显示胸主动脉瘤的无创性影像技术，诊断该病极为准确，不存在过多鉴别诊断问题。

（郭文文）

第十四章 骨与关节疾病的MRI诊断

第一节 软组织与骨关节外伤

一、软组织外伤

投身运动职业的人会出现各种各样的肌肉损伤，但是大部分病例具有自限性，加之磁共振检查的费用较高，接受 MRI 检查的患者并不多。因此，磁共振检查主要用于一些没有明确外伤史而触及肿块的患者，以及外伤后长期疼痛而不能缓解的患者。

(一)临床表现与发病机制

肌肉损伤好发于下肢。股直肌、股二头肌最常见，这主要是因为这些肌肉位置表浅、含二型纤维多、离心性活动、跨过两个关节。半腱肌、内收肌群及比目鱼肌次之。

肌肉损伤可由直接钝性损伤引起，也可由于应力过大所造成的间接损伤造成。根据损伤部位和损伤机制的不同，肌肉损伤可分为三类：肌肉挫伤、肌肉肌腱拉伤、肌腱附着部位撕脱。肌肉挫伤是直接损伤，一般由钝性物体损伤所致，通常出现在深部肌群的肌腹，症状比拉伤轻。肌肉肌腱拉伤是一种间接损伤，通常由应力过大所造成的间接损伤造成。损伤多出现在肌肉肌腱连接的邻近部位，而非正好在肌肉肌腱连接处。因为在肌肉肌腱连接处细胞膜的皱褶很多，增加了肌肉肌腱的接触面积，使其接触面的应力减小，而肌肉肌腱连接处附近和肌腱附着处最薄弱，成为拉伤最好发部位。肌肉拉伤与下列因素有关，如二型纤维所占的比例、跨多个关节、离心活动、形状等。

临床上将肌肉拉伤分为三度，一度是挫伤，二度是部分撕裂，三度是完全断裂。一度没有功能异常，二度轻度功能丧失，三度功能完全丧失。撕脱损伤通常由肌腱附着部位强有力的、失平衡的离心性收缩造成，临床症状主要是功能丧失和严重压痛。

(二)MRI 表现

在 MRI，肌肉损伤主要有两个方面的改变，即信号强度和肌肉形态。损伤的程度不同，MR 信号与形态改变也不一样。

1.一度损伤

只有少量的纤维断裂。在肌束间和周围筋膜内可出现水肿和少量出血。在 T_1WI，MR 信号改变不明显，或只显示小片状高信号，代表亚急性出血；在 T_2WI 或压脂 T_2WI，可见水肿的稍高信号，外观呈沿肌肉纹理走行的羽毛状，但形态改变不明显，可能由于水肿肌肉较对侧饱满，只有通过双侧对比才能发现。

2.二度损伤

肌纤维部分断裂。其信号改变可类似一度损伤，但在肌纤维断裂处常出现血肿，局部呈长 T_1、长 T_2 信号，其内可见小片状短 T_1 信号。由于水肿、出血，肌肉形态可以膨大，有时在纤维断裂处形成血肿。

3.三度损伤

肌纤维完全断裂。断裂处组织被出血和液体代替，T_2WI 呈高信号。断端回缩，肌肉空虚。断端两侧肌肉体积膨大，类似肿块。

在亚急性和陈旧性肌肉损伤，瘢痕形成时，于 T_1WI 和 T_2WI 均可见低信号。同时，肌纤维萎缩，肌肉体积减小，脂肪填充。

肌肉内出血或血肿信号可随出血时间不同而改变。在急性期，T_1WI 呈等信号，T_2WI 呈低信号；在亚急性期，T_1WI 呈高信号，T_2WI 呈高信号，信号不均匀；在慢性期，血肿周边出现含铁血黄素，T_2WI 呈低信号。

（三）鉴别诊断

1.软组织肿瘤

对无明确外伤史而触及肿物的患者，MRI 显示血肿影像时，首先应排除肿瘤。鉴别要点如下：①信号特点，均匀一致的短 T_1、长 T_2 信号常提示血肿，而肿瘤一般为长 T_1、长 T_2 信号，肿瘤内部出血时，信号多不均匀；②病变周围是否出现羽毛状水肿信号，血肿周围往往出现，且范围大，肿瘤很少出现，除非很大的恶性肿瘤；③增强扫描时，一般血肿由于周边机化，形成假包膜，可在周边出现薄的环状强化，而肿瘤呈均匀或不均匀强化，即使出现边缘强化，厚薄常不均匀；④MRI随访，血肿变小，肿瘤增大或不变。

2.软组织炎症

肌肉损伤的患者，在 MRI 有时仅见肌肉内羽毛状水肿表现，需与软组织的炎症鉴别。鉴别主要根据临床症状，炎症患者往往有红肿热痛及白细胞增高，而且病变肌肉内可能存在小脓肿。

二、半月板撕裂

MRI 是无创伤性检查，目前已广泛用于诊断膝关节半月板撕裂和退变，成为半月板损伤的首选检查方法。

（一）临床表现与病理特征

半月板损伤的常见临床症状为膝关节疼痛。有时表现为绞锁，这一临床症状常为桶柄状撕裂所致。半月板损伤后，边缘出现纤维蛋白凝块，形成半月板边缘毛细血管丛再生的支架。瘢痕组织转变为类似半月板组织的纤维软骨需要数月或数年。新形成的纤维软骨和成熟的纤维软骨的区别在于是否有细胞增加和血管增加。半月板内的软骨细胞也有愈合反应的能力，甚至在没有血管的区域。

(二)MRI 表现

1.信号异常

正常半月板在所有 MR 序列都呈低信号。在比较年轻的患者中,有时显示半月板内中等信号影,这可能与此年龄段半月板内血管较多有关。随着年龄的增长,在短 TE 序列上半月板内可出现中等信号影,这与半月板内的黏液变性有关,但这种中等信号局限于半月板内。如果中等信号或高信号延伸到关节面就不再是单纯的退变,而是合并半月板撕裂。T_2WI 显示游离的液体延伸到半月板撕裂处,是半月板新鲜撕裂的可靠证据。

2.形态异常

半月板撕裂常见其形态异常,如半月板边缘不规则,在关节面处出现小缺损,或发现半月板碎片。如显示的半月板比正常半月板小,应全面寻找移位的半月板碎片。

3.半月板损伤分级

Stoller 根据不同程度半月板损伤的 MRI 表现(信号、形态及边缘改变),将半月板损伤分为Ⅰ～Ⅳ级。

Ⅰ级:半月板信号弥漫增高,信号模糊且界限不清;或半月板内出现较小的孤立高信号灶,未延伸至半月板各缘。半月板形态无变化,边缘光整,与关节软骨界限锐利。组织学上,此型表现与早期黏液样变性有关。这些病变虽无症状,但已代表半月板对机械应力和负重的反应,导致黏多糖产物增多。

Ⅱ级:半月板内异常高信号影(通常为水平线样),未到达关节面。组织学改变为广泛的条带状黏液样变。大多数学者认为Ⅱ级是Ⅰ级病变的进展。

Ⅲ级:半月板内异常高信号灶(通常为斜形,不规则线样)延伸至半月板关节面缘或游离缘。此级损伤可得到关节镜检查证实。

Ⅳ级:在Ⅲ级的基础上,半月板变形更为明显。

4.半月板损伤分型

一般分为三型,即垂直、斜行和水平撕裂。

(1)垂直撕裂:高信号的方向与胫骨平台垂直,通常由创伤引起。垂直撕裂又可分为放射状撕裂(与半月板长轴垂直)和纵行撕裂(与半月板长轴平行)。

(2)斜行撕裂:高信号的方向与胫骨平台成一定的角度,是最常见的撕裂方式。

(3)水平撕裂:高信号的方向与胫骨平台平行,内缘达关节囊,通常继发于退变。

5.几种特殊半月板损伤的 MRI 表现

(1)放射状撕裂:放射状撕裂沿与半月板长轴垂直的方向延伸,病变范围可是沿半月板游离缘的小损伤,也可是累及整个半月板的大撕裂。在矢状或冠状面 MRI,仅累及半月板游离缘的小放射状撕裂表现为领结状半月板最内面小的局限性缺损。在显示大的放射状撕裂时,应根据损伤部位不同,选择不同的 MR 成像平面。放射状撕裂好发于半月板的内 1/3,且以外侧半月板更多见。外侧半月板后角的撕裂可伴有前交叉韧带的损伤。

(2)纵向撕裂:纵向撕裂沿与半月板长轴的方向延伸,在半月板内可出现沿半月板长轴分布的线状异常信号。单纯的纵向撕裂,撕裂处到关节囊的距离在每个层面上相等。如果撕裂的范围非常大,内面的部分可能移位到髁间窝,形成所谓的桶柄状撕裂。这种类型的撕裂主要累及内侧半月板,如未能发现移位于髁间窝的半月板部分,可能出现漏诊。在矢状面 MRI 可见领结状结构减少和双后交叉韧带征,在冠状面 MRI 可见半月板体部截断,并直接看到移位于髁间窝的

半月板部分。

(3)斜行撕裂：是一种既有放射状，又有纵向撕裂的撕裂形式，斜行经过半月板。典型者形成一个不稳定的皮瓣。

(4)水平撕裂：水平撕裂沿与胫骨平台平行的方向延伸，在半月板的上面或下面将半月板分离，又称水平劈开撕裂。这是合并半月板囊肿时最常见的一种撕裂方式。由于撕裂处的活瓣效应，撕裂处出现液体潴留，所形成的半月板囊肿，包括半月板内囊肿和半月板关节囊交界处囊肿。如发现半月板关节囊交界处的囊肿，应仔细观察半月板是否有潜在的撕裂。如果不修复潜在的撕裂，单纯切除囊肿后容易复发。

(5)复杂撕裂：同时存在以上两种或两种以上形态的撕裂。征象包括：①移位撕裂，如上述桶柄状撕裂。②翻转移位，如在其他部位发现多余的半月板组织，很可能是移位的半月板碎片；半月板的一部分损伤后，就会形成一个皮瓣，通过一个窄蒂与完整的半月板前角或后角相连，从而导致"翻转移位"，又称双前角或后角征；这种类型的撕裂常累及外侧半月板。③水平撕裂后，一部分半月板可能沿关节边缘突入滑膜囊内，最重要的是在 MRI 找到移位的碎片，因为关节镜检查很容易漏掉此型撕裂。④当一部分半月板没有显示时，除了寻找前述的移位性撕裂外，还应逐一观察膝关节的任何一个凹陷，包括髌上囊，寻找那些远处移位的游离碎片。⑤边缘撕裂指撕裂发生在半月板的外 1/3，此部位半月板富血供，此类型撕裂经保守或手术治疗后可以治愈；如撕裂发生在内侧白区，需要清除或切除。

(三)鉴别诊断

误判原因多与解剖变异及由血流、运动和软件问题产生的伪影有关。这些因素包括板股韧带、板板韧带、膝横韧带、肌腱、魔角效应、动脉搏动效应、患者移位、钙磷沉积病、关节腔内含铁血黄素沉着、关节真空等。

三、盘状半月板

盘状半月板(discoid meniscus，DM)是一种发育异常。由于在膝关节运动时，盘状半月板容易损伤，故在本节对其论述。

(一)临床表现

盘状半月板体积增大，似半月形。常双侧同时出现，但在外侧半月板最常见。外侧盘状半月板的发生率为 1.4%～15.5%，内侧盘状半月板的发生率约 0.3%。临床上，盘状半月板常无症状，或偶有关节疼痛，这与半月板变性及撕裂有关。

(二)MRI 表现

1.盘状半月板的诊断标准

正常半月板的横径为 10～11 mm。在矢状面 MRI，层厚 4～5 mm时，只有两个层面可显示连续的半月板。盘状半月板的横径增加。如果超过两层仍可看到连续的半月板，而没有出现前角、后角的领结样形态，即可诊断盘状半月板。冠状面 MRI 显示半月板延伸至关节内的真正范围，更有诊断意义。

2.盘状半月板的分型

盘状半月板分为六型。Ⅰ型盘状半月板，半月板上下缘平行，呈厚板状；Ⅱ型，呈中心部分较厚的厚板状；Ⅲ型，盘状半月板比正常半月板大；Ⅳ型，半月板不对称，其前角比后角更深入关节；Ⅴ型，半月板界于正常和盘状之间；Ⅵ型，上述任一型合并半月板撕裂。

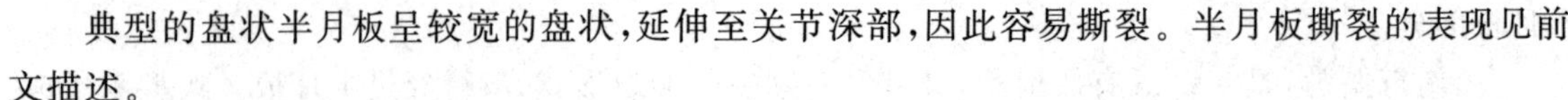

典型的盘状半月板呈较宽的盘状，延伸至关节深部，因此容易撕裂。半月板撕裂的表现见前文描述。

(三)鉴别诊断

1.膝关节真空现象

不应将真空现象导致的低信号影误认为盘状半月板。最好的鉴别方法是，观察X线平片，明确是否有气体密度影。

2.半月板桶柄状撕裂

桶柄状撕裂后，半月板内移。在冠状面MRI，髁间窝处可见移位的半月板，勿误认为盘状半月板。鉴别要点是，冠状面MRI显示半月板断裂，断裂处被水的信号替代。矢状面MRI也有助于鉴别诊断。

四、前交叉韧带损伤

前交叉韧带损伤在膝关节的韧带损伤中最常见。

(一)临床表现和损伤机制

ACL损伤的临床诊断通常根据患者的病史、体检或MRI所见。关节镜检查是诊断ACL损伤的金标准。体检时，前抽屉试验及侧移试验可出现阳性，但ACL部分撕裂者体检很难发现。损伤机制：可由多种损伤引起，常常发生于膝关节强力外翻和外旋时。膝关节过伸后外旋、伸展内旋和胫骨前移也可造成ACL损伤。

(二)MRI表现

1.原发征象

急性完全撕裂表现为韧带连续性中断，T_2WI显示信号增高，韧带呈水平状或扁平状走行，或韧带完全消失伴关节腔积液，或韧带呈波浪状。急性不全撕裂时，韧带增宽，在T_2WI信号增高。慢性撕裂在MRI表现为信号正常或呈中等信号，典型病变常伴有韧带松弛和韧带增厚，也可表现为韧带萎缩和瘢痕形成。

2.继发征象

不完全撕裂的诊断较困难，继发征象可能有助于诊断。

(1)后交叉韧带成角：PCL夹角$<105°$时提示ACL损伤。表现为后交叉韧带走行异常，上部呈锐角，形似问号。

(2)胫骨前移：胫骨前移>7 mm时提示ACL损伤。测量一般在股骨外侧髁的正中矢状面上进行。

(3)半月板裸露：又称半月板未覆盖征，即通过胫骨皮质后缘的垂直线与外侧半月板相交。

(4)骨挫伤：尤其是发生于股骨外侧髁和胫骨平台的损伤，可合并ACL损伤。

(5)深巢征：即股骨外侧髁髌骨沟的深度增加，超过1.5 mm。

其他继发征象包括关节积液、Segond骨折、MCL撕裂、半月板撕裂等。

(三)鉴别诊断

1.ACL黏液样变性

MRI显示ACL弥漫性增粗，但无液体样高信号，仍能看到ACL完整的线状纤维束样结构，表现为条纹状芹菜杆样外观。本病易与ACL的间质性撕裂混淆，鉴别主要靠病史、体检时Lachman阴性及没有ACL撕裂的继发征象。

2.ACL 腱鞘囊肿

表现为边界清晰的梭形囊样结构，位于 ACL 内或外。当囊肿较小时，容易误诊为 ACL 部分撕裂。

五、后交叉韧带撕裂

后交叉韧带撕裂占膝关节损伤的 3%～20%。因未能对很多急性损伤作出诊断，实际发生率可能更高。半数以上的 PCL 损伤出现在交通事故中，其他则为运动相关的损伤。单纯性 PCL 损伤少见，多合并其他损伤。合并 ACL 损伤最常见，其次是 MCL、内侧半月板、关节囊后部和 LCL。

(一)临床表现和损伤机制

疼痛是最常见的临床症状，可以是弥漫的，或出现在胫骨或股骨的撕脱骨折部位。可有肿胀和关节积液。患者无法站立提示严重的外伤。有些患者发生单独 PCL 撕裂时，仍可继续活动。体检时，后抽屉试验可呈阳性。

膝关节过屈并受到高速度力的作用，是引起 PCL 撕裂最常见的原因。这种情况常见于摩托车交通事故和足球运动员，导致胫骨相对股骨向后移位。膝关节过伸时，关节囊后部撕裂，可以引起 PCL 撕裂，常伴 ACL 撕裂。外翻或外旋应力也是 PCL 撕裂的常见原因，常伴 MCL 和 ACL 撕裂。膝关节过屈内旋、足过屈或跖屈时，也可引起 PCL 撕裂。有时，ACL 前外侧束受到应力作用撕裂，而后内侧束仍然完整。

PCL 损伤的分类和分级：PCL 损伤分为单纯性损伤和复合伤。单纯性损伤又分为部分撕裂和完全撕裂。根据胫骨后移位的程度，可将 PCL 损伤分为三级：Ⅰ级，胫骨后移 1～5 mm；Ⅱ级，胫骨后移5～10 mm；Ⅲ级，胫骨后移＞10 mm。

(二)MRI 表现

1.PCL 韧带内撕裂

韧带内撕裂是间质撕裂，局限于韧带内。由于出血、水肿，在 T_2WI 可见信号增高，但异常信号局限于韧带内，导致韧带信号不均匀。这种损伤可累及韧带全长，导致韧带弥漫性增粗，其外形仍存在。

2.部分撕裂

韧带内偏心性信号增高。在高信号至韧带某一边的断裂之间，仍存在一些正常的韧带纤维。在残存的正常韧带纤维周围，可出现环状出血和水肿，称为晕征。

3.完全撕裂

韧带连续性中断，断端回缩迂曲。断端出现水肿和出血，边缘模糊。

4.PCL 撕脱损伤

撕脱骨折常常累及胫骨附着处。多伴随骨折碎片，PCL 从附着处回缩。骨折部位常出现骨髓水肿。韧带结构实际上正常。相关的表现包括：过度伸直时损伤出现胫骨平台和邻近的股骨髁挫伤；过度屈曲时损伤出现胫骨近端的挫伤。

5.慢性撕裂

撕裂的 PCL 在 T_2WI 呈中等信号，韧带走行迂曲，外形不规则，屈曲时韧带不能拉近。韧带连续性未见中断，但是被纤维瘢痕所代替。纤维瘢痕与韧带在 MRI 均呈低信号。PCL 虽然在解剖上完整，但功能受损。

(三)鉴别诊断

1.嗜酸样变性(eosinophilicdegeneration,EG)

EG类似于韧带内撕裂,在T_1WI可见韧带内局限性信号增加,在T_2WI信号减低,韧带的外形和轮廓正常。常见于老年人,无明确外伤史。

2.魔角效应

在短TE的MR图像,PCL上部信号增加,类似于撕裂。形成机制主要是韧带的解剖结构与主磁场方向的角度成55°,可以通过延长TE而消除。

3.腱鞘囊肿

附着于PCL的腱鞘囊肿需与PCL损伤鉴别。囊肿为边界清晰的水样信号,PCL完整。

(四)半月板桶柄状撕裂

桶柄状撕裂形成的“双后交叉韧带征”需与PCL损伤鉴别。PCL走行正常,可见半月板撕裂的征象。

六、侧副韧带损伤

内、外侧副韧带(MCL、LCL)是韧带、深筋膜和肌腱附着处组成的复杂结构。因此,损伤可以是单纯内、外侧副韧带损伤,也可以合并其他多个结构损伤。另外,损伤可以是挫伤、部分撕裂或完全撕裂。MCL损伤很少单独出现,往往合并其他软组织损伤,如ACL和内侧半月板。完全MCL撕裂一般见于严重的膝关节外伤,通常伴有ACL撕裂,也可伴有半月板关节囊分离和骨挫伤。

(一)临床表现和损伤机制

MCL撕裂常为膝关节外侧受到直接暴力后发生,如果是间接损伤机制的话,临床医师应该怀疑伴有交叉韧带损伤。MCL撕裂可根据体检而分类:1级,膝关节没有松弛,仅有MCL部位的压痛;2级,外翻应力时有些松弛,但有明确的终点;3级,松弛明显增加,没有明确的终点。

单纯性LCL损伤一般不会听到爆裂声,过伸外翻应力是LCL损伤最常见的机制,过伸内旋也是其常见的损伤机制。患者出现膝关节不稳,处于过伸状态,后外侧疼痛。LCL是关节囊外的结构,因此单纯LCL损伤只有轻度肿胀,没有关节积液。与MCL比较,外侧副韧带损伤的机会较少。

(二)MRI表现

(1)MCL急性撕裂的MRI表现:根据损伤程度不同可有如下改变:1级,韧带厚度正常,连续性未见中断,周围可见不同程度的中等T_1、长T_2信号,提示水肿,韧带与附着处骨皮质仍紧密结合;2级,韧带增厚,纤维部分断裂,周围可见中等T_1、长T_2信号,提示水肿或出血;3级,韧带完全断裂,相应部位周围可见出血和水肿信号。

(2)慢性MCL撕裂时MRI显示韧带增厚,在T_1WI和T_2WI均呈低信号。有时,MCL骨化,在其近端可见骨髓信号。

(3)LCL撕裂与MCL不同,其MRI表现很少根据撕裂的程度描述。LCL为关节囊外结构,不会出现关节积液,不会如MCL撕裂一样在其周围出现长T_2信号。与MCL撕裂相比,急性LCL撕裂一般表现为韧带连续性中断或腓骨头撕脱骨折,韧带松弛、迂曲,而无明显的韧带增厚。如前文所述,LCL撕裂很少单独出现,多伴有交叉韧带损伤。

(4)内、外侧副韧带损伤的继发征象包括关节间隙增宽、积液、半月板损伤、交叉韧带撕裂和骨挫伤。

(三)鉴别诊断

1.2 级和 3 级 MCL 撕裂

鉴别非常困难。临床上根据外翻松弛有无终点鉴别 2 级和 3 级撕裂非常有帮助,伴有 ACL 撕裂也提示 MCL 完全撕裂。

2.鹅足滑膜炎/撕脱骨折

横断面 MR 图像可以清晰显示鹅足和 MCL 解剖。

七、肩袖损伤

肩关节疼痛是患者常见的主诉,其原因众多。40 岁以上的患者中,主要原因为肩关节撞击综合征和肩袖撕裂。MRI 作为一种无创伤性检查方法,在诊断肩袖病变方面的重要性日益增加,有助于指导手术。

(一)临床表现与损伤机制

肩袖疼痛的两个主要原因是机械性原因和生物原因。前者如肩峰下肌腱的撞击作用,后者如滑膜炎。尽管肩袖有神经支配,肩峰下滑囊的末梢神经是肩袖的 20 倍。肩峰下撞击综合征的患者,肩峰下滑囊积液是引起患者疼痛的主要原因。肩关节撞击综合征是一个临床诊断,体格检查很难判断与之相关的肩袖损伤的情况。因此,MRI 检查非常重要。

绝大多数肩袖撕裂表现为慢性病程,少数伴有急性外伤。典型的临床表现为慢性肩关节疼痛,疼痛在肩关节前上外侧,上臂前屈或外展时疼痛加重。因夜间疼痛而影响睡眠是困扰肩袖病变患者的常见问题。体格检查可发现肌力减弱和摩擦音。Neer 和 Hawkins/Jobe 试验可以确定肩袖撞击综合征,肩峰下滑囊注射利多卡因试验可用于诊断肩袖撞击综合征。

肩袖损伤有 3 个主要机制:肩袖的外压作用、肌腱内部退变、肌肉失平衡。Neer 首次提出肩袖损伤的理论,即尖峰前部、喙肩韧带和肩锁关节外压所致,三者组成喙肩弓。通常将肩袖病变分为 3 期:Ⅰ期,肩袖特别是冈上肌腱水肿和出血,或表现为肌腱炎或炎性病变,好发于低于 25 岁的青年人;Ⅱ期,炎症进展,形成更多纤维组织,好发于 25～45 岁;Ⅲ期,肩袖撕裂,多发于 45 岁以上。Ⅰ期异常改变是可逆的,故在此阶段发现病变有重要临床意义。肩袖撕裂常发生于冈上肌腱距大结节 1 cm 处,这个危险区域无血管分布,是肌腱撕裂的最常见部位。

(二)MRI 表现

肩袖损伤程度不同,MRI 表现不同,分述如下:0 级,MRI 表现正常,呈均匀一致的低信号;1 级,肩袖形态正常,其内可见弥漫性或线状高信号;2 级,肩袖变薄或不规则,局部信号增高,部分撕裂时在肌腱中可见水样信号,但仅累及部分肌腱;3 级,异常信号增高累及肌腱全层,肌腱全层撕裂时液体进入肌腱裂隙中,伴有不同程度的肌腱回缩。

肌腱全层撕裂的慢性患者可合并肌肉脂性萎缩。可将部分撕裂分为关节面侧、滑囊面侧和肌腱内部分撕裂。肌腱内部分撕裂可以造成肩关节疼痛,但关节镜检查阴性。关节面侧部分撕裂比滑囊面侧部分撕裂更常见。MRI 诊断部分撕裂比全层撕裂的准确性低。部分撕裂在 MRI 可仅表现为中等信号。

(三)鉴别诊断

1.钙化性肌腱炎

肌腱增厚,常伴有局部信号减低,X 线平片检查有助于鉴别诊断。

2.肌腱退变

常见于老年人,在 T_2WI 信号增高,边界不清。所有的肩袖结构均出现与年龄相关的退变。随年龄增大,肩袖内可能出现小的裂隙,MRI 显示水样信号。这些裂隙如果延伸到肩袖的表面,可能被误诊为撕裂。

3.肌腱病

肌腱病是组织学检查可以发现的更小的肩袖退变。肌腱病这一术语有时也被用于年龄相关的肩袖退变,但建议将这一术语用于诊断更为年轻的有症状患者。

八、踝关节损伤

踝关节韧带损伤是临床工作中的常见问题之一。其中,外侧副韧带损伤最常见,它包含距腓前韧带、跟腓韧带及距腓后韧带 3 个组成部分。

(一)临床表现与病理特征

踝关节扭伤多为内翻内旋性损伤,通常导致距腓前韧带和/或跟腓韧带断裂。其中,单纯距腓前韧带断裂最多,距腓前韧带和跟腓韧带同时断裂次之,距腓后韧带受损则很少。踝部共有 13 条肌腱通过,除跟腱外,其他所有肌腱均有腱鞘包绕。

(二)MRI 表现

足和踝关节的韧带撕裂与其他部位的韧带损伤表现类似。根据损伤程度,MRI 表现可分为:1 级,撕裂表现为韧带轻度增粗,其内可见小片状高信号,并常出现皮下水肿;2 级,韧带部分撕裂,韧带增粗更为明显,信号强度的变化更为显著;3 级,撕裂为韧带完全断裂,断端分离,断端间出现高信号。这些改变在常规 MRI T_2WI 均可显示。

MRI 诊断距腓前韧带损伤比较容易,而显示跟腓韧带损伤则相对困难。原因可能是,在现有扫描方式下,距腓前韧带通常可以完整地显示在单层横断面图像上,从而容易判断其有无连续性中断。跟腓韧带则不同,不管是横断面还是冠状面图像,通常都不能在单层图像完整显示,仅可断续显示在连续的数个层面。这样,MRI 就不易判断跟腓韧带的连续性是否完好,诊断能力下降。为此,MRI 检查时应尽可能在单一层面显示所要观察的组织结构,合理摆放患者体位和选择成像平面,或选用 3D 成像技术显示踝部韧带的复杂解剖。例如,足跖屈 40°～50°的横断面,或俯卧位横断面可使跟腓韧带更容易在单层图像完整显示;MRI 薄层三维体积成像,尤其是各向同性高分辨率三维扫描,可以获得沿跟腓韧带走行的高质量图像,提高跟腓韧带损伤的诊断可靠性。

(三)鉴别诊断

1.部分容积效应

在判断复杂韧带解剖、韧带呈扇形附着或多头韧带所致的信号变化时,部分容积效应可造成假象。采用多层面、多方位或薄层 3D 成像有助于解决这一问题。

2.魔角效应

小腿部肌腱经内、外踝转至足底时,经常出现“魔角现象”。即在短 TE 图像肌腱信号增高,但在长 TE 图像肌腱信号正常。

(刘建超)

第二节　骨关节感染性疾病

一、骨髓炎

骨髓炎是指细菌性骨感染引起的非特异性炎症，它涉及骨膜、骨密质、骨松质及骨髓组织，“骨髓炎”只是一个沿用的名称。本病较多见于2～10岁儿童，多侵犯长骨，病菌多为金黄色葡萄球菌。近年来抗生素广泛应用，骨髓炎的发病率显著降低，急性骨髓炎也可完全治愈，转为慢性者少见。

（一）临床表现与病理特征

急性期常突然发病，高热、寒战，儿童可有烦躁不安、呕吐与惊厥。重者出现昏迷和感染性休克。早期患肢剧痛，肢体半屈畸形。局部皮温升高，有压痛，肿胀并不明显。数天后出现水肿，压痛更为明显。脓肿穿破骨膜后成为软组织深部脓肿，此时疼痛可减轻，但局部红肿压痛更为明显，触之有波动感。白细胞数增高。成人急性炎症表现可不明显，症状较轻，体温升高不明显，白细胞可仅轻度升高。慢性骨髓炎时，如骨内病灶相对稳定，则全身症状轻微。身体抵抗力低下时可再次急性发作。病变可迁延数年，甚至数十年。

大量的菌栓停留在长骨的干骺端，阻塞小血管，迅速发生骨坏死，并有充血、渗出与白细胞浸润。白细胞释放蛋白溶解酶破坏细菌、坏死骨组织与邻近骨髓组织。渗出物与破坏的碎屑形成小型脓肿并逐渐扩大，使容量不能扩大的骨髓腔内压力增高。其他血管亦受压迫而形成更多的坏死骨组织。脓肿不断扩大，并与邻近的脓肿融合成更大的脓肿。

腔内高压的脓液可以沿哈佛管蔓延至骨膜下间隙，将骨膜掀起，形成骨膜下脓肿。骨皮质外层1/3的血供来自骨膜，骨膜地掀起剥夺了外层骨皮质的血供而形成死骨。骨膜掀起后脓液沿筋膜间隙流注，形成深部脓肿。脓液穿破皮肤，排出体外形成窦道。脓肿也可穿破干骺端的骨皮质，形成骨膜下骨脓肿，再经过骨小管进入骨髓腔。脓液还可沿着骨髓腔蔓延，破坏骨髓组织、松质骨、内层2/3密质骨的血液供应。病变严重时，骨密质的内外面都浸泡在脓液中而失去血液供应，形成大片的死骨。因骨骺板具有屏障作用，脓液进入邻近关节少见。成人骺板已经融合，脓肿可以直接进入关节腔，形成化脓性关节炎。小儿股骨头骨骺位于关节囊内，该处骨髓炎可以直接穿破干骺端骨密质，进入关节。

失去血供的骨组织，将因缺血而坏死。而后，在其周围形成肉芽组织，死骨的边缘逐渐被吸收，使死骨与主骨完全脱离。在死骨形成过程中，病灶周围的骨膜因炎性充血和脓液的刺激，产生新骨，包围在骨干外层，形成骨性包壳。包壳上有数个小孔与皮肤的窦道相通。包壳内有死骨、脓液和炎性肉芽组织，往往引流不畅，成为骨性无效腔。死骨内可存留细菌，抗生素不能进入其内，妨碍病变痊愈。小片死骨可以被肉芽组织吸收，或为吞噬细胞清除，或经皮肤窦道排出。大块死骨难以吸收和排出，可长期存留体内，使窦道经久不愈合，病变进入慢性阶段。

（二）MRI表现

MRI显示骨髓炎和软组织感染的作用优于X线和CT检查，易于区分髓腔内的炎性浸润与正常黄骨髓，可以确定骨破坏前的早期感染。

1.急性骨髓炎

骨髓腔内多发类圆形或迂曲不规则的更长 T_1、长 T_2 信号,边缘尚清晰,代表病变内脓肿形成;脓肿周围骨髓腔内可见边界不清的大片状长 T_1、长 T_2 信号,压脂 T_2WI 呈高信号,代表脓肿周围骨髓腔的水肿;病变区可出现死骨,在所有 MRI 序列均表现为低信号,其周围可见环状长 T_1、长 T_2 信号包绕,代表死骨周围的反应性肉芽组织,死骨的显示 CT 优于 MRI;骨膜反应呈与骨皮质平行的细线状高信号,外缘为骨膜化骨的低信号线;周围软组织内可见广泛的长 T_1、长 T_2 信号,为软组织的水肿(图 14-1);有时骨膜下及软组织出现不规则长 T_1、长 T_2 信号,边界清晰,代表骨膜下或软组织脓肿形成;在增强检查时,炎性肉芽肿及脓肿壁可有强化,液化坏死区不强化,因此出现环状强化,壁厚薄均匀。

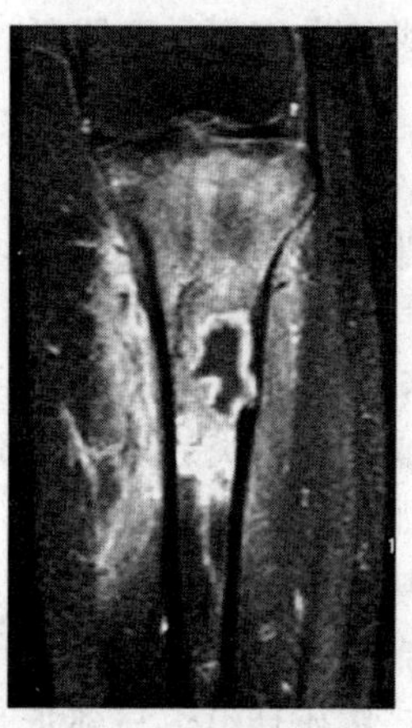

图 14-1 胫骨骨髓炎

脂肪抑制冠状面 T_2WI,胫骨中上段局限性骨质破坏,周围可见环状高信号,髓内大片水肿,周围肌肉组织明显肿胀

2.慢性化脓性骨髓炎

典型的影像学特点为骨质增生、骨质破坏及死骨形成,MRI 显示这些病变不如 CT。只有在 X 线和 CT 检查无法与恶性肿瘤鉴别诊断时,MRI 可以提供一定的信息。例如,当 MRI 检查没有发现软组织肿块,而显示病变周围不规则片状长 T_1、长 T_2 水肿信号,病变内部可见多发类圆形长 T_1、长 T_2 信号,边缘强化,提示脓肿可能,对慢性骨髓炎的诊断有一定的帮助。

(三)鉴别诊断

1.骨肉瘤

骨肉瘤的骨质破坏与骨硬化可孤立或混杂出现,而骨髓炎的增生硬化在破坏区的周围。骨肉瘤在破坏区和软组织肿块内有瘤骨出现,周围骨膜反应不成熟,软组织肿块边界较清,局限于骨质破坏周围,而骨髓炎软组织肿胀范围比较广。

2.尤因肉瘤

尤因肉瘤亦可见局限的软组织肿块,无明确的急性病史,无死骨及骨质增生。MRI 有助于区分软组织肿胀与软组织肿块。

二、化脓性关节炎

化脓性关节炎是化脓性细菌侵犯关节面引起的急性炎症。大多由金黄色葡萄球菌引起,其次为白色葡萄球菌、肺炎球菌和肠道杆菌。多见于儿童，好发于髋、膝关节。常见的感染途径有血行感染、邻近化脓性病灶直接蔓延、开放性关节损伤感染。

(一)临床表现与病理特征

急性期多突然发病，高热、寒战，儿童可有烦躁不安、呕吐与惊厥。病变关节迅速出现疼痛与功能障碍。局部红、肿、热、痛明显。关节常处于屈曲位。

早期为滑膜充血水肿，有白细胞浸润和浆液性渗出物；关节软骨没有破坏，如治疗及时，可不遗留任何功能障碍。病变继续发展，关节液内可见多量的纤维蛋白渗出，其附着于关节软骨上，阻碍软骨的代谢。白细胞释出大量的酶，可以协同对软骨基质进行破坏，使软骨发生断裂、崩溃与塌陷。病变进一步发展，侵犯关节软骨下骨质，关节周围亦有蜂窝织炎。病变修复后关节重度粘连，甚至发生骨性或纤维性强直，遗留严重关节功能障碍。

(二)MRI 表现

在出现病变后 1～2 周，X 线没有显示骨质改变之前，MRI 就可显示骨髓的水肿，关节间隙均匀一致性变窄。关节腔内长 T_1、长 T_2 信号，代表关节积液。在 T_1WI，积液信号比其他原因造成的关节积液的信号稍高，原因是关节积脓内含大分子蛋白物质。关节周围骨髓腔内及软组织内可见范围很广的长 T_1、长 T_2 信号，代表骨髓及软组织水肿。关节囊滑膜增厚，MRI 增强扫描时明显强化。

(三)鉴别诊断

1.关节结核

关节结核进展慢，病程长，破坏从关节边缘开始。如果不合并感染，一般无增生硬化。关节间隙一般为非均匀性狭窄，晚期可出现纤维强直，很少出现骨性强直。

2.类风湿关节炎

多发生于手足小关节，多关节对称受累，关节周围软组织梭形肿胀。关节面下及关节边缘处出现穿凿样骨质破坏，边缘硬化不明显。

三、骨与关节结核

骨与关节结核是一种慢性炎性疾病，绝大多数继发于体内其他部位的结核，尤其是肺结核。结核分枝杆菌多经血行到骨或关节，停留在血管丰富的骨松质和负重大、活动多的关节滑膜内。脊柱结核发病率最高，占一半以上，其次是四肢关节结核，其他部位结核很少见。本病好发于儿童和青少年。

(一)临床表现与病理特征

病变进程缓慢，临床症状较轻。全身症状有低热、盗汗、乏力、消瘦、食欲缺乏，血沉增加。早期的局部症状有疼痛、肿胀、功能障碍，无明显的发红、发热。后期可有冷脓肿形成，穿破后形成窦道，并继发化脓性感染。长期发病可导致发育障碍、骨与关节的畸形和严重的功能障碍。

骨与关节结核的最初病理变化是单纯性滑膜结核或骨结核，以后者多见。在发病最初阶段，关节软骨面完好。如果在早期阶段，结核病变被有效控制，则关节功能不受影响。如病变进一步发展，结核病灶便会破向关节腔，不同程度地损坏关节软骨，称为全关节结核。全关节结核必将后遗各种关节功能障碍。如全关节结核不能被控制，便会出现继发感染，甚至破溃产生瘘管或窦道，此时关节完全毁损。

(二)MRI 表现

1.长骨干骺端及骨干结核

MRI 主要显示结核性脓肿征象。脓肿周边可见薄层环状低信号,代表薄层硬化边或包膜;内层为等 T_1、稍长 T_2 的环状信号,增强扫描时有强化,代表脓肿肉芽组织壁;中心区信号根据病变的病理性质不同而不同,大部分呈长 T_1、长 T_2 信号,由于内部为干酪样坏死组织,其在 T_1WI 信号强度高于液体信号,在 T_2WI 信号往往不均匀,甚至出现低信号;周围骨髓腔内及软组织内可见长 T_1、长 T_2 信号,代表水肿;有时邻近关节的病变可导致关节积液。

2.脊柱结核

MRI 目前已被公认是诊断脊椎结核最有效的检查方法。病变椎体在 T_1WI 呈低信号,在 T_2WI 呈高信号。MRI 显示椎旁脓肿比较清楚,在 T_1WI 呈低信号,T_2WI 呈高信号。脓肿壁呈等 T_1、等 T_2 信号,增强扫描时内部脓液不强化,壁可强化(图 14-2)。

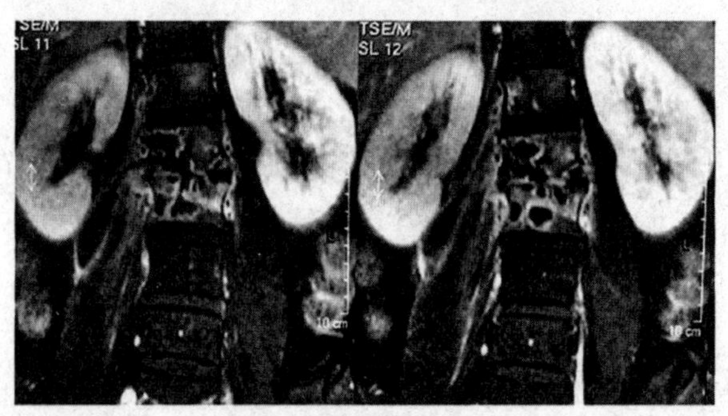

图 14-2 腰椎结核

脂肪抑制冠状面 T_1WI 增强扫描,椎体内多个低信号病灶,椎间隙破坏、狭窄,右侧腰大肌内可见较大结核性脓肿

(三)鉴别诊断

1.骨囊肿

好发于骨干干骺之中心,多为卵圆形透亮影,与骨干长轴一致,边缘清晰锐利,内无死骨。易并发病理骨折。无骨折时常无骨膜反应。CT 和 MRI 表现为典型的含液病变。

2.骨脓肿

硬化比较多,骨膜反应明显,发生于干骺端时极少累及骨骺,可形成窦道。

3.软骨母细胞瘤

骨骺为发病部位,可累及干骺端,但病变的主体在骨骺。可有软骨钙化,易与骨结核混淆,也可根据钙化的形态鉴别。病变呈等 T_1、混杂长 T_2 信号,增强扫描时病变呈实性强化。

4.脊柱感染

起病急,临床症状比较重,多为单个椎体受累,破坏进展快,骨修复明显。

5.脊柱转移瘤

转移瘤好发于椎弓根及椎体后部,椎间隙一般不变窄。可有软组织肿块,一般仅限于破坏椎体的水平,易向后突出压迫脊髓。MRI 增强扫描有助于鉴别软组织肿块与椎旁脓肿。

(刘建超)

第三节　骨　坏　死

骨坏死是指骨的活性成分(骨细胞、骨髓造血细胞及脂肪细胞)的病理死亡。在19世纪，骨坏死曾被误认为由感染引起。后来认识到骨坏死并非由细菌感染引起，故称无菌坏死；此后，人们认识到骨坏死与骨组织缺血有关，故改称无血管坏死，习惯称缺血坏死。根据其发生部位，通常把发生于骨端的坏死称为骨坏死，而发生于干骺端或骨干的坏死称为骨梗死。

一、临床表现与病理特征

病变发展比较缓慢，临床症状出现较晚。主要是关节疼痛肿胀、活动障碍、肌肉痉挛。最常见的发病部位是股骨头，好发于30～60岁的男性，可两侧同时或先后发病。患肢呈屈曲内收畸形，“4”字试验阳性。骨坏死最好发于股骨头，其次是股骨内外髁、胫骨平台、肱骨头、距骨、跟骨、舟骨。

骨自失去血供到坏死的时间不等，数天内可无变化，2～4周内骨细胞不会完全死亡。骨坏死的病理改变为骨陷窝空虚，骨细胞消失。骨细胞坏死后，新生和增生的血管结缔组织或纤维细胞、巨噬细胞向坏死组织伸展，逐渐将其清除。结缔组织中新生的成骨细胞附着在骨小梁表面。软骨发生皱缩和裂缝，偶尔出现斑块状坏死。滑膜增厚，关节腔积液。病变晚期，坏死区骨结构重建，发生关节退变。

二、MRI表现

(一)股骨头坏死

早期股骨头前上方出现异常信号，在T_1WI多为一条带状低信号(图14-3)，T_2WI多呈内、外伴行的高信号带和低信号带，称为双线征。偶尔出现三条高、低信号并行的带状异常信号，高信号居中，两边伴行低信号带，称为三线征。条带状信号影包绕的股骨头前上部可见5种信号变化：正常骨髓信号，出现率最高，多见于早期病变；短T_1、长T_2信号，罕见，出现于修复早期；长T_1、长T_2信号，见于修复中期；长T_1、短T_2信号，见于修复早期或晚期；混杂信号，以上信号混合出现，多见于病变中晚期。

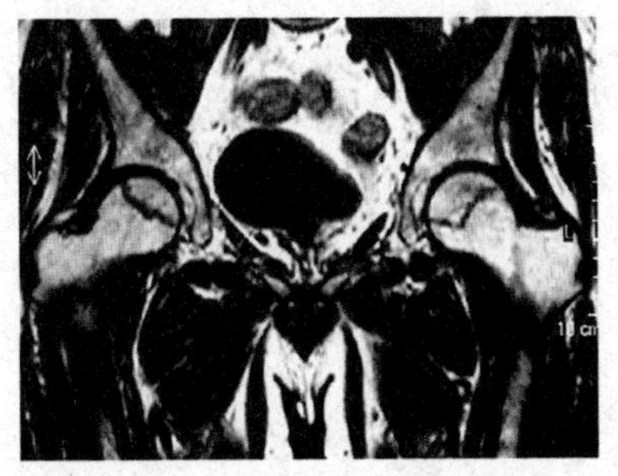

图14-3　股骨头坏死

双髋关节MRI，冠状面T_1WI显示双侧股骨头内线状低信号

(二)膝关节坏死

除病变部位和形状大小外，膝关节坏死 MRI 表现的信号特点与股骨头坏死相似。病变通常表现为膝关节面下大小不一的坏死区，线条样异常信号是反应带，常为三角形或楔形，在 T_1WI 呈低信号，而在反应带和关节面之间的坏死区仍表现为脂肪信号，即在 T_1WI 为高信号，在 T_2WI 呈现“双边征”，内侧为线状高信号，代表新生肉芽组织，外侧为低信号带，代表反应性新生骨。

(三)肱骨头坏死

MRI 表现与股骨头坏死类似。

(四)跟骨坏死

信号改变与其他部位的缺血坏死无区别。常发生于跟骨后部，对称性发病比较常见。

(五)距骨坏死

分期和影像学表现与股骨头坏死相似。好发于距骨外上方之关节面下。

三、鉴别诊断

(一)一过性骨质疏松

MRI 虽可出现长 T_1、长 T_2 信号，但随诊观察时可恢复正常，不出现典型的双线征。

(二)滑膜疝

多发生于股骨颈前部，内为液体信号。

(三)骨岛

多为孤立的圆形硬化区，CT 密度较高，边缘较光滑。

(刘建超)

第十五章　乳腺疾病的超声诊断

第一节　乳腺发育与发育异常

一、乳腺发育

(一)临床概述

乳腺自胎儿发生到老年退缩均受内分泌的影响,10 个初生婴儿中有 6 个会出现乳腺某种程度的生理活动,如乳头下肿胀、硬结,乳头内挤出乳汁样的分泌物等,一般出生后 3～4 天出现,1～3 周后消失,这是由于母体的激素进入婴儿体内所致。

女孩的乳房发育是女性第二性征发育的开始,也是青春期萌发的信号,是性变化开始到成熟的阶段,历时 2～5 年。在性激素作用下,女孩乳房开始发育,由于受遗传、环境、营养、体质等多方面因素影响,女孩青春期萌发的年龄,个体差异很大,一般情况下,8～14 岁出现乳房增大都是正常的。但经常食用含有激素的饮料和食品的女童,乳腺发育常常提早。一般在乳腺发育成熟时,尚有 1/3 的人无月经。月经的开始为性器官和乳腺成熟的标志。

女性乳腺开始发育时,整个乳腺、乳晕、乳头都相继增大,乳头和乳晕的色泽加深,1 年以后在乳头下可触及盘状物,少数可由单侧开始,易被误认为肿瘤。乳腺的发育呈均匀的圆锥形,一般乳头与乳晕的发育成比例,但乳晕的发育与乳腺的发育关系更为密切,此期整个乳腺的增大主要是纤维组织和皮下脂肪增多所致。部分女童可伴有乳腺疼痛,但随着年龄的增加,其疼痛可缓解。上述变化都是在雌激素影响下出现的,若雌激素刺激过强,就可引起乳腺的全面肥大或局部形成“纤维腺瘤”,因此,青春期也是乳腺纤维腺瘤的好发年龄段。

男性乳腺发育较晚于女性,部分男孩此期可见乳腺较前突出,乳头下可触及纽扣大小的硬结,有轻度疼痛,一般在 1 年或 1.5 年后逐渐消失,若继续发展,则属于一种病理性改变,称为“男性乳腺发育症”。

月经期与乳腺周期性变化的关系甚为密切;在雌激素和孕激素的作用下,腺体的形态和组织学结构呈周期性变化,这种周期性变化分为增生期、分泌期和月经期三个阶段。

增生期是指从月经7～8天的卵泡期至15～21天的黄体期，表现为乳腺导管延伸增长，管腔扩大，导管上皮细胞肥大增生，末梢导管分支增多，扩张构成新的小叶。导管周围组织水肿、淋巴细胞浸润、血管增多、组织充血。

分泌期是指月经22天至下次月经期前，表现为乳腺小叶内腺泡上皮肥大增生，有少许分泌物在导管及腺泡内存留，导管周围组织水肿，淋巴细胞浸润，临床上表现为乳腺较大、发胀、质韧、触之呈小结节状，有时伴轻度疼痛和压痛，甚至可有少量乳头溢液。

月经期是指行经开始至结束，月经来潮后，雌激素和孕激素水平迅速下降，乳腺导管末端和小叶明显复原退化，小导管和末梢导管萎缩。此期乳房胀痛等症状减轻或消失。也有的在增生后不再退化复原，形成"乳腺增生症"。

乳腺在妊娠期变化明显，妊娠第5～6周后，乳腺开始增大，在妊娠中期增大最明显，此时可见皮下静脉曲张，有时皮肤出现白纹，同时乳头增大，乳晕扩大，乳头和乳晕的色素沉着，此种色素日后常不能完全消退。乳晕部表皮增厚，在乳晕内有12～15个隆起，是乳晕腺的位置，它类似于皮脂腺，此时开始分泌皮脂为婴儿哺乳做准备。

乳腺各部分的改变并不一致，有的发育较快，有的发育较慢，有的甚至未见发育，但在妊娠期可得到充分发育。这种发育的不平衡使乳腺将来可能演变成为乳腺囊性病变，凡是乳腺大部分未获得充分发育者，在授乳期将有乳汁分泌不足现象。初乳可见于妊娠中期，但正式泌乳多在产后1～4天开始。产后到正式泌乳期间，乳腺明显胀硬，并伴有不同程度的胀痛。一旦哺乳开始，胀痛即消失，乳汁的分泌量与妊娠期间乳腺小叶发育的程度有关，即使同一个人，左右乳腺的分泌量也不尽相同。乳腺在断奶数月后大致恢复原状，唯常见残余性乳汁分泌，偶可持续数年；残余性乳汁分泌者容易引起继发感染。妊娠和哺乳可促使良性或恶性乳腺肿瘤加速发展，也可使囊性增生病消退。

绝经期乳腺开始全面萎缩，乳腺虽因脂肪沉积而外观仍显肥大，但腺体萎缩，纤维组织则显著增加。50岁以后乳管周围纤维组织越来越多、硬化，小乳管和血管闭塞，并时有钙化现象。

在乳腺的发育中，多产妇的乳腺发育广泛，而少产或未产妇的乳腺发育受限，且多异常发育；30岁以后尚未怀孕的妇女，由于周期中常有内分泌的不协调，其小叶的发育常变得不规则，多数腺体小叶增生，少数小叶保持退化复原状态。在30～40岁的妇女中，有1/3的病例可见乳腺发育异常，如囊性增生病。

(二)超声表现

初生婴儿出现乳腺某种程度的生理活跃时，超声表现为乳头后方少量腺体回声。

青春期乳腺超声改变：大多数双侧乳腺发育基本对称，青春期乳腺主要结构是腺体层，对于皮下脂肪菲薄的女性，乳腺悬韧带不易显示，中央区回声比外带腺体层回声相对较低，导管通常不显示。随着年龄增加，中央区弱回声范围逐渐减小。大多数青春期乳腺中央区表现为粗大的强弱相间回声，外带表现为相对细密的强弱相间回声。

性成熟期乳腺超声改变：随着月经周期体内激素水平的变化，乳腺组织形态和组织学结构发生周期性改变。通常已生育后的妇女腺体层回声逐渐增强，大多表现为强弱相间回声，各象限分布较均匀，随着年龄的增加，皮下脂肪组织逐渐增厚，腺体回声逐渐增强，腺体厚度逐渐减小。

妊娠期及哺乳期乳腺超声改变：由于腺泡和导管显著增生，腺体层明显增厚，哺乳期中央区可见扩张的乳腺导管，内径2～4 mm，管壁薄而光滑，管腔内为无回声，显示清楚；乳腺内血管增多、增粗，血流速度加快。终止哺乳后，发生退化性改变，腺体层较哺乳期变薄，回声增强或强弱相间。

绝经期乳腺超声改变：皮下脂肪层明显增厚，腺体萎缩变薄，回声致密、增高，腺体层与脂肪层间界限清晰。

(三)鉴别诊断及比较影像分析

因X线本身的生物效应，一般35岁以前妇女不建议行X线检查，青春期乳腺的常规检查常应用超声技术。通过长期的X线随访，其敏感性随乳腺密度不同而不同的观念正被人们逐渐认识，对致密型乳腺及紧贴胸壁的癌灶容易漏诊；而超声不受干扰，可进行多方位扫查的优点恰好弥补了钼靶X线的不足。超声对肿块发现率高，但难以检测<5 mm的病灶，对边缘微细结构的分辨率不如钼靶X线。对钙化型隐性乳腺癌，X线最占优势，在定性方面可以弥补超声的不足。因此，将二者有机结合，取长补短，可明显提高乳腺癌的检出率。

二、乳房过早发育

(一)临床概述

儿童的乳房肥大可分为真性性早熟性乳房肥大症及假性性早熟性乳房肥大症。前者是指乳房随性早熟而出现，除了乳房发育以外，有排卵、有月经，且身高迅速增长；真性性早熟性乳房肥大症可用孕激素来治疗，通过反馈作用抑制下丘脑腺垂体的促性腺功能。而后者则是卵巢功能性肿瘤不正常地分泌雌激素或外源性雌激素摄入过多引起的，除了乳房肥大外，亦可见外阴、阴道及子宫的发育，也可有子宫出血，但它并不是真正的月经，因其无周期性的卵泡成熟与排卵；此种情况必须寻找原因，对症治疗，如有卵巢肿瘤可视情况予以切除；如为服用含雌激素的药物引起，则于停药后会恢复正常。

单纯性乳房早发育可能先出现一侧，易引起家长重视，切忌活检，否则将损伤乳房大部分胚芽，甚至完全阻止该侧乳房发育。

(二)超声表现

真性及假性性早熟乳房发育表现为乳房区皮肤皮下脂肪薄，乳头后方探及盘状低回声区，中央厚，周围渐变薄，周边出现中高回声腺体层，由低回声的乳腺导管与高回声的乳腺小叶和间质组成(图15-1)；彩色多普勒通常无异常血流显示，部分病例乳头后方低回声区可见血流显示(图15-2)。

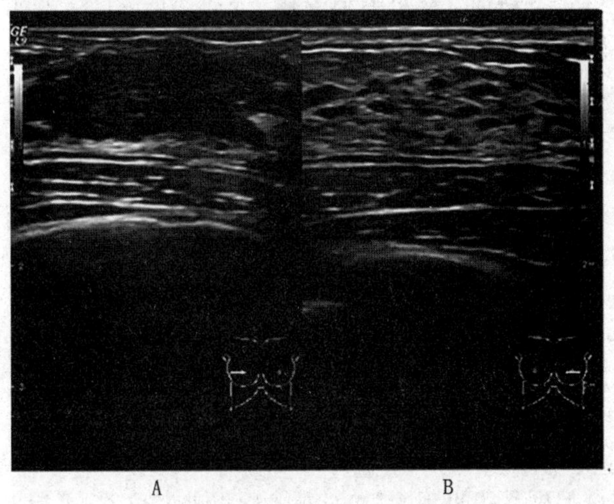

A　　B

图15-1　性早熟乳房超声表现

A.乳头后方探及盘状低回声区；B.出现中高回声腺体层，由低回声的乳腺导管与高回声的乳腺小叶和间质组成

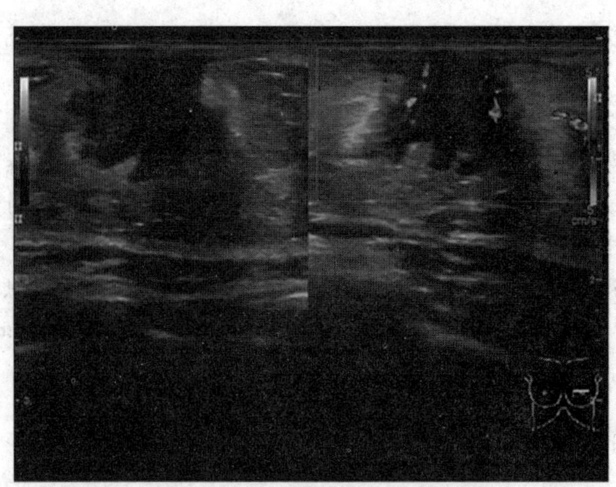

A　　　　　　　　　　B

图 15-2　性早熟乳房彩色多普勒

A.乳头后方探及盘状低回声区;B.腺体内可见彩色血流信号

(三)鉴别诊断及比较影像分析

临床上需与单纯性乳房早发育相鉴别,单纯性乳房早发育表现为:乳房区皮肤皮下脂肪菲薄,乳头后方呈盘状低回声区,周围未见明显腺体回声。

三、副乳腺

(一)临床概述

副乳腺也就是除正常乳房外而异常发育的乳腺组织,有的形成乳头、乳晕、乳腺组织俱全的多余乳房。副乳腺 95%发生于胸部,多见于腋前线;偶见于身、面、颈、背等部位。病因分两种,一是由家族遗传所致,二是由胚胎发育不良所致。乳腺增生与副乳腺的发生没有直接的关系,一般情况下是不需要治疗的,但要像正常乳房一样定期检查,如有异常及时就诊。

副乳腺的形态和结构分为完全型及不完全型两类。发育良好的副乳腺具有乳头、乳晕及腺体组织,称为完全型副乳腺;多数副乳腺发育不完整。Kajva 将副乳腺分为 6 种类型:①乳头、乳晕、乳腺组织俱全的多余乳房。②有乳头、乳晕但无腺体组织型副乳腺。③仅有腺体组织和乳晕。④仅有腺体组织和乳头。⑤仅有腺体组织,而无乳头、乳晕的副乳腺。⑥多乳头病,具有乳头的副乳腺临床容易诊断,无乳头的副乳腺常需借助影像学检查来诊断。

副乳腺在青春期前处于相对静止状态,随着月经的出现而逐渐增大,多数患者无症状,仅在查体时或偶尔发现,许多患者在妊娠期才首次出现症状;部分患者在雌、孕激素的作用下,月经来潮前有胀痛增大,月经过后胀痛感消失。哺乳期副乳腺也可以分泌乳汁,无乳头的副乳腺则主要表现为局部隆起和胀痛。副乳腺可根据分型的不同,采取不同的治疗方法。对乳头、乳晕型副乳腺,因无腺体组织,不存在继发疾病及癌变,平时不出现任何症状,不影响身体活动又不影响美观,可观察,不需治疗。腺体型副乳腺或完全型副乳腺,腋窝部出现随月经周期的胀痛,或局部肿块增大性质待查者,应考虑手术切除,以免继发病变及癌变。

(二)超声表现

腺体型副乳腺或完全型副乳腺表现为:在正常乳腺以外的位置,可检出与正常乳腺不相连的乳腺组织回声;副乳腺表现为皮下脂肪层内,呈长椭圆形或棱形,边界不整齐,无包膜,有乳腺组织回声(图 15-3)。

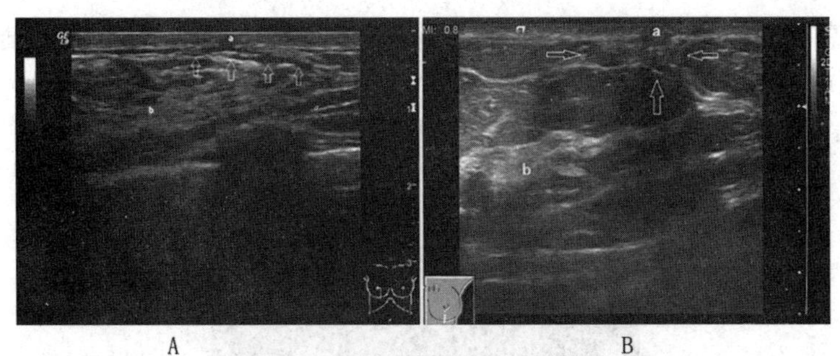

A　　B

图 15-3　副乳腺乳头回声及少许腺体回声

A 及 B 中：a.副乳腺乳头；b.乳腺腺体，箭头指示部分：副乳腺腺体回声。A.正常腺体组织较厚，正常腺体组织与副乳腺腺体相邻，仅见少许边界；B.副乳腺及乳腺腺体回声间见较多脂肪组织回声

(1)副乳腺与同期(月经期、妊娠期、哺乳期)的乳腺声像图表现是有差异的，副乳腺一般体积较小、位置表浅，因此只要在皮下脂肪层内找到与正常乳腺组织相似的回声，且位于乳嵴线上，则副乳腺的超声诊断成立(图 15-4)。

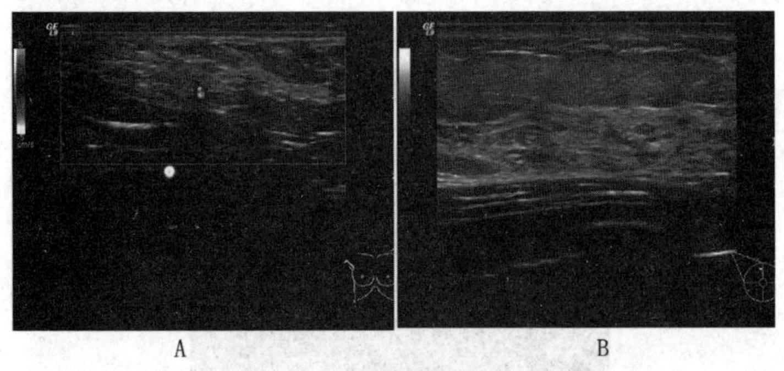

A　　B

图 15-4　副乳腺超声声像图

A 为副乳腺，呈稍高不均质回声，与患者乳腺组织回声相同(B)

(2)月经期：声像图见乳腺组织回声中相间有大小不等、形态不规则、边界不清的低回声区。

(3)妊娠期：声像图见乳腺组织回声偏低，其间见低回声区，大小不等，边界不清，形态多不规则，部分可呈椭圆形或棱形，无包膜，后方回声增强。

(4)哺乳期：单个椭圆形/棱形或葡萄状无回声区，边界清晰，有包膜，后壁回声增强，周边有范围不等的乳腺组织回声(图 15-5)。

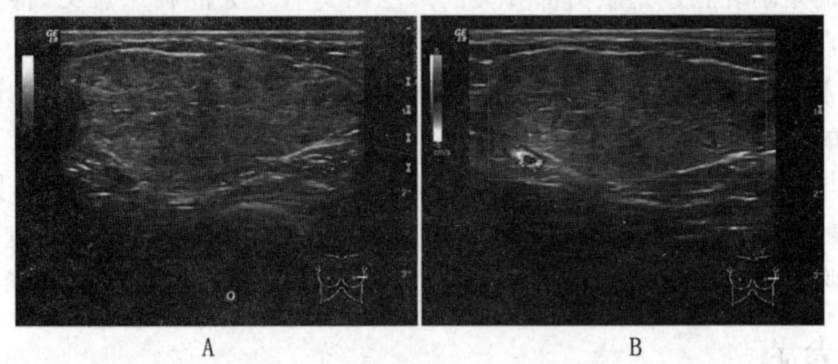

A　　B

图 15-5　哺乳期副乳腺声像图

哺乳期副乳腺回声明显减低(A)，CDFI 示副乳腺内可见彩色血流信号(B)

(5)绝经期:副乳腺组织与正常部位乳腺一样,皮下脂肪层明显增厚,腺体萎缩变薄,回声致密、增高(图 15-6)。

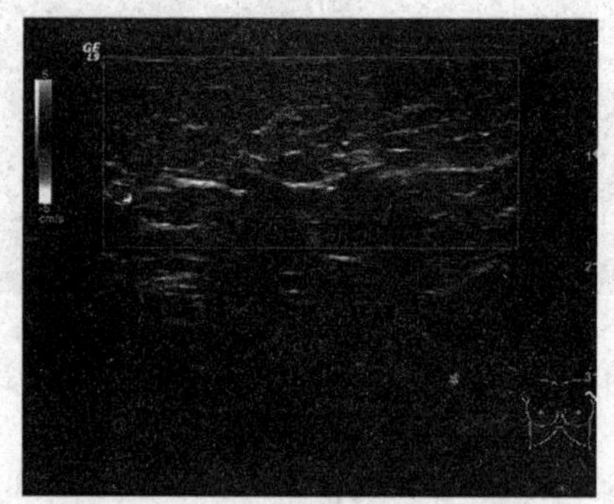

图 15-6　绝经期副乳腺声像图

绝经期副乳腺退化,仅见少许退化的乳腺组织回声

副乳腺与正常部位乳腺一样,可发生各种类型的乳腺良、恶性肿瘤,也可并发乳腺炎、乳腺脓肿等疾病(图 15-7)。

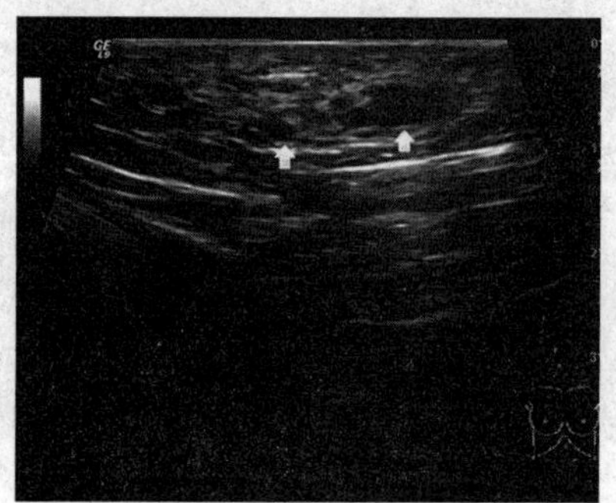

图 15-7　副乳腺内伴囊肿形成(箭头指示部分)

(三)鉴别诊断及比较影像分析

临床症状或超声检查不典型的副乳腺应与腋窝部的脂肪瘤、纤维瘤和肿大淋巴结等相鉴别。脂肪瘤呈椭圆形低回声区,边界清晰,有包膜,无乳腺组织回声。纤维瘤多数呈梭形,回声偏低、增粗,亦无乳腺组织回声。肿大的淋巴结为边界清晰、包膜完整的圆形或椭圆形低回声区,有时可见淋巴结门结构。且三者的声像图均不受内分泌的影响,无周期性变化,这些声像特征均有别于副乳腺。而判别是副乳腺还是腋窝部肿大的淋巴结具有很大的临床意义,特别是怀疑乳腺癌病例时尤为重要,可避免不恰当的手术治疗。

钼靶 X 线对腋部副乳腺具有一定特征性,对于腋下回声杂乱而难以分辨的副乳腺及辨别淋巴结都具有较好的诊断和鉴别诊断的作用。

副乳腺内为与正常位置乳腺相同的乳腺组织,可见由导管腺泡构成的乳腺小叶,也可发生腺体增生,甚至乳腺癌等病变。副乳腺发生的纤维腺瘤、囊肿、乳头状瘤、结构不良、乳腺癌等,其组织改变与正常乳腺病变组织学所见相同。

四、乳房肥大症

(一)临床概述

乳房的过度发育使乳房的体积过度增大,产生乳房肥大,俗称巨乳症。乳房肥大常在不同程

 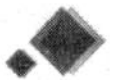

度上伴有乳房下垂；严重的乳房肥大及乳房下垂，其乳房下缘可超越脐孔，甚至到达耻骨的水平，造成形体臃肿，行动不便，肩部、背部酸痛，平卧时有胸部受压及窘迫感。炎热天气时，两侧乳房之间，以及乳房下皱襞区，常常处于浸湿状态，易生痱子、湿疹、皮炎之类的皮肤损害。乳房肥大分为三类：乳腺过度增生性乳房肥大、肥胖型乳房增大、青春型乳房肥大。不同类型治疗方法略有差别。

1.乳腺过度增生性乳房肥大

表现为乳腺组织过度增生，肥大的乳房坚实，乳腺小叶增生明显，常有压痛。在月经周期，常常有自发性疼痛，并伴有乳房下垂，较多发生在已婚育的妇女。严重的病例，由于乳房的赘生及持久的胀痛，给患者带来心理上及肉体上的折磨，她们会要求医师做乳房全切除，以解除其多年的心理上及肉体上的折磨。

2.肥胖型乳房肥大

表现为整个乳房匀称的肥大，在组织结构上，是以乳房中的脂肪匀称增生为主。这类乳房肥大的患者伴有全身性肥胖，肥大的乳房虽可能伴有不同程度的乳房下垂，但是较乳腺过度增生性乳房肥大为轻。

3.青春型乳房肥大

是一种青春发育期发现的乳房渐进性增大，并过度发育，乳腺组织增生、肥大，乳房表现为匀称性肥大，乳房下垂不明显，即超乎常人体积但形态较正常的乳房，这类患者有时有家族史。

(二)超声表现

乳腺过度增生性乳房肥大及青春型乳房肥大主要表现为腺体层的显著增厚，伴有或不伴有脂肪层的增厚(图 15-8)；肥胖型乳房肥大主要表现为脂肪层的显著增厚(图 15-9)。肥大乳房内腺体回声增生或异常，通常无占位性病变。

(三)鉴别诊断及比较影像分析

各种类型的乳房肥大需与乳腺多发性纤维腺瘤所引起的乳房肥大和乳房脂肪沉积所引起的乳房肥大相鉴别。

1.与乳腺多发性纤维腺瘤鉴别

乳腺多发性纤维腺瘤常可在乳房多处触及表面光滑、活动度大、质中偏硬、边缘清楚、与皮肤不黏的多发肿块。一般生长缓慢，乳房有时可略增大，但一般无明显过度增大。如妊娠期或短期内迅速增大，应考虑叶状囊肉瘤的可能，应及时手术。

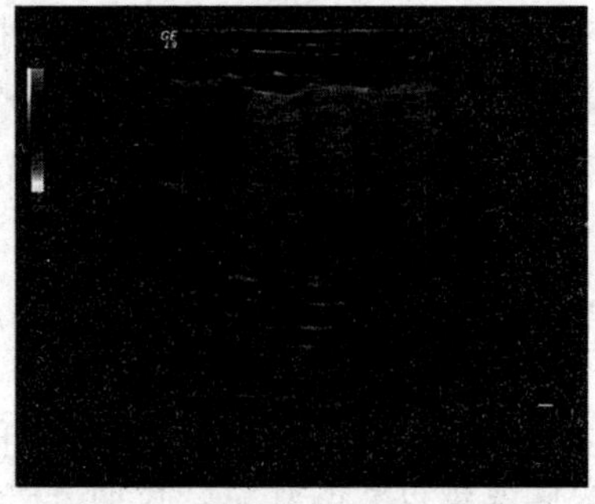

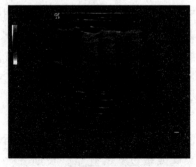

图 15-8 乳腺过度增生性乳房肥大

表现为腺体层的显著增厚

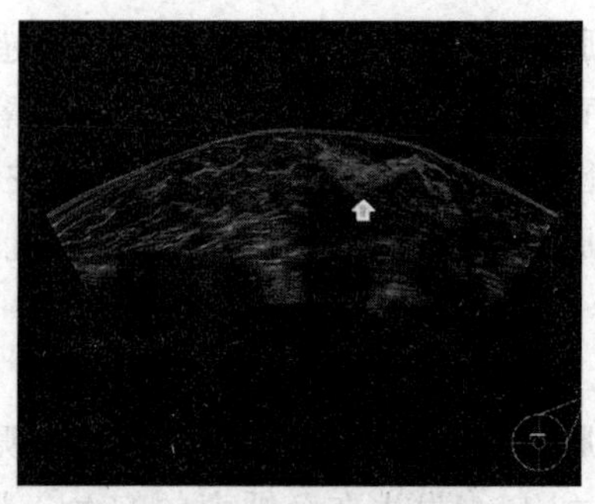

图 15-9　肥胖型乳房肥大

主要表现为脂肪层的显著增厚，超声显示脂肪层明显增厚，乳腺腺体仅为其中较少的部分

2.与乳房脂肪沉积鉴别

乳房脂肪沉积由垂体功能障碍引起，常伴髋部的脂肪沉积过多等病变，通过影像学检查能区别肥大的乳腺组织与过多的脂肪沉积。

钼靶 X 线及乳腺 MRI 对于乳房脂肪沉积具有显著的影像学特征，有助于鉴别诊断；而对于乳腺内多发性纤维腺瘤或其他肿瘤引起的乳腺肿大，MRI 可清晰显示肿瘤的大小及部位，有助于诊断和鉴别诊断。

五、乳房发育不全

（一）临床概述

乳房发育不全可以是先天的，也可以是获得性缺陷，可发生在单侧，也可发生在双侧。胚胎乳腺原基的部分或全部受压迫可导致乳腺发育不全或无乳腺发育。如果既有乳房发育不良，又有月经不正常，其原因主要是性腺发育不好，如先天性卵巢发育不良、先天性无卵巢等；这些女性的卵巢不能分泌激素，以致乳房组织不能充分发育而滞留在儿童阶段的乳房状态。如果乳房发育不良是由于慢性营养不良、慢性消耗性疾病引起的，就需要加强营养，治疗慢性病。如果发育不良是因过分消瘦、胸大肌发育不良等引起的，则需加强营养，增加体重，同时应注意加强体育锻炼，尤其是胸部肌肉的锻炼。当胸部肌肉发育良好时，乳房自然挺拔。乳房发育不良的表现有以下几方面。

1.乳房发育不对称

一般来说，两侧乳房应是对称性地发育，也就是说，两侧乳房的大小、形态、位置应大致相同。但也有不少女性两侧乳房发育并不十分对称，一侧稍大，一侧稍小；一侧稍高，一侧稍低。如果差异不大，一般属于生理性的。但是，某些疾病或生活方式亦可导致乳房发育不对称，如胸部外伤、烧伤、烫伤等可影响患侧的乳房发育。有的则是女孩在乳房发育期，因害羞而穿过紧的胸罩，以致乳房发育受限而不对称。此外，乳房内的肿瘤也可使患侧乳房增大而致两侧乳房不对称，此时，常可触及乳房内肿块，应引起注意，及时就医。

2.乳头内陷

少女的乳头内陷，多因发育受阻所致。有的少女发现自己渐渐隆起的乳房，觉得害羞，或因自己认为乳房过大等原因，采取束胸或戴过紧的乳罩。长期下去，乳头不仅不能向外凸出，反而凹了进去；这会给今后生活带来诸多不便。因此，乳头内陷的少女必须及早治疗。

3.乳房发育不良

乳房发育不良是一种先天性疾病；这类乳房较之常人明显缩小，胸部平坦似男性。主要为腺体组织缺少，皮肤仍光整而有弹性。

(二)超声表现

乳腺发育不全声像图表现为皮下脂肪和腺体菲薄(图 15-10)，胸肌较薄。乳头内陷，甚至无乳腺和乳头发育。

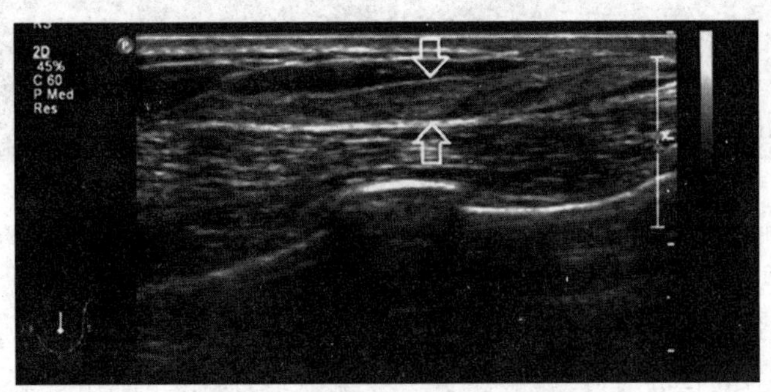

图 15-10　乳腺发育不全声像图

女，32 岁，乳腺发育不良，腺体层最大厚度仅约 4 mm(箭头指示部分)

乳腺发育不对称如果差异不大，一般无须处理。但乳房内的肿瘤引起的患侧乳房增大而致两侧乳房不对称时，应引起注意，及时就医。

(三)鉴别诊断及比较影像分析

乳头内陷可通过整形进行改善，但需与乳腺癌引起的乳头内陷鉴别。乳腺癌引起的乳头内陷纤维组织和脂肪组织不形成乳腺小叶及腺泡，其乳头及乳晕亦小，乳腺导管一般不超过乳晕范围。

六、男性乳腺发育

(一)临床概述

男性乳腺由于缺乏雌激素和孕激素的作用，始终停留在胎儿晚期状态，只有乳腺导管及其周围纤一致，但厚度和范围明显不同。

男性乳腺发育(gynecomastia，GYN)是指由于乳腺腺体和间质的共同增生引起的乳腺肥大。Rohrich 等报道 GYN 在男性群体的发生率为 32%～65%，造成患者躯体和心理异常。Daniels 和 Ismail 等报道 GYN 是男性乳腺最常见的病变，可发生于任何年龄。

男性乳腺发育可单侧或双侧发生，在乳晕下可见纽扣样结节性增大，大者似女性青春期乳腺。超声是首选的影像学检查。但本病必须与少见的男性乳腺癌相鉴别。

生理和病理的原因可造成男性乳腺发育，生理性原因是青春期或 50 岁以后内分泌失衡所造成的；在新生儿和青春期是短暂的，且通常是良性的。但发生在青春期前、青年和中年被认为是不正常的，需采用进一步的检查排除乳腺癌、其他新生物或其他病理性原因的可能，病理性原因包括慢性肝病、内分泌性肿瘤、药物(如抗高血压药、抗抑郁药、激素)等。

(二)超声表现

男性乳腺发育声像图特点为：男性乳腺发育时，乳腺局部腺组织增厚，表现为以乳头为中心呈扇形或略偏向一侧的肿块回声，行超声检查时局部加压可有轻压痛。声像图可分三型。

(1)Ⅰ型为回声增强型，呈梭形、扁平形或长椭圆形，内部回声与女性正常乳腺组织回声相似，与后方胸肌较低回声形成清晰界面(图 15-11)。

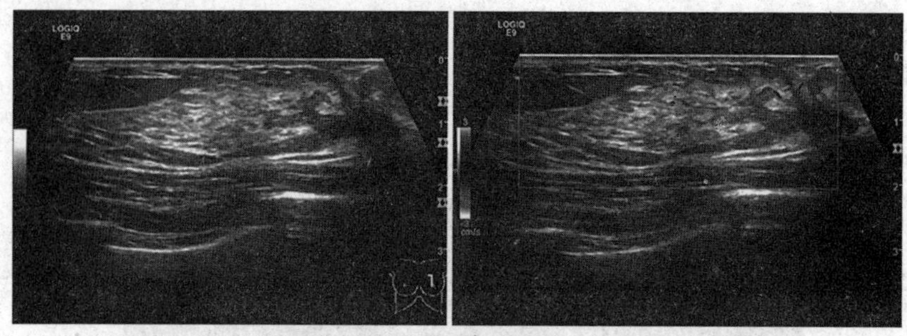

图 15-11　男性乳腺发育Ⅰ型

Ⅰ型为回声增强型，呈梭形、扁平形或长椭圆形，内部回声与女性正常乳腺组织回声相似，与后方胸肌较低回声形成清晰界面。彩色多普勒腺体内血流信号不明显

(2)Ⅱ型为低回声型，呈椭圆形或扁平形，低回声中间有细线状、带状回声或斑片状高回声，回声强弱不等、分布不均，呈网络状改变，边界不甚规则，类似于女性乳房小叶增生声像图改变，不均质低回声块无包膜。如伴有导管增生时可显示扩张的条状或管状低回声(图 15-12)。

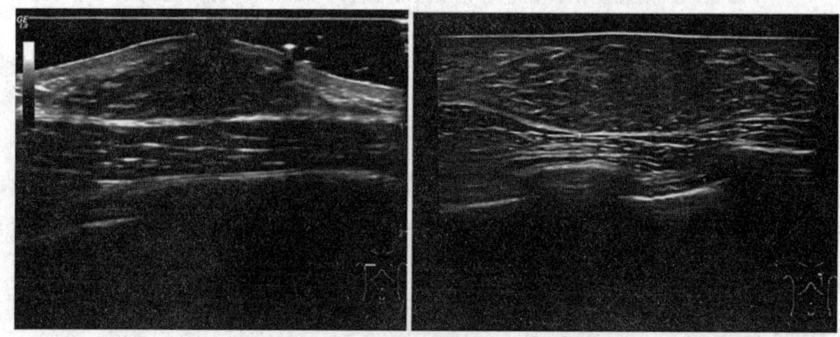

图 15-12　男性乳腺发育Ⅱ型

Ⅱ型为低回声型，呈椭圆形或扁平形，低回声中间有细线状、带状或斑片状高回声，使回声强弱不等、分布不均，呈网络状改变，边界不甚规则，类似于女性乳房小叶增生声像图改变

(3)Ⅲ型弥散高回声型，增大的乳腺呈弥漫的致密高回声，可呈扇状，伸向乳腺深部脂肪组织内(图 15-13)。本型多在使用雌性激素治疗的患者中见到。

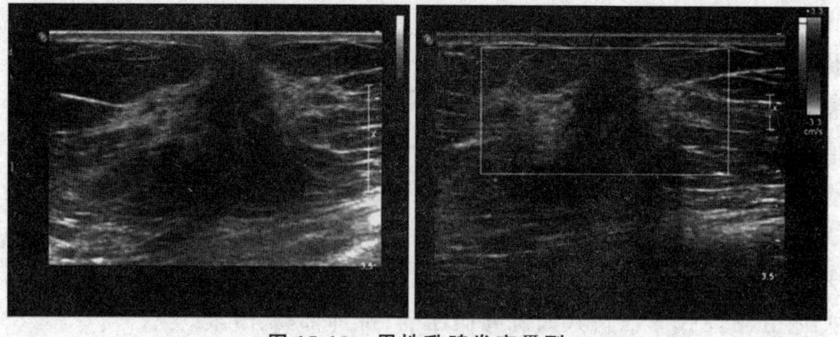

图 15-13　男性乳腺发育Ⅲ型

Ⅲ型弥散高回声型，增大的乳腺呈弥漫的致密高回声，呈扇状，伸向乳腺深部脂肪组织内，乳头后中央区呈低回声，其内血流信号不明显

(三)鉴别诊断及比较影像分析

超声检查可较直观地显示乳腺肿块部位、大小、形态及内部回声,但临床上应与乳房脂肪瘤、乳腺癌、乳房脓肿、假性男性乳腺发育症等相鉴别。

1.与男性乳腺癌相鉴别

男性乳腺癌好发于老年人,发病率占乳腺癌的0.1%,多为单发于偏乳头乳晕区的孤立结节,质地坚韧且边界不清,形状不规则,可与表层皮肤或胸肌筋膜粘连,或伴有乳头凹陷及同侧腋淋巴结转移,影像学表现为一小型肿块、边界清晰、多位于乳头偏心侧的三联征象,另尚可有与女性乳腺癌共有的征象。

2.与假性男性乳腺发育症相鉴别

假性男性乳腺发育症发生于肥胖老年男性,皮下脂肪丰满尤其是双侧乳房部位,触诊时显示组织柔软,境界不清,无明显肿物触及,X线片显示为脂肪组织,无乳腺组织。

(刘金平)

第二节　乳腺增生病

乳腺增生病是女性最常见的乳房疾病,在临床上约有50%妇女有乳腺增生的表现,多见于20～50岁的妇女;其基本病理表现为乳腺上皮和纤维组织增生,乳腺组织导管和乳腺小叶在结构上的退行性病变及进行性结缔组织生长的非炎症、非肿瘤性病变;其发病原因主要是内分泌激素失调。

由于乳腺增生病的组织形态复杂,所以其组织学分类方法也多种多样。如有学者依乳腺结构在数量和形态上的异常将其分为乳腺组织增生、乳腺腺病(又分为小叶增生期、纤维腺病期及纤维化期)、乳腺囊肿病三大类;也有的学者依乳腺增生的基本组织改变将其分为小叶增生、纤维化、炎性、囊肿、上皮增生、腺病6种类型。也正是由于其组织形态学上的复杂性,所以才造成了本病命名上的混乱,目前最多见的病理分类为乳腺小叶增生、乳腺囊性增生病、乳腺腺病等。

乳腺增生病按导管上皮增生的形态可将其分为四级。①Ⅰ级:不伴有导管上皮增生,此级发生率为70%;②Ⅱ级:伴有导管上皮增生,但上皮细胞不呈异型性,其发生率为20%;③Ⅲa级:伴有导管上皮增生,上皮细胞呈轻度异型性,发生率为5%;④Ⅲb级:伴有导管上皮增生,上皮细胞呈重度异型性,发生率为5%,此级恶变率最高,可能恶变率为75%～100%。

乳腺增生性病变除上述乳腺增生病外,还包括乳腺纤维硬化病和放射状瘢痕等。

一、乳腺囊性增生病

(一)临床概述

乳腺囊性增生病是乳腺增生病中的一种,又名乳腺结构不良症、纤维囊性乳腺病等;多发生于30～50岁的妇女,占乳腺专科门诊患者的50%～70%。发病原因与卵巢功能失调有关,主要是黄体素与雌激素比例失调,即黄体素分泌减少、雌激素相对增加,雌激素刺激了乳管上皮增生,促使导管形成囊肿。临床表现为乳腺内肿块,一侧或两侧乳腺,单发或多发,边界可清楚或不清楚,可有乳房疼痛,且与月经周期关系不密切,患者在忧虑、心情不畅时,肿块变大变硬,疼痛加重；月经来潮后或情绪好转后，肿块变软变小。乳腺可有黄绿色、棕色或淡血性乳头溢液。

该病是女性乳腺常见的一类非肿瘤、非炎症性疾病，包括了病因和临床经过均不相同的多种病变。病理改变除了有乳管上皮及腺泡上皮增生，乳腺中、小导管或末梢导管上皮不同程度的增生和乳腺导管管腔不同程度的扩张，还常伴发结缔组织改变的多种形态变化的综合病变。

囊性增生病与乳腺癌的关系尚不明确。流行病学研究提示囊性增生病患者以后发生乳腺癌的机会为正常人群的 2～4 倍。囊性增生病本身是否会恶变与其导管上皮增生程度有关。单纯性的囊性增生病很少有恶变，如果伴有上皮不典型增生，特别是重度者，则恶变的可能较大，属于癌前期病变。

(二)超声表现

囊性增生病的声像图特点具有多样性。

(1)腺体回声增强，结构紊乱，腺体内散在分布多个囊性肿块，可为圆形、椭圆形、长条形，内部回声可为无回声、中等回声、混合回声等，囊壁上可有乳头状突起(图 15-14、图 15-15)。囊壁上有乳头状突起的常被认为是癌前病变，应注意观察或取病理活检。

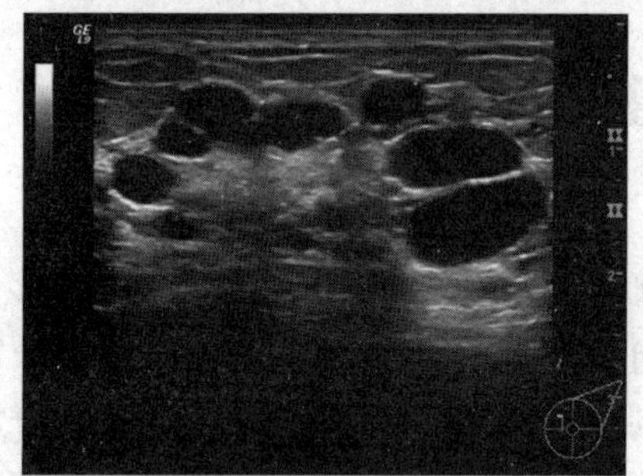

图 15-14　乳腺囊性增生病

腺体内多个囊肿，囊肿内呈无回声，后方回声增强

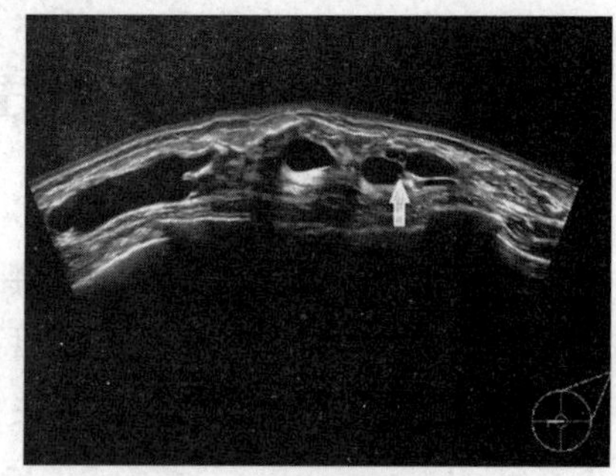

图 15-15　乳腺囊性增生病

腺体内囊肿内呈无回声，箭头指示部分囊壁可见点状突起

(2)多发性囊肿与实质性低回声小肿块并存，应与纤维腺病相鉴别。

(3)极少数囊性增生病表现为实质低回声肿块，边界不清，形态不规则(图 15-16)，甚至可见钙化点。上述表现应注意与乳腺癌鉴别，超声检查需注意肿块内有无血流及高阻频谱改变，观察腋窝有无肿大的淋巴结等；声像图上不能鉴别时建议病理活检。

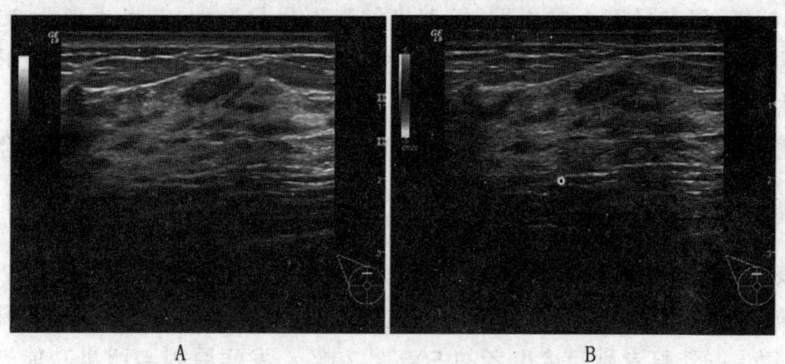

A　　B

图 15-16　乳腺囊性增生病

乳腺实质低回声结节，边界不清，形态不规则(A)；CDFI 示肿块内及其周边未见明显彩色血流信号(B)。病理：乳腺囊性增生病

(4)表现为实质低回声肿块的囊性增生病,85%的肿块内部无明显血流信号,少数肿块内可见少量血流信号,极少数肿块内可测得低速、高阻血流信号。

(5)本病常与其他乳腺疾病并发(图 15-17)。

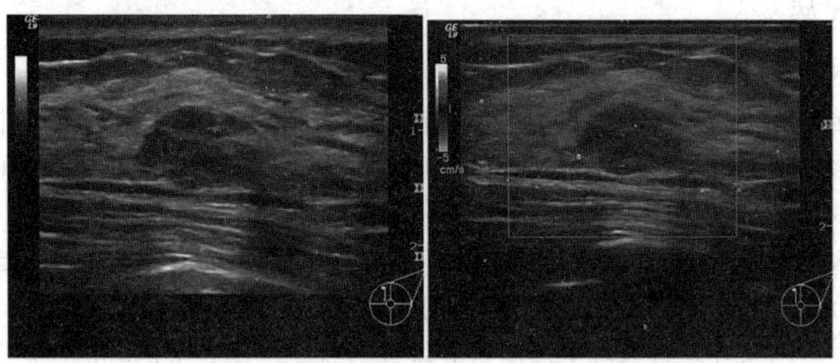

图 15-17　乳腺囊性增生病并导管内乳头状瘤形成

乳腺内实质低回声结节,边界不清,形态不规则,CDFI 示结节内未见明显彩色血流信号。术后病理提示为乳腺囊性增生病并导管内乳头状瘤形成

(三)鉴别诊断及比较影像分析

乳腺囊性增生病最需要鉴别的就是单纯性乳腺上皮增生病,临床上最易混淆。单纯性乳腺上皮增生病妇女年龄在 25 岁左右,突出的症状是乳腺的间歇性疼痛,疼痛具有明显的周期性,一般在月经前开始加重,乳腺腺体也随之肿胀,而在月经来潮过后即减轻或消失。

本病囊壁上有乳头状突起时应与导管内乳头状瘤鉴别。

乳腺囊性增生病患者若临床表现不典型或没有明显的经前乳房胀痛,仅表现为乳房肿块者,特别是单侧单个、质硬的肿块,应与乳腺纤维腺瘤及乳腺癌相鉴别。

1.与乳腺纤维腺瘤相鉴别

两者均可见到乳房肿块,单发或多发,质地韧实。乳腺囊性增生病的乳房肿块大多为双侧多发,肿块大小不一,呈结节状、片块状或颗粒状,质地一般较软,亦可呈硬韧,偶有单侧单发者,但多伴有经前乳房胀痛,触之亦感疼痛,且乳房肿块的大小性状可随月经而发生周期性的变化,发病年龄以中青年为多。乳腺纤维腺瘤的乳房肿块大多为单侧单发,肿块多为圆形或卵圆形,边界清楚,活动度大,质地一般韧实,亦有多发者,但一般无乳房胀痛,或仅有轻度经期乳房不适感,无触痛,乳房肿块的大小性状不因月经周期而发生变化,患者年龄多在 30 岁以下,以 20～25 岁最多见。乳腺囊性增生病与乳腺纤维腺瘤的彩色多普勒超声也有所不同,乳腺增生结节常无血流信号,而乳腺纤维腺瘤肿块内可有较丰富、低阻力血流信号。此外,在乳房的钼靶 X 线片上,乳腺纤维腺瘤常表现为圆形或卵圆形密度均匀的阴影及其特有的环形透明晕,亦可作为鉴别诊断的一个重要依据。

2.与乳腺癌相鉴别

两者均可见到乳房肿块。但乳腺囊性增生病的乳房肿块质地一般较软,或中等硬度,肿块多为双侧多发,大小不一,可为结节状、片块状或颗粒状,活动,与皮肤及周围组织无粘连,肿块的大小性状常随月经周期及情绪变化而发生变化,且肿块生长缓慢,好发于中青年女性;乳腺癌的乳房肿块质地一般较硬,有的坚硬如石,肿块大多为单侧单发,肿块可呈圆形、卵圆形或不规则形,可长到很大,活动度差,易与皮肤及周围组织发生粘连,肿块与月经周期及情绪变化无关,可在短时间内迅速增大,好发于中老年女性。乳腺增生结节彩色多普勒一般无血供,而乳腺癌常血供丰富,呈高阻力型血流频谱。此外,在乳房的钼靶 X 线片上,乳腺癌常表现为肿块影、细小钙化点、异常血管影及毛刺等,也可以帮助诊断。最终诊断需以组织病理检查结果为准。

二、乳腺腺病

(一)临床概述

乳腺腺病属于乳腺增生病,本病占全部乳腺疾病的 2%。乳腺腺病是乳腺小叶内末梢导管或腺泡数目增多伴小叶内间质纤维组织增生而形成的一种良性增生性病变,可单独发生,亦可与囊性增生病伴发;与囊性增生病一样均在乳腺小叶增生的基础上发生。

乳腺腺病多见于 30～40 岁女性,发生病因不明确,一般认为与卵巢内分泌紊乱有关,即孕激素减少、雌激素水平过高,或二者比例失调,作用于乳腺组织使其增生而形成,可与乳腺其他上皮性肿瘤混合存在。临床表现常有乳腺局限性肿块或与月经周期相关的乳房疼痛等。

依其不同的发展阶段,病理可分为两期。①腺泡型腺病期:即腺病的早期阶段,乳腺小叶内末梢导管数目明显增多,乳腺小叶扩大、融合成片,边界模糊。末梢导管上皮细胞可正常或增生,但排列规则,无异型,肌上皮存在。乳腺小叶内间质纤维组织增生,失去原有疏松状态。增生的纤维组织围绕末梢导管分布。②纤维化期(硬化性腺病):是腺病的晚期表现,一般是由上期发展而来;间质内纤维组织过度增生,管泡萎缩以致消失,小叶体积缩小,甚至轮廓消失,残留少量萎缩的导管,纤维组织可围绕萎缩的导管形成瘤样肿块。WHO 乳腺肿瘤组织学分类(2003 年版)中将乳腺腺病分为硬化腺病、大汗腺腺病、盲管腺病、微腺病及腺肌上皮腺病 5 型。

(二)超声表现

乳腺腺病的声像图依其不同的病理阶段各异,超声表现为:①发病早期通常表现为低回声,边界不规则、与周围正常高回声的乳腺组织界限分明,无包膜。随着纤维组织不断增生及硬化,回声逐渐增强,此时与周围乳腺组织的界限多欠清晰,如有纤维组织的围绕可致边界逐渐清晰,甚或形成有包膜样回声的椭圆形肿块,类似乳腺纤维腺瘤声像图,少数病例后期可形成钙化。②肿块体积通常较小,随着病理分期的进展并无明显增大,直径多小于 2 cm。③肿块后方回声可有轻度增强。④单发或多发。⑤肿块纵横比多小于 1。⑥肿块好发于乳腺的外上象限。⑦CDFI:结节内常无血流信号。见图 15-18、图 15-19。

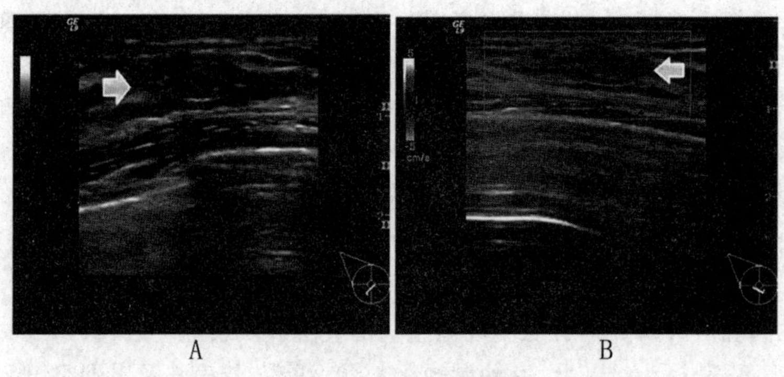

图 15-18　乳腺腺病

乳腺内低回声结节(A 指示部分),边界不规则、与周围组织界限分明,无包膜,肿块后方回声增强。CDFI 其内及其周边未见明显彩色血流信号

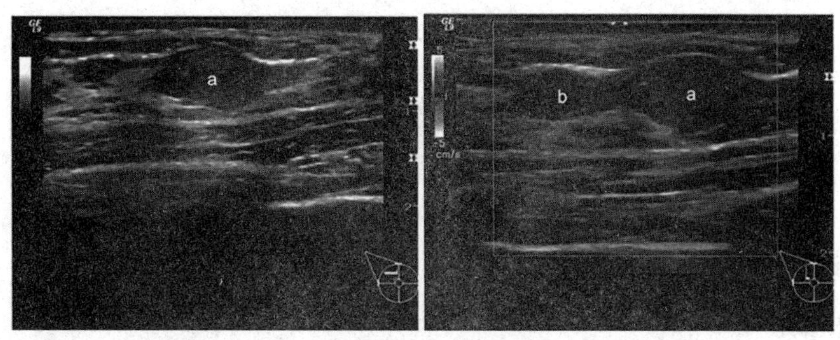

图 15-19　硬化性腺病

乳腺内相连的两个低回声肿块，为边界欠清的实性低回声肿块，与周围组织界限分明，CDFI 示肿块内及其周边未见明显彩色血流信号。术后病理：硬化性腺病（肿块 b），硬化性腺病并纤维腺瘤（肿块 a）

（三）鉴别诊断及比较影像分析

该部分病例由于病变较大，X 线及二维超声缺乏特异性表现，该病主要应与乳腺癌做鉴别，特别是在硬化性腺病时，乳腺出现质硬、边缘不清的无痛性肿块时容易误诊为乳腺癌，彩色多普勒及超声弹性成像在鉴别诊断中具有一定的价值。但与纤维腺瘤、叶状瘤、特殊类型乳腺癌（如髓样癌、黏液腺癌）等鉴别诊断存在较大困难，特别是上述疾病肿块内无明显彩色血流信号显示且弹性系数与上述疾病相近时，诊断更加困难。对于难以鉴别的结节，组织病理学活检是必要的检查和鉴别手段。

三、放射状瘢痕

（一）临床概述

乳腺放射状瘢痕（radial scar，RS）是指女性乳腺组织中，由于放射状增生的导管系统围绕弹力纤维组织核心而形成的一种独特性病变；是一种少见的上皮增生性病变，因硬化性病变使小叶的结构扭曲，导致影像学上、病理诊断中极易与乳腺癌混淆；多以腺病为主，并伴其他良性病变，肉眼观察呈不规则硬块，可见由弹性纤维构成的黄色条索样间质。镜下观察病变呈星芒状，中心区可见透明变性的致密胶原纤维，有时存在明显的弹力纤维变性及小而不规则的导管，其细胞无异型、导管周围基膜完整，间质中缺乏反应性成纤维细胞增生。

（二）超声表现

部分学者的研究发现超声可以发现 68％的乳腺放射状瘢痕，多表现为低回声的肿物或团块，约22％表现为结构不良。

病变部边界不清，形态不规则，边缘部不规则，呈毛刺状，类似乳腺浸润性癌超声改变；多数病变直径较小，超声短期随访病变体积变化不明显。彩色多普勒超声病变内常无明显血流信号显示，病变周边可检出彩色血流信号。

（三）鉴别诊断及比较影像分析

本病常与乳腺癌难以鉴别，均表现为边界不清、形态不规则的低回声肿块，钼靶 X 线及 MRI 对本病鉴别困难，常需病理学检查方可进行鉴别诊断。

本病需与乳腺术后瘢痕及纤维瘤病相鉴别。

（刘金平）

第三节　乳腺炎性病变与乳腺脓肿

一、急性乳腺炎与乳腺脓肿

(一)临床概述

急性乳腺炎是乳腺的急性化脓性病症,一般为金黄色葡萄球菌感染所致,多见于初产妇的哺乳期。细菌可自乳头破损或皲裂处侵入,亦可直接侵入乳管,进而扩散至乳腺实质。一般来讲,急性乳腺炎病程较短,预后良好,但若治疗不当,也会使病程迁延,甚至可并发全身性化脓性感染。

急性哺乳期乳腺炎的病程主要分为三个阶段。①初起阶段:患侧乳房胀满、疼痛,哺乳时尤甚,乳汁分泌不畅,乳房结块或有或无,全身症状可不明显,或伴有全身不适,食欲欠佳,胸闷烦躁等。②成脓阶段:局部乳房变硬,肿块逐渐增大,此时可伴明显的全身症状,如高热、寒战、全身无力、大便干结等。常可在4～5天形成脓肿,可出现乳房搏动性疼痛,局部皮肤红肿、透亮。成脓时肿块中央变软,按之有波动感。若为乳房深部脓肿,可出现全乳房肿胀、疼痛、高热,但局部皮肤红肿及波动不明显,需经穿刺方可明确诊断。有时脓肿可有数个,或先后不同时期形成,可穿破皮肤,或穿入乳管,使脓液从乳头溢出。③溃后阶段:当急性脓肿成熟时,可自行破溃出脓,或手术切开排脓。破溃出脓后,脓液引流通畅,可肿消痛减而愈。若治疗不善,失时失当,脓肿就有可能穿破胸大肌筋膜前疏松结缔组织,形成乳房后脓肿;或乳汁自创口处溢出而形成乳漏;严重者可发生脓毒败血症。急性乳腺炎常伴有患侧腋窝淋巴结肿大,有触痛;白细胞总数和中性粒细胞数增加。

哺乳期乳腺炎常见的主要有两种类型。①急性单纯乳腺炎:初期主要是乳房的胀痛,局部皮温高、压痛,出现边界不清的硬结,有触痛。②急性化脓性乳腺炎:局部皮肤红、肿、热、痛,出现较明显的硬结,触痛加重,同时患者可出现寒战、高热、头痛、无力、脉快等全身症状。此时腋下可出现肿大的淋巴结,有触痛,血白细胞升高,严重时可合并败血症。

少数病例出现乳汁大量淤积并脓肿形成时,短期内可出现单侧或局部乳房明显增大,局部乳房变硬,皮肤红肿、透亮。

非哺乳期乳腺炎发病高峰年龄在20～40岁,依据临床表现,可分为三种临床类型。①急性乳腺脓肿型:患者突然出现乳腺的红、热、痛及脓肿形成。体检常可扪及有波动感的痛性肿块,部分脓肿可自行穿破、溃出。虽局部表现剧烈,但全身炎症反应较轻,中度发热或不发热,白细胞增高不明显。②乳腺肿块型:逐渐出现乳腺肿块,微痛或无痛,皮肤无明显红肿,肿块边界可能比较清楚,无发热史,此型常被误诊为乳腺癌。③慢性瘘管型:常有乳腺反复炎症及疼痛史,部分患者可有乳腺脓肿手术引流史,且多为乳晕附近脓肿,瘘管多与乳头下大导管相通,经久不息反复流脓。瘘管周围皮肤轻度发红,其下可扪及界限不清的肿块,严重者可形成多发性瘘管并致乳房变形。

(二)超声表现

(1)急性乳腺炎病程的不同阶段超声表现。①初起阶段:病变区乳腺组织增厚,边界不清,内

部回声一般较正常为低，分布不均匀，探头挤压局部有压痛；少部分病例呈轮廓不规则的较高回声区，内点状回声分布不均；CDFI 示肿块周边及内部呈点状散在血流信号（图 15-20A）。②成脓及溃后阶段：脓肿期边界较清楚，壁厚不光滑，内部为液性暗区，其间有散在或密集点状回声，可见分隔条带状回声，液化不完全时，呈部分囊性、部分实性改变；彩色多普勒血流显像示肿块周边及内部呈点状散在血流信号，液化坏死区无彩色多普勒血流显示（图 15-20B）；患侧腋窝淋巴结具有良性肿大特征：淋巴结呈椭圆形，包膜完整，轮廓规则，淋巴门显示清晰（图 15-20C）。③乳腺炎超声弹性成像表现为病灶质地较软，组织弹性系数较低，受压可变形；定量弹性成像如病变内发生液化坏死时，因液体为非弹性体而无弹性信息显示（图 15-20D）。

（2）少数病例出现乳汁大量淤积并脓肿形成时，可见单侧或局部乳房明显增大，肿大乳房内检出局限大量的液性暗区，呈混浊回声，因局限液性暗区内张力较高而表现为暗区周边部较光滑（图 15-20E）；正常乳腺组织因张力增高，乳腺内血流信号显示减少。

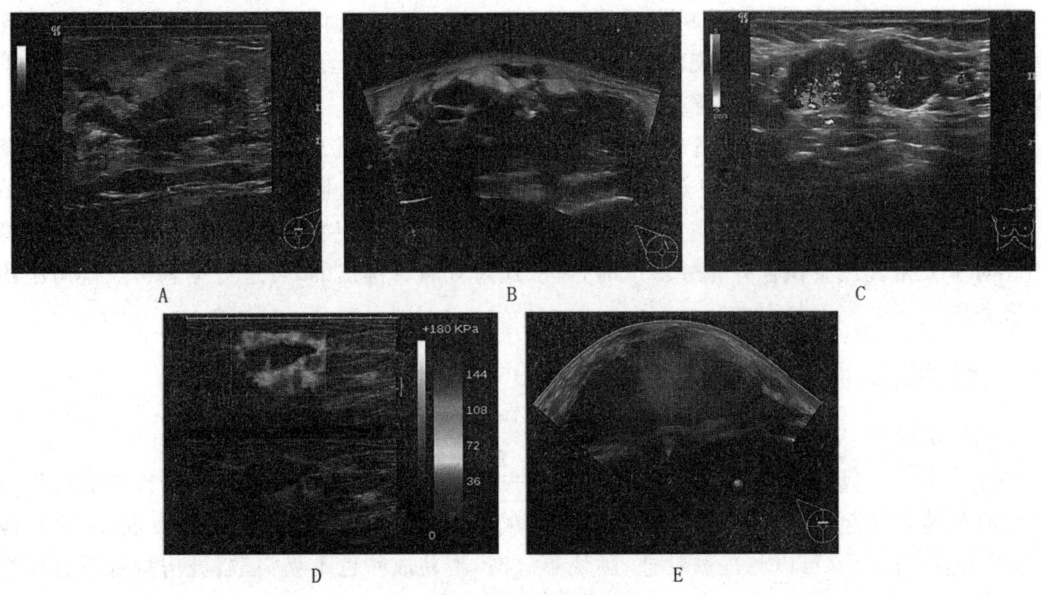

图 15-20　急性乳腺炎

A.产后哺乳 5 个月，乳腺导管明显扩张，局部可见片状低回声区，边界不清；B.右乳片状低无混合回声区，边界不清，形态不规则，穿刺引流可见大量脓汁；C.腋下淋巴结体积增大，内血流信号增多、丰富；D.病灶质地较软，组织弹性系数较低，受压可变形；病变内伴液化坏死，因液体为非弹性体故无弹性信息显示；E.肿大乳房内检出大量的液性暗区，呈混浊回声

（3）非哺乳型乳腺炎超声表现与相应的急性乳腺炎超声表现类似。

（三）鉴别诊断及比较影像分析

在乳腺炎性病变的诊断过程中，超声是最常用的检查方法；在超声检查和诊断急性乳腺炎和乳腺脓肿的过程中，必须密切结合临床，包括结合病史、患者症状和体征、相关实验室指标；一般易于诊断，但必须注意与其他相类似临床表现疾病的鉴别诊断，如炎性乳腺癌和乳腺导管扩张症（浆细胞性乳腺炎型）的急性期。

1.与炎性乳腺癌鉴别

（1）急性乳腺炎初起多发生在乳腺某一区段，而炎性乳腺癌细胞广泛浸润皮肤网状淋巴管，所以病变累及大部分乳房，皮肤呈橘皮样外观。

(2)炎性乳腺癌乳房内可触及巨大肿块,皮肤红肿范围甚广,但局部压痛及全身中毒症状均较轻,穿刺细胞学检查,可找到癌细胞确定诊断。

(3)急性乳腺炎超声弹性成像表现为病灶质地较软,有助于对乳腺炎病灶与炎性乳腺癌的鉴别。

2.与浆细胞性乳腺炎的鉴别

浆细胞性乳腺炎是一种比较复杂的乳腺炎症,是乳腺导管扩张综合征的一个发展阶段,因其炎症周围组织里有大量浆细胞浸润而得名。

3.与哺乳期乳汁淤积相鉴别

哺乳期乳汁淤积是乳腺炎的主要诱因之一。在哺乳期,由于浓稠的乳汁堵住乳腺导管,而致乳汁在乳房某一部分停止流动时,形成体表触及的乳房内块状物,并有疼痛感,超声可检出局部淤积乳汁的异常回声。

哺乳期乳汁淤积如果部分乳房出现灼热、肿胀,并且疼痛,且伴有发热症状,很可能已经导致乳腺炎的发生。因此,哺乳期出现乳汁淤积一定要及时治疗,使乳腺管畅通,才能避免乳导管内细菌滋生,防止乳汁淤积导致乳腺炎的形成。

通常情况下,通过疏通乳腺管、尽可能多休息这些方式,哺乳期乳汁淤积所导致的乳腺炎在24小时之内就可以好转。如果发热超过24小时,建议及时到专业的乳腺病医院接受治疗,不要再自行处理,以免处理不当加重病情,在治疗的同时,还应继续使奶水流动,用手法或吸奶器将奶排出。对于大量乳汁淤积合并脓肿形成时,无法通过乳腺管排出的,可进行穿刺引流排出淤积的乳汁及积脓。

二、慢性乳腺炎

(一)临床概述

慢性乳腺炎的成因有两个:一是急性乳腺炎失治误治;二是发病开始即是慢性炎症过程。慢性乳腺炎的特点是起病慢,病程长,不易痊愈,经久难消;以乳房内肿块为主要表现,肿块质地较硬,边界不清,有压痛,可以与皮肤粘连,肿块不破溃,不易成脓也不易消散;乳房局部没有典型的红、肿、热、痛现象,发热、寒战、乏力等全身症状不明显。

临床上分为残余性乳腺炎、慢性纤维性乳腺炎、浆细胞性乳腺炎及肉芽肿性乳腺炎。其临床表现如下。

(1)残余性乳腺炎:即断奶后数月或数年,乳腺仍有残留乳汁分泌而引起感染,临床经过较长,很少有脓肿形成,仅表现为局部疼痛及硬结,当机体抵抗力降低时出现,易反复,有的误认为炎性癌,病理诊断最有价值。

(2)慢性纤维性乳腺炎:是急性化脓性乳腺炎后,乳腺或乳管内残留一个或两三个硬韧的炎性结节,或由于炎性脓肿阻塞乳腺管,使乳管积液潴留而出现肿块。初期稍有压痛,后渐缩小,全身抵抗力降低时,此肿物可再度肿大、疼痛。易误诊为恶性肿瘤,需结合病史或病理诊断。

(3)浆细胞性乳腺炎及肉芽肿性乳腺炎详见本节下面的相关内容。

(二)超声表现

慢性乳腺炎病灶较局限,多发生于乳腺外上象限及乳晕区,超声表现为:①局部腺体结构较紊乱,边界不清,病灶内部呈紊乱不均的实性低回声(图15-21)。②多呈扁平不规则形,纵/横比值小于1。③小脓肿形成时,肿块内可显示低回声中有不规则无或低回声(图15-22)。④部分病

灶内显示散在点状强回声，这通常需与乳腺癌的点状钙化鉴别。⑤慢性乳腺炎病灶质地较软，受压可变形，其内点状强回声受压可移动，周围无中强回声晕带。⑥彩色多普勒显示无或低回声内部无血流信号，低回声区可检出少许彩色血流信号（图 15-23）。

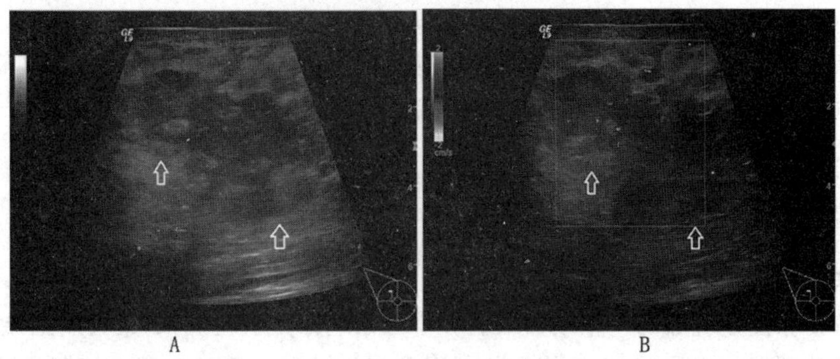

图 15-21　慢性乳腺炎

患者女，31 岁，产后 2 年，反复发作 4 个月余，临床诊断为慢性乳腺炎。超声示右乳内片状低回声区（指示部分），边界不清，形态不规则，内部回声不均匀，CDFI 示其内及周边可见少许点状彩色血流信号

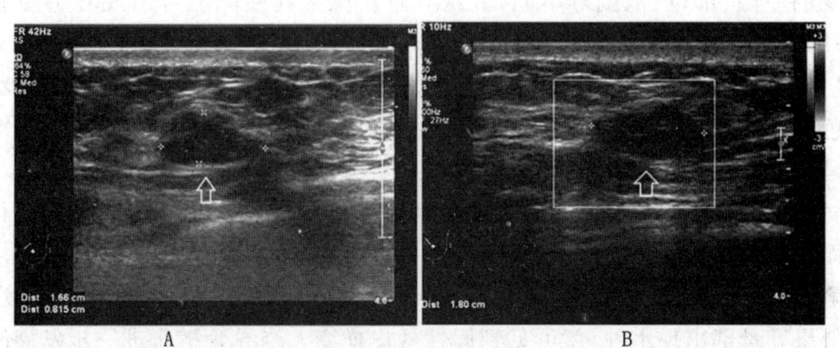

图 15-22　慢性乳腺炎

超声示左乳内片状低回声区（指示部分），边界不清，形态不规则，内呈不规则的无回声及低回声，CDFI 示其内及其周边未见明显彩色血流信号

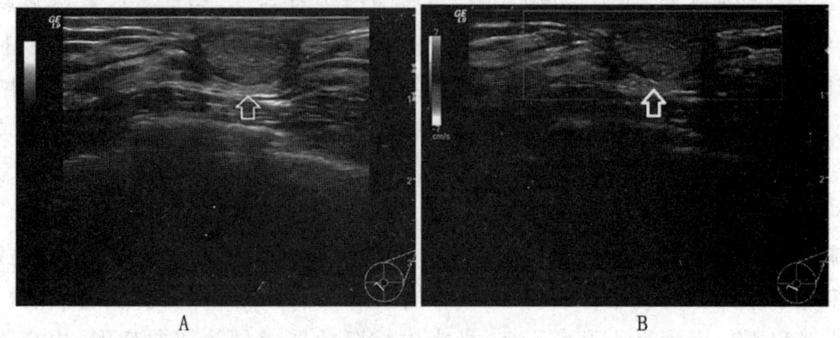

图 15-23　慢性乳腺炎

患者女，20 岁，反复发作 7 年余，临床诊断为慢性乳腺炎。超声示左乳头内下的片状实性低回声区（指示部分），周边可见低回声带，CDFI 示其内仅见少许点状彩色血流信号

(三)鉴别诊断及比较影像分析

慢性乳腺炎肿块型须与良性肿块(如纤维瘤、囊肿)鉴别,纤维腺瘤与囊肿均表现为边界清楚的肿块,纤维腺瘤内呈均匀低回声,常伴侧壁声影,后方回声增强,CDFI 肿块内常见少量彩色血流信号;囊肿内呈无回声,后方回声增强,CDFI 囊肿内无明显血流信号。

片状低回声结节型须与乳腺癌相鉴别,乳腺癌肿块质地较硬,受压不变形,周围可见明显中强回声晕带,内部血流丰富,走行紊乱。超声在慢性乳腺炎与上述疾病鉴别诊断时,必须结合临床病史及相关影像学表现。

三、乳腺导管扩张症

(一)临床概述

乳腺导管扩张症是乳腺的一根或数根乳导管因某些原因引起扩张,其中以主导管扩张为主,并累及该主导管所属的支导管、小导管及其周围乳腺组织的一系列疾病。初期表现为病变乳头周围主导管引流停滞。浆细胞性乳腺炎是乳腺导管扩张症的后期表现,当病变发展到一定时期,管周出现以浆细胞浸润为主的炎症时才称其为浆细胞性乳腺炎,因此浆细胞性乳腺炎并不是一种独立的疾病。

由于病变的原因、部位、范围等不同,乳腺导管扩张症在临床上可出现乳头溢液、乳晕下肿块、乳晕旁脓肿或瘘管等类型的临床表现。

(1)乳腺导管扩张症的早期是没有症状的。乳头溢液是乳腺导管扩张症常见症状,溢液的颜色可以是黄色的或棕绿色的,最终可成为血性的。溢液性质可以是水样的,或浆液性的,或乳酪状的。溢液是自发的,常常间断出现,并可持续相当长时间。

(2)当病情发展时,扩张的乳导管壁伴随炎性反应和淋巴增殖,由于纤维化而变得增厚,使得乳导管变短而引起乳头回缩,最早的乳头改变是中心性凹陷,乳头呈水平的唇样变,逐渐可发展为不全性凹陷和完全性凹陷。也有因原有的先天性乳头凹陷引起导管排泄不畅,最后导致乳导管扩张者。如果乳晕部出现水肿,就可见到假性橘皮样变。当导管扩张进一步发展时,在导管内容物的分解产物的刺激下,或在外伤(包括手术、撞击)后,不断萎缩的乳导管上皮连续发生破裂,管内分泌物通过导管壁,引起导管周围组织的炎症,形成了乳晕下或乳晕周围的肿块。

(3)随着炎症向四周扩散,肿块也迅速扩大,这一进程很快,肿块常可于 2～3 天占据大部分乳房。由于肿块的迅速增大、僵硬、边缘不清、与周围组织有粘连,局部皮肤有橘皮样变,乳头回缩,腋下淋巴结肿大,此时常被误诊为乳腺癌。细胞学检查或病理切片上可见到大量的淋巴细胞及浆细胞,有时还可见到肉芽肿组织及朗汉斯巨细胞。当脓肿形成时,乳房局部可出现不太明显的皮肤发红、发热、胀痛,全身症状可见低热、疲倦、头昏或头痛等,脓肿破溃后或形成瘘管,或暂时痊愈,以后反复发作,并常在一侧发病后,另一侧也出现同样的病变。有人把此期病变称作“乳晕导管瘘”。

此期临床分为两个类型。①乳晕旁脓肿或瘘管型:即慢性复发性乳晕旁脓肿或瘘管,又叫“导管炎”。多见于未婚少女或年轻妇女,90%伴有乳头发育畸形,例如乳头分裂、乳头内翻或内陷或乳头过小或扁平。因为乳头发育不良,乳头内翻必然造成导管扭曲变形,内容物排出不畅。乳头内翻使自然脱落的表皮细胞积聚,局部潮湿而糜烂,引发输乳管出口的堵塞,大导管内脂肪类物质积聚、变性,刺激导管壁引发导管周围的炎性反应。因为类脂性物质是自体产生的,诱发的炎症属于变态反应或细胞免疫反应;而不是像哺乳期急性乳腺炎那样由细菌感染引发的化脓

性炎症。故炎性反应缓慢，初起症状轻微，不发热，疼痛不剧烈。②肿块型：即慢性炎症包块，可有多处破溃。多见于中年妇女，多伴有乳头内翻或分裂，但也有乳头正常者。发病可能与导管扩张有关。肿块距乳头较远，与皮肤粘连，很像乳腺癌。肿块呈慢性炎性改变，质地韧，边界不清，轻微压痛，可以突然增大，或时大时小。破溃后，形成多处复杂的瘘管或窦道，溃口总与乳头后的病灶相连。

根据乳腺导管扩张症的病理改变和病程经过，可分为 3 期。①急性期：临床上出现乳晕范围内皮肤红、肿、发热、触痛。腋下可触及肿大的淋巴结并有压痛。全身可有寒战、高热等表现；常无血常规增高，一般抗生素治疗无效。②亚急性期：此期急性炎症已消退，在原有炎症改变的基础上，发生反应性纤维组织增生。表现为炎性肿块，边缘不清，似乳腺脓肿，经久不愈，或愈合后又有新的小脓肿形成，使炎症持续发展。③慢性期：当病情反复发作后，可出现 1 个或多个边界不清的硬结，多位于乳晕范围内，扪之质地坚实，与周围组织粘连固着，与皮肤粘连则局部皮肤呈橘皮样改变，乳头回缩，重者乳腺变形，可见粉渣样分泌物或血性溢液。腋窝淋巴结可扪及。临床上有时很难与乳腺癌相鉴别。

以上临床表现不是所有患者都按其发展规律而出现，即其首发症状不一定是先出现乳头溢液或急性炎症表现，也可能是先出现乳晕下肿块，在慢性期中可能出现经久不愈的乳晕旁瘘管。

乳腺导管扩张症多发生于绝经期前后或妊娠后，多数患者有授乳困难病史，发病率占乳腺良性病变的 4%～5%；其自然病程长短不一，有的只有几天或几周，有的则可长达数年、数十年。可以一侧单发，也有双侧同时发病，或一侧发病之后，经过若干时间后另一侧也发病，亦有一侧先后多处发病者。乳腺导管扩张症的治疗，国内外西医历来都主张以手术为主，但采用中西医结合治疗的方法尚有保留乳房的可能。

(二)超声表现

根据乳腺导管扩张症的声像图特征，可分为以下四种类型。

1. Ⅰ型

乳腺腺体层内单纯扩张的乳腺导管，导管壁光滑，无明显增厚，导管内可见点状弱回声，导管腔内未见实性回声充填(图 15-24)。

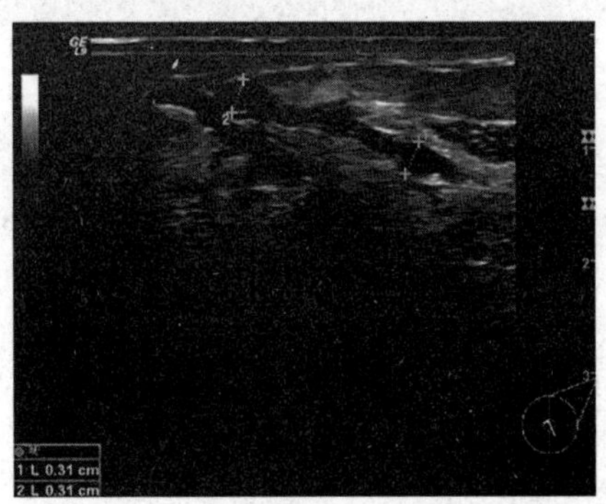

图 15-24　乳腺导管扩张症Ⅰ型

乳腺导管不均匀扩张，管壁光滑，无明显增厚，导管内可见点状弱回声，导管腔内未见实性回声充填

2. Ⅱ型(浆块型)

腺体层内出现囊实性团块，实性成分位于导管内和/或导管周围(图 15-25A)。彩色多普勒超声显示团块内可检出动脉血流信号，多位于中心部位，血流信号丰富或不丰富(图 15-25B)；血

流速度一般较低，有学者报道峰值血流速度：(17.2±8.57)cm/s，RI：0.60±0.07。

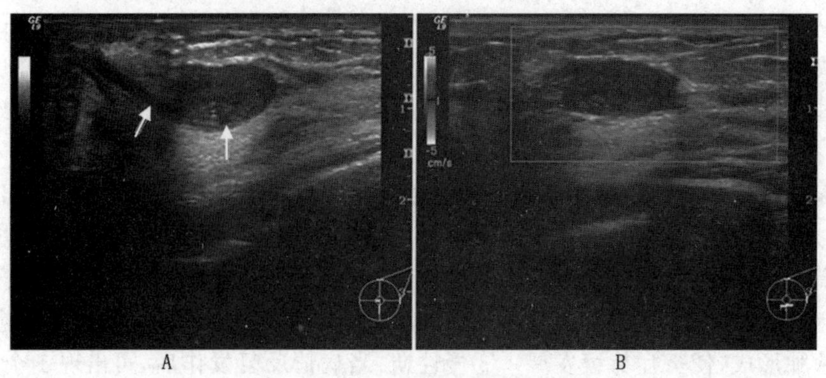

图 15-25 乳腺导管扩张症Ⅱ型

二维图像腺体层内出现囊实性团块，肿块位于导管旁(A 箭头示肿块及导管)，CDFI 示肿块内未见明显彩色血流信号(B)

3.Ⅲ型

乳晕区或者周围带腺体层内有实性团块，团块周边可见弱回声带，内部回声为均匀稍强或者不均匀实性回声，彩色多普勒超声显示病灶内及周围未见明显彩色血流信号或仅见少许点状彩色血流信号(图 15-26)。

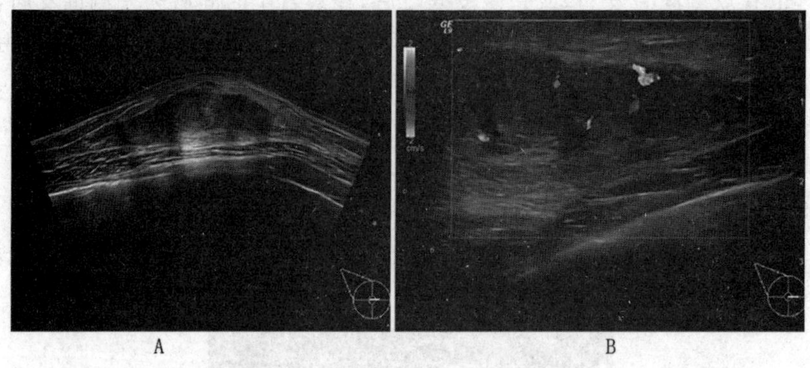

图 15-26 乳腺导管扩张症Ⅲ型

乳晕区腺体层内有实性团块，团块周边可见弱回声带，内部回声为不均匀实性低回声(A)，彩色多普勒超声显示病灶内及周围可见少许点状彩色血流信号(B)

4.Ⅳ型

腺体层部分或者完全液化的脓肿样回声，边界不清楚，液化区可见细小运动点状回声，边缘血供较丰富，液化区无血流显示(图 15-27)。

以上表现既可单独存在，亦可同时出现。

(三)鉴别诊断及比较影像分析

在乳腺导管扩张症的诊断及鉴别诊断中，不同临床表现、不同进展阶段的乳腺导管扩张症表现均需与相应的疾病鉴别。如导管扩张型需与导管内乳头状瘤所引起的导管扩张相鉴别，脓肿型需与急性化脓性乳腺炎所形成的脓肿相鉴别，实性团块型需与乳腺结核及乳腺癌相鉴别。具体鉴别如下。

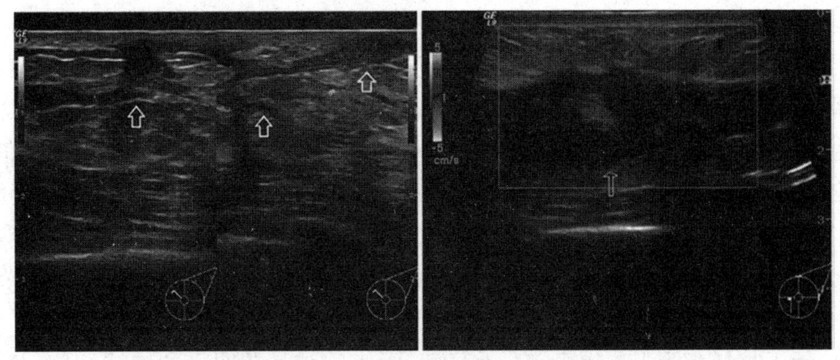

图 15-27 **乳腺导管扩张症Ⅳ型**

腺体层部分或者完全液化的脓肿样回声,边界不清楚,液化区可见细小运动点状回声,边缘可见少许血流,液化区无血流显示

(1)导管扩张型与导管内乳头状瘤:二者均可表现为乳头溢液,但前者声像图为扩张乳管内点状弱回声,团块影少见;后者声像图表现为扩张乳管内边缘欠规则的实质性团块影,团块内部可见彩色血流信号。

(2)脓肿型与急性化脓性乳腺炎:二者从声像图上很难鉴别,需结合临床。前者发生于非哺乳期妇女,病程较长,病灶多位于乳晕区,其临床症状较一般乳腺炎轻,且抗感染治疗效果差;后者中 90%发生于哺乳期妇女,病灶多在乳腺的外下象限或乳腺后,血白细胞总数显著增高,抗感染治疗有效。

(3)实质团块型与乳腺结核及乳腺癌。①与乳腺结核的鉴别:部分导管扩张症病灶内可见扩张导管,而乳腺结核病灶内常无扩张导管,所以单从声像图上二者鉴别困难,原发性乳腺结核很少见,临床上所见的乳腺结核多合并其他部位的活动性结核病灶,病理检查可发现病灶内干酪状坏死区。②与乳腺癌的鉴别:乳腺癌肿瘤,声像图表现为前、侧方有厚薄不均的强回声带包绕的弱回声肿块,其边缘不齐,可见蟹足状突起,形态不规则,肿块纵横比大于 1,且多见沙砾样钙化,病灶后方回声衰减,团块内血流丰富,血流分布紊乱,RI 常大于 0.7。

(4)实质团块型与肉芽肿性乳腺炎结节/肿块型:单从二维声像图上两者鉴别困难,部分导管扩张症病灶内可见扩张导管,彩色多普勒血流显示肉芽肿性乳腺炎结节/肿块型常表现为较丰富血流且多位于周边,而实质团块型血流相对较少且多位于中心部位。

(5)乳腺导管扩张症早期与单纯性乳腺导管扩张鉴别困难,随着疾病的进展,当乳腺导管扩张症表现为浆细胞性乳腺炎时,则容易鉴别。

四、肉芽肿性乳腺炎

(一)临床概述

肉芽肿性乳腺炎(granulomatous mastitis,GLM)是一类以肉芽肿为主要病理特征的乳腺慢性炎症,包括多个临床病种,其中肉芽肿性乳腺炎较为多见,病因不明。肉芽肿性炎症以乳腺小叶为中心,故叫肉芽肿性小叶性乳腺炎,1972 年 Kessler 首先报道,病名得到多数学者的认可。以前有人叫特发性肉芽肿性乳腺炎、乳腺肉芽肿或肉芽肿性小叶炎,是指乳腺的非干酪样坏死局限于小叶的肉芽肿病变,查不到病原体,可能是自身免疫性疾病,像肉芽肿性甲状腺炎、肉芽肿性睾丸炎一样,易与结核性乳腺炎混淆,以前发病率不高,所以,临床和病理医师都对其观察研究不多。

其临床表现主要为乳腺肿块，疼痛，质地较硬，形态不规则，与正常组织界限不清，也可有同侧腋下淋巴结肿大。发病突然或肿块突然增大，几天后皮肤发红形成小脓肿，破溃后脓液不多，久不愈合，红肿破溃此起彼伏。

肉芽肿性乳腺炎病理表现为肿块无包膜，边界不清，质较硬韧，切面呈灰白间质淡棕黄色，弥漫分布着粟粒至黄豆大小不等的暗红色结节，部分结节中心可见小脓腔。镜下见病变以乳腺小叶为中心，呈多灶性分布；一般局限在乳腺小叶内，少数亦可累及乳腺小叶外。病变小叶的末梢导管或腺泡大部分消失，少数在边缘区尚有残存的乳腺小叶内导管。病变多呈结节状，大小不等，主要由淋巴细胞、上皮样细胞、多核巨细胞及少量中性粒细胞构成，偶见浆细胞。病变中常见中性粒细胞灶，无干酪样坏死及结核杆菌，无真菌，无脂质结晶及明显的泡沫细胞、扩张的导管。

肉芽肿性小叶性乳腺炎一旦确诊，手术治疗效果较好，而关键在于明确诊断。手术是治疗本病的主要手段，既要彻底切除病变，防止复发，又要最大限度地保留正常组织，台上整形，尽量保持乳房的完美。术后中药治疗至少半年，以改变机体超敏状态，肃清残余病灶，减少复发。

(二)超声表现

根据肉芽肿性乳腺炎声像图表现与病理对照分析，可将其分为结节/肿块型、片状低回声型和弥散型，上述各型是疾病发展或转归的不同时期的表现，各分型间相互转化。

其二维超声及彩色多普勒表现分别如下。

1.结节/肿块型

常为本病初起改变，表现为边界模糊、不规则形态及不均匀的低回声或低无混合回声结节/肿块，结节/肿块内伴有或不伴有无回声区(图 15-28)。结节/肿块内呈中等血流信号，部分病变区内及病变边缘部常可见较丰富彩色血流信号，血管走行不规则，部分血流纤细，常无粗大、走行迂曲的血管。

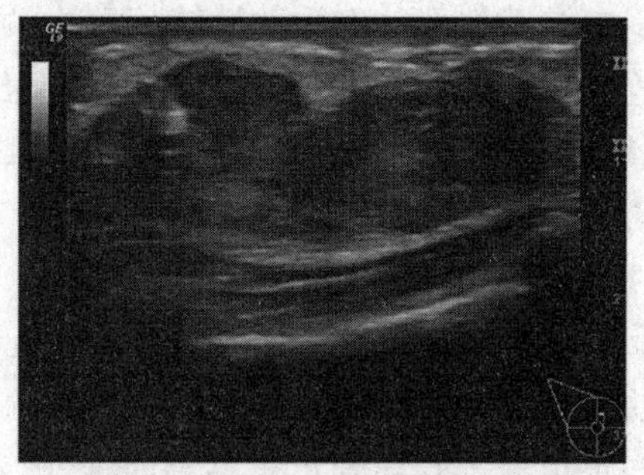

图 15-28　肉芽肿性乳腺炎肿块型

边界不清的低回声肿块，内回声不均匀

2.片状低回声型

边界不清的片状低回声(图 15-29A)。皮肤表面伴有或不伴有局部破溃，片状低回声位于腺体内，也可向皮下延伸，可伴有局部皮肤破溃；伴局灶坏死液化时，片状低回声区内可伴有细密点状回声，加压前后细密点状回声有运动感；片状低回声区呈中等丰富血流信号，部分病变区内及病变边缘部常可见较丰富彩色血流信号，血管走行不规则，部分血流纤细(图 15-29B)；病变无血流显示区常为肉芽肿性结节或坏死区域。片状低回声内合并大量脓肿时，可见大量的细密运动点状回声；片状低回声边缘部及周边仍可见较丰富彩色血流信号。

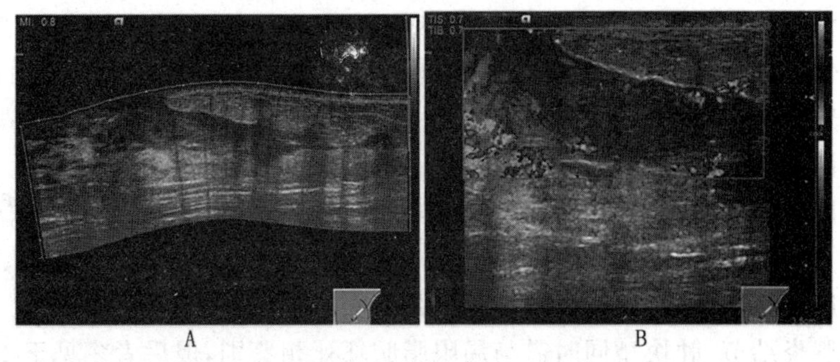

A B

图 15-29 肉芽肿性乳腺炎片状低回声型

A.乳头旁边界不清的片状低回声,内回声不均匀,延伸至皮下,片状低回声区中央部可见细密点状回声,有运动感。B.CDFI 示其内大部分可见明显丰富彩色血流信号,中央部无彩色血流显示

3.弥散型

局部未见明显肿块回声,仅为腺体发硬,为小叶内散在分布的肉芽肿性炎和微脓肿,常跨越多个象限存在,病变区域回声无正常腺体显示且回声明显低于正常腺体组织,部分弥漫低回声区内可见散在中等回声。并发脓肿形成时可在低回声区内细密点状回声,加压见前后细密点状回声有运动感(图 15-30)。病变区内及病变边缘部常可见较丰富彩色血流信号,血管走行不规则,部分血流纤细。

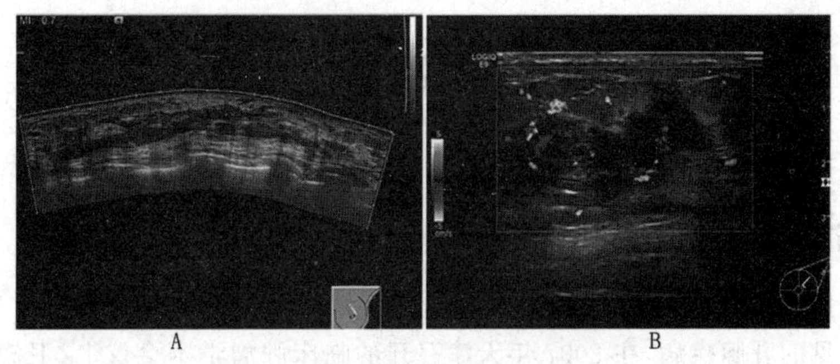

A B

图 15-30 肉芽肿性乳腺炎弥散型

局部未见明显肿块回声,可见局部腺体内大片状低回声区,无明显边界,内部回声减低、不均匀,弥漫低回声区内间有部分中等回声(A)。彩色多普勒显示片状低回声区内部分区域及周边血流信号明显增多、丰富,片状低回声区部分区域无彩色血流显示(B)

频谱多普勒表现:肉芽肿性乳腺炎病变区域频谱常呈低阻血流频谱。

超声弹性成像示病变区质地较软。肉芽肿性乳腺炎超声诊断困难,必要时可穿刺活检。

(三)鉴别诊断及比较影像分析

本病结节/肿块型酷似乳腺癌,易造成误诊误治。肉芽肿性乳腺炎二维超声图像及钼靶片均表现为形态不规则、回声不均匀等恶性征象,加上多数患者伴有同侧腋下淋巴结肿大,因此极易考虑为乳腺癌,是误诊的主要原因之一。但经仔细观察,仍可发现两者之间的不同:①虽然形态均不规则,但乳腺癌肿块边缘的角状突起常常细而尖,可能与恶性肿瘤的侵蚀性生长特性有关,而本病角状边缘多较粗钝。②肉芽肿性乳腺炎肿块内散在分布的小囊状、管状无回声,而乳腺癌肿块内出现无回声区较少见。③典型的乳腺癌肿块内部多有微小的钙化斑点,而本病仅在伴有脓肿的病灶内可见细小点状回声,为黏稠脓液内的反射,亮度不如乳腺癌肿块内部的钙化斑点;

肉芽肿性乳腺炎尤其与超声下钙化点呈阴性表现的乳腺癌肿块鉴别难度较大，此时应行 CDFI 检查。④肉芽肿性乳腺炎与乳腺癌血流信号检出率均较高，但肉芽肿性乳腺炎内血管走行自然，乳腺癌肿块内血管排列不规则、迂曲且粗细不一。⑤肉芽肿性乳腺炎内动脉 RI 常小于 0.70，而乳腺癌肿块内动脉 RI 常大于 0.70。

本病伴有红肿、化脓时，可误诊为乳腺导管扩张症、乳腺结核或一般细菌性脓肿，而行错误的切开引流。

肉芽肿性乳腺炎结节/肿块型与乳腺导管扩张症实质团块型相鉴别。

肉芽肿性乳腺炎结节/肿块型同时需与局限脂肪坏死相鉴别，但后者多见于 40 岁以上女性，特别是体型肥胖者；且为外伤引起的无菌性炎症。

片状低回声型易误诊为其他类型乳腺炎，本病声像图上类似乳腺脓肿，本病声像图上类似乳腺脓肿，但脓肿囊壁往往较厚。当病变中心出现囊状、管状或簇状更低回声区、病变内透声差并见密集的点状弱回声，高度提示脓肿形成。CDFI 病变边缘部血流明显较其他类型乳腺炎丰富。

弥漫型肉芽肿性乳腺炎需与乳腺结核的混合型及窦道型相鉴别，乳腺结核常继发于其他部位的结核，病程缓慢，初期无触痛；而肉芽肿性乳腺炎伴疼痛，且发病突然，抗感染及抗结核治疗无效。

（刘金平）

第四节　乳腺恶性肿瘤

一、乳腺癌概述

（一）临床概述

乳腺癌是常见的乳腺疾病，在 2007 年天津召开的临床肿瘤学术会议上，卫健委正式宣布乳腺癌是中国女性肿瘤发病之首。目前正以每年 3%的速度增长，且近年来有年轻化趋势。本病高发于在40～50 岁女性，临床工作中 30 岁以上发病率逐渐增多，20 岁以前女性发病稀少。

尽管绝大多数乳腺癌的病因尚未明确，但该病的许多危险因素已被确定，这些危险因素包括性别、年龄增大、家族中有年轻时患乳腺癌的情况、月经初潮早、绝经晚、生育第一胎的年龄过大、长期的激素替代治疗、既往接受过胸壁放疗、良性增生性乳腺疾病和诸如 BRCA1/2 等基因的突变。不过除了性别因素和年龄增大外，其余危险因素只与少数乳腺癌有关。对于有明确乳腺癌家族史的女性，应当根据《NCCN 遗传性/家族性高危评估指南》进行评估。对于乳腺癌患病风险增高的女性可考虑采用降低风险的措施。

乳腺的增生异常限于小叶和导管上皮。小叶或导管上皮的增生性病变包括多种形式，包括增生、非典型增生、原位癌和浸润癌；85%～90%的浸润性癌起源于导管。浸润性导管癌中包括几类不常见的乳腺癌类型，如黏液癌、腺样囊性癌和小管癌等，这些癌症具有较好的自然病程。

临床上多数就诊患者为自己无意中发现或者乳房体检时发现。乳房单发性无痛性结节是本病重要的临床表现。触诊肿物质地较硬，边界不清，多为单发，活动性差。癌灶逐渐长大时，可浸润浅筋膜或Cooper韧带，肿块处皮肤出现凹陷，继而皮肤有橘皮样改变及乳头凹陷。早期乳腺癌也可以侵犯同侧腋窝淋巴结及锁骨下淋巴结，通过血液循环转移，侵犯肝脏、肺及骨骼。

乳腺癌早期发现、早诊断、早期治疗是提高生存率和降低死亡率的关键。早期乳腺癌癌灶小，临床常触及不到肿块，因此早期乳腺癌诊断主要依靠仪器检查发现。国内超声仪器普及率远远超过钼靶及 MRI，且超声检查更适用于致密型乳腺，因此成为临床医师首选的乳腺检查方法。

(二)乳腺癌共有超声表现

1.大小

可由数毫米到侵及全部乳房。肿块大小与患者自己或体检发现乳房肿物而就医时间有关。

2.形态

多呈不规则形，表面凹凸不平，不同切面会呈现不同形态(图 15-31A)。极少数仅表现为临床触诊肿物处无明确边界团块，需通过彩色血流检查发现异常走行血管确诊。

3.内部回声

癌灶内部呈极低回声。当合并出血坏死时呈不规则无回声(图 15-31B)。

4.边缘

癌灶生长一般呈浸润性生长，其周围无包膜。直径＜10 mm，癌灶边缘可见毛刺样改变(图 15-31C)。直径＞10 mm，癌灶边缘多出现“恶性晕”，表现为癌灶与周围组织无明显区别，出现高回声过渡带(图 15-31C)。肿块周围“恶性晕”是乳腺癌肿块的超声特征。当癌灶浸润脂肪层时会出现上述结构连续性中断声像(图 15-31C)。

5.后方回声

多数无后方回声改变，少数出现弱声影。

6.方位(纵横比)

纵横比在小乳腺癌中有较高诊断价值，其理论依据是恶性肿瘤生长脱离正常组织平面而导致前后径增大，并有病灶越小，比值越大趋势(图 15-31D)。

7.钙化

癌灶内典型改变表现为微钙化，50%～55%的乳腺癌伴有微小钙化，微钙化直径多小于 1 mm，呈簇状分布，数目较多且相对集中。也可以表现为癌灶内稀疏、散在针尖样钙化或仅见钙化而无明显肿块(图 15-31E)。

8.周围组织改变

(1)皮肤改变：侵及皮肤时可出现皮肤弥漫性、局限性增厚(正常皮肤厚度＜2 mm)。

(2)压迫或浸润周围组织：癌灶可以超出腺体层，侵入脂肪层或者胸肌。

(3)结构扭曲：癌灶周围解剖平面破坏、消失。

(4)Cooper 韧带变直、增厚。

(5)癌灶周围出现乳管扩张。

9.淋巴结转移

因引流区域不同，淋巴结转移位置不同。可以出现同侧腋窝、锁骨上及胸廓内动脉旁。转移淋巴结多数增大，呈类圆形。淋巴结门偏心或者消失。彩色血流检查淋巴结内血流增多乃至丰富，动脉性为主，阻力指数可大于 0.7。

10.血流走行方式

随着超声仪器对血流探测敏感性提高，血流丰富与否对乳腺癌诊断缺乏特异性。因癌灶内血流速度常常大于 20 cm/s，其内血流呈红蓝色镶嵌“马赛克”现象具有一定特征性。此外，癌灶内血管增粗、走行扭曲、杂乱分布及直接插入癌灶等特点有别于良性肿瘤。癌灶内血流走行方式可表现为以下方式。

(1)中央型:血管走行癌灶中央。

(2)边缘型:血管走行癌灶周边。

(3)中央丰富杂乱型:血管位于癌灶中央,走行杂乱。

(4)中央边缘混合型:血管在癌灶中央及边缘均存在,表现为由边缘进入中央。

11.频谱多普勒

有学者认为 RI＞0.7 有助于乳腺癌诊断与鉴别诊断,少部分癌灶内 RI 有时可达 1(图 15-31F);动脉收缩期最大流速 PSV＞20 cm/s 是恶性肿瘤的特征。也有学者认为 RI 和 PSV 并非鉴别乳腺良恶性肿瘤的有效指标。

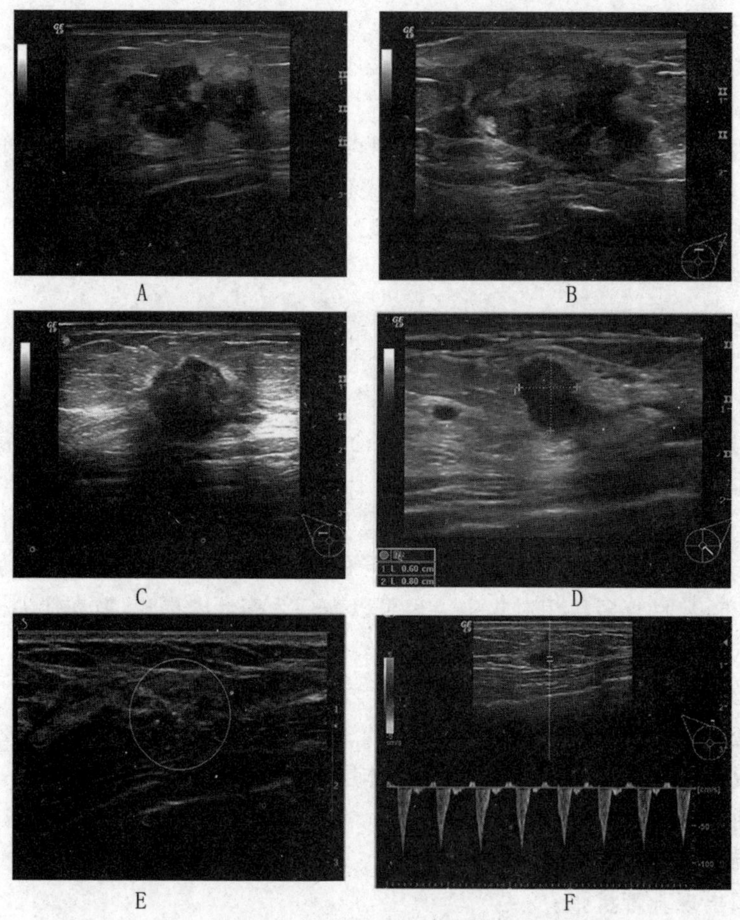

图 15-31　乳腺癌超声表现

A.乳腺内不规则形、表面凹凸不平肿块,肿块内部呈极低回声,病理:乳腺浸润性导管癌;B.肿块内出现坏死时可见不规则无回声(指示部分),病理:乳腺浸润性导管癌;C.肿块边缘部可见高回声晕,有毛刺感,后方回声衰减。箭头指示部分局部高回声晕连续性中断。病理:乳腺浸润性导管癌;D.肿块纵横比大于 1,病理:乳腺浸润性导管癌;E.病变处仅见点状高回声,无明显肿块(标识处),病理:乳腺导管内癌;F.肿块内动脉阻力指数明显增高,RI=1.0

12.生长速度

乳腺癌生长速度一般较快,而乳腺纤维瘤等良性肿瘤可存在多年无明显变化。

13.癌块的硬度

既往癌块硬度主要通过触诊进行检查。近年来乳腺超声弹性成像逐渐被应用，癌灶大都表现为高硬度。

14.肿块内微血管分布

近年来，超声造影的应用使超声观察乳腺癌肿块微血管分布成为可能。肿瘤血管生成是无序和不可控制的，部分学者研究显示乳腺癌的内部微血管多为不均匀分布，局部可见灌注缺损区，终末细小血管增多，分支紊乱，走行不规则，扭曲，并略增粗。病灶周围可见到毛刺样、放射状走行及多条扭曲、增粗的血管。有学者显示肿瘤血管存在着空间分布的不平衡，一般肿瘤周边的微血管密度大于中心，非坏死囊变区大于坏死、囊变区。

(三)乳腺癌诊断中需注意的问题

乳腺癌的诊断需要对病灶进行多角度、多切面扫查，综合以上各个方面考虑；同时，必须与其影像学表现相似的良性病变相鉴别。在诊断过程中，如果能抓住任何一点特征性改变，诊断思维定向就能确立。

在乳腺癌诊断过程中，不同的影像检查具有各自的特点，综合参考多种影像检查可弥补各自的缺点，凸显各自的优点，有利于得出正确的结论；因此，超声诊断医师也需了解各自影像特点，取长补短进行综合分析。

疾病的发生发展是一个渐进的过程；在发生进展过程中，病变的病理学特征逐渐体现，同时也可能存在不同阶段同时并存的可能；病变组成成分的不同而具有不同的病理学特征；因此在分析超声图像时应全面，检查时应注意对细节的观察。

二、乳腺非浸润性癌及早期浸润性癌

(一)乳腺导管原位癌

1.临床概述

乳腺导管原位癌(ductal carcinoma in situ，DCIS)又称导管内癌，占乳腺癌的3.66%，预后极好，10年生存率达83.7%。DCIS是指病变累及乳腺导管，癌细胞局限于导管内，基膜完整，无间质浸润。

DCIS具有各种不同的临床表现，可表现为伴有或不伴有肿块的病理性乳头溢液，或在为治疗或诊断其他方面异常而进行的乳腺活检中偶尔发现。乳房X线检查异常是DCIS最常见的表现，通常DCIS表现为簇状的微小钙化。在190例DCIS女性的连续回顾性分析中，62%病例具有钙化，22%病例具有软组织改变，15%病例无乳房X线异常发现。

在大多数患者中，DCIS累及乳腺为区域性分布，真正多中心病变并不常见。DCIS肿瘤在乳腺内的分布、是否浸润和发生腋淋巴结转移都是DCIS患者选择恰当治疗时需要考虑的重要问题。

DCIS可进一步发展为早期浸润癌，是浸润性癌的一个前驱病变，可较好地提示浸润性癌的发生，但不是必须出现的前驱病变。

2.超声表现

乳腺导管原位癌的超声声像图表现除微钙化征象外，76%的乳腺导管原位癌还表现为乳腺内低回声的肿块或导管增生性结节，一方面，该低回声病灶的形态、边界、包膜、后方回声等征象为我们进行良恶性判断提供了重要依据，另一方面，病灶的低回声背景也有助于显示其中的微小钙化。

根据其声像图表现可归纳为以下三型。①肿块型(伴或不伴微小钙化):声像图上有明显均匀或不均匀低回声肿块病灶(图 15-32)。②导管型(伴或不伴微小钙化):声像图上可见局部导管扩张,上皮增生形成的低回声结节,多呈扁平状(图 15-33)。③单纯微钙化型:声像图上仅见细小钙化点,局部腺体组织未见明显异常改变(图 15-34)。

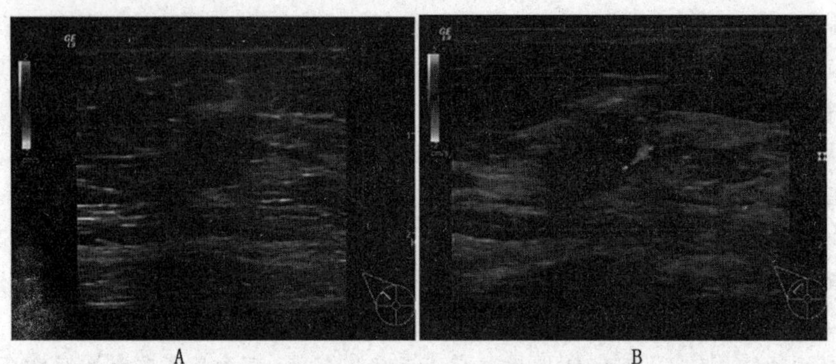

A　　B

图 15-32　乳腺导管原位癌肿块型

声像图上有明显均匀或不均匀低回声肿块病灶(A);肿块内及周边可见较丰富彩色血流信号(B)。病理:导管内癌

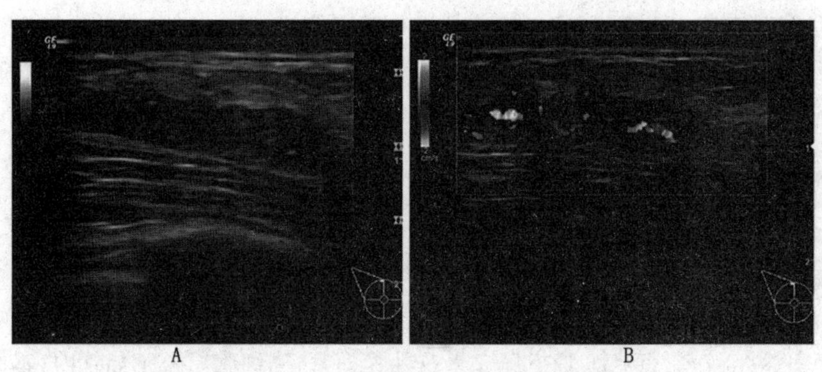

A　　B

图 15-33　乳腺导管原位癌导管型

声像图可见局部导管扩张,上皮增生形成的低回声结节,呈扁平状,内伴多个点状高回声(A);低回声结节内可见较丰富彩色血流信号(B)。病理:导管内癌

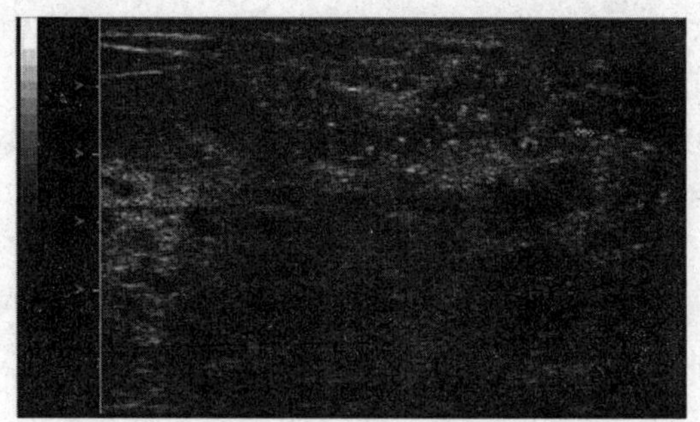

图 15-34　乳腺导管原位癌单纯微钙化型

声像图上仅见细小钙化点,局部腺体组织未见明显异常改变。病理:导管内癌

范围较大的病灶,彩色多普勒血流显像显示该区域有中等程度或丰富的血流信号,可有乳腺

固有血管扩张，或有穿入血流；病灶区域可检出动脉血流频谱，血流速度常常大于 20 cm/s，阻力指数常大于 0.7。如果在超声扫查时未能正确认识该种征象，则往往容易漏诊。

结构紊乱型的 DCIS 往往是低分化的 DCIS（粉刺癌），因此对可疑患者应行 X 线检查，以避免漏诊。

导管内癌病变内部的硬度分布有一定的特征，即 DCIS 病变内可见高硬度区域呈团状分布，其内间杂的质地较软的正常组织，该现象称为“沙滩鹅卵石征”。

3.鉴别诊断及比较影像分析

研究表明，70％左右的乳腺导管原位癌的检出归功于钼靶片上微钙化灶的发现；因此，钼靶检查被公认为乳腺导管原位癌的主要诊断方法，而超声检查由于对微小钙化灶的低敏感性，对乳腺导管原位癌的诊断意义颇有争议。超声检查的优势在于其对肿块或结节极高的敏感性。与超声相反，钼靶检查由于受乳腺致密或者病灶与周围组织密度相近等因素的影响，对肿块或结节不敏感，可能存在漏诊，尤其对 50 岁以下腺体相对较致密的女性。对于无微小钙化、以肿块为主的乳腺导管原位癌病例，超声检查具有重要的诊断价值，弥补了钼靶的不足。

虽然，微小钙化是乳腺导管原位癌的主要征象，但是并非所有的钼靶片上的微小钙化灶都是恶性的，文献报道其特异性低，仅 29％～45.6％，因此，高频超声检查所显示的肿块或结节的征象为其良恶性判断提供了重要的信息，有助于提高钼靶诊断特异性，从而避免了一些不必要的手术。

（二）乳腺 Paget 病

1.临床概述

乳腺 Paget 病是乳腺癌的一种少见形式，占全部乳腺癌的 1％～4.3％，表现为乳头乳晕复合体表皮出现肿瘤细胞，其最常见的症状为乳晕湿疹、出血、溃疡和乳头瘙痒，由于疾病罕见及易与其他皮肤疾病混淆，诊断经常延误。

WHO（2003 年）对乳腺 Paget 病的定义为乳头鳞状上皮内出现恶性腺上皮细胞，并和乳腺深处导管内癌相关，通常累及 1 条以上的输乳管及若干节段导管，伴有或不伴有浸润性成分。80％～90％的患者伴有乳腺其他部位的肿瘤，伴发的肿瘤不一定发生在乳头乳晕复合体附近，可以是 DCIS 或浸润癌，伴有 DCIS 的 Paget 病属原位癌的范畴，伴浸润癌的 Paget 病已属于浸润性乳腺癌。

大体表现为乳头下导管和/或乳腺深部导管均有癌灶存在，并可追踪观察到乳腺实质的癌沿乳腺导管及乳头下导管向乳头表皮内蔓延的连续改变。组织学表现为乳头表皮内有散在、成巢或呈腺管样结构的 Paget 细胞。

2.超声表现

乳腺 Paget 病超声表现主要为：①乳头乳晕局部皮肤增厚，皮下层增厚、回声减低（图 15-35A），可出现线状液性暗区。②增厚皮肤层后方一般无明显的肿块回声。③增厚皮肤层后方结构紊乱，回声减低，边界不清，解剖层次不清；血流信号增多，可出现高速高阻动脉血流频谱。④增厚皮肤层内可见较丰富血流显示（图 15-35B）。⑤乳头凹陷：部分可见伴有乳头后或深部乳腺内的实性低回声或混合回声肿块，肿块内可见丰富血流信号（图 15-35C）；少部分病例乳头部可出现钙化灶。⑥大多伴有腋下淋巴结肿大。

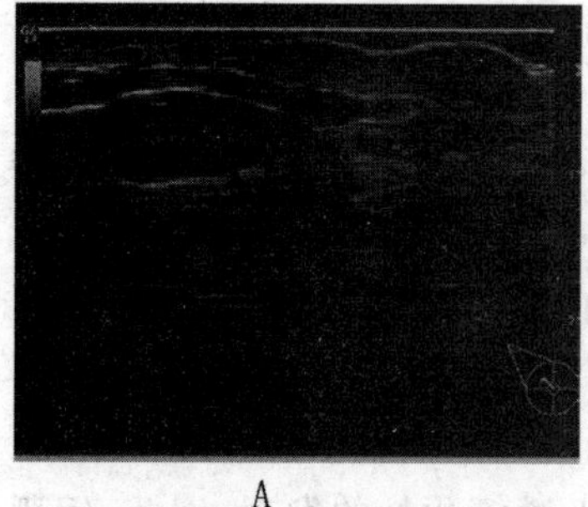

A

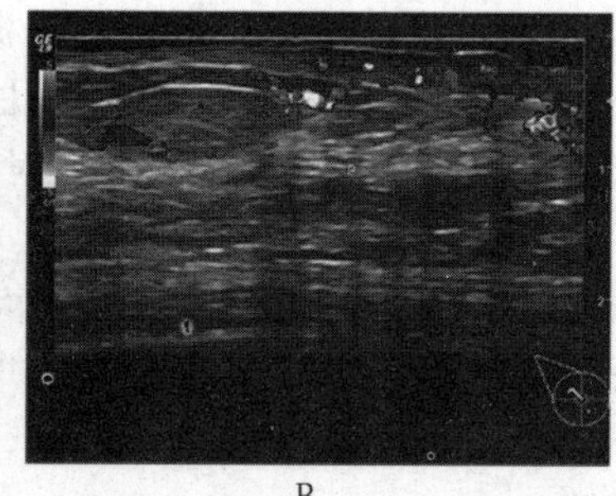

B

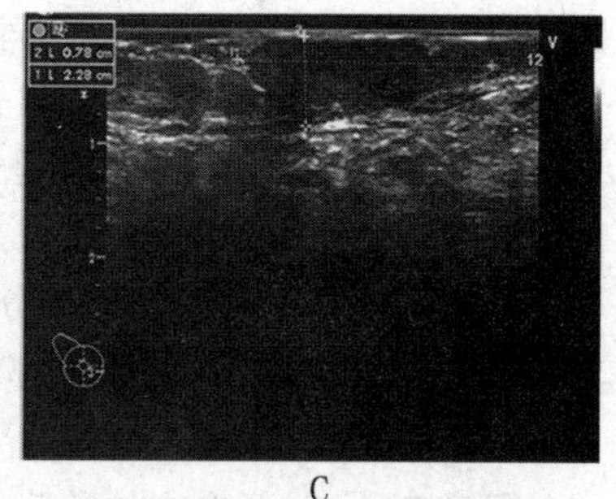

C

图 15-35 乳腺 Paget 病

A.乳头旁局部皮肤层明显增厚;B.彩色多普勒示增厚皮肤层内血流信号明显丰富;C.乳头后方可见明显实性低回声肿块

3.鉴别诊断及比较影像分析

乳腺 Paget 病需与如下疾病相鉴别。

(1)与乳头皮肤湿疹鉴别:该病多见于中青年女性,有奇痒,皮肤损害较轻,边缘不硬,渗出黄色液体,病变皮肤与正常皮肤界限不清。

(2)与鳞状细胞癌鉴别:两者临床均无明显特点,鉴别主要靠病理检查。

三、乳腺浸润性非特殊型癌

(一)乳腺浸润性导管癌(非特殊类型)

1.临床概述

浸润性导管癌(invasive ductal carcinoma,IDC)发病率随年龄增长而增加,多见于40岁以上女性,非特殊类型浸润性导管癌占浸润性乳腺癌的40%～70%。直径大于20 mm的癌块容易被患者或临床医师查到。直径小于10 mm(小乳腺癌)时,结合临床触诊及超声所见,诊断率明显提高。

浸润性导管癌代表着最大的一组浸润性乳腺癌,这类肿瘤常以单一的形式出现,少数混合其他组织类型。部分肿瘤主要由浸润性导管癌组成,伴有一种或多种其他组织类型为构成的次要成分。部分学者将其归为浸润性导管癌(非特殊型的浸润性癌)并简单注明其他类型的存在,其他学者则将其归为“混合癌”。

大体病理:IDC没有明显特征,肿瘤大小不等,可以小于5 mm,也可以大于100 mm;外形不规则,常常有星状或者结节状边缘;质地较硬,有沙粒感;切面一般呈灰白、灰黄色。常见癌组织呈树根状侵入邻近组织内,大者可深达筋膜。如癌组织侵及乳头又伴有大量纤维组织增生时,由于癌周增生的纤维组织收缩,而导致乳头下陷。如癌组织阻塞真皮内淋巴管,可致皮肤水肿,而毛囊汗腺处皮肤相对下陷,呈橘皮样外观。晚期乳腺癌形成巨大肿块,肿瘤向癌周蔓延,形成多个卫星结节。如癌组织穿破皮肤,可形成溃疡。

组织病理:肿瘤细胞呈腺管状、巢状、条索状、大小不一的梁状或实性片状排列,部分病例伴有小管结构;核分裂象多少不一;间质增生不明显或略有,有些则显示出明显的间质纤维化。

2.超声表现

非特殊类型浸润性导管癌超声表现如下。

(1)浸润性导管癌典型表现:①腺体层内可清晰显示的肿块。②垂直性生长方式:肿块生长方向垂直乳腺平面,肿块越小越明显(图 15-36A);当肿块体积超过20 mm时肿块一般形态趋于类圆形，而边缘成角改变(图 15-36B)。③极低内部回声：肿块内部几乎都表现为低回声，大多不均匀，有些肿瘤回声太低似无回声暗区，此时需要提高增益来鉴别(图 15-36B)。④不规则形态：肿块形态一般均不规则，呈分叶状、蟹足状、毛刺状等，为肿块浸润性生长侵蚀周边正常组织所致(图 15-36C)。⑤微钙化常见：低回声肿块内出现簇状针尖样钙化要高度警惕浸润性导管癌，有时微钙化是发现癌灶的唯一线索(图 15-36D)。⑥浸润性边缘：肿块边缘呈浸润性，无包膜；肿块可浸润脂肪层及后方胸肌，侵入其内部，导致组织结构连续性中断(图 15-36E)。⑦周围高回声晕：肿块周边常有高回声晕环绕；一般认为是癌细胞穿破导管向间质浸润引起结缔反应，炎性渗出或组织水肿及血管新生而形成边界模糊的浸润混合带(图 15-36F)。⑧后方回声减低：目前多认为肿块后方回声减低是因癌组织内间质含量高于实质，导致声能的吸收衰减(图 15-36G)。⑨特异性血流信号：肿块边缘、内部出现增粗、扭曲及"马赛克"血管走行(图 15-36G)；PW 显示肿块内动脉收缩期最大流速 PSV＞20 cm/s 及 RI＞0.7 对肿块恶性诊断具有一定价值(图 15-36H)。⑩腋窝淋巴结转移：无论肿块大小，均可出现腋窝淋巴结转移；大多数转移性淋巴结表现为体积增大，呈类圆形，内部呈低回声，淋巴结门偏心或者消失；多发肿大时，淋巴结之间可见融合；彩色血流检查淋巴结内血供丰富。

(2)浸润性导管癌不典型表现。①小乳腺癌：一般指直径 6～10 mm 的乳腺癌，多为患者自己发现后就诊，临床触诊包块质地较硬，有如黄豆覆盖于皮革之后的触感。尽管病变有一定移动度但范围不大。其诊断要点：触诊质硬结节是诊断的重要线索；二维可能出现典型浸润性导管癌声像特点，肿块内部极低回声，垂直性生长，跨越两个解剖平面，内部微钙化灶，多普勒检查中央性穿心型血供，高阻力血流频谱，具备上述特征诊断乳腺浸润性导管癌比较容易；类圆形或者不规则形癌灶者，毛刺状边缘是诊断的关键。②无明确边界类型乳腺癌：此型多为临床触诊发现质硬包块，乳房腺体层仅见片状极低回声，境界不清晰。彩色血流检查可见极低回声内粗大扭曲血管穿行，血流花彩样呈"马赛克"现象。频谱多普勒检查检出高速高阻力动脉性血流频谱，RI＞0.7，甚至 1。此型诊断主要依靠高敏感彩色血流及频谱多普勒检查。

非特殊类型浸润性导管癌的特殊检查。①超声弹性成像：非特殊类型浸润性导管癌肿块硬度常明显高于正常组织，肿块周边因肿瘤侵犯而硬度明显增高，肿块内部因肿瘤坏死等常表现为硬度分布不均匀，定量弹性成像可清晰显示弹性系数的这种不均匀分布(图 15-37)。②三维及全容积成像：肿瘤的三维成像可清晰显示肿瘤冠状面影像和空间状况，三维血流成像时可显示肿块内及其周边血管的空间分布。③超声造影：非特殊类型浸润性导管癌肿块内及周边常具有丰富血供，因肿瘤的生长，瘤内血管分布常不均匀。超声造影时，瘤内及周边常表现为明显不均匀强化(图 15-38)。

3.鉴别诊断及比较影像分析

需与浸润性小叶癌进行鉴别，同时也需与乳腺腺病或纤维腺瘤等相鉴别。

(二)乳腺浸润性小叶癌

1.临床概述

乳腺浸润性小叶癌(invasive lobular carcinoma，ILC)于 1941 年由 Foote 和 Stewart 首次提出，是一种具有特殊生长方式的浸润性乳腺癌。ILC 是乳腺癌的第二大常见类型。据文献报道 ILC 的发病率差别较大，占浸润性乳腺癌的 1%～20%。大多数研究显示，ILC 发病年龄高峰在 45～67 岁，75 岁以上患者多于 35 岁以下者。与其他浸润性乳腺癌相比，浸润性小叶癌以同侧多灶性为特征，且双侧乳腺发病较常见。淋巴结阳性的 ILC 比淋巴结阴性者更容易发展为对侧乳腺癌。

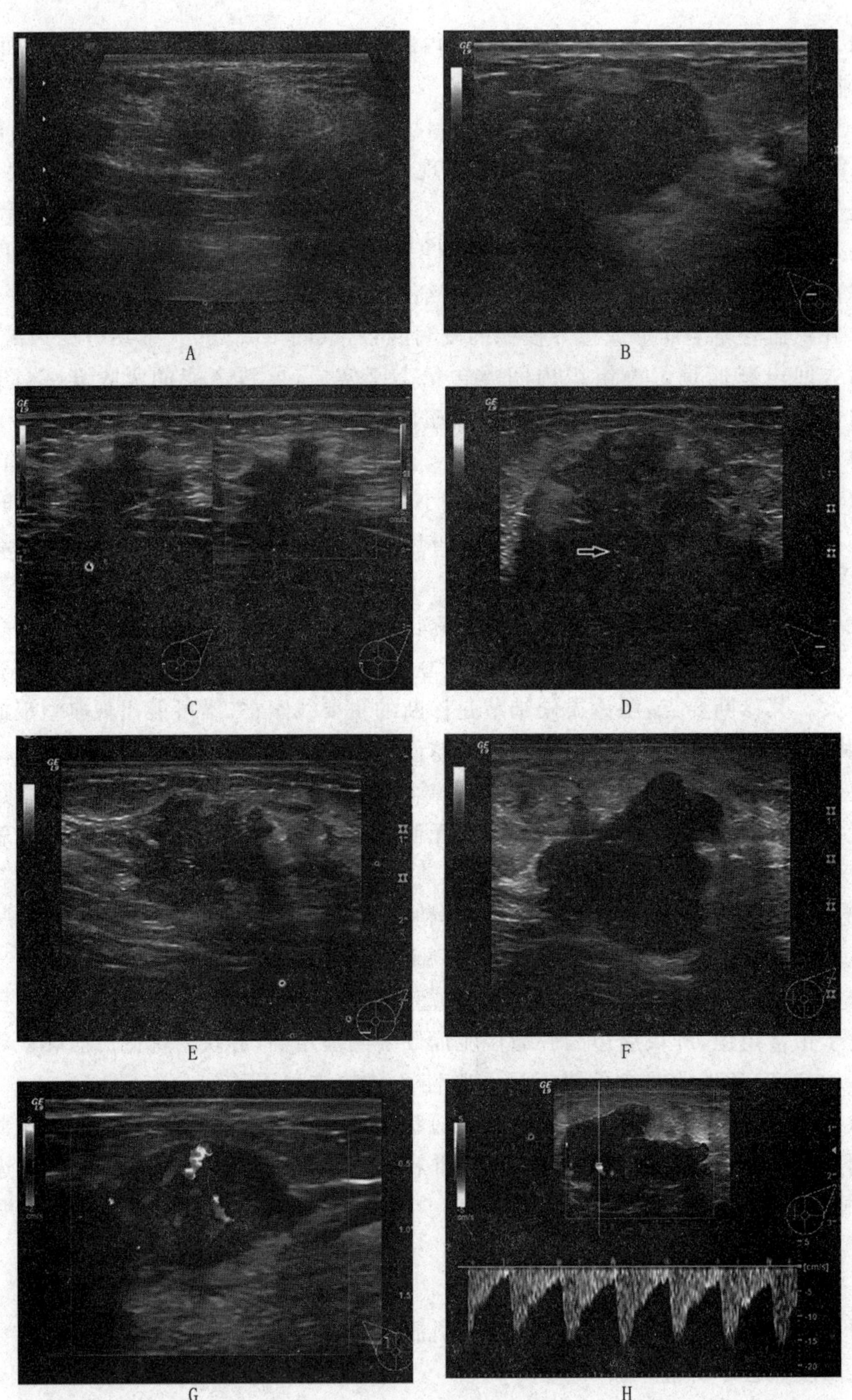

图 15-36　浸润性导管癌典型表现

A.肿块生长方向垂直乳腺平面及边缘呈蟹足样改变；B.二维表现：较大肿块形态趋于类圆形，边缘成角改变；C.肿块呈蟹足样生长，并肿块后方回声衰减；D.肿块内可见点状高回声（箭头指示部分）；E.肿块形态不规则，向周边浸润；F.肿块周边常有高回声晕环绕；G.浸润性导管癌彩色多普勒血流表现；H.浸润性导管癌频谱多普勒，RI 大于 0.7

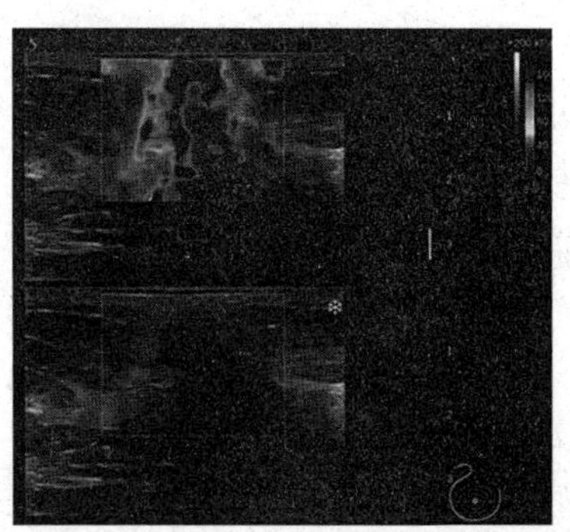

图 15-37　浸润性导管癌超声弹性成像

定量弹性成像可显示肿块内及周边弹性系数的不均匀分布

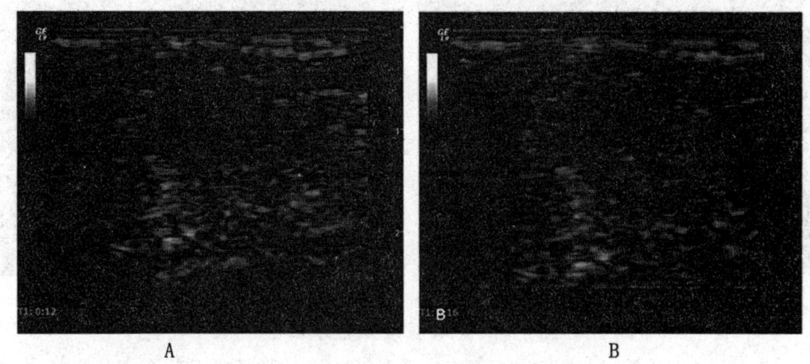

A　　　　B

图 15-38　浸润性导管癌超声造影

浸润性导管癌开始强化前(A)低回声肿块内无造影剂信号，强化后(B)肿块内明显不均匀强化，强化范围大于无增强时肿块范围

ILC 常表现为乳腺内可触及界限不清的肿块，一些病例仅能触到不确切的细小的或者弥漫的小结节，有的病例则感觉不到有异常改变。由于 ILC 钙化少见，常缺乏特征性影像学改变。

大体病理：典型病例可见不规则形肿块，常没有明显的界线，病变区质地硬，切面多呈灰色或白色，硬化区呈纤维性外观，通常无肉眼所能见到的囊性变、出血、坏死和钙化。部分病例没有明显肿物。

组织学上是由一致的、类似于小叶原位癌的细胞组成的浸润性癌，癌细胞常呈单行线状排列，浸润于乳腺小叶外的纤维间质中，围绕乳腺导管呈靶环状排列；亦可单个散在弥漫浸润于纤维间质中；有时可见残存的小叶原位癌成分。本型又称小细胞癌，预后极差，10 年生存率仅 34.7%。

2.超声所见

ILC 组织学的特殊性是影响超声影像改变的根本原因，由于 ILC 的癌细胞之间散布着大量正常乳腺组织，因此形成影像中绝大多数肿物边界模糊不清，后方回声衰减多见，且肿物内大多为不均质低回声。文献报道超声诊断 ILC 的敏感度为 78%～95%。①二维超声：肿块内部呈极低回声，形态不规则，边界较浸润性导管癌模糊不清，周围组织结构扭曲常见，后方衰减明显；肿块内部微钙化少见(图 15-39A)。②彩色多普勒：多数肿块内部呈少血供，少数表现为血供丰富，RI>0.70，呈高阻力频谱(图 15-39B)。③少数病例呈现多中心病灶，表现为同一乳房见多个类似结节存在。

3.鉴别诊断及比较影像分析

(1)浸润性导管癌与浸润性小叶癌鉴别:通过超声对两者进行鉴别很困难。当同一乳腺出现多个癌灶时,提示浸润性小叶癌可能性大。

(2)乳腺病或纤维腺瘤与浸润性小叶癌鉴别:对于声像不典型的病例常鉴别困难,但超声依然是判断乳腺肿块良恶性的较好的影像学检查方法。

(三)乳腺髓样癌

1.临床概述

髓样癌是一种合体细胞生长方式,缺乏腺管结构,伴有明显淋巴细胞及浆细胞浸润,界限清楚的癌;占全部浸润性乳腺癌的5%~7%。

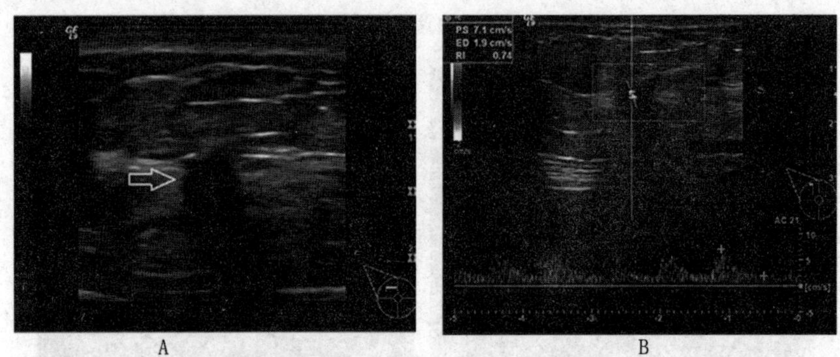

A　　　　B

图 15-39　乳腺浸润性小叶癌

A.肿块内呈极低回声(箭头指示部分),形态不规则,边界模糊不清,组织结构扭曲常见,后方衰减明显;B.肿块内 RI>0.70,呈高阻力频谱

发病年龄 21～95 岁,与浸润导管癌比较,其患者相对年轻,至少有 10%的患者在 35 岁以下,有40%～60%的患者小于 50 岁。老年患者不常见,男性则更罕见。通常在一侧乳腺触到肿物,一般为单个,界清质实,临床和影像学容易误诊为纤维腺瘤。

大体病理:肿物平均 2～3 cm,呈结节状,界限清楚。切面灰白、灰黄到红褐色,鼓胀饱满,与浸润性导管癌相比,其质地较软,肿瘤组织缺乏皱缩纠集感;尤其是较大肿瘤者,其内常见出血坏死,亦可出现囊性变。

组织学上癌实质成分占 2/3 以上,间质成分少。癌细胞较大,形状大小不一,异型性明显,核分裂较多见;常排列成密集的不规则片状或粗条索状,相互吻合,由少量纤维间质分隔,可见腺体结构和导管内癌成分;癌巢中央部常见成片状坏死,间质缺乏淋巴细胞浸润。

乳腺髓样癌在乳腺癌中被认为相对预后较好,其 10 年生存率远高于浸润性导管癌。

2.超声表现

髓样癌的主要超声表现为:①二维超声,肿物呈膨胀式生长,内部呈低或极低回声,边界清晰规则,无包膜;后方回声增强或无变化;内部一般微钙化极少见,可以出现同侧腋窝淋巴结肿大(图 15-40A)。②由于肿瘤内细胞数多,间质纤维少,故肿物大而质软,易发生坏死而发生破溃。③有时,肿块内部可见散在不均的强回声点伴无回声区,后方回声一般不减弱,如后方衰减,则恶性程度大(图 15-40A)。④彩色多普勒检查:肿物内部血供丰富,血管走行杂乱扭曲,以中央性血流为主,血流因流速低一般无“马赛克”现象;频谱多普勒检出高阻力血流频谱,RI>0.7(图 15-40B)。

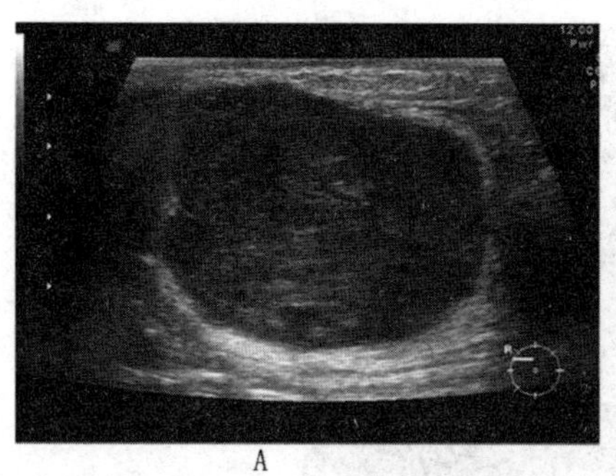
A

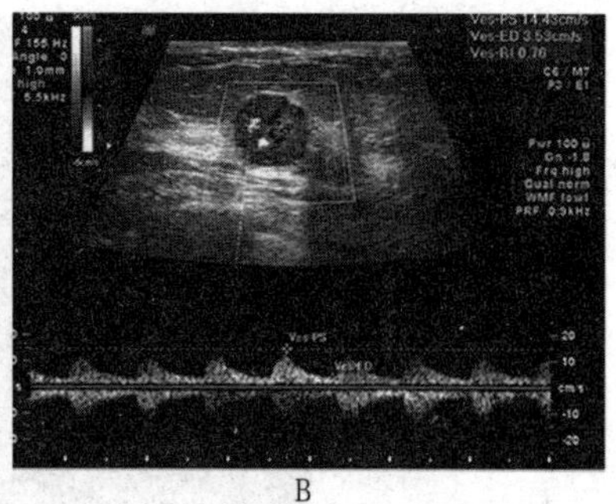
B

图 15-40 乳腺髓样癌

A.肿块较大时边界依然清晰，肿块内伴无回声区；B.肿块内呈高阻血流频谱

3.鉴别诊断及比较影像分析

髓样癌在诊断中需与如下疾病相鉴别。

(1)与乳腺纤维腺瘤鉴别：①乳腺髓样癌呈膨胀性生长，虽然边界清楚，但无包膜；纤维瘤常有包膜。②乳腺髓样癌回声多低于纤维瘤，可为极低回声，大者内部可出现坏死、囊性变，肿物内钙化极少见。③乳腺髓样癌血供丰富，为中央性血流，多为Ⅱ级和Ⅲ级血流；而纤维瘤血供为边缘性，相对不丰富，多为 0 级。

(2)与浸润性导管癌鉴别：①浸润性导管癌呈垂直性生长，边缘浸润性改变；髓样癌呈膨胀式生长，边缘清晰规则。②浸润性导管癌内部微钙化常见，髓样癌则极少见。③浸润性导管癌内部血供以中央性粗大血管为主，血流呈典型"马赛克"现象；髓样癌内部血流丰富，血流为纯蓝或纯红。

(3)与浸润性小叶癌相鉴别：浸润性小叶癌为第二常见的原发乳腺癌，由于其病理上的特殊生长方式，而致临床及影像早期诊断困难，如 X 线片有显示，则其最常见征象为星芒状边缘肿块和结构扭曲。

(4)与黏液腺癌相鉴别：黏液腺癌 X 线片上最类似髓样癌表现，但其常见于绝经后老年妇女；而髓样癌在年轻患者中有较高比例，年龄因素形成两者鉴别的基础。

(四)乳腺大汗腺癌

1.临床概述

大汗腺癌是一种 90%以上的肿瘤细胞显示大汗腺细胞形态学特点和免疫表型的乳腺浸润癌，是乳腺癌浸润性特殊型癌中的一种，较少见，占乳腺癌的 0.4%～4%，患者多为中老年人。常发生在乳腺外上象限，组织学结构特征为肿瘤由具有顶浆分泌特征的大汗腺样细胞组成，瘤细胞体积较大，胞质丰富；细胞核较小，呈圆形或椭圆形。肿瘤生长缓慢，预后较好，较晚发生淋巴结转移。

2.超声表现

超声图像上与其他类型乳腺癌不易区分，但有报道肿块内部见双线样管壁结构回声时，应高度怀疑大汗腺癌，可能是腺管阻塞所致(图 15-41)。

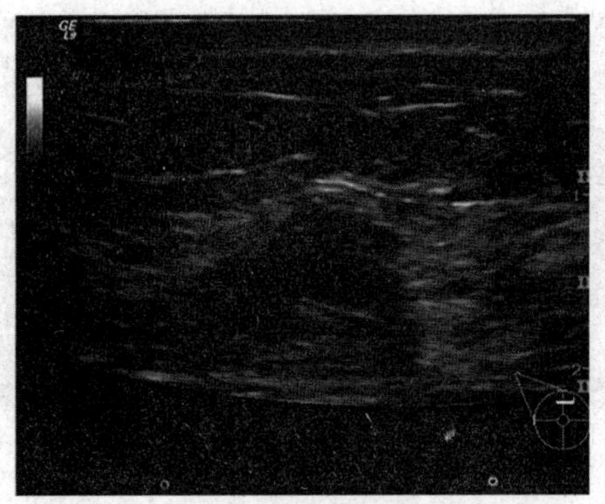

图 15-41 乳腺大汗腺癌二维超声表现

四、乳腺浸润性特殊型癌

(一)乳腺黏液癌

1.临床概述

乳腺黏液腺癌也称黏液样癌或胶样癌,是原发于乳腺的一种很少见的特殊类型的乳腺癌,占所有乳腺癌的1%~4%。通常肿瘤生长缓慢,转移较少见,预后比其他类型乳腺癌好。患者的发病年龄分布广泛(21~94 岁),中位年龄为 70 岁,其平均年龄或中位年龄比浸润性导管癌偏大,以绝经后妇女常见。75 岁以上乳腺癌患者 7%为黏液癌。

多数黏液癌患者的首发症状是发现可以推动的乳腺包块,触诊为软至中等硬度。由于黏稠液体被纤维分隔,触诊时可有捻发音。好发于外上象限,其次为外下象限。

大体病理:肿瘤直径从 10 mm 以下至 200 mm,平均 28 mm。典型黏液癌具有凝胶样外观,似胶冻状,伴有突出的、清楚的边界,可推动;肿瘤缺乏真正的包膜;囊性变在体积较大的病例出现。

乳腺黏液癌是由细胞学相对温和的肿瘤细胞团巢漂浮于细胞外黏液湖中形成的癌。可以分为单纯型和混合型。黏液腺癌病理表现为大量细胞外黏液中漂浮有实性团状、条索状、腺管状、筛状等结构癌组织灶,癌细胞大小相似,异型性明显,核分裂象易见;混合型还伴有浸润性导管癌等成分。黏液湖被纤维组织分隔,肿瘤周边也有纤维组织间隔,这可能是阻止癌细胞扩散的一个因素。黏液是癌细胞变性崩解产物,为酸性或中性黏液。黏液腺癌被认为是来源于导管内癌或浸润性导管癌。乳腺肿瘤中出现黏液或黏液变性者较多,因此,黏液腺癌须与其他肿瘤进行鉴别:①印戒细胞癌具有印戒细胞,呈单个纵列或弥漫浸润于纤维组织中,癌细胞胞质内出现黏液空泡,将核挤向一侧呈“印戒状”等特征,其生长方式也呈弥漫性。②纤维腺瘤、乳头状瘤、导管增生等良性疾病均可伴有局灶性或广泛性黏液样变,但细胞缺乏异型性,纤维腺瘤有真正胞膜等可资鉴别。③转移性黏液腺癌应进行 B 超、X 线、CT、纤维胃镜等检查,可排除消化道、生殖道等其他各部位肿瘤。

2.超声表现

乳腺黏液癌的超声特征与病理分型密切相关:①单纯性乳腺黏液癌表现为低回声肿块,有包膜,边界清楚,形态规则,内部回声均匀,后方回声增强,酷似纤维腺瘤。②混合型黏液腺癌表现为不均质回声的低回声肿块,肿块部分或全部边界不清,形态不规则;肿块内可伴等回声区、液性暗区或强回声钙化灶伴后方声影。③CDFI:肿块内可见少量血流信号,部分呈较丰富彩色血流

信号，RI 常大于 0.7(图 15-42～图 15-44)。

3.鉴别诊断及比较影像分析

单纯型乳腺黏液癌超声表现为边缘光滑的较低回声肿块，因此常需与腺瘤等良性病变鉴别，但存在一定难度；可以从临床发病特征上考虑，腺瘤常有多发征象，且病史长，变化不显著。

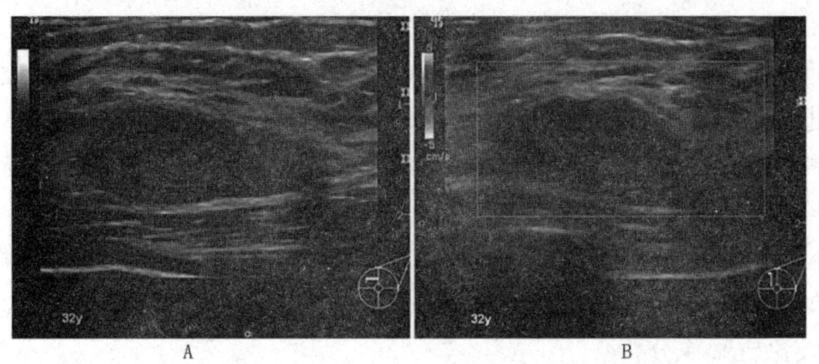

A　　　　　　　　　　B

图 15-42　单纯性乳腺黏液癌

A.低回声肿块，有包膜，边界清楚，形态规则，内部回声均匀，后方回声增强；B.CDFI：肿块内未见明显血流显示

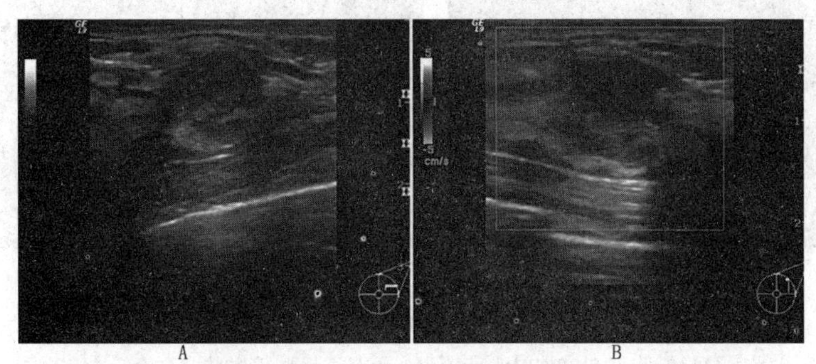

A　　　　　　　　　　B

图 15-43　混合型乳腺黏液癌

不均质低回声肿块，肿块边界不清，形态不规则；肿块内未见明显血流显示

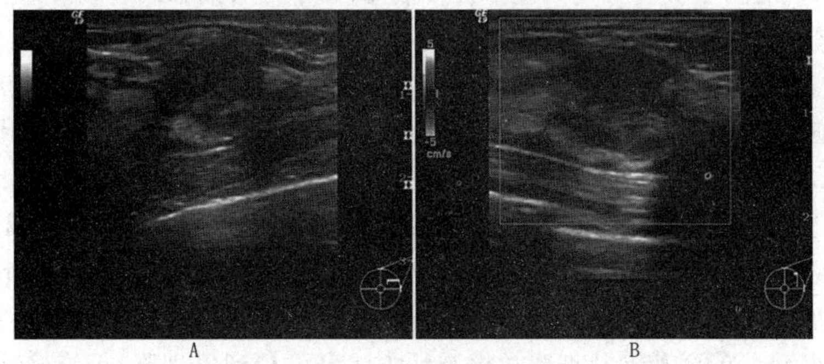

A　　　　　　　　　　B

图 15-44　混合型乳腺黏液癌

肿块内呈混合回声，可见等回声区和液性暗区

混合型乳腺黏液癌超声表现常为一些典型的恶性征象，又与浸润性导管癌或浸润性小叶癌不易鉴别，但浸润性导管癌钼靶 X 线常表现为毛刺性肿块，其次为钙化；浸润性小叶癌常表现为腺体扭曲和不对称密度。

(二)导管内乳头状癌

1.临床概述

乳腺导管内乳头状癌为一种特殊型乳腺癌,占全部乳腺癌的2%～8%,多发生于乳腺中央区的大导管,常有乳头出血,50岁以上老人多见。肿块直径约3 cm,预后较一般乳腺癌好,10年存活率达63.9%。

大体表现:肿瘤由管壁向腔内突出生长,形似乳头状,富于薄壁血管,极易出血。

病理检查:乳头状癌常见有纤维脉管束,乳头表面被覆异型癌细胞,细胞可单层或复层,排列极其紊乱,可见核分裂象,肌上皮消失,在乳头基底部与囊壁交界处可见癌组织浸润。

2.超声表现

超声表现为乳腺的中央导管扩张,内有实性中低回声团,形态不规则,呈"蟹足"样(图15-45A),内有微粒样钙化点,后壁常呈衰减暗区。CDFI示肿瘤内血流信号增多(图15-45B)。

3.鉴别诊断及比较影像分析

乳腺导管内乳头状癌需与如下疾病相鉴别。

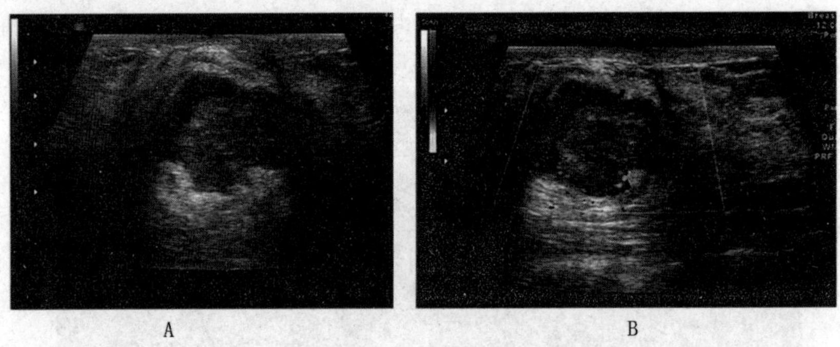

图15-45　导管内乳头状癌

A.局部导管扩张,内见实性中低回声团块,形态不规则;B.肿块内血流信号增多

(1)与导管内乳头状瘤鉴别:①两者均可见到自发的、无痛性乳头血性溢液;均可扪及乳晕部肿块,且按压该肿块时可自乳管开口处溢出血性液体;由于两者的临床表现及形态学特征都非常相似,故两者的鉴别诊断十分困难。一般认为,乳腺导管内乳头状瘤的溢液可为血性,亦可为浆液血性或浆液性;而乳头状癌的溢液则以血性者为多见,且多为单侧单孔。②乳头状瘤的肿块多位于乳晕区,质地较软,肿块一般不大于1 cm,同侧腋窝淋巴结无肿大;而乳头状癌的肿块多位于乳晕区以外,质地硬,表面不光滑,活动度差,易与皮肤粘连,肿块一般大于1 cm,同侧腋窝可见肿大的淋巴结。③乳腺导管造影显示导管突然中断,断端呈光滑杯口状,近侧导管显示明显扩张,有时为圆形或卵圆形充盈缺损,导管柔软、光整者,多为导管内乳头状瘤;若断端不整齐,近侧导管轻度扩张,扭曲,排列紊乱,充盈缺损或完全性阻塞,导管失去自然柔软度而变得僵硬等,则多为导管内乳头状癌。④溢液涂片细胞学检查乳头状癌可找到癌细胞;最终确诊则以病理诊断为准,而且应做石蜡切片,避免因冷冻切片的局限性造成假阴性或假阳性结果。

(2)与乳腺导管扩张症鉴别:①乳腺导管扩张症溢液期均可以乳头溢液为主要症状,常伴有先天性乳头凹陷,溢液多为双侧多孔,性状可呈水样、乳汁样、浆液样、脓血性或血性。②导管扩张症的肿块期可见到乳晕下肿块,肿块形状可不规则,质地硬韧,并可与皮肤粘连,常发生红肿疼痛,后期可发生溃破而流脓;还可见患侧腋窝淋巴结肿大、压痛。③若较大导管呈明显扩张,导管

粗细不均匀，失去正常规则的树枝状外形者，而无明显充盈缺损者，则多为导管扩张。④必要时可行肿块针吸细胞学检查或活组织病理检查。

五、乳腺其他罕见癌

(一)乳腺化生性癌

1.临床概述

乳腺癌常伴有各种类型的化生，如鳞状上皮化生、梭形细胞化生、软骨化生或骨化生，故称其为化生性癌。

2.超声表现

声像图表现与黏液癌相似，单纯应用超声很难对乳腺癌的病理类型作出诊断(图 15-46)。

3.相关影像学表现

钼靶 X 线表现无特殊性。多数边界较清楚，无钙化，有些患者中表现为良性征象，一些患者同时表现为部分边界清楚，部分呈毛刺状。

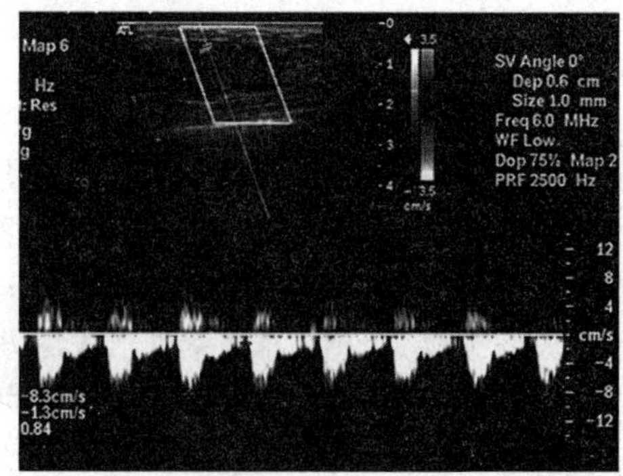

图 15-46　乳腺化生性癌多普勒频谱表现

(二)乳腺神经内分泌癌

1.临床概述

乳腺神经内分泌癌较罕见，占乳腺癌的 2%～5%，其肿瘤细胞中往往含有亲银和/或嗜银颗粒，神经内分泌指标呈阳性表达。1977 年，Cubilla 和 Woodruff 首先报道了发生于乳腺的神经内分泌癌。2003 年，世界卫生组织(WHO)乳腺及女性生殖器官肿瘤组织分类将乳腺神经内分泌癌正式命名，并将其分为实体型神经内分泌癌、小细胞/燕麦细胞癌及大细胞神经内分泌癌三个亚类。

本病多见于老年人，主要发生于 60～70 岁。但临床上多缺乏神经内分泌综合征的表现。

大体形态表现为浸润性或膨胀性生长的肿块，切面呈实性、灰粉或灰白，质硬，大部分边界清晰，部分与周围组织分界欠清。按细胞类型、分级、分化程度和产生黏液的情况可将其分为不同的亚型：实性神经内分泌癌、不典型类癌、小细胞/燕麦细胞癌和大细胞神经内分泌癌。神经内分泌癌的癌组织由密集的细胞构成，形成孤立的、界限清楚的小叶状肿块，或呈实性巢状、片状、小梁状；亦可由密集富含染色质、细胞质稀少的细胞或由密集的细胞质丰富的大细胞团块组成。

2.超声表现

乳腺神经内分泌癌的声像图表现多为不均质低回声实性肿块，形态不规则，边界清晰或部分边界不清(图 15-47A)。肿瘤内伴部分黏液癌成分时，瘤内可部分表现为低、无回声；伴浸润性导管癌时，超声表现与浸润性导管癌相似(图 15-47B)。

彩色多普勒血流显像显示大部分乳腺神经内分泌癌血流丰富(图 15-47C),考虑与肿瘤细胞密集、实性癌巢中新生血管丰富有密切关系。少部分肿块内血流稀少。

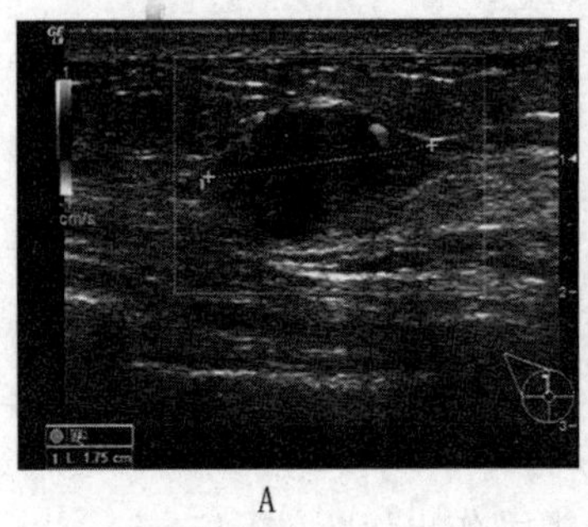
A

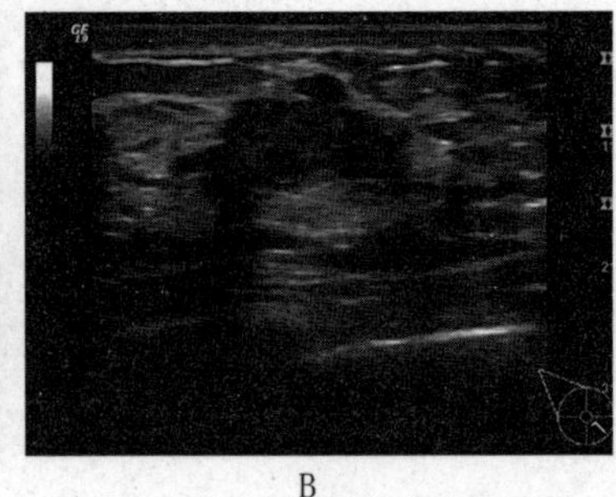
B

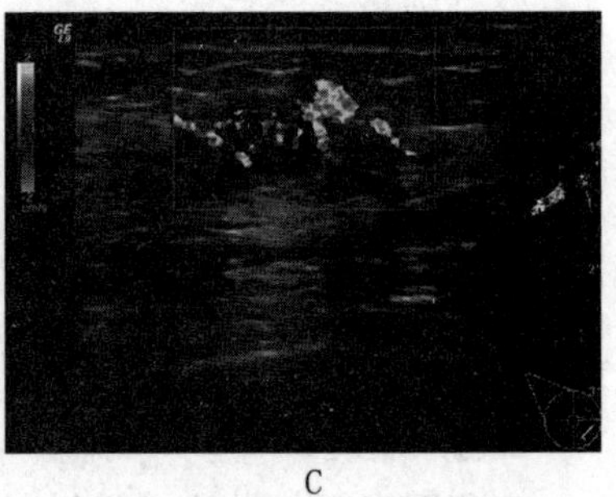
C

图 15-47　乳腺神经内分泌癌

A.不均质低回声实性肿块,形态不规则,部分边界不清。病理:乳腺实性神经内分泌癌;B.肿块边界不清,形态不规则,内部回声不均匀,局部呈低无回声。病理:乳腺实性神经内分泌癌,伴部分黏液癌成分及广泛性导管内癌成分(神经内分泌性导管内癌);C.彩色多普勒示肿块内及边缘部可见明显丰富彩色血流信号

3.鉴别诊断及比较影像分析

(1)与常见的乳腺浸润性导管癌鉴别:乳腺神经内分泌癌的超声表现与其病理组织学特征有密切关系。乳腺神经内分泌癌的四个病理学亚型均由密集的细胞构成,可呈实性巢状、片状、小梁状,形成孤立的、界限清楚的肿块,使其在超声检查中可表现为边界清晰的实性肿块。乳腺浸润性导管癌实质向周围组织浸润明显,并伴有不同程度的间质反应,成纤维反应多,超声表现为毛刺及强回声晕。肿瘤间质的胶原纤维成分增多,排列紊乱形成后方回声衰减;而乳腺神经内分泌癌细胞成分丰富,间质成分少,以膨胀性生长为主,故多为实性肿块,边界清晰,无毛刺,后方回声无明显衰减,可据此加以鉴别。但乳腺神经内分泌癌呈浸润性生长时,则难以与乳腺浸润性导管癌相鉴别。

(2)与乳腺其他良性肿瘤相鉴别:乳腺神经内分泌癌呈膨胀性生长时,因其边界清楚而难以与其他乳腺良性肿瘤相鉴别,但肿块内血流丰富而提示恶性肿瘤可能。而肿块表现为部分边界不清,形态不规则并肿块内血流丰富,常提示乳腺恶性肿瘤。

(刘金平)

第十六章　甲状腺与浅表淋巴结疾病的超声诊断

第一节　甲状腺炎症性疾病

一、急性化脓性甲状腺炎

急性化脓性甲状腺炎是由细菌或真菌感染引起的甲状腺急性化脓性炎症，在无抗生素时期，急性化脓性甲状腺炎的发病率在外科疾病中占 0.1%，随着抗生素的使用，急性化脓性甲状腺炎变得较为罕见。

（一）临床概述

1.病因、易感因素、感染途径及病理

（1）病因、易感因素、感染途径：甲状腺的急性细菌感染较为罕见，这是由于甲状腺有包膜包裹，且甲状腺细胞内容物的过氧化氢和碘含量很高，使之对感染具有抵抗力。但是当患者存在基础疾病如甲状舌管未闭、甲状腺结节、腮腺囊肿，以及存在某些解剖学异常时更容易发生急性化脓性甲状腺炎。机体免疫功能不全是急性化脓性甲状腺炎的一个重要发病因素。

在 20 岁以下的年轻患者中，梨状隐窝窦道是导致急性化脓性甲状腺炎的主要原因，通常认为梨状隐窝窦道是由第三或第四咽囊发育异常所致，表现为发自梨状隐窝的异常管道，其走行具特征性，发自梨状隐窝的顶（尖）部，向前下走行，穿过肌层，经过或是从甲状腺旁通过，进入甲状腺周围区域，这种先天性异常通常发生于小儿，90%位于左侧，因而梨状隐窝窦道引起的急性化脓性甲状腺炎多发生于左侧。

引起急性化脓性甲状腺炎的细菌多为革兰氏阳性菌，如葡萄球菌、肺炎链球菌；革兰氏阴性菌也可见到。急性化脓性甲状腺炎的感染途径包括：①由口腔、呼吸道等附近组织通过梨状隐窝窦道直接蔓延而来；②血源性播散；③淋巴道感染；④直接创伤途径。

（2）病理：甲状腺组织呈现急性炎症特征性改变。病变可为局限性或广泛性分布。初期大量多形核细胞和淋巴细胞浸润，伴组织坏死和脓肿形成。脓液可以渗入深部组织。后期可见到大量纤维组织增生。脓肿以外的正常甲状腺组织的结构和功能是正常的。

2.临床表现

急性化脓性甲状腺炎一般表现为甲状腺肿大和颈前部剧烈疼痛，触痛，畏寒，发热，心动过速，吞咽困难和吞咽时颈痛加重。

3.实验室检查或其他检查

化脓性甲状腺炎时，血清甲状腺素水平正常，极少情况下可出现暂时性的甲状腺毒血症。外周血的涂片提示白细胞计数升高，以中性粒细胞及多形核白细胞为主；血培养可能为阳性；红细胞沉降率加快。

(二)超声表现

根据梨状隐窝窦道的走行不同，可造成甲状腺脓肿或颈部脓肿，而甲状腺脓肿和颈部脓肿又可以相互影响。因此，可以从三个方面对急性化脓性甲状腺炎的超声表现进行评估，即分别评估甲状腺的超声改变、颈部软组织的超声改变和梨状隐窝窦道的超声表现。不过需指出的是，三方面的超声表现可以同时出现而不是相互孤立的。

1.甲状腺的超声改变

(1)发生部位及大小：急性化脓性甲状腺炎的发生部位通常与梨状隐窝窦道的走行有关，病变多发生在甲状腺中上部近颈前肌的包膜下区域。发病早期二维超声上的甲状腺仅表现为甲状腺单侧或双侧不对称性肿大，是由甲状腺组织严重的充血水肿引起的。疾病后期随着甲状腺充血水肿的减轻及大量纤维组织增生，甲状腺形态亦发生改变，即腺体体积回缩，可恢复至原来大小。

(2)边界和形态：由于急性甲状腺炎早期的甲状腺组织多有充血、水肿，故超声表现为病灶边缘不规则，边界不清晰。脓肿形成时，甲状腺内可见边缘不规则，边界模糊的混合型回声或无回声区，壁可增厚(图 16-1)。当急性甲状腺炎症状较重并向周围软组织蔓延或由于急性颈部感染蔓延至甲状腺时，炎症可延伸至包膜或突破包膜蔓延至周围软组织，超声表现为与周围甲状腺组织分界不清，甚至分界消失。

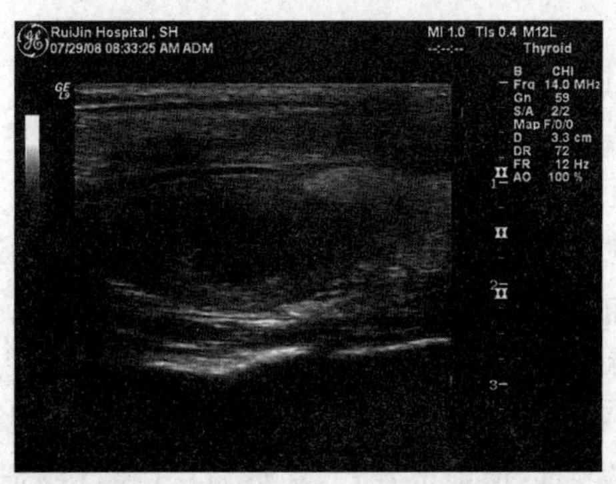

图 16-1　急性化脓性甲状腺炎脓肿形成期灰阶超声显示脓肿位于甲状腺上极包膜下，壁厚，内部为弱回声

(3)内部回声：发病期间甲状腺内部回声不均匀，有局灶性或弥漫性低回声区，大小不一，低回声与炎症严重程度有关，随着病程的进展低回声区逐步增多(图 16-2)。严重时甲状腺内可呈大片低回声区，若有脓肿形成则可有局限性无回声区，其内透声多较差，可见多少不一的点状回声，以及出现类似气体的强回声且伴彗尾征。病程后期由于炎症的减轻及大量纤维组织的增生，超声可显示甲状腺内部回声增粗、分布不均，低回声区及无回声区缩小甚至消失，恢复为正常甲状腺组织的中等回声，但仍可残留不规则低回声区。无论病变轻还是重，残余的甲状腺实质回声可保持正常。

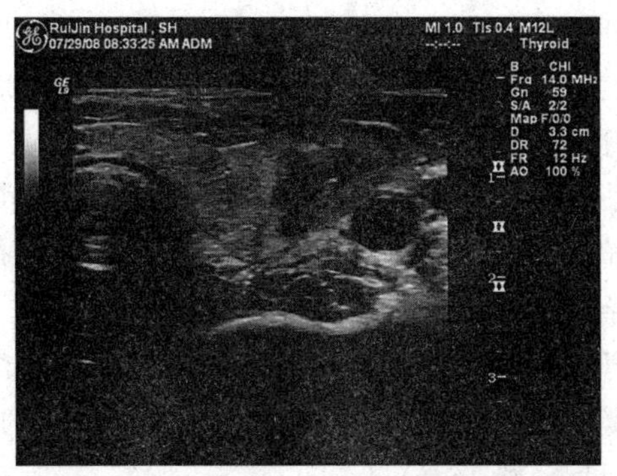

图 16-2　**急性化脓性甲状腺炎早期灰阶超声显示甲状腺上极包膜下低回声区，边缘不规则，边界模糊**

彩色多普勒超声可显示甲状腺化脓性炎症的动态病理过程中血供状况的改变。在炎症早期，由于炎性充血可导致甲状腺炎症区域血供增加；脓肿形成后，脓肿内部血管受破坏，彩色多普勒超声可显示脓肿内部血供基本消失，而脓肿周围组织因炎症充血血供增加；恢复期，由于病变甲状腺修复过程中纤维组织的增生，病变区域依然血供稀少。

2.颈部软组织的超声改变

梨状隐窝窦道感染累及颈部时，由于颈部软组织较为疏松，炎症将导致颈部肿胀明显。患侧颈部皮下脂肪层、肌层和甲状腺周围区域软组织明显增厚，回声减低，层次不清。受累区域皮下脂肪层除了增厚外，尚可见回声增强现象。脂肪层和肌层失去清晰分界。肌肉累及可发生于舌骨下肌群和胸锁乳突肌，表现为肌肉增厚，回声减低，肌纹理模糊(图 16-3)。

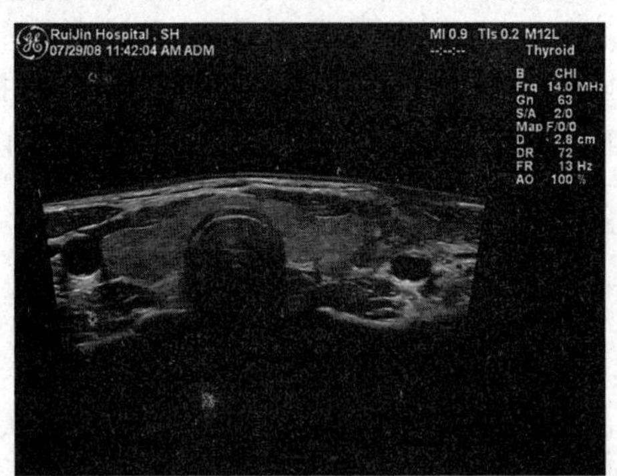

图 16-3　**颈部软组织肿胀灰阶超声显示左颈部舌骨下肌群和胸锁乳突肌肿胀，层次不清**

脓肿常紧邻甲状腺而形成，脓肿除压迫甲状腺外，还可压迫颈部其他解剖结构，如颈动脉、气管或食管发生移位。脓肿边缘不规则，与周围软组织分界模糊。脓肿液化后可出现液性无回声区，内伴絮片状坏死物高回声，探头挤压后可见流动感。

恢复期，随着炎症消退，肿胀的颈部软组织、肌层可逐步恢复正常，但由于炎症破坏，各组织层次结构依然不清。

彩色多普勒超声可显示肿胀的颈部软组织和肌层血供增加，而脓肿内部血供基本消失，脓肿周围组织血供增加。恢复期，软组织和肌层的血供减少。

3.梨状隐窝窦道的超声表现

梨状隐窝窦道是急性化脓性甲状腺炎的重要发病因素，发现梨状隐窝窦道的存在对于明确病因和制订治疗方案具有非常重要的意义。CT 在探测窦道或窦道内的气体、在显示甲状腺受累方面优于 MR 和超声，是评估窦道及其并发症的最佳手段。

梨状隐窝窦道的超声探测有相当的难度，可通过以下方法改善超声显示的效果：①嘱患者吹喇叭式鼓气（改良 Valsalva 呼吸），嘱患者紧闭嘴唇做呼气动作以扩张梨状隐窝；②在检查前嘱患者喝碳酸饮料，当患者仰卧位时，咽部气体进入窦道，从梨状隐窝顶（尖）部向前下走行，进入甲状腺，此时行超声检查可见气体勾画出窦道的存在。在进行上述检查前应进行抗生素治疗以消除炎症，否则由于炎症水肿导致的窦道关闭影响检查结果。

在取得患者配合后，超声就有可能直接观察到气体通过梨状隐窝进入颈部软组织或甲状腺病灶，这是由于其与梨状隐窝相交通所致；超声亦可显示窦道存在的间接征象，表现为原来没有气体的病灶内出现气体的强回声（图 16-4）。

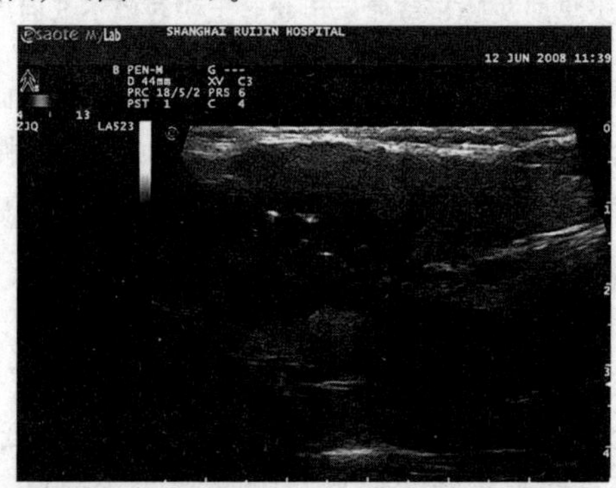

图 16-4　急性化脓性甲状腺炎灰阶超声显示脓肿病灶内气体强回声，后伴“彗星尾”征

（三）治疗原则

急性甲状腺炎的治疗包括脓液引流和抗生素的联合应用，应根据致病菌的种类不同选择各自敏感的抗生素。急性甲状腺炎的易发因素为梨状隐窝窦道的存在，因此一些研究者建议行窦道完全切除术。

二、亚急性甲状腺炎

（一）临床概述

亚急性甲状腺炎（subacute thyroiditis，SAT）是一种自限性甲状腺炎，因不同于病程较短的急性甲状腺炎，也不同于病程较长的桥本甲状腺炎，故称亚急性甲状腺炎。

1.流行病学、病因及病理

（1）流行病学：亚急性甲状腺炎是甲状腺疾病中较为少见的一种，发病率 3%～5%，多见于 20～60 岁的女性，男女发病比例 1：（2～6）。

（2）病因：到目前为止亚急性甲状腺炎的病因仍未知，其可能的发病原因主要归纳为以下几点。①病毒感染：感染的病毒种类大多为腮腺炎病毒，柯萨奇病毒，流行性感冒病毒、麻疹病毒及腺病毒等。②季节因素：有报道认为夏季为多发季节，原因在于一些肠道病毒在夏季活动较频繁。③遗传与免疫：目前对亚急性甲状腺炎是否为自身免疫性疾病意见不一，一般认为不属于自身免疫性疾病。④基因调控失常：HLA-B35 阳性的人易患亚急性甲状腺炎。

（3）病理：在疾病早期阶段表现为滤泡上皮的变性和退化，以及胶质的流失。紧接着发生炎症反应，甚至形成小脓肿。继而甲状腺滤泡大量破坏，形成肉芽肿性炎，周边有纤维组织细胞增生。病变后期异物巨细胞围绕滤泡破裂残留的类胶质，形成肉芽肿。病变进一步发展，炎性细胞

减少，纤维组织增生，滤泡破坏处可见纤维瘢痕形成。

2.临床表现

起病急，临床发病初期表现为咽痛，常有乏力，全身不适，不同程度的发热等上呼吸道感染的表现，可有声音嘶哑及吞咽困难。甲状腺肿块和局部疼痛是特征性的临床表现。本病大多仅持续数周或数月，可自行缓解，但可复发，少数患者可迁延 1～2 年，大多数均能完全恢复。

3.实验室检查

本病实验室检查结果可随疾病的阶段而异。早期，红细胞沉降率明显增快，甲状腺摄^{131}I 率明显降低，白细胞上升，血清 T_3、T_4、AST、ALT、CRP、TSH、γ 球蛋白等指标均有不同程度的增高，随后出现 TSH 降低。

(二)超声表现

1.灰阶超声

(1)病变区大小及部位：疾病早期炎症细胞的浸润可使甲状腺内出现低回声区或偏低回声区；疾病进展过程中，部分低回声区可互相融合成片状，范围进一步扩大；而在疾病的恢复期或后期，由于淋巴细胞、巨噬细胞、浆细胞浸润，纤维组织细胞增生，使得病变区减小甚至消失。亚急性甲状腺炎的病变区一般位于甲状腺中上部腹侧近包膜处(图 16-5)，故病情严重时常可累及颈前肌。

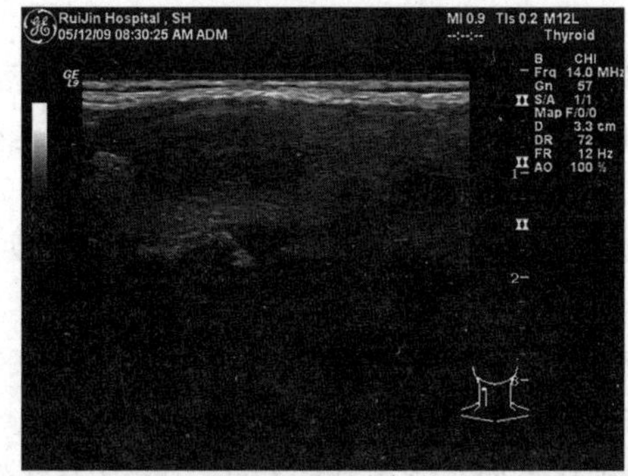

图 16-5　亚急性甲状腺炎灰阶超声显示病变位于甲状腺近包膜处

(2)病变区边缘及边界：病变区大部分边缘不规则，表现为地图样或泼墨样，在疾病早期，病灶边界模糊，但病灶和颈前肌尚无明显粘连，嘱患者进行吞咽动作可发现甲状腺与颈前肌之间存在相对运动。随着病变发展，低回声区的边界可变得较为清晰，但在恢复期炎症逐步消退后，病灶可逐步缩小，和周围组织回声趋于一致。

(3)在疾病的发展过程中，由于炎症的进一步发展，炎性细胞可突破甲状腺的包膜侵犯颈前肌群，出现甲状腺与其接近的颈前肌二者之间间隙消失的现象，表现为不同于癌性粘连的弥漫性轻度粘连。嘱患者进行吞咽动作可发现颈前肌与甲状腺的相对运动消失。

病变区内部回声：疾病早期甲状腺实质内可出现单发或多发、散在的异常回声区，超声表现为回声明显低于正常甲状腺组织的区域，部分低回声区可相互融合形成低回声带。在疾病发展过程中甲状腺的低回声还可以出现不均质改变，即呈从外向内逐渐降低的表现(图 16-6)。部分病例的甲状腺甚至会出现疑似囊肿的低回声或无回声区。

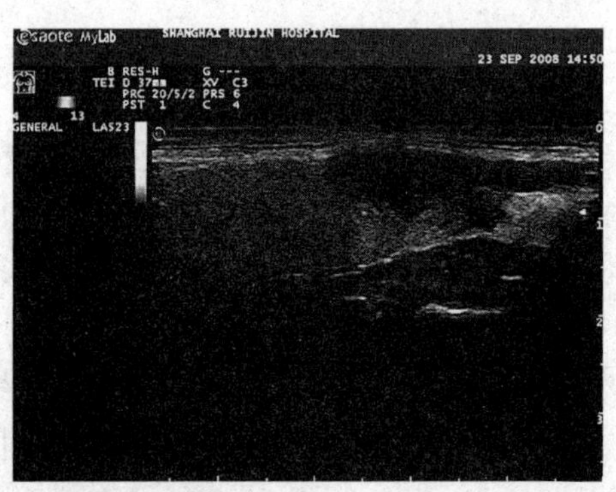

图 16-6　亚急性甲状腺炎灰阶超声显示甲状腺病灶从外向内回声逐渐降低

有研究者提出假性囊肿的出现可能与甲状腺的炎症、水肿，以及由炎症引起的小脓肿有关。

随着病情的好转，纤维组织的增生使得甲状腺内部出现一定程度的纤维化增生，故超声可显示甲状腺内部回声增粗、分布不均，低回声区缩小甚至消失，恢复为正常甲状腺组织的中等回声。但也有部分亚急性甲状腺炎患者在疾病康复若干年后的超声复查中仍可探测到局灶性片状低回声区或无回声区，原因可能是亚急性甲状腺炎的后遗症，表明亚急性甲状腺炎康复患者的超声检查并非都表现为甲状腺的正常图像。另外坏死的甲状腺组织钙化可表现为局灶性强回声和后方衰减现象。

(4)病变区外的甲状腺：对亚急性甲状腺炎患者的甲状腺大小，普遍认为呈对称性或非对称性肿大。有文献报道甲状腺的体积甚至可达原体积的两倍大小。这种肿大是早期由于大量滤泡的破坏水肿、胶质释放引起甲状腺体积增大。疾病后期腺体体积明显回缩，可恢复至原来大小。病变外的甲状腺由于未受到炎症侵袭，故仍可表现为正常的甲状腺回声。

2.多普勒超声

疾病的急性期由于滤泡破坏，大量甲状腺素释放入血，出现 T_3、T_4 的增高，引起甲状腺功能亢进，彩色/能量多普勒显像时可探及病灶周边丰富血流信号，而病灶区域内常呈低血供或无血供，原因在于病灶区域的滤泡破坏了而正常甲状腺组织的滤泡未发生多大改变。在恢复期甲状腺功能减退时，因 T_3、T_4 降低，TSH 持续增高而刺激甲状腺组织增生，引起甲状腺腺内血流增加。

(三)治疗原则

亚急性甲状腺炎的治疗方法尚未达成一致，轻症病例不须特殊处理，可适当休息，并给予非甾体抗炎药(阿司匹林、吲哚美辛等)，对全身症状较重，持续高热，甲状腺肿大，压痛明显等病情严重者，可给予糖皮质激素治疗，首选泼尼松。

三、桥本甲状腺炎

(一)临床概述

桥本甲状腺炎是自身抗体针对特异靶器官产生损害而导致的疾病，病理上呈甲状腺弥漫性淋巴细胞浸润，滤泡上皮细胞嗜酸性变，因这类疾病血中自身抗体明显升高，所以归属于自身免疫性甲状腺炎。

1.流行病学、病因及病理

(1)流行病学：桥本甲状腺炎好发于青中年女性，据文献报道男女比例 1∶(8～20)。常见于

30～50 岁年龄段。

(2)病因：桥本甲状腺炎通常是遗传因素与环境因素共同作用的结果，因此常在同一家族的几代人中发生。发病机制为以自身甲状腺组织为抗原的自身免疫性疾病。

(3)病理：桥本甲状腺炎的病理改变以广泛淋巴细胞或浆细胞浸润，形成淋巴滤泡为主要特征，后期伴有部分甲状腺上皮细胞增生及不同程度的结缔组织浸润与纤维化，导致甲状腺功能减退。由于桥本甲状腺炎是一个长期的缓慢发展的过程，因此随着病程不同，其淋巴细胞浸润程度、结缔组织浸润程度，纤维化程度都会有所变化。

2.临床表现

桥本甲状腺炎患者起病隐匿，初期大多没有自觉症状，早期病例的甲状腺功能尚能维持在正常范围内。当伴有甲状腺肿大时可有颈部不适感，极少数病例因腺体肿大明显而出现压迫症状，如呼吸或吞咽困难等。部分患者因抗体刺激导致的激素过量释放，可出现甲状腺功能亢进症状，但程度一般较轻。

3.实验室检查或其他检查

桥本甲状腺炎患者血清甲状腺微粒体(过氧化物酶)抗体(TPOAb)和血清甲状腺球蛋白抗体(TGAb)常明显增加，对本病有诊断意义。在病程早期，血清 T_3、T_4 常在正常范围内。但血清 TSH 可升高。病程后期甲状腺摄碘率可降低，注射 TSH 后也不能使之升高，说明甲状腺储备功能已明显下降。血清 T_4 降低，血清 T_3 尚保持在正常范围内，但最后降低，伴随临床甲状腺功能减退症状。

为了明确诊断，如能进行细针抽吸活检，在涂片镜下见到大量淋巴细胞时，是诊断本病的有力依据。

(二)超声表现

桥本甲状腺炎的超声表现较为复杂，均因淋巴细胞浸润范围、分布不同和纤维组织增生的程度不同而致声像图表现有所不同。桥本甲状腺炎合并其他疾病也很常见，经常需要与合并疾病相鉴别。

1.灰阶超声

(1)形态和大小：典型的桥本甲状腺炎常累及整个甲状腺，腺体增大明显，呈弥漫性非均匀性肿大，多为前后径增大，有时呈分叶状。病变侵及范围广泛，可伴峡部明显增厚(图 16-7)。病程后期可出现萎缩性改变，即表现为甲状腺缩小，边界清楚，由于逐步的纤维化进程而出现回声不均。

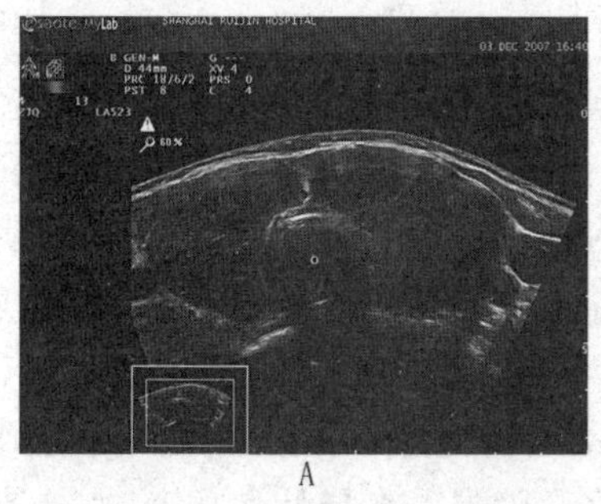

A

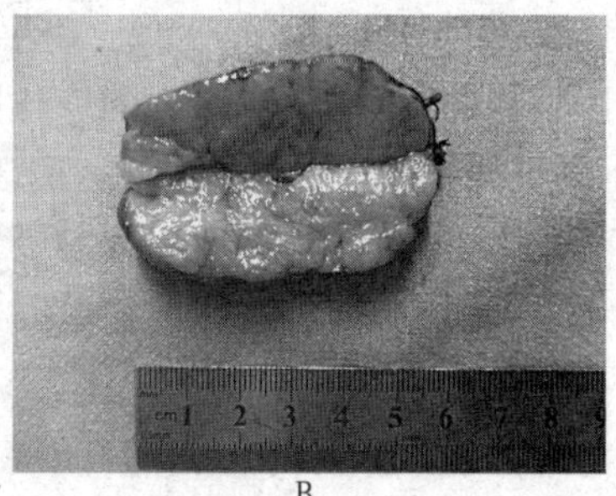

B

图 16-7　桥本甲状腺炎

A.灰阶超声显示甲状腺呈弥漫性非均匀增大，峡部增厚，内部回声减低，不均，但未见明显结节；B.手术标本切面示甲状腺质地较均匀，未见明显结节

(2)内部回声:桥本甲状腺炎的腺体内部异常回声改变以低回声为主,其病理基础是腺体内弥漫性炎性细胞(淋巴细胞为主)浸润,甲状腺滤泡破坏萎缩,淋巴滤泡大量增生,甚至形成生发中心。另一特征性超声改变是腺体内出现广泛分布条状高回声分隔,使腺体内呈不规则网格样改变。

根据临床的经验并结合文献,目前倾向于把桥本甲状腺炎分为3种类型,即弥漫型、局限型和结节形成型。主要分型依据包括甲状腺内低回声的范围、分布及结节形成状况。但病程发展过程中各型图像互相转化,各型难以截然区分。①弥漫型是桥本甲状腺炎最常见的类型,以腺体弥漫性肿大伴淋巴细胞浸润的低回声图像为主。回声减低程度与促甲状腺素(TSH)水平负相关,提示甲状腺滤泡萎缩及淋巴细胞浸润严重。HT病程中,甲状腺腺体弥漫性病变时,可出现广泛分布的纤维组织增生,超声显示实质内出现线状高回声。增生的纤维组织可相互分隔,超声上腺体内见不规则网格样改变,是桥本甲状腺炎的特征性表现。其病理基础是小叶间隔不同程度的纤维组织增生,伴有玻璃样变,甲状腺滤泡大量消失。②局限型病理上表现为甲状腺局部区域淋巴细胞浸润,也可能是相对于其他区域甲状腺某一部分的淋巴细胞浸润较为严重,超声上表现甲状腺局限性不均匀低回声区,形态不规则,呈“地图样”。如果两侧叶淋巴细胞浸润的程度不一,则可出现左右侧叶回声水平不一致的现象。局灶性浸润可能代表病情轻微,或是在疾病的早期阶段。③结节形成型:桥本甲状腺炎在发展过程中,由于甲状腺实质内纤维组织增生,将病变甲状腺分隔,形成结节。结节可呈单结节,但更多表现为多结节,明显者表现为双侧甲状腺可布满多个大小不等的结节样回声区,以低回声多见,结节可伴钙化或囊性变。结节形成型桥本甲状腺炎结节外甲状腺组织仍呈弥漫型或局限型改变,即甲状腺实质回声呈不均匀减低。

(3)边界。①腺体的边界:桥本甲状腺炎包括局灶性病变和累及整个腺体的弥漫性改变,但病变局限于腺体内,甲状腺边缘不规则,边界清晰。这一点与同是局灶性或弥漫性低回声表现的慢性侵袭性(纤维性)甲状腺炎有很大区别,后者往往突破包膜呈浸润性生长,与周围组织分界不清。②腺体内异常回声的边界:如上所述,典型的桥本甲状腺炎表现为腺体内广泛减低回声区,呈斑片状或小结节状居多。病理上这类病变并没有真正的包膜,而是以淋巴细胞为主的浸润性分布,因此不一定有清晰的边界。局灶性病变如果表现为边界欠清的低回声灶,仅仅凭形态学观察很难与恶性病变相鉴别。

然而,纤维组织增生是桥本甲状腺炎常见的病理变化,是甲状腺滤泡萎缩、结构破坏以后的修复反应而形成的。由于广泛的高回声纤维条索(或者说是纤维分隔)形成,使腺体实质呈现网状结构,同时构成了低回声“结节”的清晰边界。

2.多普勒超声

(1)彩色/能量多普勒:桥本甲状腺炎的腺体实质内血流信号表现各异,多呈轻度或中等程度增多,部分患者血供呈明显增多,但也可以是正常范围,如果甲状腺伴有明显纤维化,则血供甚至减少。病程早期可合并甲亢表现,甲状腺弥漫性对称性肿大,腺体内部血流信号明显增多。这和甲亢时出现的甲状腺火海没有明显区别,但是其血流速度较慢,无论是在治疗前还是在治疗后。流速增加的程度一般低于原发性甲亢。腺体血流丰富程度与甲状腺的治疗状况(如自身抗体水平)及功能状态(血清激素水平)无相关,与TSH及甲状腺大小有正相关。后期则呈现甲状腺功能减退表现,甲状腺萎缩后血流信号可减少甚至完全消失。在局灶性病变时,结节的血供模式多变,可以是结节的边缘和中央皆见血流信号,也可以是以边缘血流信号为主。

(2)频谱多普勒:血流多为平坦、持续的静脉血流和低阻抗的动脉血流频谱,伴甲亢时流速偏高，随着病程发展、腺体组织破坏而流速逐渐减慢，伴甲减时更低，但收缩期峰值流速(PSV)仍高于正常人。甲状腺动脉的流速明显低于甲亢为其特点，有学者报道甲状腺下动脉的峰值血流速度在甲亢患者常超过150 cm/s，而桥本甲状腺炎通常不超过 65 cm/s。

也有研究观察到自身免疫性甲状腺炎的甲状腺上动脉 RI 显著增高，对本病的诊断有意义，并可能有助于判断甲减预后，但尚未有定论。

(三)治疗原则

临床上，甲状腺较小又无明显压迫症状者一般不需要特别治疗。当甲状腺肿大明显并伴有压迫症状者，用左甲状腺素治疗可使甲状腺肿缩小。发生甲减时，应给予甲状腺素替代治疗。桥本甲亢可用抗甲状腺药物控制症状，一般不用^{131}I 治疗及手术治疗。由于桥本甲状腺炎归属于自身免疫性疾病，因此也有尝试免疫制剂治疗的，但目前尚未有定论。

四、侵袭性甲状腺炎

(一)临床概述

侵袭性甲状腺炎又称纤维性甲状腺炎，是一种少见的甲状腺慢性炎性疾病。它是甲状腺的炎性纤维组织增殖病变，病变组织替代了正常甲状腺组织，并且常穿透甲状腺包膜向周围组织侵犯。早在 1883 年由 Bernard Riedel 首先描述并于 1896 年详细报道了两例该病，因此得名 Riedel 甲状腺炎(Riedel's thyroiditis，RT)。病变甲状腺触感坚硬如木，甚至硬如石头，故又称“木样甲状腺炎”。

1.流行病学、病因及病理

(1)流行病学、病因：Riedel 甲状腺炎是一种少见疾病。据国外文献报道，根据手术结果估算的发病率在 0.05%～0.4%。男女发病率比例 1∶(3～4)，年龄以 30～50 岁好发。病程较长，数月至数年。预后取决于病变侵犯的范围、并发症状，或其他身体部位类似纤维病变的情况。Riedel 甲状腺炎本身罕见致死病例，但合并的其他部位的纤维性病变(纵隔，肺)或严重的压迫症状可能导致死亡。

Riedel 甲状腺炎病因和发病机制仍不明确，可能和自身免疫机制异常，感染或肿瘤(特别是甲状腺本身的病变)等有关。

(2)病理：病灶切面灰白色，与周围组织广泛粘连，触之坚硬如木，甚至硬如石块。甲状腺滤泡萎缩或破坏，被广泛玻璃样变的纤维组织替代，同时浸润到包膜外甚至与邻近骨骼肌粘连。纤维化结节主要由淋巴细胞、胚芽中心、浆细胞、嗜酸性转化的滤泡上皮细胞构成。无巨细胞存在。有时可见成纤维细胞和小血管。Riedel 甲状腺炎的纤维变性区域还有一种比较特征性的改变，即大小静脉血管常有炎性表现，随着病变发展逐渐呈浸润、栓塞甚至硬化表现，管腔逐渐消失。

2.临床表现

Riedel 甲状腺炎可以没有自觉症状，多数患者因发生炎性甲状腺肿、颈前质硬肿块，或肿大明显造成压迫症状而就诊，如窒息感、呼吸困难(压迫气管)、吞咽困难(压迫食管)、声音嘶哑(侵犯喉返神经)等，甚至可由于小血管阻塞性炎症导致无菌性脓肿形成。

由于 Riedel 甲状腺炎常伴有全身性多灶纤维病变，因此同时具有伴发部位症状。临床可触及坚硬的甲状腺，如有结节则位置固定，边界不清，通常无压痛。

3.实验室检查或其他检查

实验室检查无特异。甲状腺功能可以是正常或减低，少数亢进。约 67%的患者可出现自身抗体(TG-Ab 和 TPO-Ab),但自身抗体水平比桥本甲状腺炎低。细针穿刺活检(FNAB)对治疗前的明确诊断有一定意义,细胞学发现纤维组织片段中含有梭状细胞为其特征性改变,可为与另一些类型的甲状腺炎,包括桥本的纤维化病程、亚甲炎、肉芽肿性炎等的鉴别提供线索。最终的诊断还是要依靠手术病理。

(二)超声表现

1.灰阶超声

(1)形态和大小:由于 Riedel 甲状腺炎有类似恶性的侵袭性生长特性,病变腺体往往体积明显增大,不但前后径和左右径增大,更由于突破包膜的浸润性生长而呈各种形态。甲状腺肿大可对周围器官产生压迫,如气管、食管等,但压迫症状与肿大的程度不成比例。

(2)边界:病变腺体轮廓模糊,表面不光滑。如为局灶性病变,则界限不清。病变通常突破甲状腺包膜向周围组织侵袭性生长,最常侵犯周围肌肉组织,以及气管、食管等,并进一步产生相应的压迫症状(图 16-8)。

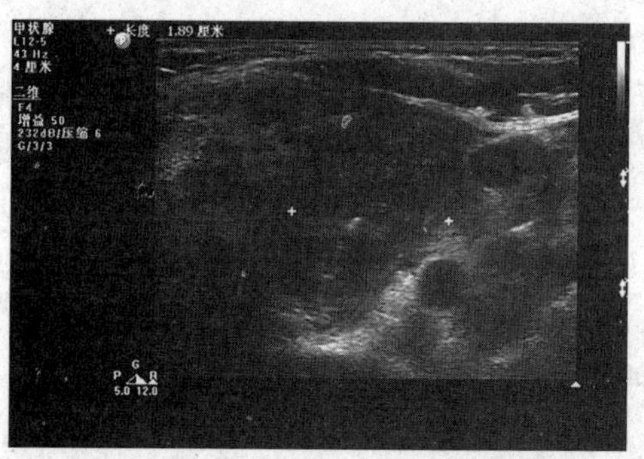

图 16-8　木样甲状腺炎甲状腺左叶下极病变,轮廓模糊,边界不清,病理证实为木样甲状腺炎(局部纤维组织增生伴胶原化,滤泡萎缩、消失),并浸润至邻近横纹肌组织

(3)内部回声:Riedel 甲状腺炎病变区域回声明显减低,不均匀,或间以网格状中等回声。但低回声不能作为 Riedel 甲状腺炎的特征性表现,因为其他甲状腺炎性疾病普遍呈减低回声表现,与淋巴细胞的出现有关。因此仅凭腺体内部回声水平也很难将它与其他甲状腺炎症相鉴别。

(4)其他:由于病变腺体的纤维化改变,常导致结节性病灶形成。结节性表现伴类似恶性的浸润表现,与恶性肿瘤难以鉴别。但 Riedel 甲状腺炎虽然病灶肿块体积巨大,却没有明确的淋巴结病变,而恶性肿瘤常伴有淋巴结累及,这一点有所区别(图 16-9)。

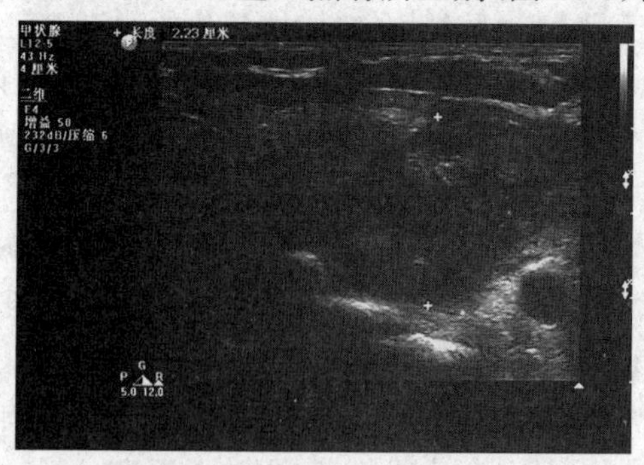

图 16-9　木样甲状腺炎病变腺体呈结节性甲状腺肿图像,回声减低,不均质

2.多普勒超声

彩色多普勒成像(color Doppler flow imaging,CDFI)显示病变部分实质内血流信号稀少,甚至完全没有血供。主要原因是大量纤维组织完全替代了正常腺体组织。

由于 Riedel 甲状腺炎血供稀少甚至没有血供,且病变范围广泛、呈侵袭性生长并浸润周围组织,正常解剖结构完全破坏。因此频谱多普勒(pulse wave,PW)超声鲜有报道,无明显特异表现。

(三)治疗原则

Riedel 甲状腺炎是一种自限性疾病,如能明确诊断,非手术治疗应为首选。临床常用药物为糖皮质激素和他莫昔芬。他莫昔芬能够抑制 Riedel 甲状腺炎特征性的成纤维细胞的增殖,缓解患者的主观症状和客观体征。糖皮质激素主要用于术前有明显呼吸道压迫的病例,以及手术后减少组织水肿和纤维增生,但不宜长期使用。

当出现明显压迫症状时则需要手术干预。

五、甲状腺结核

(一)临床概述

甲状腺结核又称结核性甲状腺炎,是一种罕见的非特异性甲状腺疾病,多因体内其他部位的结核分枝杆菌经血行播散至甲状腺所致,为全身性结核的一部分。多数伴有肺结核,单独出现甲状腺结核更为少见。

1.流行病学、病因及病理

(1)流行病学、病因:甲状腺结核非常罕见,分为原发与继发两种,发病率仅 0.1%～1%。尸检得到的疾病发生率相对更高,2%～7%。女性多见,男女比例约 1∶3。在诊断上受临床诊断的困难性限制。

甲状腺结核多数是全身性结核的一部分,但结核侵犯甲状腺很少见,即使是患有肺结核的患者,也不如侵犯其他器官多见。结核感染甲状腺的途径一般有两种:一为血行感染,原发灶多为粟粒性结核;二为淋巴途径感染。或者直接由喉或颈部结核性淋巴结炎直接累及。

(2)病理学:结核侵犯甲状腺可有表现为以下 3 种。①粟粒型播散型:作为全身播散的一部分,甲状腺不大,病灶大小、密度不一,局部症状不明显;②局灶性干酪样坏死型:病程较长,表现为局部肿大,多为孤立性,与甲状腺癌表现相似。可以仅表现为结节性改变或结节伴囊性成分,也可发展为冷脓肿,偶见急性脓肿形成。甲状腺组织纤维化形成脓肿壁,且与周围组织多有粘连。③纤维增生型:甲状腺肿大明显,表面不光滑,呈结节状,质地较硬,由结核肉芽肿组成,周围纤维组织增生。

2.临床表现

通常多无结核病的临床症状,术前诊断困难,多以甲状腺包块就诊,容易被误诊为甲状腺癌、结节性甲状腺肿、桥本甲状腺炎、甲状腺腺瘤等而行手术治疗。

3.实验室检查或其他检查

诊断甲状腺结核的辅助检查(如核素扫描、吸碘率、B 超检查)缺乏特异性表现,甲状腺功能一般无异常。具有重要诊断价值的是穿刺细胞学检查。细针穿刺细胞学检查如能找到朗汉斯巨细胞、干酪样物质及间质细胞可确诊,脓液抗酸染色如能找到抗酸杆菌亦可确诊。此外,有时可出现红细胞沉降率加快等结核中毒症状。

(二)超声表现

1.二维灰阶图

(1)形态和大小:甲状腺结核因病理分型的不同或病程发展的时期而表现略有差异。可表现为甲状腺单个结节(伴有或不伴甲状腺肿大)或弥漫性结节性肿大。结节性病灶早期与腺瘤图像很相似,多为局灶性包块样改变,体积大小不等,可达 3～4 cm。随着病变发展,如引起周围组织水肿粘连,则病变区域扩大,形态不规则。粟粒型病变时,可能没有任何特异性表现,甲状腺不肿大,局部变化也不明显,只有依靠病理方可明确诊断。

(2)边界:以甲状腺结节为表现的病变类型中,早期与腺瘤图像相似,边界较清晰。随着病变发展,表面结节形成,质地变硬,边界可变得模糊,如炎性改变引起周围组织水肿粘连,则表现为边界不清的弥漫性团块。急性期冷脓肿形成时,由于病灶边缘纤维组织增生而形成较厚的脓肿壁,为其特征性的表现。

而在粟粒型病变中,甲状腺不大,局部也没有明显表现,病变区域难以界定边界,很难得出确切的诊断。

(3)内部回声:主要表现为不均质团块,内部回声不均匀,有时有后方增强效应。超声能分辨囊性或实质性,但不能确定肿块的性质。

当病程发展为冷脓肿时,可表现为类似急性化脓性炎症的表现,呈现有厚壁的类圆形囊实性不均质回声区,周边厚壁回声增强,内部回声较囊肿略高,其内有时可见散在的絮状、点状回声,容易与急性化脓性甲状腺炎相混淆(图 16-10)。但与急性甲状腺炎不同的是,结核性冷脓肿内可出现钙化灶,较有特异性,两者的病史也有明显差异,结合临床有助于鉴别。

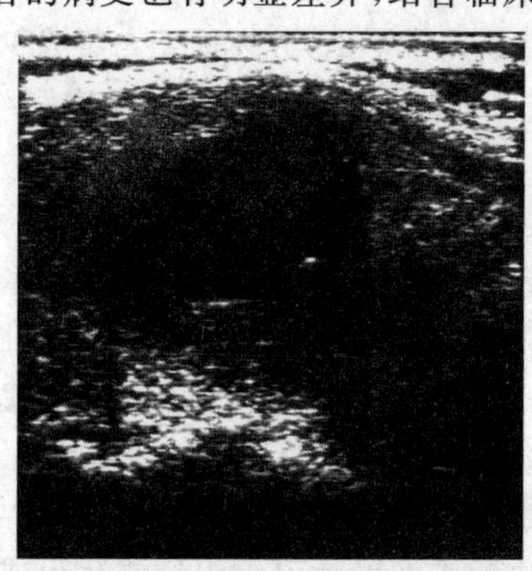

图 16-10　甲状腺结核冷脓肿灰阶超声可见周边厚壁回声及内部钙化灶强回声

粟粒型结核病变中,甲状腺内部回声缺乏特异性表现。由于结核病变容易出现钙化灶,推测部分患者在结核病变控制或轻微炎症自愈以后可能会在甲状腺实质中残留散在钙化灶。但非发作性疾病很少在病理检查中留下证据,因此仅仅是猜测而已。

2.多普勒超声

甲状腺结核是一种少见病,文献以病例报道多见。据观测病变区域血供多不丰富。考虑到结核病变以干酪样坏死多见,可伴纤维组织增生、坏死液化的脓肿、瘢痕愈合的肉芽肿,缺乏血管结构和正常甲状腺实质。血供减少这一现象与病理基础相符合。

(三)治疗原则

如能确诊,甲状腺结核的治疗原则是全身抗结核治疗,同时以外科切除受累的部分甲状腺组织，必要时进行病变部位引流。

1.药物治疗

对诊断明确的甲状腺结核，应进行正规的抗结核治疗，并加强全身营养支持治疗，严格随访。

2.外科治疗

甲状腺组织血供丰富，抗结核药物容易到达。药物对肺外结核治疗的有效性也使手术指征明显减少。极少数弥漫性肿大造成局部压迫症状者可进行峡部切除以缓解症状。如果甲状腺冷脓肿形成，也可考虑局部抽脓并注入药物，有一定治疗效果。

（杨　霞）

第二节　甲状腺增生性疾病

一、毒性弥漫性甲状腺肿

（一）临床概述

毒性弥漫性甲状腺肿即突眼性甲状腺肿（exophthalmic goiter，EG），又称 Graves 病或 Basedow甲状腺肿（Basedow 病），是一种伴甲状腺激素分泌增多的器官特异性自身免疫性病。

1.流行病学

发病率仅次于单纯性结节居第二位，约为 31/10 万。多数甲亢起病缓慢，亦有急性发病，其流行病学与不同的因素相关，如每天碘摄取量和遗传背景等。女性多见，男女之比为 1∶(4～6)。各年龄组均可发病，以 30～40 岁多见。

2.病因

免疫学说认为 Graves 病是一种自身免疫性疾病，近代研究证明：本病是在遗传的基础上，因感染、精神创伤等应激因素而诱发，属于抑制性 T 淋巴细胞功能缺陷所致的一种器官特异性自身免疫性疾病。其发病机制尚未完全阐明。

3.病理解剖

甲状腺常呈弥漫性、对称性肿大，或伴峡部肿大，其大小一般不超过正常甲状腺的 3 倍，重量增加。质软至韧，包膜表面光滑、透亮，也可不平或呈分叶状，红褐色，结构致密而均匀，质实如肌肉。镜下显示滤泡细胞呈弥漫性增生，滤泡数增多、上皮呈高柱状，排列紧密，细胞大小、形态略有不同。滤泡间质血管丰富、充血和弥漫性淋巴细胞浸润，且伴有淋巴滤泡形成。

4.临床表现

免疫功能障碍可以引起体内产生多种淋巴因子和甲状腺自身抗体，致使甲状腺肿大、甲状腺激素分泌亢进，随之出现一系列甲亢的症状和体征。本病的主要临床表现为心慌、怕热、多汗、食欲亢进、大便次数增加、消瘦、情绪激动等。绝大多数患者有甲状腺肿大，为双侧弥漫性肿大，质地较软，表面光滑，少数伴有结节。少数患者无甲状腺肿大。除以上甲状腺肿大和高代谢综合征外，尚有突眼及较少见的胫前黏液性水肿或指端粗厚等上述表现可序贯出现或单独出现。

5.实验室检查

血清 T_3、T_4 水平增高，血清促甲状腺素降低，甲状腺 ^{131}I 吸收率增高，血清甲状腺刺激性抗体阳性。

(二)超声表现

1.灰阶超声

(1)甲状腺大小:甲状腺多有不同程度肿大,因甲状腺滤泡细胞呈弥漫性增生,滤泡数增多,滤泡间质血管丰富、充血和弥漫性淋巴细胞浸润。肿大程度与细胞增生,以及淋巴细胞浸润程度相关,与甲亢轻重无明显关系。肿大严重的可压迫颈动脉鞘,使血管移位。肿大可均匀,也可呈不均匀。

(2)甲状腺包膜和边界:甲状腺边缘往往相对不规则,可呈分叶状,包膜欠平滑,边界欠清晰,与周围无粘连。因广泛的淋巴细胞浸润,实质内有大量较大的血管引起。

(3)甲状腺内部回声:与周围肌肉组织比较,65%~80%的甲状腺实质呈弥漫性低回声,多见于年轻患者,因广泛的淋巴细胞浸润,甲状腺实质细胞的增加、胶质的减少、细胞-胶质界面的减少,以及内部血管数目的增加所致。低回声表现多样,因以上病理改变程度而异,或是均匀性减低,或是局限性不规则斑片状减低,或是弥漫性细小减低回声,构成“筛孔状”结构。低回声和血清 TSH 高水平之间存在相关性,TSH 水平越高,回声减低越明显,其原因可能为 TSH 水平越高,细胞增多和淋巴细胞浸润越明显。即使甲亢治愈后,部分患者甲状腺可能仍为低回声。也有部分表现为中等回声,内部回声分布均匀或不均匀,可以伴有弥漫性细小回声减低区,甲亢治愈后回声可逐渐减低或高低相间,分布不均。部分病例因形成纤维分隔而伴有细线状、线状中高回声,乃至表现为“网状”结构(图 16-11、图 16-12)。

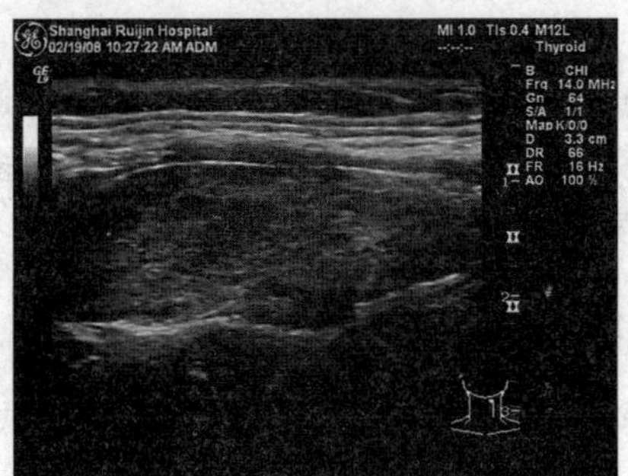

图 16-11 甲状腺功能亢进灰阶超声显示甲状腺实质内线条状高回声

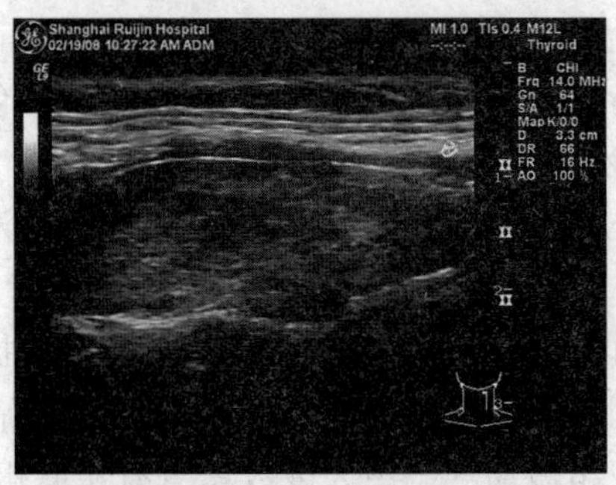

图 16-12 甲状腺功能亢进灰阶超声显示甲状腺实质略呈网格状,网格内部呈低回声

(4)甲状腺内部结节:甲状腺功能亢进的小部分病例可见结节样回声,Zakarija 等报道超声检测到约 16%Graves 病患者伴发实质性结节,而据某医院超声科对 1 889 例 Graves 病患者统计,结节的发病率仅为 5.93%,其中单发结节为 3.18%,多发结节为 2.75%。结节的回声可为实

质性、囊实混合性和囊性(图 16-13、图 16-14)。可因实质局部的出血、囊变而出现低弱回声、无回声结节,结节境界多较模糊,内回声稍显不均,此类结节超声随访,可发现结节逐渐吸收消失。

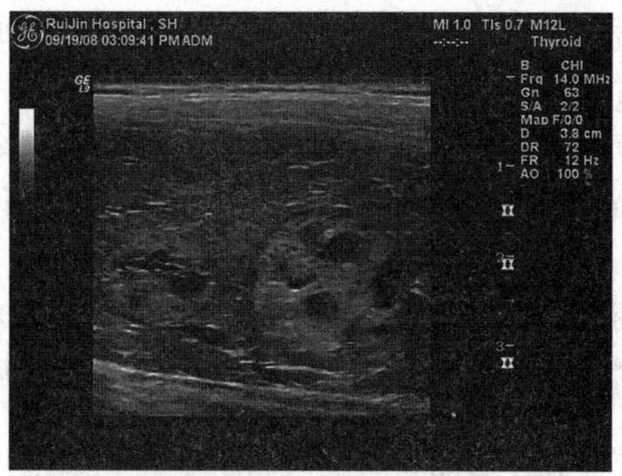

图 16-13　甲状腺功能亢进灰阶超声显示甲状腺实质内多发结节形成,部分结节伴囊性变

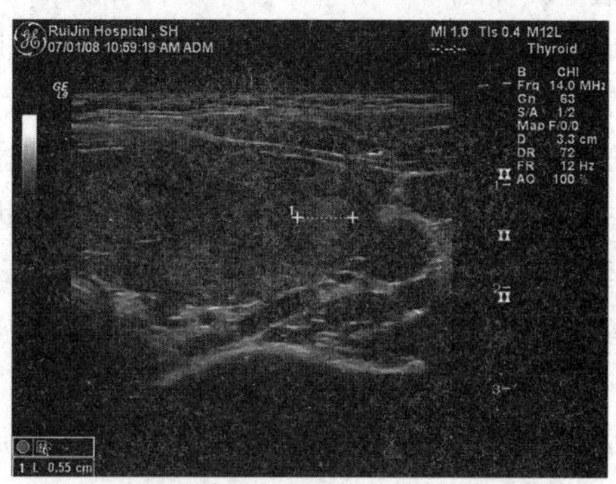

图 16-14　甲状腺功能亢进灰阶超声显示甲状腺实质内高回声结节

甲状腺弥漫性肿大的基础上反复增生和不均匀的复原反应,形成增生性结节,类似于结节性甲状腺肿的表现,部分结节可出现钙化。结节可发生恶变,但非常少见,发病率 1.65%～3.50%。

(5)甲状腺上动脉:由于甲状腺激素 TH 分泌增多,其直接作用于外周血管,使甲状腺血管扩张,因而甲状腺上动脉内径增宽,部分走行迂曲,内径一般大于等于 2 mm。

2.多普勒超声

(1)彩色/能量多普勒超声。

实质内血流信号:甲状腺内彩色/能量血流显像血流模式的分级各种意见不一,尚无统一的标准。上海交通大学附属瑞金医院超声对 454 例未治疗的 Graves 病患者进行统计,将甲状腺内彩色血流显像血流模式分为以下几种表现:①血流信号呈火海样,占 40.97%;②血流信号呈网络样,占 46.70%;③血流信号呈树枝状,占 9.03%;④血流信号呈短棒状,占 3.29%;⑤血流信号呈点状,占 0.01%。

在大多数未治疗的 Graves 病患者中多见的超声表现为甲状腺周边和实质内弥漫性分布点状、分支状和斑片状血流信号,呈搏动性闪烁,Ralls 等称为“甲状腺火海征”。“火海征”为 Graves 病典型表现,但非其所特有,也可见于其他甲状腺疾病,如亚甲状腺功能减退,桥本甲状腺炎甲亢期等。“火海征”的产生机制是由甲状腺激素直接作用于外周血管,使甲状腺血管扩张,甲状腺充血,甲状腺内血管出现动静脉短路,引起湍流或引起甲状腺组织的震颤所致,其组织学基础可能是甲状腺实质可出现明显的毛细血管化,实质内出现纤维分隔,分隔内小动脉增生。部分可表现为实质内见斑片状、条束状及斑点状彩色血流信号，血流间有一定未充填空间。如血流信号增多的分布范围较局限，称为“海岛征”。部分血流信号亦明显增多，呈棒状或枝状，但尚未达到“火海征”或“海岛征”的程度。极少见的病例甲状腺血流信号可完全正常，见散在稀疏的星点或斑点状血流信号，时隐时现，甚至部分实质内无血流信号。

结节内血流信号：当结节因实质局部的出血、囊变形成或是伴发增生性结节时，结节内未见明显血流信号。当结节发生恶变时，因新生小血管的形成，结节内可有少量血流信号或丰富血流信号，依血管增生程度而异。

甲状腺上、下动脉：甲状腺激素 TH 直接作用于外周血管，使甲状腺上、下动脉扩张，流速加快，血流量明显增加，因而甲状腺上、下动脉血流可呈喷火样。治疗后可恢复正常血流信号。

(2)频谱多普勒超声。

实质内动脉频谱：实质内动脉为低阻抗的高速动脉频谱，血流峰值速度可达 50～120 cm/s，还可见较高速的静脉宽带频谱。

Graves 病患者甲状腺实质内动脉和周边动脉的 PSV 高于桥本甲状腺炎和结节性甲状腺肿患者，可以鉴别部分彩色血流显像表现重叠的 Graves 病和桥本甲状腺炎患者。

甲状腺上动脉频谱：甲状腺上动脉 Vmax 增高反映甲状腺血流量增多，是高代谢的表现。甲状腺上动脉的 Vmin 能反映甲状腺组织的血流灌注状态，故在甲状腺处于高血流动力状态时，可呈现较高水平。甲状腺上动脉呈高速血流频谱，PSV、EDV、Vmean 都较正常明显增高，舒张期波幅明显增高。甲状腺上动脉的流速不仅对其诊断较为敏感，而且对治疗效果的评定也具有重要意义。

RI 是血液循环阻力的指标之一。据上海交通大学附属瑞金医院超声诊断科的统计资料，RI 为 0.58±0.07，支持甲亢时甲状腺上动脉低阻的观点。

甲状腺下动脉频谱：甲状腺下动脉频谱准确性较甲状腺上动脉高。治愈后常可发现甲状腺下动脉血流速度的明显下降，这通常和游离甲状腺素水平的下降直接成比例。有学者认为甲状腺下动脉的峰值流速是预测甲亢复发的最佳指标，其流速＞40 cm/s 往往预示复发。

(三)并发症

1.甲状腺相关性眼病

(1)临床概述：甲状腺相关性眼病(thyroid associated ophthalmopathy，TAO)又称恶性突眼病、Graves 眼病、内分泌眼病或眼 Graves 病等，是一种器官特异性自身免疫性疾病，为细胞免疫和体液免疫在遗传因素、环境因素条件下共同作用的结果。

甲状腺相关性眼病的主要临床表现有眼睑退缩、上睑迟落、睑裂增大、瞬目反射减少，球结膜充血、水肿、眼球突出、视神经病变(thyroid optic neuropathy，TON)、色觉减弱、传入性瞳孔阻滞等。

甲状腺相关性眼病时眼外肌增粗，僵硬如象皮样，体积可为正常的 2～3 倍。

(2)灰阶超声：超声检查甲亢突眼有特征性表现，其中以眼直肌的改变最为明显。单眼或双眼的眼直肌呈对称性肥大、增厚、增粗，厚度＞4 mm，以下直肌最多见，其次为上直肌和内直肌，外直肌侵犯比较少见。球后组织饱满，肌圆锥增宽增长，回声强。这是因为球后组织发生水肿，脂肪堆积，细胞浸润，纤维组织增生，球后组织体积增大，同时由于甲状腺的毒性作用，眼外肌中毒变性，肌细胞水肿增大，眼外肌无力，使得眼球向前突出的张力更加增大。甲亢伴突眼症的患者眼轴长度与正常人对比并没有变长，所以说，甲亢患者的眼球突出并非眼轴长度的增加，而是由于球后软组织体积增大和眼外肌的无力共同作用的结果。急性期球结膜囊高度水肿时，球后筋膜囊积液，出现球后弧形暗区。

(3)多普勒超声：眶内彩色血流丰富，动脉收缩期峰值流速均明显增高，舒张期流速减低，阻力指数增高，动脉搏动速度快。其影响因素可能由过多的甲状腺激素影响心肌，兴奋交感神经、肾上腺系统而引起心动过速，心搏增强，循环加速，收缩压增高而舒张压正常或稍低，脉压增大，循环时间缩短。正常人眼动脉血流频谱特点是收缩期呈三峰二谷型，舒张期呈低速血流，多数男性波峰较女性明显，随着年龄增长，波峰有减低趋势。

(4)超声表现：表现为局限性的皮肤和皮下组织明显增厚，较周围组织回声增强，可能与黏多糖及黏蛋白浸润，胶原增多有关，但与周围正常组织的分界较明显。内部结构紊乱呈分布不均带状回声，其内另见散在的条状低回声区与皮肤相垂直，部分后方伴轻度声衰减，可能与水肿引起的局部组织炎性改变有关。另外由于后期皮肤粗厚，皱褶形成，若明显时，可以看到许多深沟样结构，超声检查时表现为V形的图像。

所有患者同时行甲状腺检查都可得到甲亢的甲状腺超声表现。患病组舒张末期流速，与正常组比较较低，其机制可能是由于软组织肿胀对血管的压迫，眼压升高，眼动脉血管弹性降低等因素所致。

2.胫前黏液水肿

胫前黏液性水肿(PTM)是Graves病的一种皮肤损害，约占Graves病的5%。

目前认为胫前黏液性水肿是自身免疫性疾病的一种表现，发病机制和浸润性突眼相似，引起突眼的一组抗体或因子参与激活淋巴细胞和刺激成纤维细胞，产生过多黏多糖，后者沉积于真皮层形成病变。

胫前黏液性水肿多发生在胫骨前下1/3部位，一般表现为胫前和足背大小不等、边界清晰之结节和肿瘤或者胫前和足背弥漫坚硬非凹陷型。

(四)治疗原则

甲亢初期宜适当休息。低碘、高热量、高蛋白、高糖、高维生素饮食。在药物治疗方面，主要药物有甲巯咪唑(MM)和丙硫氧嘧啶(PTU)，但有粒细胞减少或缺乏和药疹等不良反应。对于符合条件的患者，可行^{131}I治疗。甲状腺大部切除术对中度以上的甲亢仍是目前有效的疗法，能使90%～95%的患者获得痊愈，手术死亡率低于1%。手术治疗的缺点是有一定的并发症和4%～5%的患者术后甲亢复发，也有少数患者术后发生甲状腺功能减退。

二、甲状腺功能减退

(一)临床概述

甲状腺功能减退(简称甲减)是由多种原因引起的甲状腺素合成、分泌或生物效应不足所致的一组内分泌疾病。

按发病年龄甲状腺功能减退可分为三型：起病于胎儿或新生儿者，称呆小病、克汀病或先天性甲减，可分为地方性和散发性；起病于儿童者，称幼年型甲减；起病于成年者为成年型甲减。按临床表现和实验室检查分为临床型甲减和亚临床型甲减(简称亚甲减)。按发病原因有两种分类方法，分别为先天性甲减和后天性甲减，以及原发性甲减和继发性甲减。

1.流行病学

幼年型甲减和成年型甲减占甲减的90%以上。其中又以成年型甲减多见。成年型甲减多见于中年女性,男女之比 1∶(5～10)。幼年型甲减一般于 3 岁发病,6 岁后增多,青春期达到高峰,女孩多于男孩。继发性甲减发病率为 1/8 500。研究发现高碘地区和低碘地区的发病率无明显差别。

2.病因学

(1)先天性原因:①甲状腺不发育或发育不良;②合成甲状腺激素的一些酶的缺乏;③组织的甲状腺激素受体缺陷。

(2)后天性原因:①长期缺碘;②手术时甲状腺全部切除,或切除的甲状腺组织过多;③放射性^{131}I 治疗时,甲状腺组织破坏过多;④各种甲状腺炎造成甲状腺组织的破坏;⑤抑制甲状腺激素生成的药物;⑥下丘脑-垂体病变,促甲状腺激素不足。

3.病理学

(1)原发性甲减:炎症引起者如慢性淋巴细胞性甲状腺炎、亚急性甲状腺炎、产后甲状腺炎等,早期腺体有大量淋巴细胞、浆细胞浸润,久之滤泡破坏代以纤维组织,残余滤泡上皮细胞矮小,滤泡内胶质减少,也可伴有结节。放射性^{131}I、手术引起者,因甲状腺素合成或分泌不足,垂体分泌 TSH 增多,在它的刺激下,早期腺体增生和肥大,血管增多,管腔扩张充血,后期 TH 分泌不足以代偿,因而甲状腺也明显萎缩。缺碘或药物所致者,因甲状腺素合成或分泌不足,垂体分泌 TSH 增多,甲状腺呈代偿性弥漫性肿大,缺碘所致者还可伴大小不等结节;先天性原因引起者除由于激素合成障碍导致滤泡增生肥大外,一般均呈萎缩性改变,甚至发育不全或缺如。

(2)继发性甲减:因 TSH 分泌不足,TH 分泌减少,腺体缩小,滤泡萎缩,上皮细胞扁平,但滤泡腔充满胶质。

4.临床表现

一般取决于起病年龄。成年型甲减主要影响代谢及脏器功能,多数起病隐匿,发展缓慢,有时长达10 余年后始有典型表现,表现为一系列低代谢的表现。呆小病初生时体重较重,不活泼,不主动吸奶,逐渐发展为典型呆小病,起病越早病情越重。患儿体格、智力发育迟缓。幼年型甲状腺功能减退介于成人型与呆小病之间,幼儿多表现为呆小病,较大儿童则与成年型相似。

5.实验室检查

原发性甲减 T_3、T_4降低,TSH 增高,促甲状腺激素释放激素(TRH)刺激试验呈过度反应。亚甲减 T_4正常或降低,T_3正常,TSH 增高。继发性甲减 TSH 水平低下,T_3、T_4降低,病变在下丘脑者 TRH 刺激试验呈延迟反应,病变在垂体者 TRH 刺激试验无反应。

(二)超声表现

1.二维灰阶图

(1)甲状腺大小和体积:甲状腺大小随不同的病因及方法有所不同。甲状腺发育不良者甲状腺体积明显缩小;缺碘或药物所致者,因甲状腺素合成或分泌不足,垂体分泌 TSH 增多,甲状腺呈代偿性弥漫性肿大;炎症引起者如桥本甲状腺炎引起者,早期因淋巴细胞浸润,可有甲状腺肿大,后期滤泡破坏,代替以纤维组织,体积减小,表面凹凸不平。^{131}I 治疗或继发性甲减因腺体破坏,或 TH 分泌减少,腺体缩小,滤泡萎缩,上皮细胞扁平,体积也可减小。手术后因部分或全部切除可见残留腺体,左右叶体积不同。亚急性甲状腺炎急性期后 6 个月有 5%～9%发生甲减,急性期甲状腺体积增加,随访可减少 72%。

(2)甲状腺位置或结构:一般来说甲状腺的位置正常。64%的呆小病患儿有异位甲状腺,超声仅能显示所有异位甲状腺的 21%,敏感性明显比核素扫描低。但也有学者报道灰阶超声探测异位甲状灰阶超声显示甲状腺体积明显缩小腺的敏感性可达70%。超声发现的异位甲状腺可位于舌、舌下或舌骨与甲状软骨之间的喉前。异位甲状腺组织可能不止一处，也可为两处。15%的病例为无甲状腺。在甲状腺异位或甲状腺缺如的病例，在气管两侧有所谓的"甲状腺空缺区"。部分患儿甲状腺空缺区可见囊肿，大小2～8 mm，长条形或圆形，单发或多发，内部为无回声或低回声。囊肿在甲状腺空缺区靠近中线分布。这些囊肿可能是胚胎发育过程中后腮体的存留。

(3)边界和包膜：表面包膜欠清晰，不光滑，规则，边界欠清，因腺体内有大量淋巴细胞、浆细胞等炎症细胞浸润，滤泡腔内充满胶质，血管增生所致。

(4)内部回声：如果甲减是由桥本甲状腺炎引起，甲状腺实质内部回声有不同程度的减低，较甲亢减低更为明显，多数低于周围肌肉组织回声，部分可呈网络状改变，其产生的病理基础是晚期腺体内出现不同程度的纤维组织增生所致。后期因纤维组织增生也可伴有结节。碘缺乏者个别有单发或散发少数小结节，大者8～12 mm。多数结节边界清晰，形态规则。

2.多普勒超声

(1)彩色/能量多普勒超声：甲减和亚甲减的多普勒超声表现有很多不同之处。

甲减：Schulz SL等将甲状腺内血流丰富程度分为0～Ⅲ级，0级：甲状腺实质内无血流信号，仅较大血管分支可见彩色血流显示；Ⅰ级：甲状腺实质内散布点状、条状和小斑片状彩色信号，多无融合，彩色面积<1/3；Ⅱ级：甲状腺实质内散布斑片状血流信号，部分融合成大片彩色镶嵌状，彩色面积为1/3～2/3；Ⅲ级：甲状腺内布满彩色血流信号，成大片融合五彩镶嵌状，彩色面积>2/3，包括"火海征"。他们报道甲减有63%表现为0级血供。18%表现为Ⅰ级血供，12%表现为Ⅱ级血供，7%表现为Ⅲ级血供。

彩色血流信号的多少和患者TGAb和TPOAb水平呈密切相关，随着抗体水平的增加，血流密度也逐渐增加。彩色血流信号的多少还与TSH值和甲状腺体积正相关，与甲减的持续时间负相关，例如，Schulz SL等报道0级血供者TSH 3.1 mE/mL，体积9.2 mL，甲减持续时间43个月，而Ⅲ级血供者TSH 38.2 mE/mL，体积34.3 mL，甲减持续时间10个月。在新发病例、未经治疗的病例和刚经过短期治疗的病例彩色血流信号较多。可能是与此类患者TSH水平较高，甲减持续时间不长有关。

在异位甲状腺的患儿，彩色血流显像可在病灶的内部或边缘或是舌的内部和边缘或周围探及血流信号(正常新生儿舌不能探及血流信号)，其机制尚不明了，可能是在TSH刺激下，异位甲状腺呈高功能状态(尽管全身仍呈甲状腺功能减退状态)而刺激局部血供增加。经替代治疗后，血流信号将减少。这种征象也见于甲状腺激素生成障碍和抗甲状腺治疗后甲状腺功能减退的患儿。

亚甲减：甲状腺内部血流分布较丰富，血流束增粗，并呈搏动性闪烁，部分可片状融合，重者可融合成大片五彩镶嵌状，几乎布满整个腺体，部分病例亦可呈"甲状腺火海征"。

(2)频谱多普勒。

实质内动脉：Schulz SL等报道甲状腺实质内动脉的峰值流速，0级血供者为22 cm/s，Ⅰ级血供者为39 cm/s，Ⅱ级血供者为58 cm/s，Ⅲ级血供者为68 cm/s。

甲状腺上动脉频谱：①收缩期峰值流速V_{max}、最低流速V_{min}：甲状腺上动脉的V_{max}与V_{min}与正常组相比均增高，但没有甲亢明显。瑞金医院超声科对115例甲减患者进行研究，分别以V_{max}<20 cm/s对甲减进行判断后发现，以PSV<40 cm/s判断的灵敏度、特异性、符合率和约登指数较高，分别为58.54%、82.99%、80.00%和0.41。Lagalla等报道亚甲减甲状腺上动脉峰值流

速(V_{max})为 65 cm/s,甲状腺上动脉流速加快可能是由于亚甲减时血液中 TSH 增加。②阻力指数 RI:亚甲减阻力指数范围较大,RI 介于 0.61±0.19,部分患者舒张期血流速度较快,下降缓慢,阻力指数较低,但与正常甲状腺和甲亢之间没有明显差别。

(三)治疗原则

无论何种甲减,均须用甲状腺素(TH)替代治疗,永久性甲减则须终身服用。临床上常用的有干甲状腺片、左甲状腺素(L-T4)。治疗宜从小剂量开始,逐渐加量,长期维持量一般为每天 60~120 mg 干甲状腺片。原发性甲低的疗效可用血 TSH 水平来衡量。黏液性水肿昏迷者可用 T_3 或 T_4 鼻饲或静脉注射来治疗。

有病因可去除者应进行病因治疗。如缺碘性甲减给予补碘;高碘化物引起的甲减应停用碘化物;药物导致的甲减,减量或停用后,甲减可自行消失;锂盐治疗精神病有 3%~4%发生甲减,停药可好转;下丘脑或垂体有大肿瘤,行肿瘤切除术后,甲减有可能得到不同程度的改善;亚甲炎、无痛性甲状腺炎、一过性甲减,随原发病治愈后,甲减也会消失。

三、单纯性甲状腺肿

(一)临床概述

单纯性甲状腺肿(simple goiter,SG)又称胶样甲状腺肿(colloid goiter,CG),是由非炎症和非肿瘤因素阻碍甲状腺激素合成而导致的甲状腺代偿性肿大。一般不伴有明显的甲状腺功能改变。病变早期,甲状腺为单纯弥漫性肿大,至后期呈多结节性肿大。

1.流行病学

单纯性甲状腺肿可呈地方性分布,也可散发分布。根据 1994 年世界卫生组织/联合国儿童基金会/国际控制碘缺乏性疾病委员会(WHO/UNICEF/ICCIDD)的定义,发病率超过 5%时,称为地方性甲状腺肿,发病率低于这个标准则为散发性甲状腺肿。甲状腺肿患病率随年龄增长而直线上升,在流行地区,甲状腺肿的尸检率近 100%。女性发病率高于男性,为男性的 3~5 倍。

2.病因及发病机制

单纯性甲状腺肿的病因多样复杂,有些患者找不出确切的原因。碘缺乏是单纯性甲状腺肿的主要原因。但碘摄入量过高也会引起甲状腺肿。除了碘可致甲状腺肿,环境和食物中的一些其他物质也可以引起单纯性甲状腺肿,如某些食物中含有氰葡萄糖苷,在人体内经消化、吸收,可转化为硫氰酸盐,如黄豆、白菜、萝卜类、坚果、木薯、玉米、竹笋、甜薯、扁白豆等。药物中的硫脲类、磺胺类、硫氰酸盐、秋水仙碱、锂盐、钴盐及高氯酸盐等,可抑制碘离子的浓缩或碘离子的有机化。微量元素过多,如饮用水中含氟过多或含钙过多(如牛奶)或微量元素缺乏,如缺乏锌、硒等都可诱发地方性甲状腺肿。甲状腺激素合成中酶的遗传性缺乏是造成家族性甲状腺肿的原因。另外自身免疫反应也可能引起甲状腺肿。基因调控失常也是导致甲状腺肿的原因。

3.病理过程

单纯性甲状腺肿的发生发展有呈多中心序贯发生和治疗复旧导致病理过程反复的特点,其过程大致分为 3 个阶段。

(1)滤泡上皮增生期(弥漫性增生性甲状腺肿):甲状腺呈Ⅰ度以上弥漫性肿大,两叶对称、质软略有饱满感,表面光滑。镜下见滤泡内胶质稀少。

(2)滤泡内胶质储积期(弥漫性胶样甲状腺肿):甲状腺对称性弥漫性肿大达Ⅱ度以上,触诊

饱满有弹性。大体颜色较深，呈琥珀色或半透明胶冻样。镜下见滤泡普遍扩大，腔内富含胶质。

(3)结节状增生期(结节性甲状腺肿)：单纯性甲状腺肿的晚期阶段，甲状腺肿大呈非对称性，表面凹凸不平，触诊质硬或局部软硬不一。镜下见大小不一的结节状结构，各结节滤泡密度及胶质含量不一。发病时间长的患者，结节可发生出血囊性变或形成钙化等退行性变。

4.临床表现

单纯弥漫性甲状腺肿一般是整个甲状腺无痛性弥漫性增大，患者常因脖颈变粗或衣领发紧而就诊，触诊甲状腺质软，表面光滑，吞咽时可随喉上下活动，局部无血管杂音及震颤。

结节性甲状腺肿甲状腺两侧叶不对称的肿大，患者自感颈部增粗，因发现颈部肿块，或因结节压迫出现症状而就诊，较单纯弥漫性甲状腺肿更易出现压迫症状。甲状腺肿一般无疼痛，结节内出血则可出现疼痛。触诊可及甲状腺表面凹凸不平，有结节感。结节一般质韧，活动度好，可随吞咽上下活动。

5.实验室检查

实验室检查 T_3、T_4、TSH 在正常范围。尿碘中位数可能过高(＞300 UI/L)，也可能降低(＜100 UI/L)，因为缺碘与高碘都是甲状腺肿的病因。

(二)超声表现

1.单纯性弥漫性甲状腺肿

单纯性弥漫性甲状腺肿是单纯性甲状腺肿的早期阶段，甲状腺两叶呈对称性弥漫性肿大，重量可达 40 g 以上。轻者只有触诊或超声检查才能发现，重者可见颈前突出甚至出现压迫症状。

正常甲状腺每叶长 3～6 cm、宽 1～2 cm、厚 1～2 cm。峡部通常厚约 2.0 mm。单纯弥漫性甲状腺肿早期仅表现为滤泡上皮的增生肥大，从而导致甲状腺弥漫性均匀性增大，腺体内无结节样结构，超声最主要的征象是甲状腺不同程度的增大，呈对称性、均匀弥漫性肿大，常较甲亢增大为明显，甚至 3～5 倍至10 倍以上。一般临床工作中常用甲状腺前后径线来简易评估甲状腺的大小，因为这个径线和甲状腺的体积相关性最佳。

单纯弥漫性甲状腺肿的早期内部回声可类似正常，无明显变化。随着甲状腺肿的增大，则回声较正常甲状腺回声高，其内部结构粗糙，实质回声变得很不均匀。这是因为在甲状腺，声界主要由细胞和胶质反射形成。正常甲状腺含胶质量较多，含细胞成分相应较少，显示为均质的超声图像，回声较周围的肌肉组织为低。当细胞成分占优势，胶质较少时，超声波显示弥散的减低回声，提示声波反射少。

单纯弥漫性甲状腺肿继续发展呈弥漫性胶样甲状腺肿的改变，大多数声波遇上细胞-胶质分界面时成直角声波反射而无任何分散，显示回声较高。进一步可使滤泡内充满胶质而高度扩张，形成多个薄壁的液性暗区，正常甲状腺组织显示不清，甲状腺后方边界变得不清楚。缺碘和高碘引起甲状腺肿大两者有一定的差别：高碘甲状腺肿边缘清晰，有不均匀的回声，低碘甲状腺肿边缘模糊，有均匀的回声。

彩色多普勒超声示腺体内可见散在性点状和少许分支状血流信号(因仪器不同而已)，较正常甲状腺血流信号无明显增多。甲状腺上动脉内径正常或稍增宽，频谱多普勒示甲状腺上动脉血流可以表现为增加，但与甲状腺增生的程度无相关性。脉冲多普勒 PWD，频谱参数与正常组接近，频带稍增宽，收缩期峰值后为一平缓斜坡，与甲亢的表现有明显的不同。也有学者对碘缺乏地区甲状腺肿患儿的甲状腺血流进行了定量及半定量研究，发现患儿甲状腺血管峰值流速 SPV 增高，阻力指数 RI 降低。

2.单纯性结节性甲状腺肿

结节性甲状腺肿(nodular goiter,NG)是单纯性甲状腺肿发展至后期的表现。甲状腺在弥漫性肿大的基础上,不同部位的滤泡上皮细胞反复增生和不均匀的复旧,形成增生性结节,亦称腺瘤样甲状腺肿,其结节并非真正腺瘤。结节一般多发,巨大的结节形成,可使甲状腺变形而更为肿大,可达数百克,甚至数千克以上,又称多发性结节性甲状腺肿。

(1)灰阶超声下的结节外的甲状腺和甲状腺结节。

结节外的甲状腺:①甲状腺形态及大小,以往认为结节性甲状腺肿的典型声像图表现是甲状腺两叶不规则增大伴多发性结节。甲状腺呈不同程度增大,多为非对称性肿大,表面凹凸不光整。但随着高分辨率彩色多普勒超声普遍用于甲状腺检查,不少病例的甲状腺大小在正常范围,仅发现甲状腺结节。根据某医院 2007—2008 年间由外科手术且病理证实为结节性甲状腺肿的 186 例患者(排除非首次手术患者 36 例)的 150 例患者的术前超声检查,其中甲状腺左右两侧叶呈对称性肿大的仅占 7.3%(11 例),而左、右叶单侧肿大呈不对称性的占 31.3%(47 例),还有 61.3%(92 例)甲状腺大小在正常范围内。而且,在平时的工作也发现,甲状腺大小在正常范围内的患者占很大比例,正因如此,这部分患者并不会出现压迫症状而甚少进行外科手术,大多采取超声随访,但这些其实都是结节性甲状腺肿。这都表明了以往认为结节性甲状腺肿的诊断标准由体积增大和结节形成的观点随着人群甲状腺普查率的增高也应有所改进,体积是否增大已不能作为判别结节性甲状腺肿的必要条件,即结节性甲状腺肿的体积不一定增大。这样,结节形成就成为诊断的标志。另外,150 例结节性甲状腺肿患者中,峡部正常的有 48 例,占50.7%,峡部饱满的有74 例,占 49.3%,峡部增厚的有 28 例,占 18.7%,增厚的峡部平均厚约 6.47 mm,最厚的约 18.8 mm。②甲状腺回声,甲状腺实质的腺体回声通常稍增粗,回声增高,分布尚均匀或均匀的,有时可不均匀,并可见散在点状或条状回声,这种实质回声的表现是由于甲状腺组织在弥漫性增生基础上的不均匀修复,反复的增生复旧致结节形成,而结节间组织的纤维化所致。根据瑞金医院对上述 186 例病理证实为结节性甲状腺肿患者的分析,大部分甲状腺实质呈中等回声,约占 86.0%,回声减低的占 14.0%;回声不均匀的占了 88.2%,这可能与接受手术的患者一般病程较长,增生复旧明显有关,但在实际的临床工作中,甲状腺回声不均匀的比例并没有这么高。而结节布满甲状腺时,则无正常甲状腺组织。

甲状腺结节:①结节大小及形态,结节形态一般规则,多呈圆形或椭圆形,也有的欠规则。大小不一,几毫米的微小结节至数十毫米的巨大结节均有报道,巨大的结节重达数千克。超声对 1 cm以下的结节敏感性较 CT 和核素扫描高,但对胸骨后甲状腺肿的结节扫查受限。根据经验表明,现今的超声诊断仪分辨率足以显示 5 mm 以下的微小结节,对 1~2 mm 的结节也很敏感。②结节边界,边界清晰或欠清晰,当结节布满整个甲状腺时,各结节间界限变得模糊不清。绝大多数无晕环回声,文献报道有 11.76%的结节性甲状腺肿患者可出现晕环。时间长的结节或比较大的结节由于挤压周围组织而形成包膜,这并非结节自身真正的包膜,故一般不完整,较粗糙。研究表明,结节性甲状腺肿的结节边界一般欠清,占 82.3%,结节边界不清的也占 15.6%,有时需与甲状腺癌进行鉴别。③结节数目,结节性甲状腺肿的增生结节占甲状腺所有结节的 80%~85%。多发结节占大多数,其数目变化很大,可为一侧叶多个结节或两侧叶多个结节,甚至可以布满整个甲状腺。文献报道的单发结节绝不鲜见,可占 22%~30%,需与腺瘤和癌进行鉴别。根据结节数目可将结节性甲状腺肿分为 3 型,即孤立性结节型、多发性结节型及弥漫性结节型。孤立性结节型:超声检查甲状腺内见单发性的结节,大小不等,呈圆形或椭圆形。体积较大者见其内有多个结节组成，局部甲状腺组织增大、隆起。大部分结节边界清晰，也有的欠清晰。结节性甲状腺肿是一个慢性的病理发展过程，所谓的孤立性结节，只是一个超声上的分类，甲状腺实质内可能还存在其他微小结节，只是超声分辨率不足以将其显示。多发性结节型：占绝大多数，甲状腺内出现两个以上结节，大小不等。本组占 96.2％。可以是一侧叶多个结节或两侧叶多个结节，实性、囊性、囊实混合性结节均可见，回声多为中等偏强也可呈低回声，结节形态特征与孤立性结节型相同，结节内可出现不同性质的退行性变。结节有多形性和多源性的特点，所以同一甲状腺内不同结节的大小、形态、内部回声等可呈不同表现。弥漫性结节型：甲状腺体积明显不对称肿大，表面凹凸不平，内布满大小不等的结节，结节间界限不清，结节内、外回声相似，看不到正常甲状腺回声，此型更容易出现退行性变，如散在不规则液化区和钙化斑。有的结节融合呈大片状钙化，结节边界不清，无完整包膜。本组中有 5 例为弥漫性结节型，其声像图表现非常有特点，甲状腺包膜不光整，实质内满布大小不等的结节，看不到正常的腺体回声，结节间有的以低回声分隔，有的以高回声分隔，有的没有明显边界，呈现“结中结”的现象。这种弥漫性结节型的甲状腺肿，要与甲状腺弥漫性病变区分。④结节内部回声：与病理改变的不同阶段有联系，多为无回声或混合性回声，低回声、等回声及高回声也均可见。病变早期，以“海绵”样的低回声多见，此期结节内滤泡增大，胶质聚集。此期患者多采取内科治疗，故手术送检病理较少，占 3.8％～7.0％。病变发展程度不一时，则表现为由低回声、无回声及强回声共同形成的混合性回声。无回声和混合性回声结节是病变发展过程中结节继发出血，囊性变和钙化等变性的表现。实性结节或混合性结节中的实性部分多为中等偏高回声，占 53.8％，回声大多欠均匀或不均匀，亦可比较均匀。

甲状腺肿结节的钙化表现为典型的弧线状、环状或斑块状，较粗糙，声像图上表现为大而致密的钙化区后伴声影。这与甲状腺乳头状癌的微钙化不同。根据超声表现的内部回声大致分为实性结节、实性为主结节、囊性为主结节三类。

囊性变结节按液体的成分不同可分为三种类型：胶质性囊肿、浆液性囊肿和出血性囊肿。胶质性囊性变多见于胶质结节，主要由于甲状腺滤泡过度复旧，破裂融合所致。结节内可见典型的“彗星尾”伪像。浆液性囊性变多由于间质水肿，液体聚集，扩张膨胀形成，结节呈一致性无回声。出血性囊性变是由于动脉管壁变性，导致滤泡内和间质内的出血所致，无回声内可出现细小点状回声或液平面。

(2)多普勒超声：CDFI 显示腺体内散在点状和分支状血流信号，与正常甲状腺血流信号相比，无明显增多。腺体血流信号也可增多，此时可见粗大的囊性结节，边界清，结节内部可见细小点状回声漂浮，结节内通常表现为常无血供或少血供(但是年轻患者生长迅速的增生结节除外)，结节内无明显的中央血流，原因可能是增生的结节压迫结节间血管、结节内小动脉壁增厚及管腔闭锁，结节供血不足所致。液化的结节也无血流可见。有学者认为直径大于 10 cm 的实性结节当多切面扫查，内部仍无血流信号时，甲状腺结节可能性大。然而，由于现代能量彩色多普勒技术的进展，对低速血流的敏感性提高，大量的甲状腺结节同样可见病灶内血流信号，因而将“单独的病灶周边血流信号”作为良性病变的特征已经不再合适。结节周边可有也可无环形血流。

(三)治疗原则

1.单纯性甲状腺肿的治疗原则

缺碘是弥漫性甲状腺肿大的主要原因，全球实行食用盐加碘(USI)措施后，发病率较以往大大下降，防治作用显著。但同时也出现了碘过量而造成甲状腺肿的情况。故补碘不能一概而论，应当结合地方实际情况实施并对人群尿碘及甲状腺肿情况进行随访。青春期的弥漫性甲状腺肿是甲状腺激素需要量激增的结果，多数在青春期过后自行缩小，无须治疗。对于早期轻中度甲状腺肿无须外科手术，服用碘化钾或甲状腺素片即可。高碘甲状腺肿与缺碘甲状腺肿发病机制不同，补充甲状腺素无效。

当弥漫性甲状腺肿出现呼吸困难、声音嘶哑等压迫症状应手术治疗，若无症状但X线检查气管有变形或移位或喉镜检查已确定一例声带麻痹，也应采取手术治疗。胸骨后的甲状腺肿也应手术治疗。巨大的单纯性甲状腺肿，虽未引起压迫症状，但影响生活和劳动，也应予以手术切除。

2.结节性甲状腺肿的治疗原则

以预防为主，因结节性甲状腺肿是病变的晚期表现，可能出现自主性高功能病灶，在排除高功能结节可能后，可采用甲状腺素治疗，剂量亦偏小，但其疗效不大，只有20%～40%的结节可缩小，且不能治愈。^{131}I核素治疗剂量难以控制，且有发生结节突然增大的可能，故一般不采取。由于结节性甲状腺肿以多发结节为主，手术摘除甲状腺后需长期服甲状腺素以维持甲状腺功能，剂量常难以调节，故手术的指征是甲状腺内有直径大于2 cm的结节，出现压迫症状或结节性甲状腺肿继发功能亢进或结节疑有恶变。

（杨　霞）

第三节　甲状腺结节性疾病

一、甲状腺腺瘤

（一）流行病学、病因及病理

甲状腺腺瘤（thyroid adenoma，TA）起源于甲状腺滤泡（上皮）组织，是甲状腺最常见的良性肿瘤。甲状腺腺瘤的确切病因尚不清楚，可能与放射性有关，并发现在地方性甲状腺肿的流行地区甲状腺腺瘤的发病率明显增高。临床上难以确定甲状腺结节的性质，即使病理活检，有时甲状腺腺瘤与结节性甲状腺肿、滤泡性腺瘤与滤泡性甲状腺癌也不易明确辨认。因此，甲状腺腺瘤确切的发病率难以精确统计。

根据甲状腺腺瘤的组织形态可分成滤泡性腺瘤和非滤泡性腺瘤两大类，其中滤泡性腺瘤最常见，又可分成以下亚型：胶样腺瘤、单纯性腺瘤、胎儿型腺瘤、胚胎型腺瘤、嗜酸细胞腺瘤（又称Hürthle细胞腺瘤）、非典型腺瘤、毒性（功能亢进）腺瘤等。

（二）临床表现

病程缓慢，病变早期临床表现往往不明显，一般无自觉症状，多数在数月到数年甚至更长时间，因稍有不适或肿块达到1 cm以上甚至更大而发现。多为单发，少数为多发性，可发生于正常甲状腺和异位甲状腺，呈圆形或椭圆形，表面光滑，边界清楚，质地坚实，与周围组织无粘连，无压痛，可随吞咽上下移动。巨大瘤体可产生邻近器官受压征象，但不侵犯这些器官，如压迫气管，使器官移位。有少数患者因瘤内出血可引起颈部局部不适或疼痛，出现颈部肿块或原有肿块近期

增大。病史较长者，往往因钙化而使瘤体坚硬；毒性（功能亢进）甲状腺腺瘤患者往往有长期甲状腺结节的病史，早期多无症状或仅有轻度的心慌、消瘦、乏力，随病情发展，患者表现为不同程度的甲状腺功能亢进症状，个别可以发生甲亢危象。

（三）实验室检查或其他检查

除毒性（功能亢进）腺瘤外，甲状腺各项功能、甲状腺吸^{131}I 率多为正常，功能自主性甲状腺腺瘤可以偏高。在核素显像中，甲状腺腺瘤有不同的功能，甲状腺腺瘤可表现为“热结节”“温结节”或“凉、冷结节”，其中以“凉、冷结节”为主。

（四）超声表现

Hegedus 等认为超声声像图特征的综合分析比单一声像图作为诊断依据的准确性高，但是，良恶性特征交叉明显。造成以上问题的因素包括超声仪器不同、影像医师或内科医师的经验和超声诊断良恶性结节的标准不同等。为避免超声检查过程中不同观察者间不必要的误差，必须不断完善甲状腺结节特征的非标准化问题。以下结合文献和经验分析甲状腺腺瘤灰阶超声和彩色多普勒超声等各项特征，希望对临床的诊断工作提供一定的指导意义。

1.灰阶超声

（1）结节位置和大小：甲状腺腺瘤多为单发，多见于女性，左、右侧叶的发生率无明显差异，发生于峡部者及双侧叶少见，极少部分可以异位。后方回声不衰减，随吞咽上下活动度好，甲状腺腺瘤不伴周围浸润及颈部淋巴结肿大。Deveci 等依据超声测量将肿块大小分为五组：A 组为 1.0 cm以下，B 组为 1.1～2.0 cm，C 组为 2.1～3.0 cm，D 组为 3.1～5.0 cm，E 组为 5.0 cm 以上，大多数甲状腺腺瘤的大小为B 组和 C 组，并认为除了大小约≤1.0 cm 的肿块测量一致性为 78.5％，超声对良恶性甲状腺结节的测量与术后大体标本的一致性≤50％。

（2）结节形状：甲状腺腺瘤瘤体呈圆形、卵圆形或椭圆形，瘤体的形状与肿瘤所处位置及大小有关，位于峡部及较大的肿块多呈椭圆形，较小，而位于两侧叶的结节则多呈圆球形。另外，瘤内出血的肿块也多趋圆球形。Moon 等的研究发现大多数腺瘤的 A/T 小于 1，证明了良性结节平行于正常组织平面生长的事实。这里所讲的横径并不单纯指横断面上的内外径，其也可指纵断面上的上下径。

（3）结节边界、边缘和声晕：一般认为甲状腺腺瘤边界清楚，绝大部分有包膜，较完整，边缘可见特征性的声晕，等回声的腺瘤可通过声晕发现之。典型的声晕薄而光滑。声晕的检出率各家报道差别非常大，可能与对声晕的判定标准不一有关。Solbiati 等发现结节周围无回声声晕可见于 36％的甲状腺结节内，且在良性病灶中出现的频率远多于恶性（86％vs.14％）；等回声病灶伴声晕很容易判断为良性病灶，据 Solbiati 等报道恶性肿瘤伴有声晕的比率也很高（53％），因此虽然声晕的检出对腺瘤的诊断有较大意义，但发现声晕并不一定就能确诊腺瘤，已发现甲状腺乳头状癌也可出现声晕，少数结节性甲状腺肿的结节亦可有声晕。目前认为声晕是由于小血管围绕或周边水肿、黏液性变等原因所致。有学者认为声晕在不同病例可有不同的病理改变。除血管外，包膜外甲状腺组织的受压萎缩，周围组织的炎性渗出，间质水肿，黏液性变，包膜与周围甲状腺组织的粘连及包膜本身等病理变化均与晕环的产生有关，这可解释临床上部分晕环检测不到环形血流信号的现象。

（4）结节内部回声：从超声声像图上，甲状腺腺瘤可分为三个类型，即实性、囊实性及囊性；相对于周围正常甲状腺实质和肌肉回声可将实质回声分成极低回声、低回声、等回声和高回声。文献报道甲状腺腺瘤以实质性等回声和实质性高回声为主，并认为等回声图像对诊断很重要，73％

的等回声结节被手术和病理证实是腺瘤或腺癌。回声图像和病理表现间的关系可以解释它与正常的腺体非常相似的原因,不同病理类型腺瘤的声像图差异性主要表现在内部回声,有研究指出腺瘤回声的强弱、均匀程度与其病理组织学特征有关:细胞和滤泡较大、胞质较丰富、排列疏松的腺瘤,其回声较低;细胞和滤泡较小、排列紧密者,其回声较高;间质含较丰富的血管和纤维组织者,回声较高。

较大腺瘤可发生退行性变,包括囊性变、出血、坏死、钙化或乳头状增生。当发生囊性变或出血时,内部出现不规则无回声,呈混合性。囊性变区域范围不一,囊性变区域较小时表现为腺瘤内小片状无回声区,囊性变区域较大时囊腔可占据整个肿瘤,部分形成分隔状或囊壁处残存少量实性回声,部分囊壁可见乳头状或团块形突起。囊内出血常导致结节内无回声区透声较差,囊腔内见悬浮状态的细小斑片状或片絮状增强回声。

(5)结节钙化:12%~27%滤泡状腺瘤可出现钙化,甲状腺良性病变内的钙化为血肿吸收后在结节的壁上出现粗糙钙化或者少数患者出现血肿内部纤维充填。文献报道显示钙化在男女之间无明显差异,说明不同性别的钙化发生机制是相同的。而且,Kakkos 等以 40 岁为界,小于 40 岁的患者甲状腺内钙化的发生率明显高于 40 岁以上的患者。由于样本不同、仪器不同、对钙化的分类方法不同,以及不同观察者对同一钙化类型认识和理解的不同,甲状腺腺瘤的超声钙化发现率各家报道不一。目前还没有统一的钙化大小的标准,2008 年 Moon 等将甲状腺内的钙化分为微钙化、粗钙化和边缘钙化三种类型,其中强回声>1 mm称为粗钙化,并将沿结节周围呈弧形或蛋壳样钙化称为边缘钙化(图 16-15)。而这种粗钙化和边缘钙化多见于良性结节。虽然多数学者同意微钙化在甲状腺癌中的发生率明显高于腺瘤等良性结节,但是粗钙化也同样可见于恶性结节中。

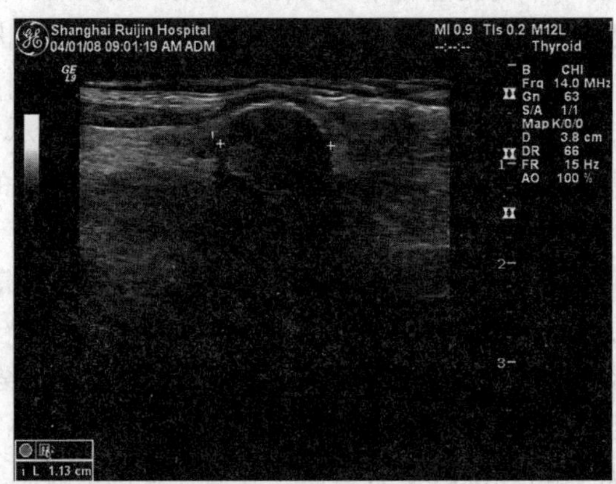

图 16-15 结节性甲状腺肿灰阶超声纵断面显示结节边缘蛋壳样钙化

2.多普勒超声

甲状腺是血供丰富的内分泌腺体,甲状腺上皮细胞能产生血管生成因子如血管内皮生长因子(VEGF)、胎盘生长因子或成纤维生长因子,这些因子在炎症和肿瘤状态下可引起相应的血流改变,利用彩色多普勒及能量多普勒超声能清晰反映甲状腺结节的血流变化。Fukunari 等利用彩色多普勒超声将甲状腺结节的血流情况分成Ⅰ、Ⅱ、Ⅲ、Ⅳ级。Ⅰ级:结节内没有血流;Ⅱ级:彩色血流仅可见于结节的周边;Ⅲ级:血流穿入肿瘤,血供中等;Ⅳ级:多支血流穿入肿瘤,血流供应丰富,并将Ⅰ级和Ⅱ级认为是良性的,Ⅲ级和Ⅳ级认为是恶性的,其敏感性为 88.9%,特异性为 74.2%,准确率 81.0%。Varverakis 等发现对于有血流信号的结节来说,周边血流常见于良性结

节($P<0.01$,特异性=0.77,敏感性=0.46),并认为结节无血流信号不能排除恶性的可能性,因为血流信号主要取决于结节的大小而不是组织学特征。而Foschini等利用彩色多普勒超声将甲状腺结节的血流情况分成结节内没有血流信号、结节周围见血流信号及结节内见血流信号等三种类型,并发现正常甲状腺、胶样甲状腺肿、甲状腺滤泡性肿瘤、甲状腺乳头状癌等具有各自不同的血流分布特点,发现彩色多普勒超声结合三维立体显微镜检查可以反映各种不同病理状态下的甲状腺血流变化,虽然滤泡性肿瘤内部多见粗大血管,但是没有发现彩色多普勒超声血流类型上滤泡性腺瘤和滤泡状癌之间有何差异。

Fukunari等发现腺瘤样增生和滤泡性腺瘤、滤泡状癌的搏动指数存在显著差异($P<0.01$)。De Nicola等认为以甲状腺结节内血流信号阻力指数(RI)0.75为临界值,准确性、特异性和阴性预测值很高,分别是91%、97%、92%,而敏感性和阳性预测值较低,分别是40%和67%,腺瘤样增生结节内RI为0.588、腺瘤为0.662和恶性结节为0.763($P<0.001$),但是Yazici等分析123位7~17岁健康儿童甲状腺上动脉的PI、PSV与年龄、身高及体重等因素正相关,而RI与年龄、身高及体重等因素负相关,因此甲状腺结节内的血流信号包括血流速度及阻力指数等脉冲多普勒参数对鉴别诊断的意义有待进一步大样本研究。

(五)治疗原则

长期以来,甲状腺腺瘤的治疗以开放性外科手术为主,包括单纯腺瘤摘除、甲状腺叶次全切除术、甲状腺叶全切术和甲状腺全切术或亚全切术。但是近年来,内镜手术法也成为一种被患者普遍接受的新型的甲状腺腺瘤手术方法。而超声引导穿刺注入硬化剂治疗甲状腺腺瘤方法简便,可重复治疗,术中创伤小,痛苦少,患者易接受,是一种安全有效的治疗方法,其机制是无水乙醇可使细胞脱水,蛋白质发生凝固性坏死,进一步纤维化钙化。

毒性(功能亢进)腺瘤治疗方面要根据患者是否有甲亢,若患者血中T_3、T_4均正常又无甲亢症状,且腺瘤又无压迫症状,可以留待观察;当患者有甲亢症状,血中T_3、T_4升高或患者因腺瘤较大有压迫症状和体征时可考虑外科手术摘除或服^{131}I治疗。患者若甲亢症状明显,术前应认真准备,手术操作中应避免过多挤压腺瘤,使血液循环中甲状腺激素浓度突然升高,引起甲亢危象,或原有心脏病者引起心律失常。

二、甲状腺癌

甲状腺癌是最常见的内分泌系统恶性肿瘤,按细胞来源可分为滤泡上皮细胞源性甲状腺癌和C细胞源性甲状腺癌两类。滤泡上皮细胞来源甲状腺癌又有分化型甲状腺癌和未分化型甲状腺癌之分,前者包括乳头状癌和滤泡状癌。发生于神经内分泌C细胞的称髓样癌。

(一)临床概述

甲状腺癌占所有恶性肿瘤的1%,占男性癌症的0.5%,女性癌症的1.5%。94%为分化型甲状腺癌,5%为甲状腺髓样癌,属神经内分泌肿瘤,其余的1%为未分化型甲状腺癌,通常由分化型癌去分化而形成。

甲状腺癌的发病机制至今尚未完全明了,缺碘、辐射、家族因素、遗传和基因缺陷皆是甲状腺癌的发病因素。其他甲状腺病变,如结节性甲状腺肿、甲状腺功能亢进、桥本甲状腺炎也可能和甲状腺癌有关。另外,家族性腺瘤性息肉病、乳腺癌、Cowden病和甲状腺癌也有密切关系。

不同类型甲状腺癌的病理特点、人群分布、临床表现、恶性程度、转移规律及预后有较大差别。同一类型甲状腺癌在不同人群的表现也不尽相同。

1.乳头状癌

(1)流行病学:乳头状癌占甲状腺癌的75.5%~87.3%,女性多于男性,比例为(2.6~4):1,发病年龄10~88岁,平均41.3岁,在30~40岁女性比例明显增加。

(2)病理:肿瘤切面呈灰白色,实性,中心部分可见纤维化,大肿瘤可见囊性结构。光镜下可见复杂分支状乳头,含纤维血管轴心。40%~50%的乳头状癌可见砂粒体。根据不同的组织学特点,乳头状癌可分为几种亚型,包括滤泡型、弥漫硬化型、柱状细胞癌、高细胞癌、嗜酸性细胞乳头状癌、Warthin瘤样肿瘤、伴有结节性筋膜炎样间质的乳头状癌、筛状乳头状癌及辐射引起的儿童甲状腺癌。

(3)临床表现:临床上大多数乳头状癌首先表现为甲状腺结节,常在体检时或由他人发现。首先发现颈部淋巴结肿大的患者也不在少数。肿大淋巴结常出现在病变甲状腺的同侧颈部,也可出现在上纵隔。还可出现对侧颈部淋巴结转移。据Carcangiu等报道(1985年),乳头状癌98.7%首先表现为颈部异常,67.2%位于甲状腺内,13%为甲状腺和颈部淋巴结异常,19.7%仅出现颈部淋巴结异常。

2.滤泡状癌

(1)流行病学:滤泡状癌的发病率居甲状腺癌的第二位,占9.9%~16.9%,女性发病率高于男性,比例为(2.3~4.7):1,从青春期到45~49岁,滤泡状癌的发病率稳定上升,60~70岁出现发病率再次上升。本病好发于地方性甲状腺肿患者,碘缺乏或继发性TSH刺激可能和肿瘤的发病有关。

(2)病理:滤泡状癌恶性程度较乳头状癌高,血行转移率高,淋巴结转移少。类型可分为包裹性血管浸润型和浸润型,前者肉眼观类似甲状腺滤泡性腺瘤,后者可侵占大部分甲状腺组织,并蔓延至包膜外,与周围组织粘连。两型皆可有出血、坏死、囊性变、纤维化和钙化。镜下变化较大,从分化极好如正常甲状腺滤泡到明显恶性的癌,其间有过渡型。

(3)临床表现:临床上大多数滤泡状癌表现为单发的无痛性甲状腺结节,仅极少数患者出现声嘶、吞咽困难或颈部压迫感。颈部淋巴结累及少见,但有10%~20%的患者首先表现为肺或骨转移。

3.髓样癌

(1)流行病学:占甲状腺癌的2.8%~3.3%,女性稍多于男性,随年龄增大,发病率缓慢上升,在70~74岁达高峰。

(2)病理:由于髓样癌源于滤泡旁C细胞,故多数位于甲状腺上半部,包膜可有可无,切面灰白,质地实性,可因钙化而有沙砾感。镜下肿瘤可呈典型内分泌肿瘤样结构,或形成实性片状、细胞巢、乳头或滤泡样结构。间质常有淀粉样物质沉着。

(3)临床表现:约80%为散发性,其余约20%为遗传性肿瘤,见于3种类型:多发性内分泌肿瘤综合征MEN-ⅡA型、MEN-ⅡB型及家族性甲状腺髓样癌。51.8%在初诊时肿瘤局限于甲状腺,31%出现局部淋巴结转移,13.6%出现远处转移。少数患者出现吞咽困难、淋巴结转移或喉返神经侵犯表现,尚可出现和降钙素、促肾上腺皮质激素、肠血管活性多肽或5-羟色胺释放相关的临床效应。

4.未分化癌

(1)流行病学:未分化癌占甲状腺癌的1.6%,女性男性比例1.5:1,60岁之后发病率上升,并随年龄增大呈不断增加,平均年龄67岁。

(2)病理:未分化癌肿块巨大,呈广泛浸润性生长,浸润至周围软组织,无包膜,质硬而实,灰红或暗红,出血坏死常见。镜下肿瘤的一部分或全部由未分化细胞组成,可找到分化较好的甲状腺癌如滤泡状或乳头状癌成分。

(3)临床表现:未分化癌约75%首先表现为颈部迅速增大肿块,常出现颈部和纵隔淋巴结肿大,导致上呼吸消化道压迫或阻塞症状,36%出现呼吸困难,30%出现吞咽困难,28%出现声嘶,26%出现咳嗽,17%出现颈部疼痛。初诊时即有15%~20%出现远处转移,常见转移部位是肺和胸膜。

(二)超声表现

1.甲状腺乳头状癌

(1)单纯乳头状癌:根据不同的组织学特点,乳头状癌可分为多种亚型,这里所讲的单纯乳头状癌特指弥漫硬化型之外的其他类型乳头状癌。

甲状腺乳头状癌可以是单灶性也可以是多灶性,根据手术发现,多灶性乳头状癌的患病率为28.7%~46%,多灶性微小乳头状癌的患病率为20%~28.7%。超声上A/T≥1是诊断单纯乳头状癌较具特异度的指标,特异度可达92.5%,敏感度为15%~74.1%。51%~79.2%癌灶边界模糊,21.5%乳头状微小癌边界模糊。边界模糊是生物学上具侵袭性乳头状癌的重要超声特征,超声显示边界模糊诊断肿瘤侵犯的敏感度为84%,特异度31%,对于这些病例需仔细随访。边界模糊的乳头状微小癌41.9%超声可探及颈侧区淋巴结转移,而边界清晰者仅3.7%。边缘不规则可能也代表了肿瘤的侵袭性,63%~92.9%乳头状癌边缘不规则,但Chan等报道有高达93%的乳头状癌边缘规则,这可能是由于在定义边缘规则或不规则时标准不一、评判时有较大主观性所导致。7%~26%的病灶可发现低回声声晕,声晕常不完整,厚度不均,据Jeh等的数据,乳头状癌近半数的声晕为厚声晕。声晕的形成和肿瘤的包膜有关,超声显示声晕诊断肿瘤具备包膜的敏感度为42%,特异度为88%。根据资料显示,乳头状癌29.8%A/T≥1,51.2%边界模糊,85.1%边缘不规则,23.8%出现声晕,这些声晕的85%不完整,85%厚度不均匀。

85%~98.4%的乳头状癌表现为实性结节,0.8%~10%为实性为主结节,0~6%为囊性为主结节。病理上乳头状癌约1/3可出现囊性变,但超声显示的数量明显要少,这可能和囊性变区域太小超声无法显示有关。乳头状癌结节中超声仅检出3.7%的结节伴有囊性变。文献报道超声显示的囊性变诊断病理上囊性变的敏感度为42%,特异度79%。部分囊性为主的乳头状癌表现为不规则实性成分凸向囊腔,在实性部分有点状钙化强回声,此即"囊内钙化结节"征,这一征象是诊断囊性乳头状癌非常特异的指标。

和邻近甲状腺组织回声相比,单纯乳头状癌86%~89%表现为低回声,如果和颈长肌相比较,则12%的乳头状癌表现为极低回声,高回声甲状腺乳头状癌罕见,仅占0~2%。52%~100%结节回声不均匀。

在显微镜下评估乳头状癌时,常可发现钙的沉积,这可能是因为砂粒体或粗糙的颗粒状不规则钙化沉积所致。超声上点状强回声诊断微钙化敏感度为50%,特异度52%。乳头状癌30%~42%显示微钙化,4%~28%显示粗钙化,1.6%~2%显示边缘钙化。乳头状微小癌的微钙化发生率小于较大的乳头状癌,超声上20.8%~25.2%乳头状微小癌出现微钙化,38.7%出现粗钙化。超声上甲状腺乳头状癌80.4%出现钙化,76.2%的结节出现微钙化,20.2%的结节出现粗钙化,和文献报道不同,研究显示乳头状微小癌结节的钙化发生率高于乳头状临床癌(指直径大于1 cm的乳头状癌)。

甲状腺乳头状癌中的滤泡型亚型的超声表现须引起关注，部分滤泡型乳头状癌具备甲状腺乳头状癌的典型超声表现，但也有部分滤泡型乳头状癌和滤泡状腺瘤或腺瘤样结节性甲状腺肿的超声表现相似，Komatsu 等认为当术前 FNA 提示乳头状癌而超声提示滤泡状肿瘤时，要考虑滤泡型乳头状癌的可能。

Chan 等发现 78%的乳头状癌在彩色多普勒超声显示为中央血管为主型血管模式，22%表现为边缘血管为主型血管模式，Cerbone 等的研究证实乳头状癌 95%出现中央血管，而 Yuan 等的研究发现 84%的乳头状癌呈中央血管和边缘血管同时出现的混合型血供。从以上研究者的结果似乎可得出这么一种结论，即中央血管是乳头状癌的重要血供特点。然而根据对乳头状癌结节的分析，甲状腺乳头状癌 50.6%呈单纯边缘型血管，12.5%呈边缘为主型血管，33.9%呈边缘血管和中央血管丰富程度相似的混合型血管。

(2)弥漫硬化型乳头状癌：弥漫硬化型乳头状癌是甲状腺乳头状癌的一种罕见变型，约占甲状腺乳头状癌的 1.8%。在组织学上，特征性地表现为甲状腺被弥漫性累及，出现广泛纤维化、鳞状上皮化生、严重淋巴细胞浸润和多发砂粒体。43.4%弥漫硬化型甲状腺乳头状癌合并甲状腺炎，而单纯性甲状腺乳头状癌仅 10.7%。年龄 10～57 岁，60%小于 30 岁，好发于女性。患者颈部常可触及肿块，可出现声嘶、压迫感，80%～100%出现颈部淋巴结转移。行甲状腺全切治疗，术后放射碘治疗，术后复发率较高，但预后和单纯乳头状癌相似。

超声上表现为甲状腺弥漫性散在微钙化，并大多可见边界模糊可疑肿块，但也可无肿块形成，仅出现微钙化。也可表现为甲状腺内多发可疑低回声或混合回声团块，团块内出现微钙化。超声上的微钙化及不均匀低回声和病理上的砂粒体、广泛纤维化和淋巴细胞浸润相对应。多数患者甲状腺实质表现为不均匀低回声，这可能是由于合并甲状腺炎所致。

由于弥漫硬化型乳头状癌有非常高的颈部淋巴结转移发生率，故对该类患者应行颈部淋巴结超声检查。

当甲状腺呈弥漫性不均匀低回声，散在微钙化，应考虑到弥漫硬化型乳头状癌的可能。但并不是所有这种表现的病变皆为弥漫硬化型乳头状癌，单纯乳头状癌也可出现这种超声征象。

2.甲状腺滤泡状癌

有关滤泡状癌的超声特征研究目前尚不充分，一方面可能是由于滤泡状癌的数量相对较少，另一方面可能是由于滤泡状癌和滤泡状腺瘤的超声特征基本相似，且 FNA 也无法作出鉴别，从而对研究造成了诸多障碍。根据韩国学者的报道，和乳头状癌相比较，滤泡状癌在形态方面更趋向于呈扁平状，73.9%A/T<1，26.1%A/T≥1。由于不均匀浸润型生长，60.9%滤泡状癌边缘呈微小分叶状或不规则。大部分的肿瘤 A/T<1，说明其平行于组织平面生长，这种生长方式对正常组织会产生压迫，因而 86.6%滤泡状癌出现声晕(薄声晕 39.1%，厚声晕 47.8%)。82.6%滤泡状癌呈实质性，17.4%呈实性为主，17.4%呈囊性为主。在回声方面，滤泡状癌 69.6%回声不均；和颈长肌相比较，65.2%滤泡状癌为等回声或高回声，另 34.8%为低回声。滤泡状肿瘤形成多个小滤泡巢，和正常甲状腺相似，滤泡内含有不同数量的胶样物质，肿瘤的回声可能取决于肿瘤内胶质的数量。滤泡状癌 17%出现钙化，但未发现微钙化，这是由于滤泡状癌无砂粒体，这点和乳头状癌有明显差异。

显然，滤泡状癌的超声表现和其他甲状腺恶性肿瘤的超声表现不同，许多滤泡状癌可能被当成非恶性病灶。最可能和滤泡状癌混淆的是滤泡状腺瘤，两者的超声表现相似，在声像图上的表现皆可类似于正常睾丸。有报道认为滤泡状癌可在短期内增大，而滤泡状腺瘤则常出现结节内囊性变，这在滤泡状癌罕见，然而，鉴别诊断微小浸润型滤泡状癌和滤泡状腺瘤非常困难，需要组织学发现包膜和血管侵犯来诊断滤泡状腺癌。

但彩色/能量多普勒超声可能会对滤泡状癌和腺瘤的鉴别提供有益的信息。Miyakawa 等观察到 80%滤泡状癌表现为结节中央血管为主型血供，而 84%的滤泡状腺瘤显示为肿瘤边缘血管为主型血供，能量多普勒超声鉴别两者的敏感度为 87.5%，特异度为 92%。Fukunari 等报道滤泡状癌 0%为无血管型，13.6%为边缘血管为主型血供，45.5%显示血流穿入肿瘤，40.9%高速血流穿入肿瘤，而滤泡状腺瘤相应的百分比为 16.9%、49.4%、30.3%和 3.4%。将无血管及边缘血管判断为良性，将穿入肿瘤血管判断为恶性，则诊断的敏感度为 88.9%，特异度为 74.2%，准确性为 81.0%，有学者认为高速搏动血流穿入肿瘤可作为滤泡状甲状腺癌的新诊断标准。

在频谱多普勒方面，可通过测量肿瘤的收缩期峰值流速 PSV、舒张期末流速 EDV 及 PI、RI 对两者进行鉴别。滤泡状癌的 PSV(41.3±18.5)cm/s，PSV/ EDV 5.1±2.5，滤泡状腺瘤分别为(24.7±16.5)cm/s、2.7±0.9，两者差异有显著统计学意义；滤泡状癌 PI 1.7±0.6，滤泡状腺瘤为 0.9±0.5，两者差异有显著统计学意义；滤泡状癌 RI 0.8±0.1，滤泡状腺瘤为 0.6±0.2，两者差异有显著统计学意义。PI＞1.35，RI＞0.78，PSV/EDV ＞3.79 可达到最好的鉴别诊断滤泡状癌和滤泡状腺瘤效果。

然而，有学者通过对 7 例滤泡状甲状腺癌结节血供特征的观察，未能观察到上述文献报道的彩色/能量多普勒血流信号特征，观察到 6/7 的结节呈混合型血管模式，结节血流 RI 和 PI 也低于文献报道的测量值，仅 2/7 个结节的 PI＞1.3，RI＞0.7。对于导致这种结果的原因，尚有待进一步探讨。

3.甲状腺髓样癌

甲状腺髓样癌是源于滤泡旁 C 细胞的恶性肿瘤，较为罕见。由于其是 C 细胞来源，故多数位于甲状腺上半部，肿瘤多为单发，也可多发。超声上肿瘤边界相对清晰，边缘不规则，所有的肿瘤皆未出现声晕，且皆表现为低回声，0～5.3%结节出现囊性变，83%～95%肿瘤内可见钙化强回声。这些钙化强回声中 44.4%属于微钙化，55.5%属于粗钙化，粗钙化中的一半呈多发致密粗钙化。和乳头状癌相比较，髓样癌钙化更趋向于位于肿块中心位置。低回声结节，结节内钙化，结节无声晕这三项特征相结合对诊断髓样癌的敏感度为 89%，将髓样癌和良性结节鉴别的特异度大于 90%。髓样癌 79%表现为结节内高血供，50%出现边缘血供，但肿瘤过小时可不显示血流信号。根据经验，髓样癌也可不出现钙化，也可出现明显的声晕，彩色/能量多普勒上常表现为混合型高血供。甲状腺髓样癌淋巴结转移的发生率很高，75%患者的转移性淋巴结内可见点状钙化强回声。

由于分化型甲状腺癌的超声特征和髓样癌有较多相似之处，故超声常难以鉴别髓样癌和非髓样甲状腺癌。如果出现髓样癌的可疑超声特征，应进行降钙素测量。超声可明确甲状腺内病灶，在术前可应用于髓样癌的分期，对于术后颈部复发，超声是最有效的检查手段，可显示 97%的颈部复发，优于 CT 的 72%，PET 的 55%。

4.甲状腺未分化癌

未分化癌占甲状腺癌的 1.6%，对于这种罕见的甲状腺恶性肿瘤，目前尚没有系统的超声研究报道。超声上表现为边界不清的不均匀团块，常累及整个腺叶或腺体，78%出现坏死区，1/3 的患者出现包膜外和血管侵犯，80%出现淋巴结或远处转移，累及的淋巴结 50%出现坏死。

(三)治疗和预后

1.甲状腺癌的治疗

对于分化型甲状腺癌,目前的治疗主要依据患者相关因子和肿瘤相关因子的危险分层,其中包括肿瘤大小、肿瘤组织学、淋巴结转移和远处转移,以及患者的性别和年龄。

低危患者和低危肿瘤通常进行甲状腺叶切除术,随后终身使用甲状腺素替代治疗,以抑制甲状腺刺激素 TSH 的分泌。抑制 TSH 可以显著降低复发,降低远处转移。发生高危肿瘤的高危患者最好的治疗是甲状腺全切术加中央组淋巴结清扫。外科手术后使用^{131}I 消融治疗,清除残余的甲状腺组织,发现和治疗转移灶,随后终身使用甲状腺素抑制甲状腺刺激素 TSH。对于低危患者出现的高危肿瘤,或是高危患者出现的低危肿瘤,目前在治疗上尚有争论。

甲状腺未分化癌尚没有有效的治疗方法。通常行着眼于减轻症状的姑息治疗,但也有建议对无颈部以外侵犯或肿瘤尚能切除者行手术切除,辅以放疗。18%～24%肿瘤局限于颈部可完整切除者,彻底的手术切除辅以放化疗 2 年生存率可达到 75%～80%。

2.甲状腺癌的预后

分化型甲状腺癌预后颇佳,髓样癌也有较好的预后,但未分化癌预后凶险,多在确诊后数月死亡。根据美国资料,经过年龄和性别校正后,甲状腺乳头状癌 10 年生存率为 98%,滤泡状癌为 92%,髓样癌 80%,未分化癌 13%。

三、甲状腺转移性肿瘤

甲状腺转移性肿瘤是指原发于甲状腺外的恶性肿瘤,通过血行、淋巴等途径转移至甲状腺继续生长形成的肿瘤。甲状腺转移性肿瘤较为罕见,其占甲状腺所有恶性肿瘤的 2%～3%。

(一)临床概况

在非选择性尸检研究中,甲状腺转移性肿瘤总的发病率为 1.25%,在广泛扩散恶性肿瘤人群尸检中,则其发病率可达 24%。和原发性甲状腺癌相似,转移性甲状腺肿瘤也是女性多见,女性男性之比为4.25∶1,发病年龄 12～94 岁,半数 50～70 岁,约 10%小于 40 岁。甲状腺转移性肿瘤 81%为癌,通常是广泛转移性病变的组成部分之一。肾脏、肺、乳腺、消化道和子宫是常见的原发肿瘤部位,但对于何种肿瘤最容易转移至甲状腺尚有争论。

病理上常表现为甲状腺实质性团块,转移病灶常为单发,或为多发,也可弥漫性。肿瘤甲状腺球蛋白免疫组化染色阴性。临床上转移性甲状腺肿瘤和原发性甲状腺癌相似,大多数患者无症状,在少数患者病情发展迅速,可出现局部肿瘤生长表现,如声嘶、喘鸣、吞咽或呼吸困难,颈部可触及肿块。在一些患者,甲状腺转移是原发肿瘤的始发表现。从发现原发肿瘤到甲状腺出现转移的间隔时间不同报道相差较大,潜伏期 9 个月到 8.9 年,但也有长达 26 年的。

在有明确肿瘤病史的患者,如出现甲状腺肿块应考虑到甲状腺转移性肿瘤的可能。超声是一种有效的初步检查工具,有助于病变的评估,显示邻近的淋巴结转移和血管累及,监测肿瘤的生长,并可引导进行活检。超声引导 FNA 是有效的诊断手段,但最后的诊断有赖于手术活检。

(二)超声表现

尽管甲状腺转移性肿瘤占甲状腺所有恶性肿瘤的 2%～3%,然而根据检索,有关甲状腺转移性肿瘤超声表现的英文文献非常匮乏,且多为小样本或个例报道。综合文献报道,拟从甲状腺的改变,肿瘤的位置、数目、大小、边界清晰度、内部回声及血供特征,周围淋巴结和血管的改变等方面对甲状腺转移性肿瘤的超声表现进行总结和分析。

1.甲状腺的超声改变

超声上常出现单侧或双侧甲状腺肿大。由于在甲状腺肿、腺瘤或甲状腺炎等甲状腺病变时原发肿瘤较易转移至甲状腺，故超声常可显示转移瘤之外的甲状腺组织出现各种病理性回声改变，如桥本甲状腺炎时出现回声减低、分布不均匀，血供增加；在结节型甲状腺肿时出现相应的回声改变。也可能因出现转移导致的低回声区，导致甲状腺回声弥漫性不均匀。无上述改变时则甲状腺实质回声正常。

2.甲状腺转移性肿瘤的超声表现

(1)肿瘤位置：肿瘤可累及整个腺叶或主要累及下极。肿瘤易于出现在甲状腺下极的机制文献未予阐明。

(2)肿瘤数目：肿瘤多为单发，也可多发，这和甲状腺原发性肿瘤相似。

(3)肿瘤大小：根据 Ahuja 等 1994 年的一组资料，75%的肿瘤大于 6 cm。相信随着超声在甲状腺应用的日益广泛，可以发现较小的转移瘤。

(4)肿瘤边界：Chung 等报道 8/10 的肿瘤结节边界模糊，但其余文献基本认为肿瘤边界清晰。这可能是由边界清晰与否的判定标准不一，判定时主观性较强所致。

(5)肿瘤回声：肿瘤皆表现为低回声或极低回声，分布均匀或不均匀。肿瘤边缘无声晕，囊性变和钙化少见。仅 Chung 等报道了 2 个结节出现囊性变，另有 1 例肺燕麦细胞癌转移、1 例肾细胞癌转移出现钙化灶。

(6)肿瘤血供：肿瘤内部呈混乱血流信号。和甲状腺实质相比，肿瘤可表现为高血供，也可表现为低血供。

3.周围淋巴结和血管改变

甲状腺转移性肿瘤患者可在双侧颈部探及多发转移性淋巴结，这些淋巴结在超声上可出现转移性淋巴结的相应特征。罕见情况下，肿瘤可通过扩张的甲状腺静脉，蔓延至颈内静脉，在颈内静脉形成肿块，出现相应的超声表现。

通过以上超声特征分析，可以发现甲状腺转移性结节的超声表现无特异性。和甲状腺原发性恶性肿瘤相比，转移性肿瘤有一个最显著的特点，即肿瘤内钙化少见，发生率仅 8.3%。转移瘤囊性变少见(8.3%)的特征则和原发性甲状腺恶性肿瘤相似。有明确非甲状腺原发恶性肿瘤患者，当出现单侧或双侧单发或多发可疑结节而无钙化时，应考虑转移性肿瘤可能。

(三)治疗和预后

出现甲状腺转移往往提示病变进展，患者常随之死亡，大多数病例在诊断明确后 9 个月内死亡。尽管预后不良，但对一些患者行积极的手术和药物治疗可能行之有效。手术治疗可行单侧腺叶切除术或甲状腺全切术，手术可能减轻或缓和颈部复发可能造成的致残，延长患者生存期。

四、甲状腺淋巴瘤

甲状腺淋巴瘤有原发性和继发性之分，原发性甲状腺淋巴瘤是原发于甲状腺的淋巴瘤，较为罕见，占甲状腺恶性肿瘤的 1%～5%，在结外淋巴瘤中所占比例不到 2%。继发性甲状腺淋巴瘤是指播散性淋巴瘤累及甲状腺者，约 20%的全身淋巴系统恶性肿瘤可发生甲状腺累及。

(一)临床概述

原发性甲状腺淋巴瘤好发于女性，男女比例为 1∶(3～4)，大多发生于 60～70 岁，少数患者小于40 岁，部分患者年龄可达 90 余岁。桥本甲状腺炎是已知的唯一危险因子，甲状腺淋巴瘤患者 90%伴有桥本甲状腺炎,桥本甲状腺炎患者发生甲状腺淋巴瘤的危险是普通人群的 60 倍。目前提出两种假设来试图说明两者的联系:一种假说认为慢性甲状腺炎出现的浸润淋巴细胞提供了发展成淋巴瘤的细胞来源,另一种假说指出甲状腺炎的慢性刺激诱发了淋巴细胞的恶性转化。

大部分原发性甲状腺淋巴瘤为 B 细胞来源的非霍奇金淋巴瘤,霍奇金和 T 细胞甲状腺淋巴瘤罕见。根据一项大样本研究,甲状腺淋巴瘤最大径 0.5～19.5 cm,平均 6.9 cm,46.2%累及双叶,31.7%累及右叶,22.1%累及左叶。切面上常可见出血和坏死。38%为不伴有边缘区 B 细胞淋巴瘤的弥漫性大 B 细胞淋巴瘤,33%为伴有边缘区 B 细胞淋巴瘤的弥漫性大 B 细胞淋巴瘤(混合型),28%为黏膜相关淋巴组织结外边缘区 B 细胞淋巴瘤(mucosaassociated lymphoid tissue,MALT),滤泡性淋巴瘤则不到 1%。

临床上原发性甲状腺淋巴瘤表现为迅速增大的颈部肿块,30%～50%的患者有压迫导致的症状,包括吞咽困难、喘鸣、声嘶和颈部压迫感。10%的甲状腺 B 细胞淋巴瘤患者出现典型的B细胞症状,包括发热、盗汗和体重减轻。大多数患者甲状腺功能正常,但 10%出现甲状腺功能减退。

细针抽吸活检(fine needle biopsy,FNB)联合细胞形态学、免疫表型和分子技术有较高的诊断准确性,但需要细胞病理学的专业知识。虽然 FNB 技术不断取得进展,开放外科活检依然在甲状腺淋巴瘤发挥作用,特别是须根据不同组织学亚型确定治疗策略或诊断不明确时。影像学手段,如 CT 和超声可用于甲状腺淋巴瘤的初步评估和分期,CT 在探测淋巴瘤胸内和喉部累及方面较有优势,而超声则可在甲状腺淋巴瘤的非手术治疗随访中发挥更大作用。

(二)超声表现

1.灰阶超声

根据甲状腺淋巴瘤的内部回声和边界状况可将肿瘤分为 3 型:结节型、弥漫型和混合型。

(1)结节型:甲状腺淋巴瘤 47%～90%超声上表现为结节型,该类型中 73%～86%为单结节。甲状腺肿大常局限于一侧叶,但肿瘤也可越过峡部累及对侧甲状腺。临床触诊和滤泡状腺瘤及腺瘤样结节相似。肿瘤和周围甲状腺组织常分界清晰,仅 3%边界模糊。90%边缘不规则,可呈椰菜样或海岸线样。6%的结节可出现声晕。内部为低回声,分布均匀或不均匀,可间有高回声带。尽管为实质性,但部分肿瘤回声极低可呈假囊肿样。残余的甲状腺实质常因桥本甲状腺炎而呈现不均匀低回声,但其回声水平还是高于肿瘤。但在少数情况下,可出现肿瘤和甲状腺的回声和内部结构相似的情况,此时超声可能无法将肿瘤从桥本甲状腺炎的甲状腺实质识别出来。少数甲状腺淋巴瘤超声可发现钙化,发生率为 6%～10%。肿瘤后方出现回声增强。结节型的超声阳性预测值为 64.9%。

(2)弥漫型:10%～40%表现为弥漫型。超声常表现为双侧甲状腺肿大,内部回声极低,和结节型不同,该型肿瘤和甲状腺组织的分界无法识别。部分肿瘤内部呈细网状结构。弥漫型淋巴瘤和严重慢性甲状腺炎在超声上常较难鉴别,尽管可凭是否出现后方回声增强作为最重要的鉴别点,但弥漫型的超声阳性预测值仍只有 33.7%。

(3)混合型:混合型超声表现的淋巴瘤较少,约占 15%。混合型淋巴瘤表现为多个低回声病灶,不均匀分布在甲状腺内,这些病灶可能是结节型也可能是弥漫型淋巴瘤。尽管混合型淋巴瘤和腺瘤样甲状腺肿超声表现相似,但淋巴瘤后方出现回声增强可成为诊断的关键点。混合型的超声阳性预测值为 63.2%。

甲状腺淋巴瘤上述 3 型有两个共同特点,即和残余甲状腺组织相比,肿瘤呈显著低回声;肿瘤后方出现回声增强。这是由淋巴瘤的病理学特点所决定的。淋巴瘤时淋巴细胞分布密集,呈均匀增殖，而反射和吸收超声波的纤维结构罕见，因而，肿瘤的回声信号较弱，易于透过超声而导致后方回声增强。

除了甲状腺本身的表现外，甲状腺淋巴瘤尚可累及颈部淋巴结，发生率12%～44%，受累淋巴结表现为极低回声。

2.彩色/能量多普勒超声

有关甲状腺淋巴瘤的血供特征文献尚鲜有报道。根据观察，和周围甲状腺实质相比较，彩色/能量多普勒上甲状腺淋巴瘤既可表现为高血供，也可表现为中等血供或低血供。

尽管桥本甲状腺炎和淋巴瘤的病原学关系已经得到证实，但尚没有满意的影像学手段能有助于识别从桥本甲状腺炎到淋巴瘤的早期转变。当桥本甲状腺炎患者出现甲状腺迅速增大，超声上呈显著低回声时要警惕淋巴瘤。所有超声怀疑淋巴瘤的患者应仔细随访，即便FNA为阴性结果，这是由于FNA有较高的假阴性结果。因此，如果超声上有典型淋巴瘤表现或临床上出现甲状腺短期内增大等可疑淋巴瘤征象，但FNA为阴性结果时，应进行手术探查，手术获取的细胞数量要明显大于FNA。

(三)治疗和预后

手术治疗曾经在原发性甲状腺淋巴瘤的治疗中扮演重要角色，但现在仅起较次要作用。目前的治疗包括化疗和外线束照射。和单纯化疗或放疗患者相比，接受联合治疗的患者复发率显著降低。ⅠE期的5年生存率为80%，ⅡE期为50%，ⅢE和ⅣE期小于36%。

和弥漫性大B细胞型或混合型相比，单纯MALT淋巴瘤表现出较明显的惰性过程，预后较好，这种亚型当局限于甲状腺时(ⅠE期)，对甲状腺全切或放疗反应良好，可获90%以上完全有效率，一些学者由此推荐手术治疗局限性MALT淋巴瘤，手术可完全切除，致残率较低。但最常见的类型(达70%)是弥漫性大B细胞淋巴瘤，该亚类临床侵袭性较强，约60%呈弥漫性。这类肿瘤的治疗包括化疗和放疗，5年生存率小于50%。

尽管手术的角色已经发生改变，但仍发挥重要作用，特别是在明确诊断时常须手术切开活检。在淋巴瘤惰性亚型，手术可起局部控制作用。在淋巴瘤引起梗阻症状时手术可缓和症状，但也有观点不推荐为解决气道梗阻而行外科姑息性手术。

(杨　霞)

第四节　浅表淋巴结疾病

一、超声检查技术

(一)患者准备

患者一般无须特殊准备。

(二)体位

患者取平卧位或其他体位，充分暴露受检部位。

(三)仪器

使用彩色多普勒超声诊断仪，选择线阵探头(8～14 MHz)。适当调节仪器内预设的浅表器官条件，包括频率、增益、聚焦、血流速度标尺、取样框、灵敏度、壁滤波等。

（四）检查方法

根据临床需求，重点检查相关区域的淋巴结。对于口腔、咽等疾病，应重点观察颈部Ⅰ区、Ⅱ区淋巴结；对于甲状腺疾病，应重点观察颈部Ⅵ区、Ⅲ区、Ⅳ区淋巴结；对于胸腔或腹腔疾病，应重点观察右侧或左侧锁骨上窝淋巴结；对于乳房疾病，应重点观察腋窝、锁骨上下窝及胸骨旁淋巴结；对于下肢、会阴部疾病，应重点观察腹股沟淋巴结。

观察淋巴结的分布、形态、大小、边界、内部结构及血流分布特征等，沿着淋巴结长轴和短轴分别进行纵切和横切，测量其上下径（长径）和前后径（厚径）。

二、正常超声表现与正常值

（1）浅表淋巴结纵切呈豆形、扁椭圆形或长条形，横切呈椭圆形，长径大多＜3 cm，腋窝、腹股沟淋巴结的长径可超过 4 cm，前后径＜5 mm，两者之比＞2。

（2）淋巴结表面光滑，包膜呈线状高回声。皮质位于髓质周围，呈均匀低回声。髓质位于中央，呈条带状高回声，腋窝、腹股沟淋巴结髓质可几乎占据整个淋巴结（图 16-16～图 16-18）。大多数淋巴结门位于淋巴结凹陷的一侧，与髓质及包膜相延续。少数淋巴结门位于淋巴结的一端。

（3）淋巴结内血流信号呈稀疏点状或条状分布，部分淋巴结门部及髓质内可见到树杈状的血流信号。

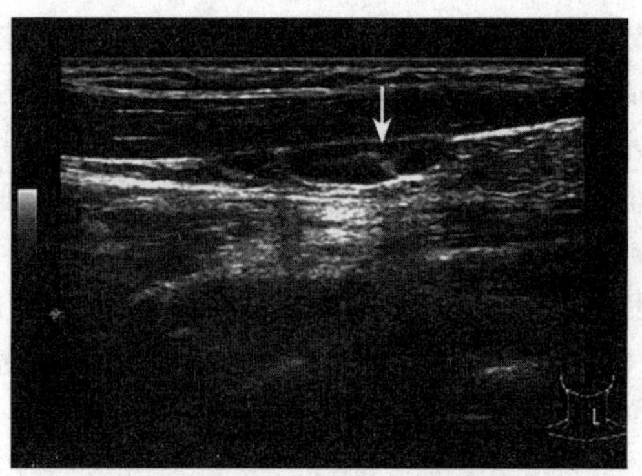

图 16-16　颈部淋巴结灰阶图

颈部淋巴结（箭头所示）纵切，皮质呈均匀低回声，髓质位于中央，呈条带状高回声

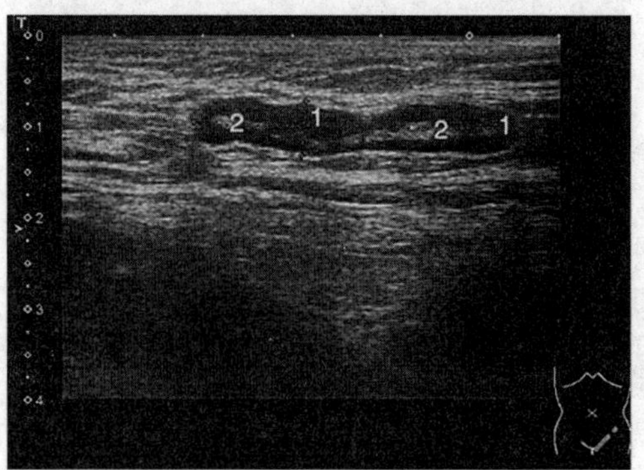

1.皮质，呈均匀低回声；2.髓质，呈条带状高回声

图 16-17　腹股沟淋巴结灰阶图

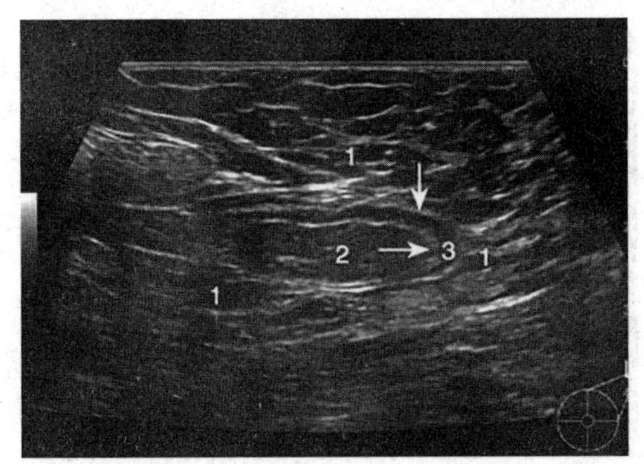

1.腋窝脂肪组织；2.髓质中的脂肪组织；3.皮质；横箭头：髓质；竖箭头：包膜

图 16-18　**腋窝淋巴结灰阶图**

三、常见疾病的超声诊断

(一)淋巴结炎

1.诊断要点

(1)急性炎症，淋巴结明显增大，长厚径之比＞2，包膜清楚，皮质髓质均匀增厚，血流信号明显增多，沿门部呈放射状分布(图 16-19)。

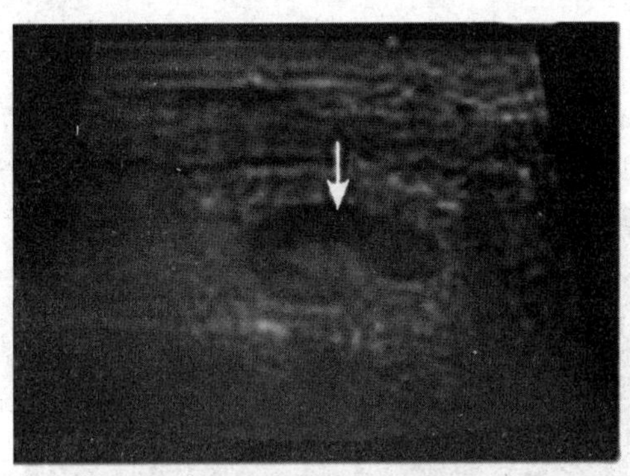

图 16-19　**急性淋巴结炎灰阶图**

淋巴结肿大(箭头所示)，皮质髓质均匀增厚

(2)脓肿形成，出现不规则液性区，髓质显示不清，脓肿区则无血流信号显示。

(3)慢性炎症，淋巴结轻度增大，长径厚径之比＞2，包膜清楚，皮质均匀增厚，髓质显示清晰或不清，血流信号无明显增多。

2.鉴别诊断

化脓性淋巴结炎主要与淋巴结结核相区别，可根据病史及其他检查资料进行鉴别。必要时，进行细针穿刺细胞学或活检检查。

(二)淋巴结反应性增生

1.诊断要点

(1)淋巴结肿大，长径厚径之比＞2，有的可呈圆形，包膜完整。

(2)淋巴结皮质增厚，呈均匀低回声，髓质显示清晰或不清(图 16-20)。

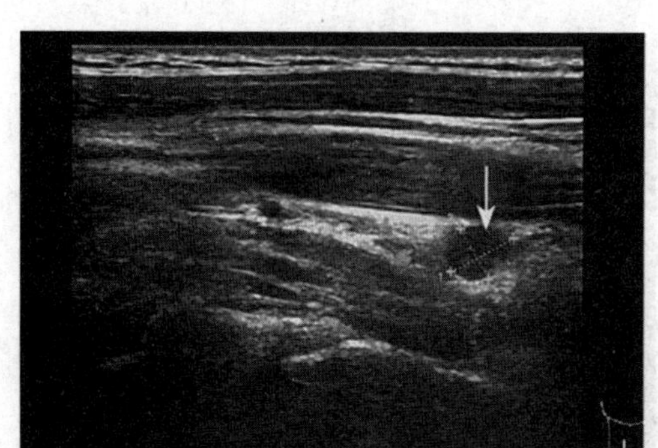

图 16-20 淋巴结反应性增生灰阶图

淋巴结肿大(箭头所示),呈圆形,髓质显示不清晰

(3)淋巴结内血供轻度增多,少数可明显增多,呈树杈状分布于门部、髓质。

2.鉴别诊断

淋巴结反应性增生要与淋巴结结核、恶性淋巴结肿大相鉴别。浅表组织器官免疫性疾病或受细菌、病毒等感染可导致相应区域的淋巴结发生免疫反应性增生。淋巴结皮质均匀增厚和树杈状血供分布疾病可作为鉴别要点,主要根据病史及其他检查资料进行鉴别。必要时,进行细针穿刺细胞学或活检检查。

(三)淋巴结结核

1.诊断要点

(1)淋巴结肿大,长径厚径之比<2,包膜完整,或不清楚,或淋巴结融合。

(2)皮质回声不均匀,以低回声为主,或可见到钙化灶,髓质偏心、变形或显示不清(图 16-21)。

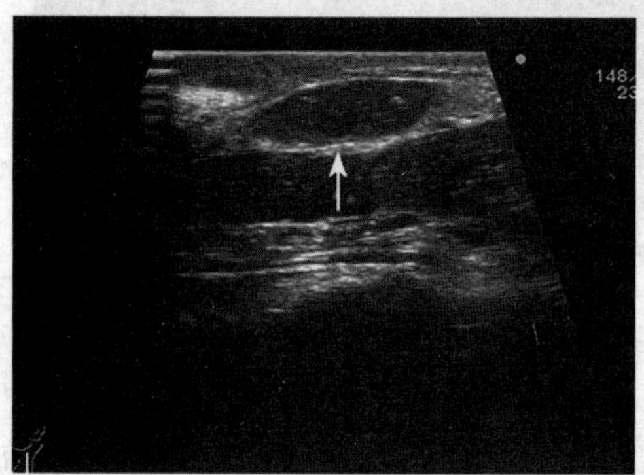

图 16-21 淋巴结结核灰阶图

淋巴结肿大(箭头所示),不均匀低回声,可见到钙化灶,髓质显示不清

(3)脓肿形成,出现不规则液性区,含有细点状或絮状回声、可漂动。

(4)脓肿破溃,淋巴结与周围组织分界不清,后者可见到含有细点状或絮状回声的液性区。

(5)急性期,淋巴结内血流信号增多,分布杂乱。慢性期,血流信号稀少。干酪样坏死、脓肿区无血流信号显示。

2.鉴别诊断

淋巴结结核要注意与化脓性淋巴结炎、恶性淋巴结肿大等鉴别,相关临床资料有助于鉴别。必要时,进行细针穿刺细胞学或活检检查。

(四)恶性淋巴瘤

1.诊断要点

(1)淋巴结肿大,长径厚径之比<2,形态呈椭圆形、圆形。边界清晰或不清晰或相互融合(图 16-22)。

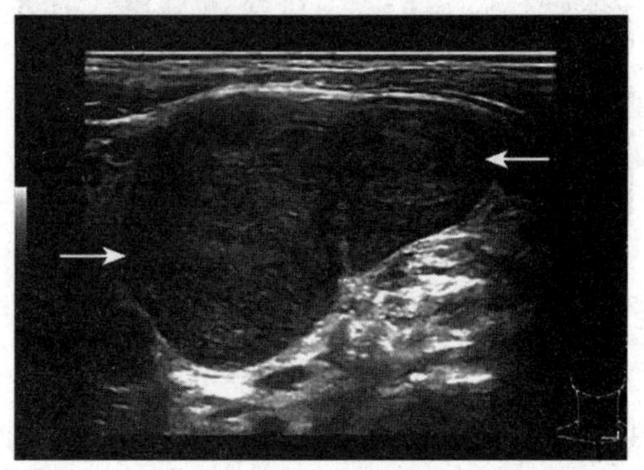

图 16-22　恶性淋巴瘤灰阶图

淋巴结肿大(箭头所示),相互融合,呈不均匀低回声,髓质消失

(2)皮质明显增厚,呈不均匀低回声,髓质偏心、变形或显示不清,甚至消失。

(3)结内血流信号轻度或明显增多,分布杂乱,血流速度加快。

2.鉴别诊断

恶性淋巴瘤要注意与淋巴结结核、淋巴结转移癌相鉴别,相关临床资料有助于鉴别(见淋巴结结核、淋巴结转移癌)。

(五)淋巴结转移癌

1.诊断要点

(1)淋巴结肿大,多发为主,长径厚径之比<2,形态呈椭圆形、圆形或融合成团。

(2)皮质局限性增厚、隆起或弥漫性增厚,髓质偏心、变形或消失(图 16-23)。

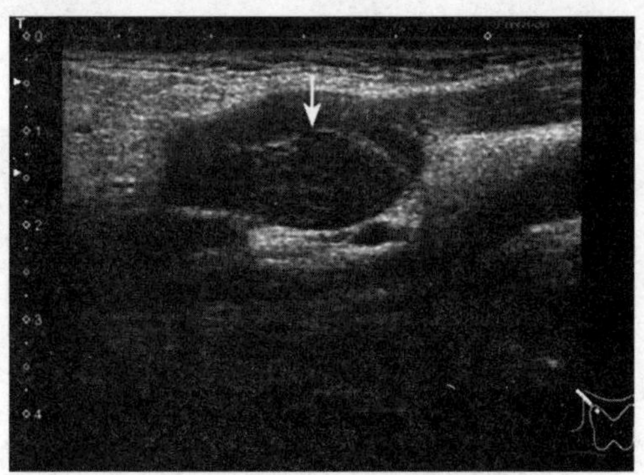

图 16-23　淋巴结转移癌灰阶图

鼻咽癌颈部Ⅱ区淋巴结转移,皮质不对称增厚,髓质偏心(箭头所示)

(3)结内回声不均匀、杂乱,呈低至高回声,有钙化或液化(图 16-24)。

(4)结内血流信号丰富,分布杂乱,血流速度加快。血流分布形式多呈边缘(局部)型、混合型。

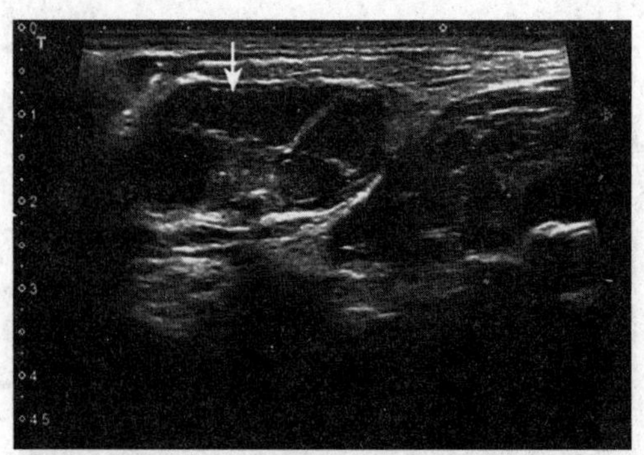

图 16-24　淋巴结转移癌灰阶图

甲状腺乳头状癌颈部淋巴结转移，淋巴结内见液化、点状钙化等

2.鉴别诊断

淋巴结转移癌，淋巴结内可呈多种回声，也可见到钙化、液化等，血流分布杂乱。淋巴结内呈现簇状分布的点状强回声，提示甲状腺乳头状癌转移；恶性淋巴瘤，淋巴结皮质明显增厚，呈不均匀低回声，血流分布杂乱；淋巴结反应性增生，皮质呈均匀低回声，皮髓质分界清楚，血管走向清晰。

（杨　霞）

第十七章　小儿疾病的影像诊断

第一节　小儿颅脑损伤的影像诊断

一、颅底骨折

(一)临床概述

颅底骨折是一类较特殊的颅骨骨折。颅底骨质较颅盖骨薄弱，且有许多骨孔，薄厚差异大。故骨折线常沿颅底部解剖薄弱处不规则或折曲分布走行，如岩骨尖、蝶骨嵴、眶窝、枕大孔边缘、枕骨斜坡两侧等。颅底骨折造成相邻额窦、乳突的损伤，可导致硬膜撕裂，形成内开放性骨折。颅底骨折者常伴有眶窝及颅内积气，脑脊液鼻漏、耳漏，并继发感染。

(二)影像学表现

1.X 线

正侧位平片显示颅盖部骨折线向前、中颅窝延伸，同时伴有颅内积气、耳鼻出血或脑脊液鼻漏者，常提示颅底骨折。汤氏位可显示枕骨骨折线向枕骨大孔边缘延伸。

2.CT

骨窗像可见纵行、斜行或横行的颅底骨折线，常曲折走行。颅盖部线性骨折可向前、中颅窝延伸(图 17-1)。枕部骨折向下延伸到枕骨大孔边缘。眶板骨折可横行越过筛板。鼻窦、乳突骨折可致蝶窦积液，乳突小房积液。伴有蝶窦或乳突骨折，可显示其密度增高或气液平面。伴有硬膜撕裂者，鼻窦或乳突气体可以经过骨折处入颅内。如骨折线跨越脑膜中动脉沟，可产生硬膜外血肿。

3.MRI

显示颅底骨折的继发征象，如鼻窦、乳突的积液、积血。T_2WI 可显示血液或脑脊液经骨折区域进入鼻窦内而引起的积液征象。

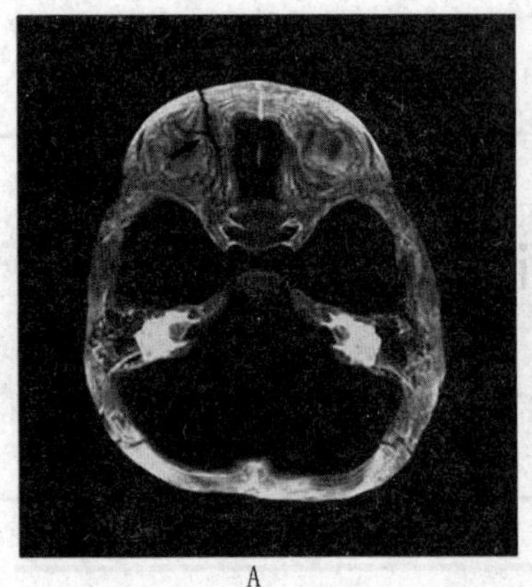
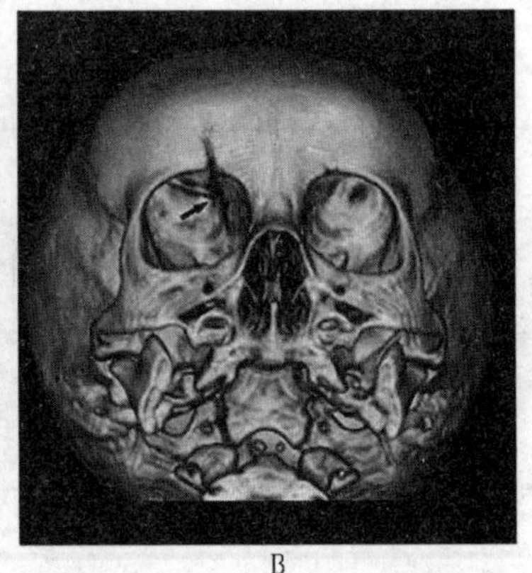

A　　B

图 17-1　前颅底骨折

A.CT 平扫 MIP 图像，右眶顶壁骨折；B.CT 平扫 VR 图像，右眶顶壁骨折

（三）诊断与鉴别诊断

颅底骨折应与正常颅底缝或血管压迹变异相鉴别。正常颅底缝有固定位置，多为双侧对称，且无颅内积气、脑脊液鼻漏或脑脊液耳漏等伴发症状，可资鉴别。高分辨率 CT 薄层扫描辅以多平面重组为最佳检查方法。

（四）比较影像学

因大多数颅底骨折患者伴有较严重的颅脑损伤，禁忌拍摄颅底位照片，故不利于颅底骨折的直接显示，某些间接征象可提示诊断。CT 是目前诊断颅底骨折最准确的方法，高分辨率 CT 有助于对颅底骨折的显示，必要时辅以冠状位扫描。MRI 主要显示颅底骨折的继发征象，很难直接显示颅底骨折线。连续层面的冠状面 MRI 扫描有助于显示颅底硬膜外血肿。

二、颅盖骨骨折

（一）临床概述

颅脑损伤约占全身损伤性疾病的 20%，碰撞、跌倒、坠落、打击等暴力为主要原因。颅脑损伤可分为开放性和闭合性两类，颅盖骨骨折占颅脑损伤的 30%左右。根据骨折形态，可分为线样、凹陷性、粉碎性、贯通或穿刺性骨折。颅缝分离常见于儿童的颅脑外伤中。线样骨折为儿童颅骨骨折中最常见类型，约占 70%。颅骨任何部位均可发生，穹隆骨多于颅底部，以顶骨最多见。颅骨粉碎性骨折或星状骨折常为暴力直接作用后的结果，多伴有颅脑损伤，触诊可有骨擦音或骨片浮沉感。颅骨凹陷性骨折在儿童也称为乒乓球状骨折，是指颅板向内局限陷入的骨折，常见于婴幼儿，主要是由于局部受较高外力作用所致。儿童颅骨弹性较大，具有一定伸缩性，更易发生凹陷性骨折。少数凹陷骨折患者内板可无骨折线，类似青枝骨折。

（二）影像学表现

1.X 线

颅骨骨折的共同特征是颅板连续性中断，呈长度和宽度不一的低密度影，边缘锐利清楚。线样骨折可在 X 线平片切线位中直接显示颅板中断。当内外板不在同一平面断裂时，可呈低密度双线影像。骨折线可以跨越颅缝，累及多骨。粉碎性骨折好发于颅盖骨，以额顶骨为主，颞枕骨少见，表现为长宽不等、方向不一的多条状低密度影。骨碎片可以重叠或陷入颅内。凹陷骨折病变区域呈环状或星状低密度影，如骨碎片下移与邻近骨质重叠，密度可不均。

2.CT

线样骨折见颅板骨质不连续，呈低密度线状影像，断端可以错位，骨折线长者，可在多个连续断面上显示。多层螺旋CT三维后处理技术MPR及SSD可显示凹陷性骨折呈圆锥状下陷改变，骨折处颅板变形、重叠，伴骨碎片（图17-2）。在骨窗像上可测量骨折陷入深度。CT可显示骨折相邻脑组织受压、脑挫裂伤或血肿、陈旧性病变引起的局限脑软化和脑萎缩。颅缝分离较颅骨骨折少见，可单独发生或与骨折并发。常见于儿童和少年，患病年龄越小越易出现。好发于人字缝，也可见于矢状缝和冠状缝。CT扫描如显示人字缝宽度>1.5 mm或两侧颅缝对比相差1 mm以上有诊断意义。大于4岁的儿童冠状缝>2 mm也可诊断。若颅缝处有骨重叠或错位，则可肯定诊断。

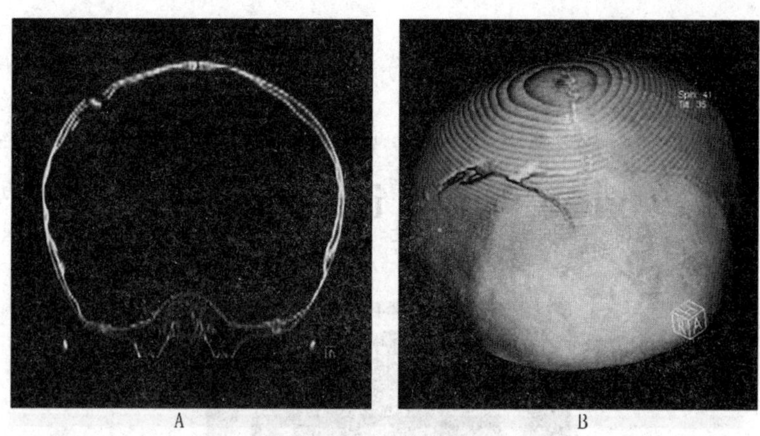

A　　　　B

图17-2　**额骨、右顶骨粉碎性骨折**

A.CT平扫MPR图像，右顶骨粉碎性骨折，骨碎片嵌入颅内，右顶区头皮血肿伴积气；B.CT平扫VR图像，骨折线跨越右侧冠状缝，累及额骨、右侧顶骨

3.MRI

于T_2WI可见颅板中断处因出血、水肿呈线样高信号影，同时观察粉碎性骨折相邻脑组织的形态变化及受损情况。

（三）诊断与鉴别诊断

CT检查结合X线平片通常可明确颅骨骨折的诊断，因儿童颅骨处于发育期，颅缝较多，故应注意与骨折鉴别。颅缝分离常提示较严重的损伤，故应仔细观察鉴别。

（四）比较影像学

X线平片可以显示颅板连续性中断，侧位上易显示顶颞骨骨折，正位上易显示额骨骨折，汤氏位上易显示枕骨骨折。CT薄层高分辨率重组和骨窗观察是显示骨折的最佳方法，除此以外，CT还能显示骨折相邻脑组织受损情况。而通常MRI检查不用于急性颅脑损伤，当怀疑有CT无法明确的脑损伤时可以使用。

三、脑实质血肿

（一）临床概述

脑实质血肿在闭合性颅脑损伤中占1.1%～3%，占颅内血肿的5%，多因脑深部小血管破裂所致。常因颅骨凹陷性骨折的骨碎片刺破脑组织内小血管或减速性脑损伤时眶顶骨嵴或蝶骨嵴与脑组织摩擦，而造成额叶底部和颞极的脑挫裂伤。外伤性脑实质血肿最常见于颞叶，其次为额叶，顶枕叶较少见，小脑更少见。10%脑内血肿可破入脑室内。迟发性外伤性脑内血肿发病率较低，约占闭合性颅脑损伤的9%。迟发性脑血肿形成在外伤后24～72小时，头部受外力的强烈冲击后，脑组织受到严重震荡，导致脑组织水肿、充血，而压迫局部脑血管。经过降颅压治疗后，脑水肿明显减轻，血管充血扩张，血管通透性增高，致血管壁周围出血，诱发血管痉挛、缺血坏死，从而引起血管壁破裂，形成局部血肿。也有人认为迟发性外伤性脑内出血的机制是颅脑损伤后造成血管痉挛、代谢紊乱、脑组织释放凝血酶原，导致局部血管闭塞或梗死，但随后血管内纤溶蛋白酶释放，导致凝血溶解而出血。

(二)影像学表现

1.CT

急性脑实质血肿的CT表现为脑实质内边缘清晰之圆形、不规则团块样高密度影(图17-3)，CT值为50～90 HU，周边可伴发低密度水肿带。脑实质深部血肿可破入脑室系统，形成脑室内积血。血肿相邻的脑室、脑沟及脑池呈不同程度受压，中线结构向对侧移位。血肿吸收可变成低密度，边缘逐渐清晰，体积缩小。预后不良者可发生脑萎缩、脑软化。迟发性外伤性脑内血肿于外伤后72小时内为发病高峰。如发生昏迷且进行性加重、进行性神经症状、局限性癫痫时应及时复查CT。

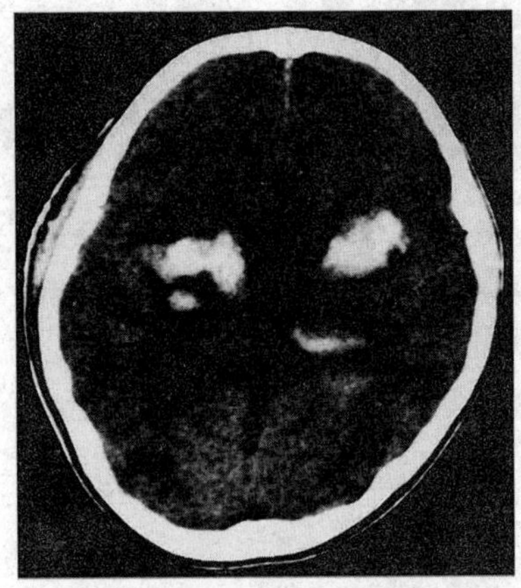

图17-3　脑实质血肿(爆炸伤)

头颅CT平扫，双侧基底节区及左侧丘脑内多发不规则致密团块，边界清晰，周围见低密度水肿带，前纵裂池见蛛网膜下腔出血

2.MRI

脑实质血肿在MRI中的信号变化较复杂，可分为五期。①超急性期：出血<24小时，T_1WI呈低信号或等信号，T_2WI呈高信号或等信号。②急性期：出血后2～4天，T_1WI呈等信号或稍低信号，T_2WI呈低信号。③亚急性期：出血后5～30天，T_1WI呈混杂信号至明显高信号，T_2WI呈低信号至高信号，周围可见含铁血黄素沉着环。④慢性期：出血后1～2个月，T_1WI呈高信号，T_2WI呈高信号，周围可见含铁血黄素沉着环。⑤残腔期：出血后>2个月，T_1WI呈低信号，T_2WI呈明显低信号。

(三)诊断与鉴别诊断

外伤病史明确伴有典型的CT、MRI表现，一般不需与其他病变鉴别。不典型病变影像学随访其密度与信号变化对诊断有帮助。

(四)比较影像学

急性颅脑损伤CT为首选检查方法。脑实质血肿在MRI中的信号变化较复杂，MRI对超急性期血肿的显示不理想。

四、硬膜外血肿

(一)临床概述

硬膜外血肿是儿童颅内血肿的主要类型，但总体发生率低于成人。多因头部直接受外力打击，产生颅骨骨折或局部变形，导致脑膜血管破裂，血液进入硬膜外间隙内。本病占颅脑损伤的1%～3%，约占全部颅内血肿的1/3，因脑膜中动脉及分支、硬脑膜静脉、板障静脉或颅内静脉窦破裂引起，故血肿多位于颞、额、顶区，不超越中线区。儿童静脉出血较成人多见，而成人以脑膜中动脉出血常见。儿童的临床表现较不典型。婴幼儿静脉型血肿较常见，出现症状较晚，生命体征变化不明显。血肿开始为新鲜血液和血块，几天后血块液化并被逐渐吸收，周围由薄层肉芽组织构成，1个月左右形成肉芽包膜，内含血块液化之液体，混有柔软凝块，有的可机化成固体。

(二)影像学表现

1.CT

CT表现为颅骨内板下方呈双凸形、梭形或半月形边缘清楚的高密度病变，多位于颞区和额顶区(图17-4A)。单侧病变最多见，也可双侧发病，病变不超越中线区。血肿范围较局限，不跨越颅缝，内缘光滑锐利。血肿有占位效应，可造成中线结构移位，病变侧脑室受压、变形和移位。骨窗常可显示骨折。静脉源性硬膜外血肿因静脉压力低，血肿形成晚，CT扫描表现为略高密度或低密度区，增强后扫描可显示血肿内缘的包膜强化，有助于等密度硬膜外血肿的诊断。

2.MRI

血肿呈双凸形或梭形，边界锐利，位于颅骨内板和脑表面之间。血肿的信号强度改变与血肿的时间有关。急性期，T_1WI血肿信号与脑实质相仿(图17-4B)，T_2WI血肿呈低信号。亚急性和慢性期，T_1WI和T_2WI均呈高信号。由于血肿占位效应，患侧脑皮质受压扭曲，即形成“脑回移位征”。血肿与颅骨内板距离增大，脑表面血管内移等提示脑外占位病变征象，可提示诊断。

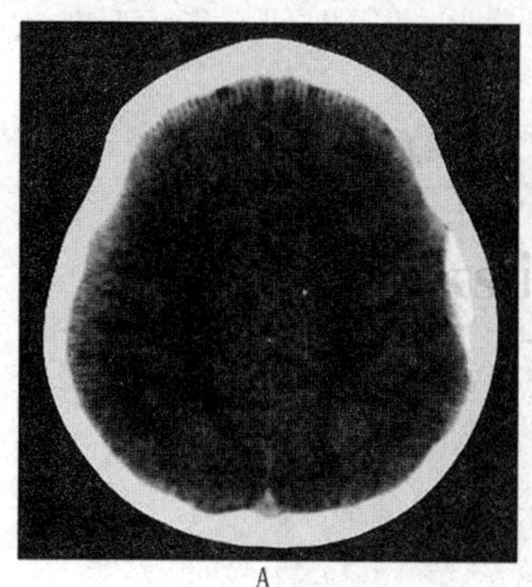
A

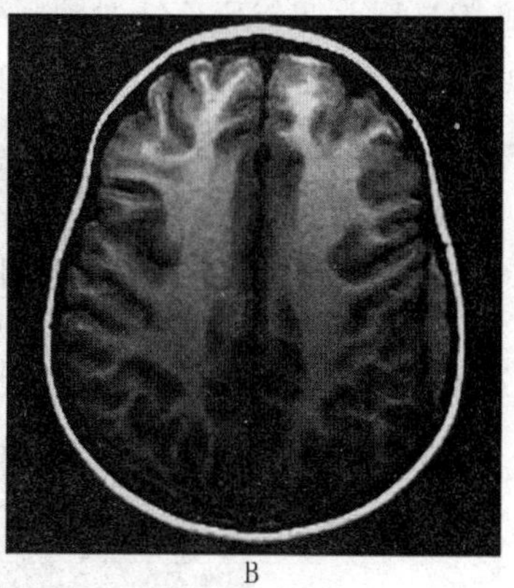
B

图17-4　左顶区硬膜外血肿

A.头颅CT平扫，左顶部颅骨内板下方梭形高密度影，边界清晰；B.头颅MRI平扫T_1WI，左顶骨内板下等T_1信号影

(三)鉴别诊断

当硬膜外血肿呈半月形表现时应与硬膜下血肿鉴别。一般根据硬膜下血肿范围较广，可跨

越颅缝,据此特点可资鉴别。

(四)比较影像学

硬膜外血肿 CT 表现典型,MRI 显示硬膜外血肿的形态和 CT 相仿。

五、硬膜下血肿

(一)临床概述

硬膜下血肿发生于硬脑膜与蛛网膜间的硬膜下腔内。根据血肿的时间可分为急性、亚急性和慢性 3 种。急性硬膜下血肿(<3 天),多为剪切性损伤。常损伤额极、颞极、额叶眶回及额顶叶交界区。血肿范围广,相对出血量较多。硬膜下血肿可引起血管受压痉挛导致脑梗死、脑水肿,继而发生脑软化。随着血肿内蛋白质的分解渗透压增高,液体不断渗入,体积可逐渐增大。亚急性硬膜下血肿(4 天~2 周),症状出现相对较晚,3~9 天达到高峰。血块逐渐液化。血肿呈新月形或半月形。慢性硬膜下血肿(>2 周),肉芽组织逐渐机化,硬膜附着面形成血肿外膜,蛛网膜附着面形成血肿内膜,有间皮细胞覆盖,内外膜将血肿包裹。

(二)影像学表现

1.CT

CT 表现为颅板下方新月形或半月形高密度影,边界清晰,可跨越颅缝,周围脑组织水肿不明显,脑室及中线结构可以移位。合并脑挫裂伤时可见病变区域小片状高密度病变,有明显的占位效应。亚急性期 CT 表现为新月形或半月形混杂密度影或等密度影,可出现液-液平面。有占位表现,见皮髓质界面内移。慢性期 CT 表现为新月形或半月形低密度区,为等密度或混杂密度影。血肿吸收较慢,血肿可出现粘连、分隔、包膜钙化等改变。长期压迫可导致脑萎缩。

2.MRI

不同时期的硬膜下血肿在 MRI 的信号变化复杂。典型的急性期硬膜下血肿表现为 T_1WI 呈等信号(图 17-5),T_2WI 呈低信号或混杂信号改变。亚急性硬膜下血肿早期表现为 T_1WI 呈高信号,T_2WI 呈低信号,在亚急性血肿后期病变在 T_1WI 呈高信号,T_2WI 呈高信号或混杂信号。慢性硬膜下血肿早期改变与亚急性血肿后期接近,随着时间推移病变在 T_1WI 的高信号逐渐减低,但仍高于脑脊液信号,T_2WI 呈高信号改变。

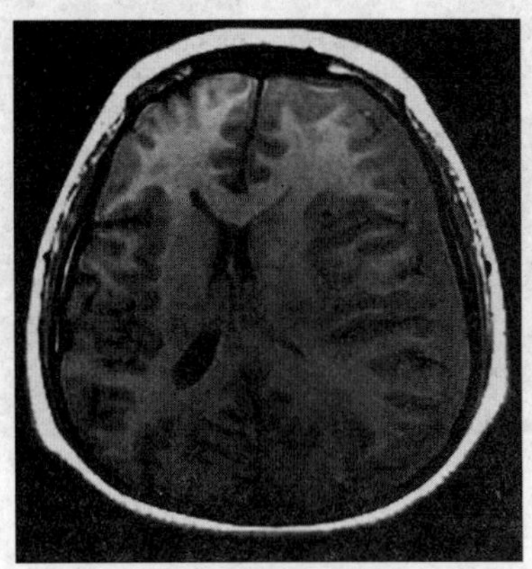

图 17-5　左额、颞、顶区硬膜下血肿

MRI 平扫 T_1WI 轴面示左侧额、颞、顶、枕部颅板下方新月形等信号带,同侧脑室受压变形,中线结构向右偏移

（三）诊断与鉴别诊断

硬膜下血肿在急性期表现为高密度，所以根据外伤史结合典型CT表现诊断多不困难。CT上表现为低密度的硬膜下血肿应和蛛网膜下腔扩大和硬膜下积液相鉴别，此时MRI检查对鉴别诊断非常重要，MRI信号特征有助于与积液鉴别。

（四）比较影像学

CT检查为病变的首选诊断方法。

六、外伤性脑梗死

（一）临床概述

儿童基底节区梗死大多在轻度外伤后出现，外伤性脑梗死属于颅脑外伤的并发症。一般认为基底节血液供应差、侧支循环少，供血的脉络膜动脉深穿支从主干动脉分支时呈直角易发生损伤是造成小儿基底节区梗死的主要原因。近年来的研究表明造成本病的原因有多种因素，如儿童基底节区脑组织需氧量大、血管弹性好，易产生血管拉伸及收缩，导致血管痉挛。脑外伤后血流变学异常，血小板黏附性增加等。此外，基底节钙化患者也易出现本病。本病的临床特点为所受外力不大，意识障碍持续时间短暂，肢体偏瘫及中枢性面瘫发生迅速，2～3天内症状改善明显。梗死灶周围的病损区侵及内囊可能是引起中枢性面瘫的主要原因。

（二）影像学表现

1.CT

CT表现为基底节区、枕叶、小脑半球或侧脑室旁白质内的卵圆形、肾形、斑片状、三角形、扇形低密度区（图17-6A），结合病史诊断并不困难。基底节区钙化是发生外伤后脑梗死的重要提示性征象，有临床症状者应及时随访复查。

2.MRI

MRI表现为基底节区T_1WI呈低信号、T_2WI呈高信号病变（图17-6B），早期可有占位效应。DWI序列在脑梗死发生早期能清晰显示病灶，3D TOF MRA常不能直接显示闭塞血管影像。

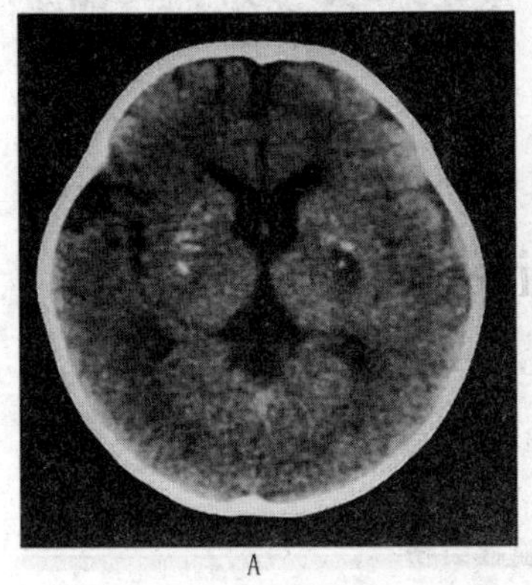

A

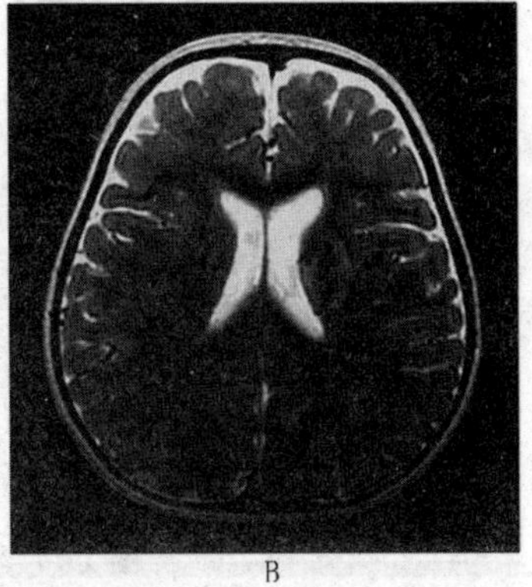

B

图17-6　外伤性脑梗死

A.轴面CT，双侧基底节区钙化点，左侧基底节区低密度病变，边界模糊；B.轴面T_2WI，左侧基底节区病变呈高信号

（三）诊断与鉴别诊断

根据患者临床表现结合病史一般不难诊断。本病的颅脑外伤往往较轻，颅脑外伤后至出现

临床症状有一间隔期，一般在 2～12 小时，有时甚至在数天后出现症状。CT 检查早期阳性率低，基底节钙化者应高度重视，及时随访复查。MRI 检查早期阳性率高。患儿往往初期症状严重，因儿童脑部侧支循环建立较成人迅速，经过治疗往往较成人预后好。

(四)比较影像学

伤后 12 小时内头颅 CT 检查少有阳性发现，多在 24 小时后 CT 显示阳性发现。MRI 对本病的敏感性较高，DWI 序列有助于早期显示病灶。

七、脑挫裂伤

(一)临床概述

脑挫裂伤是暴力打击头部造成脑组织器质性的损伤。根据暴力大小、程度的不同脑挫裂伤有轻重之分。病变可发生在外伤着力部位，也可发生在对冲部位，常合并不同程度的颅内血肿和脑水肿。脑挫裂伤早期的主要病理变化是表层或深层脑组织碎裂、坏死，以及小出血灶和脑水肿。轻者仅皮质出现多灶点片状出血，重者可撕裂软脑膜，脑实质破损，并可损伤神经核团及脑室等结构。脑挫裂伤周围常有脑水肿，数天后受损伤的组织出现液化、坏死及小胶质细胞的增生。

(二)影像学表现

1.CT

小出血灶表现为低密度区内散在斑点状或斑片状高密度影。脑水肿表现为局限性低密度影，边界欠清，大小不一，从数厘米至整个大脑。广泛的脑挫裂伤可使病侧脑室受压、移位。同时显示蛛网膜下腔出血。随病程发展，轻度脑挫裂伤、水肿和出血灶逐渐吸收消散。脑组织坏死、液化可形成软化灶，形成边缘光滑整齐的低密度灶并长期存在，CT 值接近脑脊液。

2.MRI

脑挫裂伤可表现为出血性和非出血性两种。出血性脑挫裂伤于 T_1WI 表现为高信号，非出血性脑挫裂伤于 T_1WI 表现为等信号或低信号。T_2WI 均表现为高信号(图 17-7)。

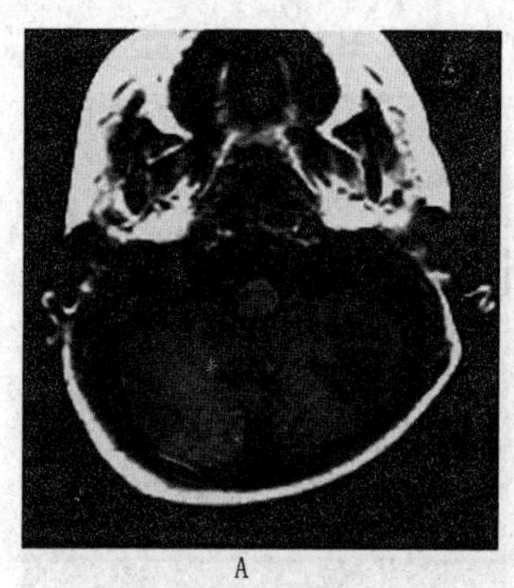

A

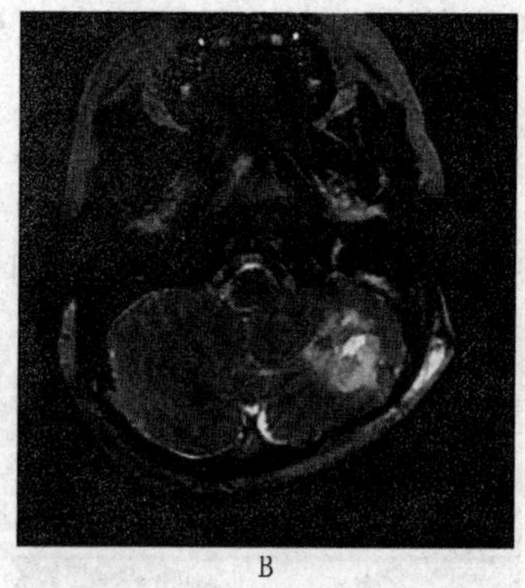

B

图 17-7 脑挫裂伤

A.MRI 轴面 T_1WI，左小脑病变呈低信号，边界模糊；B.MRI 轴面 T_2WI，左小脑病变呈高信号，其内可见更高信号区

(三)诊断与鉴别诊断

脑挫裂伤应与单纯局限性脑水肿相鉴别。当两者鉴别较困难时，要经过动态的随访观察来鉴别。还应与脑肿瘤鉴别，根据明确的外伤史，结合 CT 或 MRI 增强检查可以鉴别。

(四)比较影像学

CT 能准确显示脑挫裂伤的各种病理改变。MRI 敏感性较高,特别是损伤位于颅底和颅骨表面时,敏感性优于 CT。

八、弥漫性轴索损伤

(一)临床概述

弥漫性轴索损伤属于严重的外伤性颅脑病变。在外力作用下,因灰、白质组织密度存在差别,导致两者运动加速度不同,突然的加速或减速运动,尤其是旋转性运动,产生瞬间剪应力,造成轴索结构的破坏和小血管断裂。损伤好发于灰白质组织交界面,见于胼胝体、脑干上端及基底节区。早期表现为广泛的脑挫裂伤、出血、脑水肿,可有脱髓鞘改变,继而出现脑软化,最终囊性变。大体病理显示急性期 DAI 的皮髓质交界处及白质区弥漫或成簇的小针尖样出血灶。恢复期脑白质萎缩,脑室扩大,髓鞘变性。镜下见弥漫性轴索断裂,轴浆外溢而形成轴索回缩球,伴有小胶质细胞簇形成。毛细血管的损伤造成脑实质和蛛网膜下腔出血。脑实质常有不同程度的胶质细胞肿胀、变形,血管周围间隙扩大,弥漫性脑肿胀。

(二)影像学表现

1.CT

急性期表现为弥漫性脑肿胀,皮髓质界限消失。脑实质内见单发或多发的小出血灶、蛛网膜下腔出血、脑室内积血,以及伴发的其他类型颅脑损伤,占位效应可不明显。脑实质内单发或多发出血灶,直径多<2 cm,主要见于皮髓质交界部、胼胝体周围,脑干上端,基底节-内囊区。蛛网膜下腔出血多见于脑干周围,特别是四叠体池、环池及幕切迹周围。脑损伤包括脑挫裂伤、硬膜外血肿或硬膜下血肿。根据受创伤程度的不同,脑实质出血、脑室及蛛网膜下腔出血、弥漫性脑肿胀可单独发生,也可合并出现。

2.MRI

对于非出血性脑损伤 T_2WI、FLAIR 序列较 T_1WI 更为敏感,表现为高信号。对于出血性病灶,在 T_2WI 显示为小低信号病灶,周围可见高信号水肿区。T_1WI 显示为等信号或高信号。轻度 DAI 表现为皮质或皮质下区局限性病灶。中度 DAI 表现为双侧大脑半球白质内点片状出血、蛛网膜下腔出血、脑水肿等。重度 DAI 除上述病变外,还可有基底节、胼胝体、脑干和小脑等部位的损伤(图 17-8)。

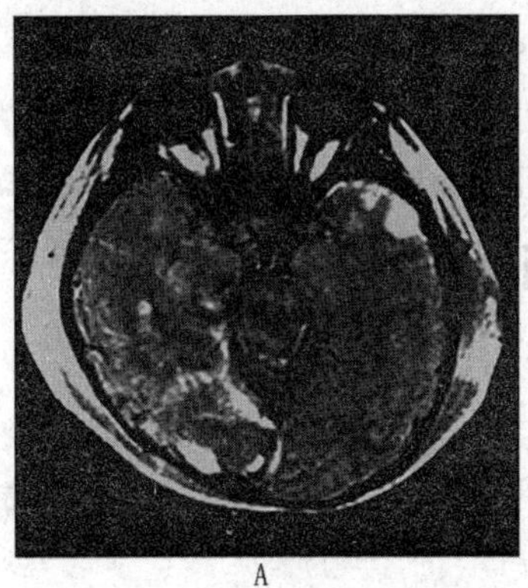
A

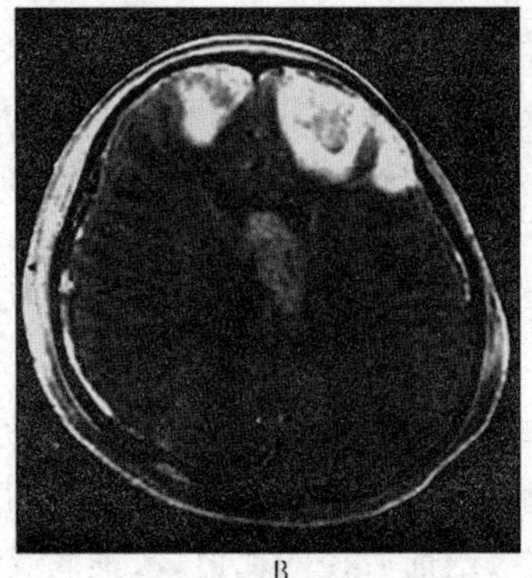
B

图 17-8　弥漫性轴索损伤

A～B.MRI 平扫 FLAIR 序列,双侧额叶、右侧枕叶、脑干、胼胝体区多发高信号

(三)诊断与鉴别诊断

CT 与 MRI 均不能直接显示轴索本身的病变,通过 CT 和 MRI 对出血灶和脑水肿的显示,结合临床表现判断 DAI 的存在。早期临床症状重,而 CT、MRI 表现轻微,提示 DAI 可能。DAI 应注意与脑挫裂伤鉴别,DAI 的出血部位与外力作用部位无关,发生于胼胝体、皮髓质交界区、脑干及小脑,直径多<2 cm,呈椭圆形及斑点状。脑挫裂伤的出血多见于着力或对冲部位,呈斑点状或不规则形,可>2 cm,常累及皮质。凭借典型影像学表现可资鉴别。

(四)比较影像学

对 DAI 的诊断 MRI 明显优于 CT,特别是对小出血灶的敏感性较高。

(王小龙)

第二节 小儿胸廓异常的影像诊断

一、漏斗胸

(一)临床概述

漏斗胸是小儿前胸壁发育畸形的一种,以胸骨下部及相邻的肋软骨下陷形成漏斗状而得名,凹陷程度可从浅杯状至深漏斗状,发生率在儿童中为 0.5%~1%,男女发病比例约为 4∶1,青春期明显,可从对称性漏斗胸演变为不对称性漏斗胸。本病发病原因尚不明确,多数偶发,1/3 有家族遗传史,多认为是由于下胸部肋骨及肋软骨生长过快,胸骨代偿性向后移位而形成。

患儿外观一般为瘦长身材、后背弓状、扁平胸、腹部膨隆、左右肋弓异常突出。轻微的漏斗胸可没有症状,畸形较重的可压迫心脏和肺,影响呼吸和循环功能。患儿可出现反复呼吸道感染、咳嗽、发热等,而循环系统症状出现较少。年龄较大的可以出现活动后呼吸困难、心动过速、心悸,甚至心前区疼痛,此为心脏受压、心排血量减少、心肌缺氧等所致。漏斗胸患儿常合并脊柱侧弯、成骨不全、肌营养不良、Turner 综合征、Marfan 综合征、Ehlers-Danlos 综合征、高胱氨酸尿症、肺发育不全等疾病。

(二)影像学表现

1.X 线

漏斗胸诊断的主要依据为 X 线摄片,胸部正位片显示前肋走行倾斜度加大,后肋走行较平直。心影向左侧移位并旋转,胸骨右侧内陷的软组织及软骨可使右下心缘模糊,不要误认为右肺中叶病变。侧位片上骨性胸廓前后径明显缩短,并可观察到胸骨下段不同程度凹陷。如伴随脊柱侧弯可同时观察到。

2.CT

CT 对于评价畸形的严重程度及术后治疗效果是最好的检查方法。应用胸廓指数评价漏斗胸的严重程度,即胸廓最大横径与最窄前后径的比值,一般测量胸骨最凹处胸廓左右内径与同层面胸骨后至脊柱前缘的前后径的比值,区别病变程度(图 17-9)。

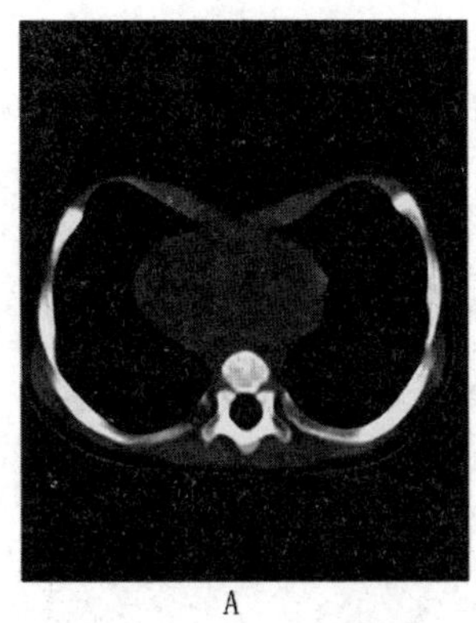

A

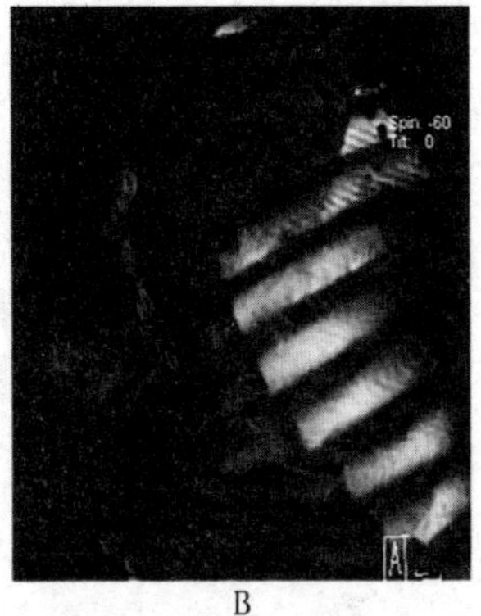

B

图 17-9　漏斗胸

男，6 个月，生后胸骨凹陷明显。A.MSCT 横断面图像显示胸骨剑突向内凹陷，相应水平胸廓前后径明显变小，心脏稍受压，测量胸廓指数(胸骨最凹处胸廓左右内径与同层面胸骨到脊柱前缘的前后内径的比值)＝2.9；B.MSCT 三维重组图像显示胸骨剑突明显内陷，胸廓呈漏斗状

Haller 等认为比率＞2.56(±0.35 s)有诊断意义，比例＞3.25 可定义为中到重度漏斗胸，是进行手术的指征。同时应注意观察胸部、脊柱合并的其他先天性畸形。

(三)诊断与鉴别诊断

掌握正确的测量方法和标准，一般无须鉴别。影像学检查有助于了解病变程度，CT 扫描对术前胸壁凹陷程度、术后改善情况和心脏移位情况均能全面了解。

(四)比较影像学

胸片为首选检查方法，CT 对于准确评价该病及伴随胸部、脊柱畸形具有良好的价值。

二、鸡胸

(一)临床概述

鸡胸较漏斗胸少见，特征为胸骨段及邻近肋软骨向腹侧突出，胸廓两侧扁平。鸡胸可以是先天性畸形或获得性畸形，男女发病比例约为 3∶1，25％的鸡胸患儿有家族史，发病年龄较漏斗胸大，青春期突出程度明显，可继发于长期存在的阻塞性肺疾病、Marfan 综合征、Ehlers-Danlos 综合征、Noonan 综合征、Morquio 综合征、干梅腹综合征等。这种畸形通常是由于胸骨及肋软骨生长失衡并伴随发育不成熟的胸骨异常融合而导致胸骨变短、肋软骨向前突出、胸廓两侧扁平。本病常伴随哮喘、先天性心脏病及脊柱侧弯。

(二)影像学表现

1.X 线

正位胸片表现不明显，在侧位胸片上可以观察到胸骨上、中或下段向前突出。如伴随脊柱侧弯可同时观察到。

2.CT

在轴位图像上可观察到胸骨段及邻近肋软骨向腹侧突出，胸廓两侧变扁平，SSD 或 VR 重建图像可将骨性胸廓整体重建出来，可更清晰观察病变。同时 CT 扫描还可发现肺部病变、心脏病变等。

(三)诊断与鉴别诊断

一般无须鉴别。影像学检查有助于了解病变程度及伴随畸形。

(四)比较影像学

胸片为首选检查方法,CT对于准确评价该病及伴随胸部、脊柱畸形具有良好的价值。

(王小龙)

第三节　小儿纵隔疾病的影像诊断

一、纵隔炎

(一)临床概述

纵隔炎是由病原微生物引起的纵隔炎性反应,儿童较少见,分急性纵隔炎和慢性纵隔炎。临床常表现为发热、全身中毒症状、喘息等。

急性纵隔炎多是由于食管或气管穿孔引起,累及胸膜形成脓胸或脓气胸。可在纵隔内任何部位形成脓肿,大小及形状多样。咽后脓肿可以沿颈筋膜深层或颈动脉鞘向下蔓延至纵隔而形成急性下行性坏死性纵隔炎(ADNM),致死率可达30%～50%。

慢性纵隔炎包括肉芽肿性和硬化性纵隔炎。肉芽肿性纵隔炎可由结核、真菌等感染引起,并可进行性纤维化和钙化而愈合。硬化性纵隔炎病因不明,部分病例伴腹膜后或其他部位纤维组织增生。

(二)影像学表现

1.X线

急性纵隔炎表现为纵隔增宽,以两上纵隔明显,病变可向下延伸至横膈。气管旁线密度均匀增高。心脏大血管分界不清,与一般纵隔积液相似。累及肺和纵隔胸膜时,纵隔边缘毛糙模糊。慢性纵隔炎现为上纵隔增宽和分叶性气管旁肿块,可伴钙化、气管支气管及血管受压阻塞征象。

2.CT

CT表现纵隔内多发局限性液体积聚、纵隔内少量气体影、纵隔脂肪密度增高、纵隔增宽、胸腔积液、心包积液、纵隔淋巴结增大。增强扫描在急性纵隔蜂窝织炎时无强化,形成脓肿后可显示环状强化的脓肿壁(图17-10)。慢性硬化性纵隔炎可观察到气管旁分叶状团块,可伴钙化,并可压迫气管支气管、肺动静脉及上腔静脉。

3.MRI

脓肿表现为长T_1、长T_2异常信号,脓肿壁不规则增厚,增强后可呈厚壁环形强化,蜂窝织炎时显示纵隔内弥漫长T_1、长T_2异常信号。慢性纵隔炎于T_1WI与T_2WI均呈现低信号,有活动性炎症可见长T_2信号存在。

(三)诊断与鉴别诊断

急性纵隔炎影像表现较典型,结合临床表现一般可准确诊断。慢性纤维性纵隔炎常表现为肿块,应与纵隔肿瘤相鉴别。

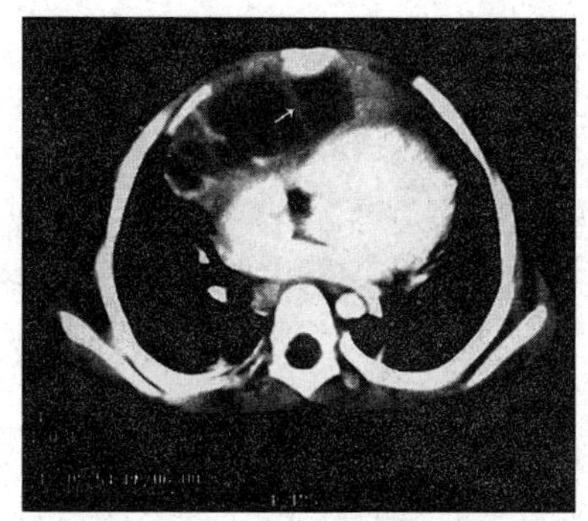

图 17-10　纵隔脓肿

女，1 岁 2 个月，发热、胸痛 1 个月。CT 增强示前纵隔多个囊状低密度影，囊壁强化，囊内有分隔（箭头），心影受压后移，胸膜强化、增厚

(四)比较影像学

X 线平片表现无特异性，需进行 CT 或 MRI 检查。MRI 对软组织病变的分辨能力使其具有优势。CT 增强检查可同时观察纵隔、肺和胸膜病变。

二、纵隔气肿

(一)临床概述

纵隔气肿是指纵隔间隙内气体积聚。婴儿常见。纵隔气肿的原因包括自发性、外伤性、食管或气管破裂、支气管异物、机械通气、胸部手术后及其他原因。自发性纵隔气肿常见于新生儿，主要继发于肺透明膜病和羊水吸入。发生纵隔气肿的高危因素包括间质性肺气肿和双肺弥漫性病变，如卡氏肺囊虫肺炎引起的肺顺应性降低。肺泡内压急剧升高导致肺泡破裂，气体进入肺间质，气体沿血管周围间隙进入纵隔。纵隔内气体可向上弥散至颈部、上胸壁皮下组织和咽后壁。

临床常表现有胸骨后胀满感、吞咽困难、咽喉疼痛，有时可有胸痛、呼吸困难。并发皮下气肿时颈部及锁骨上窝外形变平、饱满，可触及捻发音。

(二)影像学表现

1.X 线

纵隔气体积聚在纵隔前上部，纵隔胸膜向外侧推移，胸腺与心影分离。婴幼儿纵隔大量积气时，可将胸腺上抬，在正侧位胸片上形成“帆样征”。少量纵隔积气时，正位胸片可在心缘旁观察到窄带状透亮影，一般位于左心缘旁。

2.CT

CT 可直接显示纵隔内气体，同时显示颈部皮下、胸壁及深部组织间的气肿（图 17-11）。

(三)诊断与鉴别诊断

X 线及 CT 对于发现纵隔内气体并不困难，需要与纵隔旁气胸和心包积气鉴别。在 CT 图像上仔细甄别加之变换体位多能准确诊断。

(四)比较影像学

少量纵隔气肿在胸片上不易显示，CT 对发现少量纵隔气肿及颈部皮下积气较胸片敏感。

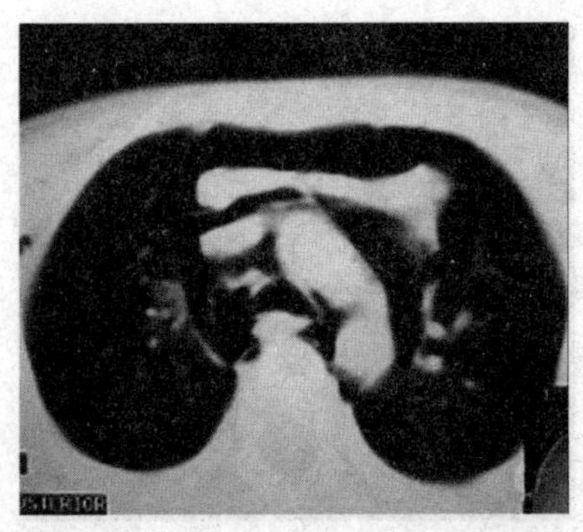

图 17-11　纵隔气肿、颈部皮下气肿

男，7 岁，胸骨后疼痛 1 小时，颈部捻发音。CT 平扫肺窗显示纵隔大血管周围、胸腺旁、心缘旁大量气体密度影

三、纵隔肿物

(一)正常胸腺

1.临床概述

胸腺是由不对称的两叶组成，位于前上纵隔中部。胸腺起源于第 3 对咽囊腹侧部分，胚胎第 7～8 周，原始胸腺向下及腹内侧延伸，至第 8 周末在主动脉弓水平胸腺两叶融合。如果胸腺下降不完全，可在颈部或上纵隔发现胸腺组织。婴儿期，胸腺上缘可接近甲状腺水平，下缘通常覆盖心脏上半部。正常情况下胸腺全部位于上纵隔大血管前方，比较少见的情况下，胸腺可向下延伸至膈肌水平，随年龄增长，胸腺下降的趋势逐渐减弱。相对于身体体积，胸腺在出生时最大，重量约有 20 g，青春期前达到体积的绝对最大值，重量可达 300 g。青春期以后，胸腺滤泡逐渐萎缩而被脂肪所替代。

少见的情况下，胸腺可发生迷走及异位，迷走胸腺一般发生在沿正常胚胎发育的途径上，异位胸腺指在正常发育途径之外的位置发现胸腺组织。迷走或异位的位置包括颈部、腔静脉后方、后纵隔。迷走或异位胸腺一般不引起临床症状，多在 10 岁以下发现。

胸腺是构成免疫活性能力发生和维持的重要组成器官，胸腺的主要功能是将原始淋巴细胞转变为 T 淋巴细胞，参与细胞免疫反应，此外上皮网状细胞可产生胸腺素。

2.影像学表现

(1)X 线：胸腺形态多样，一般在呼气时增宽，吸气时伸长变窄，胸腺大小和形态随儿童年龄与健康状况而变化。典型 X 线表现在 3 岁前为前上纵隔明显的软组织密度团块影，在 3 岁以后一般也可观察到，正常胸腺不会压迫气管和血管而使其移位。在正位片上，胸腺左叶一般表现为上纵隔增宽，左侧可覆盖左肺动脉，胸腺右叶边缘突出于纵隔，呈直角三角形，因其下缘平直外形似风帆，呈帆征(图 17-12)；在侧位片上，胸腺为位于前纵隔的软组织密度致密影，与心影上缘相连。在胸腺下缘和心影之间可观察到小切迹。婴儿时，胸腺可反映患儿的健康和营养状态，新生儿期的各种围生因素是导致胸腺缩小的常见原因，特别是早产儿。应急性胸腺缩小于生后 24～48 小时后出现，随着应急期的恢复而迅速增大，故胸片随访观察胸腺可以作为疾病痊愈和营养好转的标志。

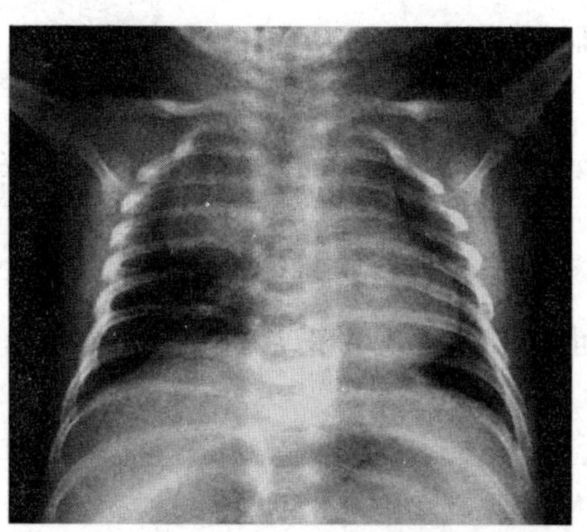

图 17-12　正常胸腺

男孩，4 个月，胸部正位平片示纵隔增宽，胸腺突出于右上纵隔，呈帆征

(2)CT：正常胸腺表现为密度均匀的前上纵隔软组织结构，密度高于血管，与肌肉密度接近，据报道婴儿平均胸腺密度为 80.8 HU，学龄期儿童胸腺密度可降至 56 HU，可能与早期的脂肪浸润有关。胸腺位于胸骨后方，贴近心缘，一般位于大血管前方，胸腺左叶有时可延伸至主动脉弓后方和侧方。横断面上，5 岁以下的儿童胸腺多呈四边形，两侧外缘光滑，或呈轻微波浪状。随后变为三角形，外缘平直或内凹(图 17-13)。从出生至青春期，胸腺密度均匀，如果在此期间胸腺密度出现不均匀，应考虑可能存在病变。青春期以后，胸腺滤泡逐渐萎缩而被脂肪所替代，密度可以不均匀。

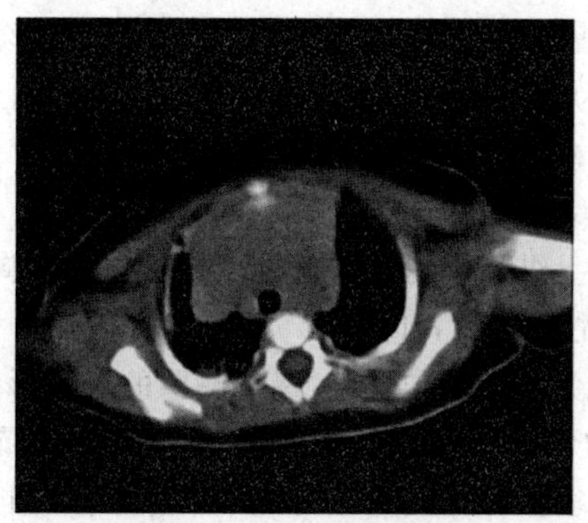

图 17-13　正常胸腺

男孩，3 个月，CT 轴面示胸腺呈四边形，密度均匀

(3)MRI：可清晰区分胸腺和纵隔血管结构。在 T_1WI 上，胸腺信号较肌肉信号略高，较脂肪信号低。在 T_2WI 上，胸腺信号较周围脂肪和肌肉信号均增高。在 MRI 上，约有 5%的儿童可在上腔静脉后方见类似正常胸腺组织信号的小结节影，在矢状位 MRI 上提示小结节与胸腺组织相延续，而非腔静脉后淋巴结。胸腺上缘平均位于无名静脉上方 1.7 cm 处，有时可延伸至甲状腺水平。胸腺下缘向下延伸变化较大，在婴儿时期，下缘一般可延伸至肺动脉水平或其下方，随着胸廓纵向延伸的速度快于胸腺，胸腺向下延伸的幅度随年龄相对递减。

胸腺大小变化很大，在 CT 和 MRI 上均可测量。胸腺的上下径随年龄增长而增加，在生后至 1 岁期间上下径平均约为 5.6 cm，在 15～19 岁期间上下径平均约为 8.5 cm。胸腺厚度和横径随年龄增长而变化不大。胸腺平均厚度随年龄增长而轻度下降，从出生后至 5 岁胸腺厚度平均为 1.4 cm，而 10～19 岁期间胸腺厚度平均约为 1.0 cm。胸腺横径随年龄增长而轻度增加。总体而言，胸腺体积与胸廓大小的比值随年龄增长而下降。

3.诊断与鉴别诊断

胸片上需与心脏增大、右上肺大叶性肺炎、心上型肺静脉异位引流鉴别。行 CT 或 MRI 检查，可明确诊断。

4.比较影像学

一般而言，普通 X 线检查可以确定是否为正常胸腺，如果诊断困难，可以行 CT 或 MRI 检查明确诊断。

(二)胸腺增生

1.临床概述

胸腺增生包括两种不同的组织学类型：真性增生和淋巴性增生。

(1)真性增生包括胸腺皮质和髓质普遍增生而导致胸腺大小和重量增大，但具有正常的胸腺组织结构。化疗后胸腺反跳性增生是引起真性胸腺增生最常见的原因。比较少见的情况下，真性胸腺增生可以在红细胞发育不良或不发育、Grave 病、Addison 病时发生。胸腺增生定义为胸腺体积超过正常的 50%以上。化疗和皮质激素治疗后可引起反应性增生，糖皮质激素水平的升高可导致胸腺皮质淋巴细胞衰竭，当体内激素水平恢复正常后，胸腺皮质淋巴细胞再生引起胸腺增大。几乎所有患儿在化疗开始后胸腺呈现退化，后大多数患儿胸腺恢复正常大小，有超过 25%的患儿，胸腺体积会出现反跳或暂时性增大。胸腺反跳一般出现在化疗过程中或化疗停止后 1～10 个月。

(2)胸腺淋巴性或滤泡性增生是胸腺淋巴滤泡的数量增加而形成，这种状态大多合并重症肌无力或 HIV 感染。胸腺大多为正常大小和重量。在重症肌无力患者，胸腺淋巴性增生的诊断应在患者胸腺切除后进行组织学确定。

2.影像学表现

(1)X 线：正位胸片表现为上纵隔影明显增宽，边缘光滑，侧位胸片上表现为胸骨后气管前方三角形均匀致密影，底部边缘光滑(图 17-14A)。

(2)CT：胸腺真性增生表现为胸腺均匀增大，保持胸腺的正常形态，为均匀软组织密度。胸腺淋巴性增生时，胸腺可正常或均匀增大，保持胸腺的正常形态或呈结节状增生(图 17-14B～C)。

(3)MRI：显示胸腺弥漫性增大，形态、信号与正常胸腺相似(图 17-14D)。

3.诊断与鉴别诊断

胸腺增生需与胸腺瘤、淋巴瘤、朗格汉斯细胞组织细胞增生症浸润胸腺等鉴别。胸腺瘤、淋巴瘤导致的胸腺增大一般形态不规则，密度和信号与正常胸腺有差别。淋巴瘤常伴纵隔淋巴结增大。朗格汉斯细胞组织细胞增生症浸润胸腺常合并肺内弥漫性病变。如果鉴别有困难，可以行激素试验性治疗，胸腺增生一般在用药后 1 周缩小，而其他疾病变化不大。

4.比较影像学

普通 X 线检查可作为筛查，如果出现胸腺影增宽，需行 CT 或 MRI 检查明确诊断。

(三)胸腺瘤

1.临床概述

胸腺瘤又称为胸腺淋巴上皮细胞瘤，是胸腺上皮细胞发生的肿瘤，组织学上包含不同比例的上皮细胞和淋巴细胞。胸腺瘤在儿童中少见，占纵隔肿瘤的 1%～2%。患儿可无症状或纵隔压迫症状，如呼吸困难、咳嗽等。儿童中大多数胸腺瘤为偶发，也可见于重症肌无力、红细胞再生障

碍性贫血、低丙种球蛋白血症。胸腺瘤在病理上分为非侵袭性及侵袭性胸腺瘤，非侵袭性是指肿瘤有包膜，侵袭性是指肿瘤突破包膜并侵犯邻近的纵隔结构，从典型病理上来说，胸腺瘤细胞学呈良性且不具备异型性，故分类根据行为学特点采用非侵袭性和侵袭性，而不用良性和恶性，侵袭性胸腺瘤占胸腺瘤的10%～15%。

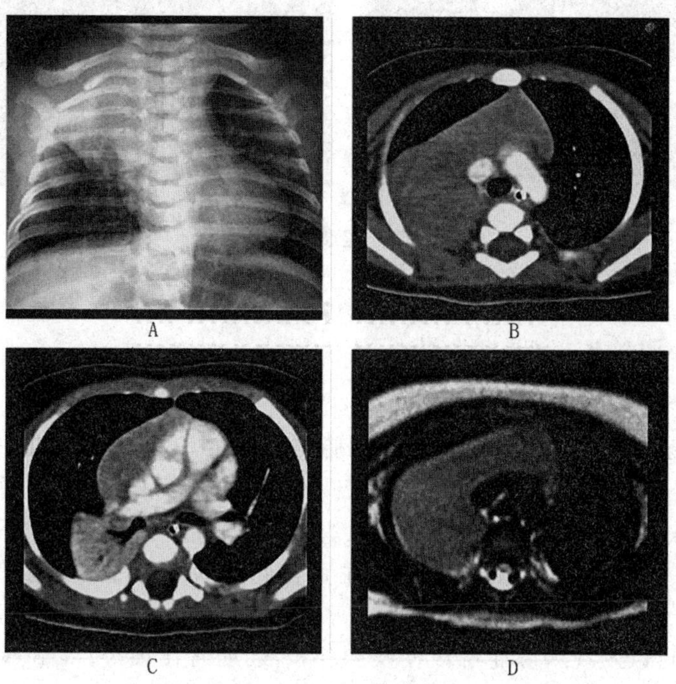

图17-14　**胸腺增生**

男，3个月，查体发现“纵隔肿块”3天。A.胸片正位示右上纵隔明显增宽；B～C.CT增强纵隔窗显示心脏大血管明显强化，右叶胸腺明显增大延伸至中、后纵隔，且密度均匀，右肺上叶压迫性肺不张；D.T_2WI胸腺信号强度均匀一致，右叶形态明显增大

2.影像学表现

(1)X线：肿瘤位于前上纵隔，形态多变，大小不一，呈软组织密度，偶可见钙化，较大的肿瘤可向一侧突出。体积较小的胸腺瘤可完全位于胸腺内，正侧位胸片不易发现。侵袭性胸腺瘤的边缘模糊，呈分叶状，肿瘤短期随访可增大，伴有胸腔积液及肋骨侵蚀等征象。

(2)CT。

非侵袭性胸腺瘤：呈圆形、卵圆形或分叶状肿块，边界清晰，多数密度均匀，也可发生囊变，肿瘤内可见钙化，大部分肿瘤不对称生长，居前纵隔一侧，直径＜2 cm的胸腺瘤可仅表现为正常胸腺边缘局部隆起，增强扫描仅有轻度强化。

侵袭性胸腺瘤：分叶状或形态不规则肿块，边缘不清，密度不均匀，易发生囊变与坏死，少数肿瘤内可见点状钙化，肿块常较大，增强扫描实性部分明显强化。提示侵袭性胸腺瘤的征象包括：①侵犯胸膜时可见胸膜增厚、胸腔积液；②侵犯肺，可见瘤-肺界面有毛刺影；③侵犯心包可见心包积液；④胸膜种植；⑤大血管受侵时表现心脏大血管被挤压、推移或包绕；⑥侵犯其他部位如膈神经受累，心膈角出现软组织块影。可见腹腔内淋巴结增大、粘连及融合等(图17-15A)。

(3)MRI：在T_1WI上胸腺瘤信号与肌肉组织相似，在T_2WI上信号高于肌肉组织而低于脂肪组织，出现坏死、囊变、钙化、血肿时则呈混杂信号(图17-15B)。

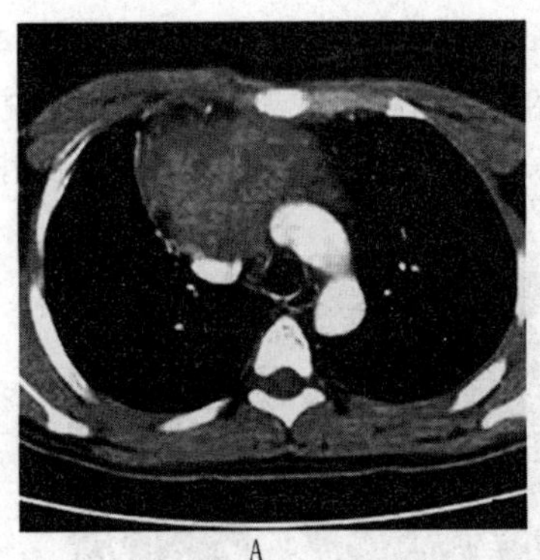
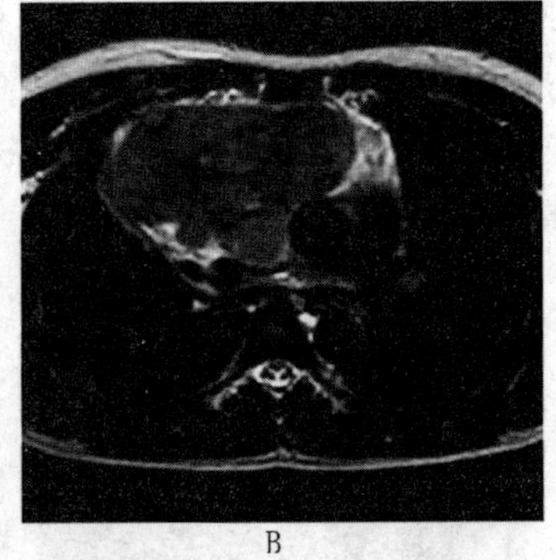

A　　　　B

图 17-15　侵袭性胸腺瘤

男，15 岁，发现纵隔肿物 3 天。A.CT 增强纵隔窗主动脉弓层面显示前上纵隔结节状软组织肿瘤，密度欠均匀，边界模糊，上腔静脉受压；B.MRI T_2WI 示前纵隔结节状软组织肿物，以等信号为主，信号欠均匀

3.诊断与鉴别诊断

胸腺瘤需与胸腺增生、淋巴瘤、畸胎瘤、胸腺脂肪瘤相鉴别。①胸腺增生：表现为胸腺均匀增大，胸腺轮廓一般不会改变，密度均匀一致，坏死囊变少见。②淋巴瘤：多表现为结节样肿块，大多数患者颈部、纵隔或其他部位伴有淋巴结肿大。③畸胎瘤：典型者含有三胚层组织可资鉴别。④胸腺脂肪瘤：肿块一般较大，可以向下延伸至心膈角处，MRI 的特征性脂肪信号有助于鉴别。

4.比较影像学

普通 X 线检查可以发现胸腺轮廓改变及胸腔积液、肋骨侵蚀等。CT、MRI 可明确病变范围、性质及对周围组织侵犯。

(四)淋巴管瘤

1.临床概述

淋巴管瘤是一种先天性淋巴管发育畸形，由异常增殖和扩张的淋巴管所构成的良性肿瘤样病变。淋巴管瘤可分为单纯性、海绵状及囊性淋巴管瘤，囊性淋巴管瘤又称为囊性水瘤。淋巴管瘤大多在 2 岁前发现，约 75%起源于颈部，20%起源于腋窝，剩余的分布在腹膜后或骶骨前区。有 5%～10%的颈部淋巴管瘤延伸入纵隔。单纯发生在纵隔的淋巴管瘤不足 1%。

纵隔淋巴管瘤大多为囊性，囊肿大小不一，形态不规则，呈多房状，囊壁及分隔菲薄，囊壁可含有平滑肌纤维、血管、神经、脂肪和淋巴样组织，囊壁内衬内皮细胞，内含淋巴液。此外，淋巴管瘤常沿组织间隙生长，有不断增长的趋势，当发生感染和出血时可突然增大。

约有 50%淋巴管瘤患儿无临床症状为偶然发现，肿瘤较大时可以压迫气道，大多在婴儿时期出现，当发生囊内出血时，瘤体骤然增大，引起患儿呼吸困难，甚至危及生命。

2.影像学表现

(1)X 线：胸片显示向一侧胸腔突出的肿块影，圆形或椭圆形，可有分叶，密度均匀，边界光滑，大小不等。侧位片上示肿块大多位于前、中纵隔内。

(2)CT：为圆形、椭圆形或不规则形状的肿块影，多位于前、中纵隔内，依纵隔内结构塑形，可包绕大血管(图 17-16)。囊壁薄，囊内有分隔呈多房状，边界清楚，囊内呈水样密度，合并感染或出血时密度增高，出血时囊内可见液-液平面。增强后囊壁及分隔可以强化。合并感染时，囊壁及分隔增厚并强化。

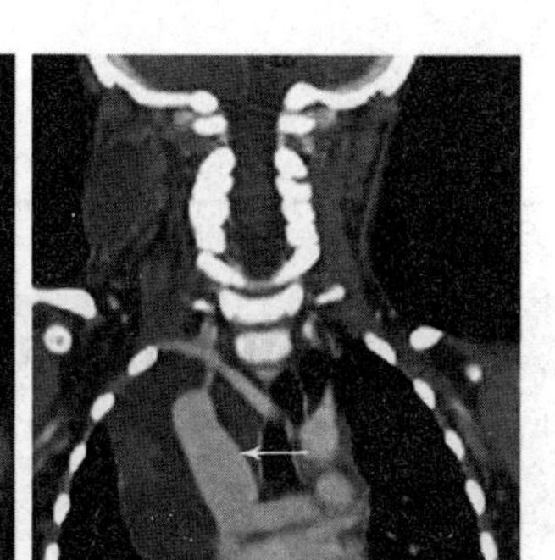

A　　　　　　　　B

图 17-16　纵隔淋巴管瘤

男，5 岁，发现右颈部肿物 3 年，逐渐增大。A～B.CT 增强 MPR 重组图像显示右颈部多房囊性肿物影，自右侧颌下区向前纵隔内延伸，囊内密度较均匀，可见多发分隔，上腔静脉被肿物包绕（箭头）

（3）MRI：显示病变范围及与邻近组织结构的关系较 CT 清晰，呈长或等 T_1 信号、长 T_2 信号，囊内出血时呈短 T_1 信号。

3.诊断与鉴别诊断

依据淋巴管瘤的典型影像表现一般可作出诊断，需要与之鉴别的纵隔肿物包括囊性畸胎瘤、胸腺囊肿等。囊性畸胎瘤内一般分隔少见，对邻近组织结构压迫明显，MRI 上常可见脂肪成分。胸腺囊肿形态规则，常为圆形或管状，多为单房。

4.比较影像学

X 线检查作为筛查，CT 或 MRI 检查对病变范围显示清晰，MRI 对病变成分辨别更敏感，脂肪、液体的不同 MRI 信号，有助于鉴别诊断。

（王小龙）

参考文献

[1] 王磊.医学影像诊断学[M].天津:天津科学技术出版社,2019.
[2] 郑继慧,王丹,王嵩.临床常见疾病影像学诊断[M].北京:中国纺织出版社,2021.
[3] 夏莉莉.医学影像学临床应用[M].开封:河南大学出版社,2019.
[4] 杜辰.现代影像指南[M].北京:中国纺织出版社,2020.
[5] 孟庆民,洪波,王亮,等.临床医学影像诊断技术[M].青岛:中国海洋大学出版社,2019.
[6] 袁慧书,郎宁.脊柱疾病影像诊断[M].北京:北京大学医学出版社,2021.
[7] 姜凤举.实用医学影像检查与临床诊断[M].长春:吉林科学技术出版社,2019.
[8] 王韶玉,冯蕾.头颈部影像解剖图谱[M].济南:山东科学技术出版社,2020.
[9] 江洁,董道波,曾庆娟.实用临床影像诊断学[M].汕头:汕头大学出版社,2019.
[10] 梁靖.新编临床疾病影像诊断学[M].汕头:汕头大学出版社,2019.
[11] 褚华鲁.现代常见疾病影像诊断技术[M].西安:陕西科学技术出版社,2020.
[12] 杨全山.肿瘤诊断影像指南[M].长春:吉林科学技术出版社,2019.
[13] 吕德勇.实用医学影像学[M].汕头:汕头大学出版社,2019.
[14] 郑娜.实用临床医学影像诊断[M].青岛:中国海洋大学出版社,2020.
[15] 吕仁杰.现代影像诊断实践[M].北京:中国纺织出版社,2022.
[16] 吴成爱.现代影像诊断技术与临床应用[M].南昌:江西科学技术出版社,2019.
[17] 韩岩冰,聂存伟,李成龙,等.实用医学影像技术与诊疗应用[M].合肥:中国科学技术大学出版社,2021.
[18] 曹代荣,陶晓峰,李江.头颈部影像诊断基础[M].北京:人民卫生出版社.2020.
[19] 周兆欣.实用影像学鉴别与诊断[M].开封:河南大学出版社,2019.
[20] 王聪.超声影像诊断精要[M].北京:科学技术文献出版社,2019.
[21] 于广会,肖成明.医学影像诊断学[M].北京:中国医药科技出版社,2020.
[22] 杨军.新编现代医学影像技术[M].北京:科学技术文献出版社,2019.
[23] 山君来.临床 CT、MRI 影像诊断[M].北京:科学技术文献出版社,2019.
[24] 来洪建.临床影像与诊断应用[M].北京:中国人口出版社,2019.
[25] 訾吉华.临床疾病影像诊断[M].长春:吉林科学技术出版社,2019.

[26] 赵一平，袁欣.乳腺疾病影像诊断与分析[M].北京：科学出版社，2020.
[27] 谢强.临床医学影像学[M].昆明：云南科技出版社，2020.
[28] 王骏，周选民.医学影像成像原理[M].北京：科学出版社，2019.
[29] 李智岗，王秋香.乳腺癌影像诊断[M].北京：科学技术文献出版社，2021.
[30] 宋刚.消化系统疾病影像诊断[M].沈阳：沈阳出版社，2020.
[31] 杨宁.实用影像学与核医学[M].天津：天津科学技术出版社，2019.
[32] 修忠标，袁普卫.骨伤科影像学[M].北京：人民卫生出版社，2021.
[33] 莫莉.临床医学影像诊断精粹[M].西安：世界图书出版公司，2019.
[34] 卞磊.临床医学影像学[M].北京：中国大百科全书出版社，2020.
[35] 霍学军，杨俊彦，付强，等.医学影像诊断与放射技术[M].青岛：中国海洋大学出版社，2021.
[36] 陈娇，张治邦.胰腺内副脾的影像学诊断[J].医学影像学杂志，2021，31(9)：1539-1542.
[37] 缪绿妍，李岚，高凌，等.子宫内膜癌影像学诊断技术的对比评价[J].影像研究与医学应用，2021，5(20)：122-123.
[38] 邢孔丽，蔡丽云.乳房肿块超声影像诊断与病理诊断对比[J].中国老年学杂志，2020，40(19)：4093-4096.
[39] 胡扬.影像诊断急性颅脑损伤中的CT、MRI诊断价值比较[J].影像研究与医学应用，2019，3(21)：148-149.
[40] 王赛赛，王美豪，陶洁洁.磁共振与乳腺钼靶检查对乳腺癌的影像学诊断价值比较研究[J].数理医药学杂志，2021，34(11)：1620-1621.